看護診断の
アセスメント力をつける

臨床判断力をみがく看護過程

編著 ● 岡﨑美智子・道重文子

メヂカルフレンド社

● 編　集

岡﨑美智子　西九州大学看護学部
道重　文子　大阪医科大学看護学部

● 執筆者（執筆順）

岡﨑美智子　西九州大学看護学部
道重　文子　大阪医科大学看護学部
那須　潤子　京都学園大学健康医療学部
伊藤　朗子　千里金蘭大学看護学部
恩幣　宏美　群馬大学大学院保健学研究科
中橋　苗代　京都橘大学看護学部
仲前美由紀　産業医科大学産業保健学部
原　　明子　大阪医科大学看護学部
村山由起子　九州医療スポーツ専門学校看護学科
荒木　孝治　大阪医科大学看護学部
瓜﨑　貴雄　大阪医科大学看護学部
梶谷　佳子　京都橘大学看護学部

序

　多くの施設では、電子カルテの導入とともに看護計画を立案するための用語として、NANDA-Iの看護診断が使用されている。日々の患者情報やケア内容についても電子カルテから個別に収集することが多くなり、看護診断についての理解と看護師個々のアセスメント能力が求められている。

　看護基礎教育に携わっている編者らは、臨床実習指導時に学生とともに実習施設の看護記録から情報収集を行っているが、そのなかで看護問題リストに要因や指標が示されず、看護診断のラベルだけが列挙され、その診断の根拠を確認できないことが多くある。

　看護診断は、アセスメントの結論であり、関連因子と診断指標とラベルの3部構成、または、危険因子とラベルの2部構成で表すことにより、今後のケアの方向性や評価指標を示すことができる。アセスメントの意味や重要性を理解し、十分検討していれば、ラベル要因や指標が示され、患者と面識がなくても看護診断からその人の状況が想定できる診断の命名が可能である。

　臨床の看護管理者らも、卒業後1・2年目の新人看護師らが、アセスメント能力の不足のため看護現象の根拠を深く考えることなく看護診断名を決定し看護計画を立てるため、看護実践が患者の状況にそぐわず危機管理上の問題を招きやすい傾向にあると警告を発している。このような新人看護師のアセスメント能力の不足は、知識や経験不足に起因することは大であるが、先輩看護師の臨床におけるアセスメント過程の記載不足も一因しているのではないだろうか。

　臨床では、標準看護計画が多く活用されているが、計画は入院時に立案されたまま変化がなく、実際のケア内容と乖離していることもみられる。それは、変化する対象者の状況に適した介入内容の変更が行われ成果をあげているにもかかわらず、日々の評価や計画にその内容が反映されず、計画の修正が行われていないためであろう。看護の内容が可視化されず伝達されないため、新人看護師は看護過程の実践モデルをみることができず、画一的で短絡的な診断や計画を生みだす一因になっているのではないだろうか。

　このような現状から、編者らは看護師の思考過程を重視し、電子カルテの看護実践支援システム内に選択したラベルの根拠を明示できるように、看護診断用語体系の理解の不足や思考能力の不足を補うための学習支援システムの開発が必要と考え、平成19－21年度科学研究費補助金,基盤研究B「新人看護師の臨床判断

力を促進する学習支援システムの開発」研究代表者(岡﨑美智子)、共同研究者(道重文子、梶谷佳子、中橋苗代、仲前美由紀、那須潤子)を得て研究活動を行ってきた。

　その研究活動の過程から、臨床判断力を促進するために、学習方法や看護過程と看護診断の基本的知識についての解説があり、看護の活動の場の広がりや継続看護を視野に入れた看護診断のアセスメントがわかり、そして自分のアセスメント能力を自己評価ができる看護過程の書籍が必要であると考え、本書を出版する運びとなった。

　本書は、第Ⅰ章「看護過程の基礎知識」、第Ⅱ章「看護診断を導き出すプロセスとNANDA-I-NOC-NICのリンケージ活用」、第Ⅲ章「事例をとおして学ぶ看護過程」、第Ⅳ章「看護過程展開の自己評価」から構成し、自己教育力を高めるため各章や事例の学習のポイントおよび学習の課題についても示した。

　第Ⅲ章の事例では、臨床でよく使われる診断ラベルに着目し、各事例で取り上げる診断ラベルの重なりをなくし、実習や臨床での看護計画立案時に広く活用できるよう多くの看護診断とその看護計画を紹介した。したがって、看護計画は、必ずしも優先順位に沿った計画を紹介しいているとは限らない。また、アセスメントの根拠を確認できるように要点となる基礎知識を示した。周手術期の事例では、術前、術直後、回復期の各健康レベルの変化に対応する看護を学習できる工夫をした。17事例から27の関連図および看護診断に対する看護計画を紹介している。

　執筆は、臨床経験の豊富な看護教育に携わっておられる方々にお願いしたが、各自が用いた事例は、執筆者の経験に基づき創作しているため、情報の限界から、アセスメントが不十分なところがあるかもしれないことをお断りしておく。

　読者には、学習目的に応じ、どの章からでも学習可能であり、臨床判断力を促進するために広く活用していただくことを期待している。

　最後に、本書の執筆に際しご協力いただいた執筆者各位、企画段階から出版まで根気よく最後まで付き合ってくださったメヂカルフレンド社編集部の佐々木満氏をはじめ、関係者の皆様に心から感謝を申し上げる。

2013年5月
岡﨑美智子、道重文子

目　次

■ 第Ⅰ章　看護過程の基礎知識　1

1　看護過程の成り立ちとその構成要素　（岡﨑美智子）　2
2　臨床判断力をつける看護過程の学び方　（岡﨑美智子）　10

■ 第Ⅱ章　看護診断を導き出すプロセスと NANDA-NOC-NICのリンケージ活用　21

1　看護診断の生成過程と基礎知識　（道重文子）　22
2　NANDA-NOC-NICのリンケージ　（道重文子）　31
3　事例で理解する看護診断とNANDA-NOC-NICの活用　（道重文子）　36

■ 第Ⅲ章　事例をとおして学ぶ看護過程　53

1　外来でインターフェロン療法を受ける肝炎患者の看護過程
　　●安楽障害　（那須潤子）　55

2　急性骨髄性白血病が再発し発熱や食欲低下を契機に全身状態が悪化した患者の看護過程
　　●高体温　（伊藤朗子）　64

3　糖尿病を発症し血糖コントロールに向けた知識が必要な患者の看護過程
　　●知識不足　（恩幣宏美）　75

4　【S状結腸がん①術前】
　　ストーマ造設によるボディイメージの変化に不安を抱えるS状結腸がん患者の看護過程
　　●不安　●便秘　（中橋苗代）　87

　　【S状結腸がん②術直後】
　　術後疼痛が強く離床が進まないS状結腸がん患者の看護過程
　　●急性疼痛　（中橋苗代）　94

　　【S状結腸がん③術後回復期】
　　ストーマに対して悲観的言動がみられるS状結腸がん患者の看護過程
　　●ボディイメージ混乱　（中橋苗代）　102

5　【大腿骨頸部骨折①術前】

目　次

大腿骨頸部骨折による疼痛のため身体可動性に障害のある患者の看護過程
　　●身体可動性障害　（仲前美由紀）110

【大腿骨頸部骨折②術直後】
大腿骨頸部骨折のため人工骨頭置換術を受け、術後せん妄を発症した患者の看護過程
　　●急性混乱　（仲前美由紀）117

【大腿骨頸部骨折③術後回復期】
大腿骨頸部骨折で人工骨頭置換術を受け、歩行が不安定な患者の看護過程
　　●移乗能力障害　（仲前美由紀）124

6 【前立腺がん①術前】
日本で前立腺全摘術を受けることを決心したが不安な状況にある外国人患者の看護過程
　　●尿閉　●言語的コミュニケーション障害　（那須潤子）131

【前立腺がん②術直後】
前立腺全摘術後、孤立感のために苦痛が増強した外国人患者の看護過程
　　●社会的孤立　（那須潤子）141

【前立腺がん③術後回復期】
前立腺全摘術後の合併症に悩む外国人患者の看護過程
　　●腹圧性尿失禁　●性的機能障害　（那須潤子）148

7 【肝移植①術前】
原発性胆汁性肝硬変と診断された患者が、葛藤を繰り返しながら生体肝移植術を受ける決意
をするまでの看護過程
　　●意思決定葛藤　●出血リスク状態　（原　明子）155

【肝移植②術直後】
原発性胆汁性肝硬変にて生体肝移植術後、肝機能障害を回復していく患者の看護過程
　　●肝機能障害リスク状態　●体液量平衡異常リスク状態　（原　明子）166

【肝移植③術後回復期】
原発性胆汁性肝硬変にて生体肝移植術後、生活を再構築していく患者の看護過程
　　●感染リスク状態　●自己健康管理促進準備状態　（原　明子）175

8 【胃がん①術前】
初めての入院・手術で不安を感じている患者が胃全摘術を受けるまでの看護過程
　　●不安　●悪心　（村山由起子）183

【胃がん②術直後】
胃全摘術後、術後合併症を予防し食事が開始になるまでの患者の看護過程
　　●急性疼痛　●感染リスク状態　（村山由起子）197

【胃がん③術後回復期】
胃全摘術後、食事や仕事、日常生活を再構築していく患者の看護過程
　　●栄養摂取消費バランス異常：必要量以下　●非効果的自己健康管理　（村山由起子）　210

9　急性心筋梗塞を発症し、経皮的冠動脈形成術を受けた患者の心臓リハビリテーション開始時の看護過程
　　●心拍出量減少　●急性疼痛　（仲前美由紀）　219

10　血液透析療法が必要になりシャント造設術を受ける慢性腎不全患者の看護過程
　　●体液量平衡異常リスク状態　●消耗性疲労　（那須潤子）　228

11　闘病意欲が低く血糖コントロールに向けた生活改善が必要な患者の看護過程
　　●血糖不安定リスク状態　（恩幣宏美）　240

12　急性骨髄性白血病と診断され、化学療法目的で入院した患者の看護過程
　　●非効果的抵抗力　（伊藤朗子）　251

13　日常生活動作の向上を目指したパーキンソン病患者の看護過程
　　●嚥下障害　●転倒転落リスク状態　（中橋苗代）　262

14　症状の進行に不安を抱える筋萎縮性側索硬化症患者の看護過程
　　●非効果的呼吸パターン　●悲嘆　（中橋苗代）　271

15　肺がん（小細胞がん）による骨転移を発症し、終末期を迎えている高齢患者の看護過程
　　●非効果的呼吸パターン　●皮膚統合性障害リスク状態　（仲前美由紀）　280

16　病気や治療に対する理解が不十分な回復期前期の統合失調症患者の看護過程
　　●ノンコンプライアンス　●自己同一性混乱　（瓜﨑貴雄・荒木孝治）　290

17　外泊に伴い抑うつ症状が再燃した回復期のうつ病患者に対する看護過程
　　●自尊感情慢性的低下　●不眠　（荒木孝治・瓜﨑貴雄）　300

■ 第Ⅳ章　看護過程展開の自己評価　311

1　学習過程における自己評価　（梶谷佳子）　312
2　看護過程展開能力の自己評価　（梶谷佳子）　316

索　引　325

看護過程の基礎知識　第Ⅰ章

1 看護過程の成り立ちと構成要素

 学習のポイント

1. 看護実践の基盤となる看護過程の成り立ち

2. 看護過程の5つの構成要素と5W1H、POSによる記録

1. 看護過程の成り立ち

1）看護過程とは

　看護過程は、アセスメント、看護診断、計画、実施、評価の5つの構成要素が相互に関連し合う、系統的でダイナミックな問題解決技法（コラム、p.6参照）である。

　1967年、ユラ（Yura H）とウォルシュ（Walsh MB）は、看護過程の枠組みとして、アセスメント、計画立案、実施、評価の4段階の過程を取り上げた[1]。1970年代半ば、ロイ（Roy C）[2]が看護診断の段階を加え、それ以降、5つの構成要素からなる看護過程が実践の枠組みとして用いられるようになった。1973年、米国看護師協会（American Nurses Association：ANA）[3]は、看護の系統的アプローチ（問題解決過程）にのっとった「看護業務基準」を提案した。日本看護協会は、この内容を「看護業務の基準」[4]として翻訳し、看護実践における問題解決の系統的アプローチの重要性を示唆した。1980年、ANAは社会政策声明[5]で看護の定義を「顕在または潜在する健康問題に対する人間の反応を診断し、それに対処する」とした。この考えが、NANDA（North American Nursing Diagnosis Association）の看護診断カテゴリーの開発へとつながっている。

2）看護過程の定義

　1958年、オーランド（Orlando IJ）[6]は、看護師と患者のダイナミックな人間関係に注目し、看護とは患者のそのときその場においてニードを満たすことであると主張し、看護過程という概念を最初に提唱した。

　1982年、前述のユラとウォルシュは、看護過程について看護の目的を達成するための意図的な行為であり、看護の目的とは、クライエントの最高の健康状態を維持する

ことにある。この状態が変化した場合はクライエントをもとの健康状態に戻すために、必要とされる看護ケアを質・量共に提供する。万一、健康状態を取り戻すことが不可能な場合、クライエントの生命の質（QOL）を可能な限り長く、最良の生活レベルを維持できるようにクライエントのもつ生命力を最大限に保つことができるケアを意図的に実施するとした。

看護学大辞典では、看護過程とは「看護を、看護上の問題解決に向けた一連の流れ、システムととらえた看護の目的遂行のための問題解決的アプローチの道筋」[7]と定義されている。

3）看護実践の基盤となる看護過程

看護過程は、前述のとおり患者の健康問題を抽出し、その解決をもたらす看護行為を行うための系統的なアプローチであり、患者の健康を改善または維持するために有用であるといえる。そのポイントは、以下の4点である。

（1）看護実践は系統的に展開する

看護実践は、「アセスメント→看護診断→計画→実施→評価（→再アセスメント）」という円環モデルで系統的に展開できる。円環モデルとは、アセスメントから看護診断、計画へと移行し、再アセスメントへと円を描くように連続するモデルである。たとえば、正確なアセスメントができなかったら、患者の状況に沿った看護診断が策定されず、計画、実施、評価すべてに関連した影響が生じてくる。

（2）構成要素がダイナミックに影響し合う

アセスメントは看護診断へ、看護診断は計画へ、計画は実施へ、実施は評価へと、構成要素は相互に重なり合いながら関連・影響し合う。たとえば、評価では、アセスメントが専門知識による適切なアセスメントであったかが重要となってくる。実施では、計画に沿っているか、実施した介入がどれだけ達成できたかが重要となる。このように、たえず流動的に変化している看護実践において看護過程を活用することは、系統的に考え、順序性を保つことができ、問題点も発見しやすくなる。

（3）患者を全人的に理解できる

健康に問題をもつ人がどのような影響を受けるかに注目した、全人的アプローチである。

（4）成果志向である

提供するケアがどのような結果をもたらすかが予測できる。科学的な裏づけのあるアセスメントによって、適切なケアを提供できる。

4）看護実践の質的向上を目標とする看護過程

患者の健康問題に着目したシステムアプローチである看護過程は、看護実践の質的向上のツール（道具）になる。そのポイントを以下にあげる。

（1）患者−看護師関係の成立

患者−看護師間では、人間関係を基盤に置き、患者に安らぎを与え、患者から学ぶ姿勢をもって相互交流を図る。患者を理解するためのアセスメントに時間をかけ、看護介入の計画立案前に患者ニーズをしっかり聴取し、患者−看護師関係におけるニーズのズレを修正する。

疾患面だけではなく、患者の個別的な健康問題へのケアが焦点となる。計画において患者の参加を促し、患者の自立を助けセルフケア能力を引き出す。

（2）保健医療福祉チームとの協力関係

保健医療福祉チームとのコミュニケーションが改善されると、患者のニーズを充足させることができ、ケアへの満足度を高めることができる。

（3）記録の改善

看護実践の記録は、ケアの継続につながるとともに、チーム間に共通の目標をもたらし、看護師と多専門職の役割が明確になる。

看護記録は、ケアマネジメントへの看護師の貢献が多専門職に認知され、看護実践の成果を実証するうえで役立つ。患者の目標（長期・短期）の記述は、看護行為の責任を育み、ケアの質の向上を促す。

（4）看護専門家としてのアイデンティティを強める

看護過程は、保健医療福祉チームにおける看護師の役割をはっきりさせる。看護師が独立して取り扱う問題と、多専門職と協働・連携して扱う問題を明確にする。その結果、実践に対する看護の貢献を明らかにすることができる。

5）なぜ看護過程を学ぶのか

看護過程を学ぶことで、看護ケアを科学的な根拠をもって実践できる。健康問題をもつ人を自律へ導き、社会の要請にこたえうる結果を出す。死にゆく人とその家族を支える。看護専門職としての自信をもたらすことができる。

さらに、患者の安寧を図り、社会のなかでその人の役割を最大限果たせる能力を導き出す。患者のニーズに関心を払い、費用対効果と効率のよいケアを提供する。提供されるケアに対する患者の満足度を高める方法を見つけるなどもあげられる。

2．看護過程の各段階の特徴

1）アセスメント

健康状態に関する情報を収集し検討する。身体の働きに異常がないか、健康問題を引き起こすような危険因子がないかを調べる。患者のニーズの手がかりとなる情報を収集し、その情報を目的別にクラスタリング（仕分け）し、専門的な知識を活用しながら情報のもつ意味を解釈し、看護診断を導き出すまでを意味する。

> **Key Point** 収集した情報の意味するものを科学的な知識を活用して解釈する。科学的な知識とは、病態生理を基盤に、身体および心の働きと動きを相互関係で理解することである。
>
> 看護実践においては、看護理論を活用し、看護の目標を定める。患者に行われている医療の理解には、臨床検査、薬理学などの科学的知識も必要である。

2）看護診断

患者情報を分析し、実際にある問題や起こるおそれのある問題を識別する。アセスメントの結果、健康問題を特定するだけではなく、看護診断用語の定義に沿って看護

師の扱う範囲を診断する。
　看護診断（健康問題）がいくつかある場合は、優先順位を決定する。その基準は、患者の強いニーズや生命に直結する緊急性である。

> **Key Point**　患者が最も強く訴えるニーズに着目する。または、看護専門職の視点から、最優先してケアを実施しなければ生命の危機状態を招くことに注目する。

3）計　画

　問題の優先順位を決定し、目標を設定する。目標は、長期および短期に分け、いつまでに達成するか月日を記載する。
　期待される成果を設定し、介入を選定する。
　患者に寄り添った看護計画を立案する。患者と共に目標を達成するために、看護計画は患者・家族を交えて立てる。また、患者にかかわる関連職種と連携し、ケアマネジメントできる計画を立てる。
　看護計画は、OP（観察）、TP（療法）、EP（教育）で立案する。
　5W1H（When、What、Where、Who、Why、How）で、具体的に誰もがわかるように計画する。

> **Key Point**　目標達成のための行動計画である。健康問題の原因が明らかになっていると、その原因を取り除いたり、少なくしたりして予防できる計画を立案し、それを実践することで目標を達成する。

4）実　施

　実施（看護介入）の際は、患者の現在の状態をたえずアセスメントする。
　看護実践の過程を5W1Hで簡潔明瞭に報告・記録する。看護記録はSOAP（subjective、objective、assessment、plan）で記述する。
　変化している患者の状態に沿って、目標と対応させながら実践する。安全と安楽に配慮し、患者の満足度を高める看護実践を行う。

> **Key Point**　実践は、計画どおりにいかないことも多い。その場合、何が原因であるかを見きわめ、たえず実践の振り返りをする。
> 　看護介入は、患者のニーズを尊重し、優先順位を重要性、緊急性のあるものから定め、実施する。

5）評　価

　看護計画の時点での患者の状態と機能が、期待される成果とどのように異なっているか再アセスメントする。
　看護計画で設定した期待される成果を達成できた場合、患者がセルフケアを実施していける見込みがあるのかに着目する。
　評価は、観察、測定、面接などの看護技術を用い、患者へ問いかけ、患者の反応を確認しながら行う。

> **Key Point** 評価を行う場合、患者の示す反応や行動に着目し、看護過程の構成要素の前の段階との関係を再確認する。
> ①アセスメント：健康状態の変化がないか、すべてのデータが正確に収集されているか。
> ②看護診断：成果を達成するために、患者のニーズや活用できる資源が特定できたか。
> ③計画：看護目標と介入方法は適切であったか、患者はどこまで達成できたか。
> ④実施：計画どおりに実行されたか、経過の促進要因と阻害要因は何か。

column 問題解決技法とは？——看護過程に問題解決技法を活用

デューイ（Dewey J）によって提唱された批判的思考（クリティカルシンキング、次項参照）による能動的な経験をもとにした学習形態である（表1-1）。

問題解決技法における問題とは、望ましい状態と現在の状態の差であり、解決を必要とする状態である。問題解決とは、人間が行うすべての仕事に共通するもので、その進め方には、問題解決の目的や価値、職業倫理が重要となる。

問題解決のプロセスは、「plan、do、see」のサイクルである（表1-2）。

看護過程は、看護実践を系統的に導く理論枠組みである。こうした看護理論を用いて、問題解決の目標を策定する点において、看護の独自性が発揮できる。

表1-1 問題解決技法における思考形態、過程、利点

思考形態	①最も低い段階の思考：根拠のない空想、幻想 ②想像的思考：連続性はあるが事実として承認されないもの ③信仰的思考：何の証拠も要求もされないもの ④反省的思考：最も高次な思考
高次な反省的思考としての問題解決技法の過程	①ある困難を感じる ②その困難を認識する ③可能な解決を予想する ④その予想を試してみて推理する ⑤その試したことを実証する
問題解決技法の利点	①問題を認識する ②仮説を立てる ③資料を集め、それを仮説へ適用する ④仮説を実証する ⑤実証するという段階を踏みながら、当事者自身が自らの力で問題を解決していく

表1-2 問題解決のプロセス

plan（計画）	問題の原因を確定し、対策を立て（何を、いつまで、どのように）、対策の有効性を何で測定するかを計画する
do（実施）	必要な情報を正しく伝え実施する。実施の過程で指示、指導、相談にのる
see（検討）	基準値をもとに測定したり、基準値の差を問題にするかを判断する。問題の原因を突き止め、問題解決のための行動へ進む

3. 看護過程を用いることの利点

看護過程を用いる利点として、以下のことがある。
- 顕在・潜在する健康問題を早期に発見し、問題解決することによって入院期間を短縮することができる。

  顕在する健康問題とは、実際に今患者に現れている痛みや不快などの現象で、看護師の観察により確認・測定可能な問題である。潜在する健康問題とは、現在は健康問題として取り上げる必要はなく、大きな負荷や環境の変化などにより健康問題として浮上する可能性を秘めている問題である。
- 医療費の負担が大きい場合は、病院の地域連携室や医療相談室のMSW（社会福祉士、医療ソーシャルワーカー）と連携をとり、経済的な負担を軽減するよう計画を立てることができる。
- 正確な記録の作成が必要なため、患者と意思疎通が図れ、ケアの誤りや不足、重複などを防ぐことができる。記録に残すことで、看護学の発展につながり、看護研究に活用することができる。
- 臨床では、人間性を重視した医療という視点を見失うことがなくなる。
- 疾患に合わせた看護行為ではなく、一人ひとりの患者に合わせた看護実践が行える。
- 患者・家族が自分で健康問題を解決できるよう自立した考えがもてる。

4. 臨床で期待される看護過程

看護職は、看護ケアがどのように有益で費用対効果の高い成果（結果）をもたらしたかを示すよう求められる。また、保健、医療、福祉専門職との連携において、看護職の果たすケアマネジメントの役割が問われている。

臨床において問題解決のためには、クリティカル（批判的）で創造的に思考し対処する能力が必要である。看護過程を用いることで、患者を全人的に理解し、疾病の経過とその影響、また一人ひとりのライフスタイルにかかわる健康問題に配慮することができる。健康教育計画をとおして患者自身が健康促進に努め、疾病管理ができるように系統的、計画的に教育プログラムを作成することも可能となる。その際、倫理的な諸問題に沿って意思決定し、関連職者と連携を図りながら問題解決するよう調整する。

また、看護過程は、情報管理、電子カルテ、看護支援システムなどを活用するメリットもある。

5. 専門技能としての看護過程

1）知識、技能、ケアリング

看護過程の中核をなすのは、知識、技能、ケアリングである。

看護に求められる知識は広くて多様である。看護学の周辺領域の学際的知識を大いに活用する。ここでいう学際的知識とは、医学、薬学、臨床検査学、社会学、人間学、文化人類学、臨床心理学、教育学などである。
　技能（看護技術）は、臨床の経験を介して身につく。看護技術を患者の状況に沿って縦横無尽に使いこなせるようになるには、日々の看護実践の振り返り（リフレクション）が欠かせない。なかでも「対人関係の技能」は最優先される。
　ケアリングに必要とされる臨床判断力は、患者−看護師関係において、患者のニーズを正しく察知することがポイントとなる。患者が援助を必要としているか、患者自身でセルフケアできるかを見きわめる必要がある。患者にケアを受ける意思があることと、看護師がケアを提供できる専門的知識・技能を有していることでケアリングは成り立つ。

2）「ツール（道具）」としての看護過程
　看護過程を道具として使いこなすには、以下のポイントをおさえておく。
・看護過程は、患者のケアを科学的に実践するための思考過程を踏んで行う。
・患者の健康問題の解決に向けて段階を設け、その段階を進んでいく道筋をつける。
・看護実践において、ケアの順序性と看護目標達成という方向性をもつ。
・看護実践を規則的かつ系統的に展開できるよう計画を立てる。

3）伝達手段としての看護過程
　看護ケアは、患者の健康問題から引き起こされた様々なニーズをつかみ取り、倫理的、道徳的、経済的、合理的でなければならない。こうした患者のニーズに沿った成果を達成するために、保健、医療、福祉の関連職者が連携・協働する場において、看護職の責務の範囲を表明する伝達手段となる。

●文　献
1) Yura H, Walsh MB 著, 岩井郁子訳：看護過程─ナーシング・プロセス・アセスメント・計画立案・実践・評価, 医学書院, 1984.
2) Roy C 著, 松木光子訳：ロイ看護論─適応モデル序説, メヂカルフレンド社, 1981.
3) American Nurse's Association：Standards of Nursing Practice by Congress on Nursing Practice, American Nurse's Association, 1973.
4) アメリカ看護婦協会編, 日本看護協会国際部訳：看護業務の基準, 日本看護協会出版会, 1979.
5) American Nursing Association, 小玉香津子訳：今改めて看護とは, 看護, 34（2）：102-114, 1982.
6) Orlando IJ 著, 稲田八重子訳：看護の探究─ダイナミックな人間関係をもとにした方法, メヂカルフレンド社, 1979.
7) 永井良三・田村やよひ監修：看護学大辞典・第6版, メヂカルフレンド社, 2013, p.376.

POSによる記録

看護過程と問題思考型記録（problem oriented system：POS）による記録を対比させると、図1-1のようになる。

1）アセスメント

患者の状態と機能に異常がないか、健康問題を引き起こすような危険因子はないか、健康状態に関する情報を収集し検討する。また、患者のニーズを説明する手がかりとなる情報を収集する。その情報を目的別にクラスタリング（仕分け）し、専門的な知識を活用して情報が何を意味しているか解釈する。

2）看護診断（問題の特定）

データを分析し、実際にある問題や起こるおそれのある問題とともに、患者のニーズを特定する。患者のニーズは看護計画の立案に欠かせない。

3）看護計画

①問題の優先順位の決定
②期待される結果の設定
③看護介入の選定
④患者に寄り添った看護計画の記録

4）看護介入

①患者の現在の状態のアセスメント
②看護介入の実施および初回の反応の再アセスメントと判断
③報告と記録

5）評　価

①患者の状態と機能は、期待される成果とどのように異なっているか
②看護計画で設定した期待される結果を達成できた場合、患者はセルフケアを実施していける見込みはあるのか

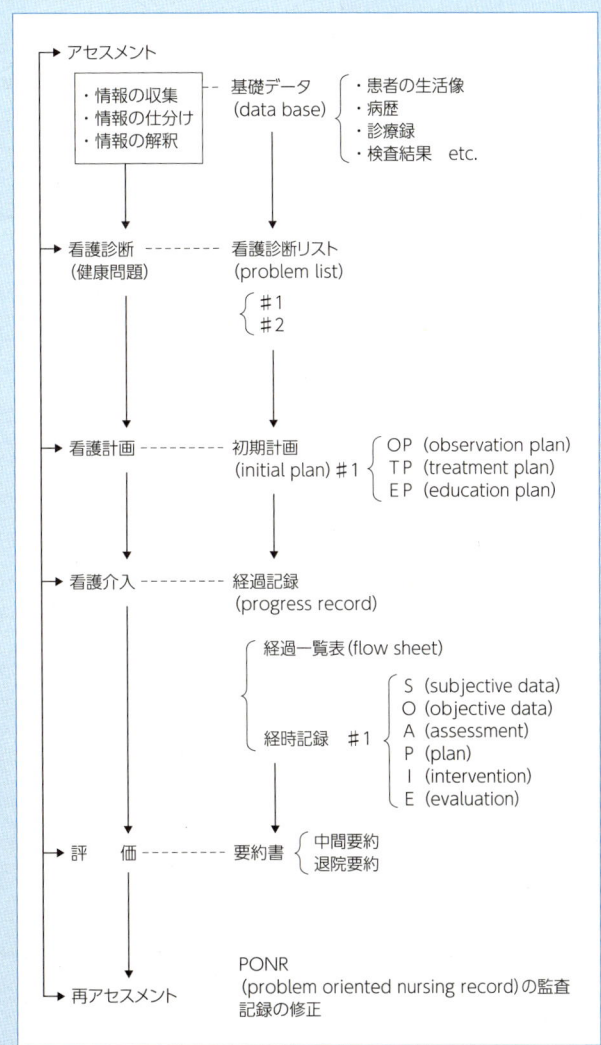

図1-1　看護過程の構成要素とPOSによる記録

2 臨床判断力をつける看護過程の学び方

学習のポイント

1. クリティカルシンキングを学習過程へ活用

2. 看護過程におけるクリティカルシンキングの用い方

　看護の教育課程では、必ず「看護過程」の問題解決技法（前項コラム p.6参照）を学ぶ。このとき、多くの学習者は「今まで、こんなふうに考えたことがなかった」「初めてこのような考え方があることを知った」「高等学校までの学習は括弧のなかに言葉を入れるような単純・明快な答えの出るものが多かった。数学のようにはっきり答えが出ない学習は難しい」など、様々な感想を述べる。看護を学ぶ初学者にとって、看護過程の学習は戸惑いを感じるものであるが、講義や演習での学びから臨地実習になり、実際の患者を目の前にしたとき、「このように考えるんだ。納得した」「目からウロコが落ちた」と、感動する学習者が多い。看護過程の学び方がわかると、患者の状況を多角的に観察できるようになり、その状況が患者の心と身体のどこから、どのようにして生じたのかを推理し、予測を立て事実を検証できるようになる。そのような思考過程が、あたかもクイズを解いているようで興味がわいてくるという実感をもつ。その思考過程が看護過程であり、クリティカルシンキング（批判的思考）を用いて臨床判断を行っているということである。

　すなわち、看護過程とは、看護の対象者である患者に対して、クリティカルシンキングを活用しながら、必要とする看護ケアを提供する意思決定（臨床判断）をすることである。その思考過程には、適切なケアを判断するための事実に基づいた観察力と、どのような方法で適切な看護ケアを提供し問題解決していくかの技法が必要となる。

　看護学の学問的発展には、現象を客観的に見つめ、その現象がどのような過程を経て「今ここに存在しているのか、現れているのか」を分析できる目をもつことが欠かせない。そのために、物事を論理的に考える習慣を身につけることが大切になる。

　ここでは、看護過程を学ぶとき、意図的・論理的に考えるクリティカルシンキング

2 臨床判断力をつける看護過程の学び方

を獲得する方法を紹介する。看護過程の各段階でどのようにクリティカルシンキングを活用するのか、学習モデルに沿って具体的に説明する。

1. クリティカルシンキングとは

　クリティカルシンキングは、論理的な考え方、推論、前提、原理、賛否の論理的根拠、論争点、意見の趣旨、信念に基づく思考をいう。これらの思考には、科学的推論が伴う。

　ある現象（事象）を明らかにするには、帰納的（個々の事実から一般的な法則を導き出すこと）および演繹的（普遍的法則から個別的事実を導き出すこと）過程の両方が必要である。クリティカルシンキングには、問題を論理的に洞察する能力と、実際に即した判断力が必要である[1]。また、問題解決は、問題に対して探究的に取り組み、批判的に考えるかかわりに影響される。学習者がクリティカルシンキングの思考を応用し、問題と真剣に向き合い、問題解決に必要となる周辺の知識を取り込み、総合的に解決するということである。

1）看護におけるクリティカルシンキングの定義[2]

　看護過程や看護実践の意思決定を行う場合、焦点となる問題の推論を行う場合、クリティカルシンキングが必要となる。クリティカルシンキングのもともとの定義は「推論」である。推論とは、言語を用いて分析し、問題を明確にし、事実を重視し結論を評価する、賛否両論を識別し、信念に基づく行為に信頼性がもてるように事実と価値を追求するということである。

　1989年から、全米看護連盟（National League for Nursing：NLN）の看護教育課程において、クリティカルシンキングを身につけることが全教育内容に含まれた。大学教育のみならず、短期大学、専修学校においてその思考を育てることが重要視され、各教育機関でクリティカシンキングを導入したカリキュラムの改訂が行われた[3,4]。

　米国でクリティカルシンキングが必要とされた背景には、医療の高度化、医療訴訟の増大、在院日数の短縮化、高度な思考力や想像力が要求される研究者の育成[5]があった。今日のわが国においても、学士課程および大学院課程の設置の急増と相まって、20年前のNLNカリキュラム改訂と同様の状況がある。

　看護基礎教育課程においてクリティカルシンキングを活用した看護過程では、以下の4つの点を重視している。

　①クリティカルシンキングを効率的に活用するには、問題を焦点化し、その解決に最も必要とされる知識を用いる。

　②問題解決のためにより事実に即したものの見方をし、データの分析と応用を明確な手順で行う。

　③学習者が問題に出合ったとき、その問題に興味と関心を注いで解決にあたり、事実に関するデータを抽出し、問題解決できるよう自分で意思決定する。

　④教員は、学習者の思考過程を支援する立場で見守り、教員主導型の教授活動は行わない。

クリティカルシンキングは、あくまでも事実に基づいた思考過程である。看護過程でクリティカルシンキングを用いることは、看護過程の各段階において欠かせない。看護師は注意深く患者の意見を聞き、看護師の意見を交えて健康問題を特定する。

2）クリティカルシンキングの活用

毎日の看護実践にクリティカルシンキングを用いることができるよう、クリティカルシンキングの技法を日頃の学習で意図的に習得するよう心がける。ここで述べるクリティカルシンキングの技法は、日常生活における問題解決にも、看護過程を学ぶときにも応用できる基本的な事柄である。

（1）推　理

ある事象に直面したとき、根拠が示されなくても事実であると推理できる。たとえば、手術直後の患者が痛みを訴えたとき、手術創から生じている痛みと推理し、「どこがどのように痛みますか」と患者に尋ねることで事実を確認できる。推理したことと事実が一致することで、推理は客観化され明らかになる。

（2）系統的アプローチ

系統的に問うことで、疑問点を明らかにする。たとえば、何となく元気がない患者に気づき、「いつもより元気がないですが、どこか調子が悪いですか」と問いかけてみると、「何となく体がだるい。食欲がない」と返答がある。この場面の会話から、まず「体がだるい。食欲がない」に注目する。そこから推理して「かぜの徴候？　インフルエンザ？　熱は？」と疑問をもち、「のどは痛みませんか」「耳たぶや額に触れて熱っぽくないですか」「体のふしぶしは痛くないですか」とかぜの初期徴候に関連するデータを系統的に尋ね、疑問点を明らかにしていく。

（3）データの確認

得た情報が事実であることを確認する。たとえば、バイタルサイン測定時、普段の血圧値を確かめる、測定した値が異常値であれば、もう一度測定するなどして、正確に測定された信頼できるデータであるか確認する。

（4）情報の識別

得た情報が、目前に起きている現象（事実）と関係ある情報であるか識別する。たとえば、そばアレルギーのある患者が昼食のうどんを食べた直後、のどがイガイガし、首まわりにかゆみのある発疹が生じた。その発疹は前胸部まで及び、呼吸が苦しそうである。患者の食べたのはうどんであり、そばが配膳されるはずはない。しかし、目の前の現象はアレルギーによるショックの前兆である。そばアレルギーの徴候であると識別して緊急対応した。後で確かめてみると、うどんのなかに1本そばが混じっていた。厨房で、調理時に混在したことが明らかになり、そばアレルギー患者への対応マニュアルが作成された。

（5）矛盾の認識

ある事実について関連する情報を集め、そのなかにある事実に関係しない情報や対立する矛盾した情報に注目する。

（6）日常性と非日常性の識別

いつもと違う現象に気づき、どのように違うのか、いつ頃からなのか、普段と違う

ことに何が影響しているのかを確かめる。
（7）関連する情報を一つにまとめる
　類似した情報を一つにまとめる。一つひとつのもつ意味を考え、それぞれの情報の関係を調べる。大小の関係があるか、影響し合っているか、相反しているかを理解する。たとえば、「胃部に不快の徴候」「排便の状態が普段と違う」「血液・循環動態の検査データ」などの情報から、どのようなことが身体に生じているかを推理する。
（8）欠けている情報を見きわめる
　関連する情報をまとめると、何が不足しているか見えてくる。質問や観察、検査データ、測定用具を用いて不足している情報を収集する。
（9）正しい結論を導く
　収集した情報を理論的に解釈し、事実に即した正確な方向を導き出す。たとえば、「熟睡感がなく、朝の目覚めが悪い」という情報を得たとする。眠れない患者の看護ケアに、就寝前の足浴が有効であることを検証した文献を活用し、足浴を行ったところ効果があった。看護ケアの結果を患者に確かめ、睡眠導入剤を服用する回数を減らすことができ、患者の満足度が高まった。このような例が、事実に即した正しい結論を導く。

3）看護過程を学ぶために必要なクリティカルシンキング
　看護過程を学ぶには、看護実践において事実に即した適切な判断力と、患者に提供する看護ケアの結果に見通しを立て推論する能力が求められる。多くの看護師は、クリティカルシンキングと臨床判断を統合し看護実践を行っている。臨床経験の少ない初学者にとっては、看護過程の思考は難しく感じられるため、クリティカルシンキングの技法を高めることと、ヒューマニティ（人間愛）に基づく患者−看護師関係を人間対人間のかかわりのなかで実践することが必要である。看護の役割は、人の健康にかかわる日々の生活を生きること（生き抜くこと）を支えることにある。病気をもつ見ず知らずの人と出会い、その人に受け入れてもらい病気が回復していく過程を共に喜び合う。また、命の誕生に触れ、生命の神秘に驚き感動する。死にゆく人のケアも経験する。臨床において、他者の人生と共に歩む機会に初学者でも出会うことになる。「患者から学ばせていただく」という気持ちをもち、専門職としての真摯な姿勢で学習に取り組むことが大切である。

（1）現象への気づき
　どのようなことに起因してその現象が起こっているのか、幅広くその現象の周辺に気配りし、思考を働かせ、解釈する。その現象に関心を注ぎ、すぐに解決する必要がある問題なのか、主治医に連絡する事態なのか、見守っていてよいのかなど、現象に焦点を当てた気づきを意識する。

（2）専門用語で表現する
　ある現象を説明するために、専門用語を用いることで、専門家同士が共通の認識をもつことができる。患者の情報収集の結果をアセスメントし、なぜ看護援助を必要とするのか、どのような援助が適切であるか臨床判断を行う場合にも、専門用語を用いる。誰が行っても同じ看護ケアを提供できるように、専門用語で計画を記述する。

専門用語を用いると、複雑で流動的な現象を明瞭簡潔に記録できる。正確な看護記録は、行った看護実践の証拠である。看護実践の振り返りとして、研修や研究データに活用することができる。

(3) 患者を全人的に理解し目標設定する

ある現象を情報として把握し、全人間的に患者を理解し、問題解決するための目標設定に看護理論を活用する。どの看護理論を用いるかは患者の現象により異なるため、クリティカルシンキングを活用し、現象のもつ意味を見きわめる。

たとえば、片頭痛をもちながらボランティア活動をとおして社会貢献を望んでいる患者には、マズロー（Maslow AH）の欲求理論を基盤としたヘンダーソン（Henderson V）の看護理論を活用する。目標を何に置くかは患者と話し合いながら設定するが、理論を活用することで基準をもつことができる。ボランティア活動をすることで一時的に片頭痛を忘れ快適な時間をもつことができるとすれば、目標設定は「ボランティア活動をとおして生きがいを見出す」とする。

また、糖尿病患者で血糖コントロールがなかなかできず、放置するとインスリン注射を要することになると予測した場合、運動と食事による自己管理ができる患者教育プログラムに、オレム（Orem DE）のセルフケア看護理論を活用する。

過食と拒食を繰り返す思春期の女性に看護師としてかかわる場合、ペプロウ（Peplau HE）の看護理論を用い、患者–看護師関係を発達させながら、患者の成長を見守るという目標設定ができるであろう。

(4) 関連図の作成

収集したデータから推論し、患者の健康問題を事実に基づいて確実に抽出する。この場合、看護師の信念や意見を系統立てて整理しておくことが必要である。

患者の気がかりな現象に関する原因と現れている理由、その徴候を問題解決するための看護の優先順位などについて、専門的な知識を活用して分析する。関連図を書くことで、健康問題がより焦点化され、看護診断を導くことができる。

(5) 専門的価値判断の活用

看護師の看護実践に対する信念に基づき、患者の健康問題として導き出した結論に根拠を与え、看護診断し、看護援助の方向性を見きわめる。その場合、看護援助が必要か、緊急な解決を必要とするか、患者・家族で解決可能かなどの価値判断を系統立てて明確にする。

看護師は、専門的価値判断をもちながら、患者・家族の意向を尊重して決定する。患者の意向が明確でなく看護師に任された場合、複数の選択肢を説明し、いずれを選択するか意思決定し、インフォームドコンセント（説明、納得、承諾）を行う。

学習者は、これらの過程において、指導者の助言を受け思考過程を学ぶことを勧める。

(6) 看護実践の評価を行う

看護実践の結果、患者が満足したか、患者の気がかりな現象が改善されたか、患者の健康問題は目標に向けて達成できたか、解決できず残された健康問題は何かなど、クリティカルシンキングの技法を用いて評価する。

さらに、評価の結果を再アセスメントする。看護師は、看護実践の過程において結果を推理しながら振り返り、クリティカルシンキングを行っている。この行為は無意識に行われる場合も多いが、意図的に看護実践の評価を行うことで看護の成果は意識化される。

2．臨床判断力を獲得する学び方

ここで紹介する学習理論は、階段を登るように思考過程を順序立てて進むことで、創造する力、アイディアや問題解決、新しいものを構築していく力などを身につけることができる。それらは、個人の力量に関連したものであるが、一つの問題解決ができると、関連する次の問題解決はどのようにするか、疑問が生じてくる。疑問が生じるということは、わからないことがわかっていくということであり、疑問を解決するための方法を獲得できる。このように、相次いで内面から湧き出てくる疑問に突き動かされ、自然にどのように考えていけばよいかがわかるようになる。この思考過程は自問自答の個人的な活動であるが、生産的な結果を生むといえる。

初学者には、学習理論に沿って時間をかけながら丁寧に学んでいくことを勧める。新しいことを学ぶ場合、時間をかければ十分に理解できることは誰もが経験している。階段を跳び越すように急いで進むと、元のところに戻るはめになったりする。教員や指導者の助言を受けながら、学習者自身で正確な知識や技術を獲得する努力をすることである。それが専門職として実力をつける確かな道筋である。

クリティカルシンキングは、問題解決に必要とされる思考過程であり、問題解決に沿って獲得される。さらに、課題への取り組みを創造的に行う思考過程でもある。看護基礎教育課程では、ほとんどの教員は看護過程にクリティカルシンキングを活用し、問題解決に至ることを助言している。

学習理論[6]は、理論と実践の両方を統合する目的をもち、5段階のステップから成り立っている。各段階において教授（学習過程）を発展できるモデルでもある。学習者は、5段階のステップを順序よく踏みながら進む場合もあれば、いきなりステップ1からステップ3に飛ぶ場合もある。さらにステップ3でとどまる場合もあれば、ステップ4からステップ5へと順調に進む場合もある。

これらの各段階の特徴は、以下のように説明できる。各段階の特徴を理解して学習に取り組むことで、学習者自身で現在どの段階にいるのか自覚することができるようになる。その自覚は、教員の示した学習目標や課題のねらいを理解し、教員の支援をどの段階でどのように求めればよいかを知ることにつながる。主体的に学ぶことができ、次から次へと創造的な能力、潜在的な能力を開発することができる。

1）レベル1（提示）

学習する目的や課題が教員から示される。この学習目的や課題は、周到に準備され学習者のレディネスを考えて設定されたものである。学習者は、何を学びとるかを考え、取り組む問題を明らかにする。学習目的や課題は、創造力を働かせて取り組む価値のあるものであり、変化する要素があることも認識する。

2）レベル2（参加）

学習目的に沿って課題を行う。教員の準備した講義、演習、臨地実習に参加する。教員の行うデモンストレーションへ参加し、模倣する。実習指導者の看護実践を見学し、患者のデータを収集する。助言を受けながら看護ケアが実践できるよう、基礎知識、専門知識、看護技術、講義や演習で学んだことを頭に思い浮かべ、参考書を見ながらノートに整理する。

3）レベル3（同一化）

学習目的や課題に沿って自由に行う。学習者自身のアイディアを試してみる。調べた知識を体系的に整理し組織的にまとめる。学習者自身で解決できそうにない問題を発見した場合、教員へ助言を求める。助言は、「～をここまで調べているが、この点が理解できない」など、具体的で焦点化した質問をすることで、教員から的確な助言を得ることができる。教員から関係する資料や文献の紹介を得ることで、学習者自身で学習を発展できる。

4）レベル4（内面化）

学習目的、課題に沿ってまとめ、完成させる。また、今、問題となっていることを焦点化して選び出す。学習過程をとおして学習内容を振り返ることで、さらに深く学びとる。学習成果を、学習者自身の立場に置き換えて考える。

この段階では、教員の助言はほとんど必要としない。学習者自身で創造的に学習を深めることができ、問題点を指摘することができる。学習者同士のピア支援は有効であり、教員から課題に沿って「ここまで考えられている」「この調子で学習を進めていくと目標に到達できそうだ」など、学習成果が承認されることで学習者は自信をもち、さらなる飛躍へとつながる。教員や実習指導者から何も言われなければ、学習方法はこれでよいのか、やっていることが間違っているのではないかと不安になることもある。教員の承認は、時には学習者にやる気と困難を乗り越えて頑張ろうとする勇気を与える。

5）レベル5（普及）

学習成果を発表し、プレゼンテーションを行い、学習者相互に意見交換する。カンファレンスや報告会で説明し、参加者と共に学習の完成を共有し、状況に沿って多様な思考ができ共感し合える。学習目的や学習課題に沿って幅広い思考で問題解決を行い、目標達成に至る。

以上で述べたレベル1～5の思考過程が学習のプロセスである。看護過程（アセスメント、看護診断、計画、看護介入、評価）にクリティカルシンキングの思考を活用することは不可欠であり、学習者のための合理的かつ実践的な学習基盤を培うことになる。

看護過程の学習のねらいは、問題解決の技法を学ぶことにある。問題解決は、学習過程において、教室や臨地実習の場で学習を深める機会である。問題解決は、学習者自身が知識を獲得し、看護実践のなかに根をおろして理論的・倫理的な裏づけをもつことができる学びである。こうした試行錯誤を繰り返しながら、理論と実践の両方を

統合していく。教員は学習者のそうした行動を学習モデルの各段階で確認しながら、学習者と共に進むことで相互に学び合い、信頼し合えるパートナーシップを形成できる。

3．学習者の臨床判断力をつける看護過程の学び方

　看護過程の5段階アセスメント、看護診断、計画、介入、評価については、「1　看護過程の成り立ちと構成要素」(p.4参照)で詳述した。ここでは学習モデルに基づいて看護過程の意図する問題解決学習をどのようにクリティカルシンキングを活用し進めていくかについて説明する。また、教員や臨床指導者の助言および教科書、参考書、辞典なども積極的に活用することで、より学習成果は上がる。専門職になるためには、その専門家から学ぶことである。

　表2-1に、初学者が看護過程の構成要素に従ってクリティカルシンキングを活用しながら学習を進めるモデルを示す。一歩ずつ段階を踏むことで学習を発展させることができる。看護過程の学習に慣れてくると、必ずしも段階ごとに進む必要はない。固定観念を取り払い、どのレベルからでも自由に学習者自身に合った学び方を獲得してほしい。

表2-1　臨床判断力を獲得する看護過程の学び方（2013、岡﨑試案）

看護過程の構成要素		学習指標のレベル	学習のポイント
アセスメント（健康問題から看護診断を導く）	●看護観をもち、患者と人間関係を築く ●健康問題となる現象（事実）に気づく ●いつ頃から、どのようにして生じたか確かめる ●健康問題を解決するために確かな情報を集める ●情報が信頼できるか、正確であるか確認する ●集めた情報を分析し、枠組みに沿って分類し情報を解釈する ●情報を系統的アプローチで見直し、健康問題を確定する ●健康問題を解決するための見通しを推理する ●患者が最適な健康状態を得て、自立した生活が維持できる支援方法を見通す	1．提示 (exposure)	●患者の観察とインタビューをとおして、多様に変化する情報を認知する。患者のニーズを探るために、コミュニケーション（対話と非言語的コミュニケーション）技術を駆使する。実習指導者や教員からの助言を傾聴する ●患者の日々の変化を認識する ●「なぜ」の疑問が生じたら、メモをとる。辞典や教科書、参考書で疑問点を調べる ●何げない患者の行動を気がかりとして知覚し、その行動の背景に潜むものが何かを考える。何げない患者の行動は、クリティカルシンキングを働かせることで知覚できるようになる。気がかりな情報を知覚する鋭い感性は、物事を注意深く観察する洞察力をもつことで養われる。日々の積み重ねが大切である ●教員は、学習者が多様な気づきを知覚し、疑問が生じるように学習環境を設定しているため、教員の問いかけには何らかの意図があることに気づく ●臨地実習は多様な刺激を受ける学習の機会であるが、流動的で変化が著しいため、初学者は重要な学習の機会を逃しがちである。教員や実習指導者は、重要な学習の機会に問いを与えるが、臨地実習場面では、すぐに答えられないことも多い。すぐ回答できなくても、メモをとるよう心がける。時間を有効に活用し、病棟・病院の図書室で調べるか、帰宅後の復習にメモを活用す

第Ⅰ章 看護過程の基礎知識

表2-1 臨床判断力を獲得する看護過程の学び方（つづき）

看護過程の構成要素		学習指標のレベル	学習のポイント
			る。この積み重ねが、臨床判断力を磨くことにつながる
看護診断（看護診断を確定し目標を設定する）	● 分析枠組みで分類した情報を系統的にまとめ、看護診断を導き出す ● 健康問題を現在生じているもの（顕在する問題）と、これから起こる危険性のあるもの（潜在する問題）とに識別する ● 健康問題の原因が何か、その核心をつかむ ● 健康レベルは満足の状態であるか、さらに健康増進のニーズがあるかを患者に確かめ、援助方法を見きわめる	2. 参加 (participation)	● 患者の情報をデータとして確認する場合、クリティカルシンキングで正確さを見きわめる ● データを基準値と比較して評価する。データが基準値から逸脱している場合は、その意味を解釈するために、クリティカルシンキングを活用する ● データが何を意味しているか、専門的な知識を活用して解釈する ● 患者の変化を身体内外の環境の変化から推察し、予測を立てるためにクリティカルシンキングを活用する ● 教員や実習指導者は、学生のクリティカルシンキングが深まるように一緒にデータを確認し、その評価をし、解釈する学習過程ができるように支援する。場合によっては、問いかけを行い、内容が深まるよう支援したり、疑問が生じるように働きかける ● 重要なことは問いかけ、学習者が思考過程をフィードバックできるよう働きかける。学習者が自分の考えから脱皮でき、視野が広がるよう参考書、事実の情報提供、社会資源の活用について助言する ● 教員は患者のデータを、健康問題、心身の発達段階、発達課題と関係づけて助言する
計 画（目標と介入方法を設定し、期待する結果を見きわめる）	● 健康問題を解決するための具体的な目標（期待される結果）を設定する ● 患者と話し合い、目標を設定する ● 期待される結果の期日を短期と長期で目標設定する ● 期待される結果が期日どおりに達成できるように援助計画を立案する ● 援助計画はOP（観察）、TP（療法）、EP（教育）の多面的思考から立案する ● 保健医療福祉専門職と連携できる計画案を立てる ● 新たな健康問題を回避できるように危険因子を予測して計画する ● 患者の最適なウエルネスと自律を促す ● 計画案は5W1Hで具体的に書く	3. 同一化 (identification)	● 患者の多様な情報と変化を、図示し構造化する（看護過程の学習で学ぶ患者情報を関連図にすることと共通している）。最初は大まかな図でよい。関連図を作成することで、患者の全体像をイメージできる。この思考過程は、看護過程の学習の基盤づくりにとても重要な意味をもつ。関連図を作成したら教員や実習指導者に必ず見てもらい、現実の患者の現象を網羅しているか、事実に即して理解しているか、思考過程は図示したとおりの順序性を保っているか、思考過程の飛躍はないかなど、コメントを受ける。そのことで、アセスメント、看護診断、目標を早く通過することができる ● 関連図から見えてきた患者の健康問題を明確にし、問題解決が必要なものとそうでないものを識別（選別）する。健康問題を識別する段階で、教員や実習指導者の意見を聞き、正確に健康問題が識別できているか、顕在している健康問題のみでなく、将来において予測できる、または過去に気がかりな潜在している健康問題も、解釈できるようにする ● 健康問題を専門用語を用いて説明できるよう、語彙を増やす。医学辞典や電子辞書を活用する ● 看護計画を立案する。患者の状況に即した看護目標を患者と共に考え、達成できる表現で記述できているか、患者の変化に対応できる柔軟な計画であるか、確認する ● 看護計画を立案したら、教員や実習指導者から積極的にコメントを受ける。患者の状況にそぐわない計画である場合は、再ア

表2-1 臨床判断力を獲得する看護過程の学び方（つづき）

看護過程の構成要素		学習指標のレベル	学習のポイント
			セスメントする。どの情報が変化したのか、何が現実的でないのかなど、クリティカルシンキングを活用して深く探求していく ● 再アセスメントの過程で納得できない場合は、教員や実習指導者へ積極的に働きかけ、学習者の陥りやすい傾向を知るために助言を受ける
介　入 （計画を実践する）	● 計画に沿って看護実践を行う ● 計画どおりに実践できない場合は、患者の状況によって柔軟に変更する ● 実践後、再アセスメントを行い実践前と比較して期待する結果を見きわめる ● 実践過程をフローシートと経過記録にSOAPで記録する ● 経過記録は専門用語を用いて5W1Hで簡潔明瞭に書く	4．内面化 (internalization)	● 看護計画を実践し、看護活動を行う。この段階では、すでに学習して自信のある看護技術でも実習指導者の助言、指導を受ける。臨床の状況は多様で患者の心身の変化は予測できない場合も多い。 ● 看護実践結果を評価できるように、患者へ提供した看護ケアが患者にどのような結果を与えたか。患者の状況を観察し、満足度を聞き、正しく評価する ● 評価を看護過程のアセスメント・看護診断・計画・実践に反映させ、学習者自身で再アセスメントし、実習指導者の助言を受け修正していく ● 学習者同士で互いにピア支援ができるようクリティカルシンキングを活用する ● 再アセスメントを行い、教員や実習指導者の助言を受けながら、自己学習を深める
評　価 （患者の状況を再アセスメントする）	● 患者の現在のアセスメントと計画時の状況を比較し評価する ● 計画に沿って実践した結果、期待される成果を達成できたか再アセスメントし見きわめる ● 再アセスメントの結果、必要に応じて計画を修正する ● 目標を達成した場合は、期日を記入し計画を終了する ● アセスメントを継続し、新たに計画を立て直すか一部修正を加え実践を継続する ● 修正した計画案をカンファレンスの場で発表し、関係者の意見を聞く ● 看護過程の全過程をケーススタディにまとめる ● 臨床看護研究の倫理委員会および患者の承諾後に発表する	5．普及 (dissemination)	● ケーススタディにまとめ、看護実践を振り返る ● ケーススタディを発表し、教員や実習指導者のコメントを受ける。学習者は看護過程の全過程を自身で振り返ることで、新しい学びを発見する ● 実習課題、卒業研究としてケーススタディをまとめて発表する場合もあるが、学習者同士の発表会の意義は大きい。同じケースであっても、問題解決の方法は異なっている。そのことに気づく機会もクリティカルシンキングを高める重要な学習である。個人的な学習で終わることなく、他の学習者の発表する機会に参加することで、他者から学ぶことができる ● 頭で考えているだけでは学習は進まない。紙とペンを使い、手を動かすことで、脳細胞も活性化する

● 文　献

1) Marsh CJ：Teaching social studies, Prentice-Hall, 1991, p.100-101.

2) Bandman EL, Bandman B：Critical thinking in nursing, Appleton & Lance, 1998.

3) National League for Nursing：Criteria for the evaluation of baccalaureate and higher degree programs in nursing, 6 th ed, National League for Nursing, 1989.

4) National League for Nursing：Criteria guidelines for the evaluation of baccalaureate nursing programs, National League for Nursing, 1991.

5) 野地有子・牧本清子編：楽しく学ぶクリティカルシンキング―根拠に基づく看護実践のために，廣川書店，2001．

6) Norman SW, Bell R：The experiential taxonomy：The taxonomy and creativity, critical thinking and problem solving, Academic Press, 1979, p.89-91.

第Ⅱ章

看護診断を導き出すプロセスと
NANDA-NOC-NICのリンケージ活用

1　看護診断の生成過程と基礎知識

　学習のポイント

1. 看護診断の生成過程と看護診断用語

2. NANDA-Ⅰ分類Ⅱの構造と看護診断の種類

　現在、多くの臨床施設で電子カルテ化が進み、看護のデータベース、アセスメント、看護診断、看護ケアプラン、そして日々の実践記録がシステム化されている。看護診断は、NANDA-I（NANDA International）以外にも、ゴードン（Gordon M）やカルペニート（Carpenito-Moyet LJ）などの邦訳が紹介されているが、多くの施設でNANDA-Iが導入されていることと、看護診断の根拠が明確なため、本書ではNANDA-Iの看護診断分類を用いて解説する。

　NANDA-Iでは、看護診断を「実在または潜在する健康問題/生活過程に対する個人、家族、地域社会の経験/反応についての臨床判断である。看護診断は看護師が責任をもって結果を出すための看護介入の選択根拠になる」[1]と定義している。

　NANDA-Iの看護診断分類は、看護で取り扱う患者の反応を表記する用語の分類体系であり、看護過程の診断の段階、すなわちアセスメントの段階で得た情報を分析して判断を下した結論を表記する際に利用できる診断類型の一つである。

　看護診断は、診断名、診断指標、関連因子/危険因子という構成要素から成り立っているため、診断名だけを表示しても看護診断にはならない。診断指標によって診断の裏づけ情報を明示したうえで、関連因子/危険因子を示すことで、問題解決法に必須の因果仮設を設定し、働きかけの方向づけをするものである[2]。

　また、診断名の構成要素は、看護ケアプランやケアの評価と密接に関係する診断焦点や判断を含んでいる。診断用語が単なるラベルにならないように適切に使うためには、どのような過程を経て用語が決定され、分類や構造化がされているかについて理解する必要がある。

　国が電子カルテ導入を推進して目指そうとしているのは、「根拠に基づく医療（看護）の支援」であり、そのためにはデータの蓄積が必要となる。同じ状況を個々の看

護師がそれぞれの表現を用いていては、データの蓄積や分析が客観的に行えない。

クラーク（Clark J）ら[3]の「名前をつけられなければ、コントロールすることも、資金を融通することも、教えることも、研究することも、政策に反映することもできない」の言葉からも、看護が扱う課題、介入方法（看護治療）、看護成果を共通言語で示す必要性が伝わってくる。現在、NANDA-Iでは、診断・介入・成果のシステム間の連携を容易にするために、NNN看護実践分類（後述）が進められている。

1. 看護診断用語はどのようにしてつくられてきたのか

1）看護診断用語の発展経緯

「看護診断」という用語が米国で初めて使われたのは、1950年代であった。当時、看護の専門家は、看護を科学的根拠と哲学に基づいた専門職業として確立させることを目指していた。平岡ら[4]は、当時の看護診断の概念のうち現在使用されている看護診断の概念につながるのは、アブデラ（Abdellah FG）の「看護診断とは看護ケアを受ける個々の患者、あるいは、その家族によって出された看護上の問題の本質と程度を決定すること」という定義であり、換言すれば、看護診断とは、看護上の問題を正確に同定することであり、もし診断が間違っていたり、あるいはまったくなされなかった場合、看護上の問題解決のための適切な看護ケアを選択・提供できなくなるおそれがあると述べている。

その後1960年代、70年代においても、看護とは何か、看護が扱う現象とは何かの問いに対する模索が続けられ、多くの看護理論が発表されるとともに看護診断についても討議されてきた。

1970年、ゲビー（Gebbie KM）らは、ケア情報のコンピュータ化の会議に参加したが、看護では当時コンピュータ入力・検索が可能な患者データをもっていないことから、患者ケアに対するチームアプローチに関するプロジェクトへの参加を断られた。そこで、看護においても、独自の機能を表現し伝達する用語の整備が必要であると訴えた。

1973年、第1回全米看護診断分類会議がセントルイス大学で開催され、米国各地やカナダから100人の教育、臨床、リサーチなどの専門職看護師が招聘され、分類システムの作成が始まった。NANDA（North American Nursing Diagnosis Association）の始まりである（現在は、看護診断が世界で広く使われるようになったことから、2003年からNANDA-Iになった）。

看護理論家グループは、NANDAより看護診断の分類のための概念枠組みを開発するよう要請され、帰納的な方法を用いて、アルファベット順の看護診断リストを検討し、いくつかの個々の診断をグループ分けする広範囲のパターンをつくり出した。最終的に、診断分類体系のための概念枠組みとして、"ユニタリーマン（unitaryman、単一の存在としての人間）"の9つのパターンを提案し、1986年第7回大会でNANDAの"分類法Ⅰ"が看護診断の開発と検証のため承認された。

その後、世界保健機関（WHO）の国際疾病分類第10版（ICD-10）に加えられる可

能性に向けて、分類法と看護診断のコード化の開発が行われ、2000年に"分類法Ⅱ"が採択された。この分類法Ⅱの開発には、ゴードンの機能的健康パターンの枠組みが最適と判断されたが、その後の分類作業の結果、13領域に分類され、ゴードンのオリジナルとはあまり類似していないものになった。構造内の"領域"と"類"の定義が開発され、それぞれの診断の定義と領域や類の定義とが対比され、診断の配置が決められた。

看護診断・看護介入・看護成果の関連性がみえる共通構造の開発が進められているため、看護診断は2007年から再度分類構造の見直しが行われている。すでに、2011年のNANDA-I南米シンポジウムで報告され現在も継続審議されているため、近い将来分類が変更されるであろう。

このように看護診断は、新たな看護診断の提案や改訂が行われ続けているので、最新の診断用語を確認し、適切な診断用語を使わなければならない。

2）看護診断用語の登録

現在、新しい看護診断や改訂を提案する場合は、「NANDA-I診断提案ガイドライン」に従って提案することができる。診断名、定義、診断指標や危険因子など、裏づけとなる文献を含めて提案し、診断開発委員会で審査・承認されると、NANDA-Iの会員にオンラインで提示され、審査と投票が行われた後、NANDA-Iの理事会で最終採択が決定され、NANDA-IとNNN看護実践分類法に組み込まれる。

2．NANDA-I分類法Ⅱの構造

分類法Ⅱでは、新しく提案される診断が増加してくることが考慮され、委員会が新しい分類法が必要であると感じ、多くの議論の結果"系統分類構造"となった。したがって、どの看護理論が使われているという背景はない。この構造のもとですべての領域と類の定義が開発され、2012-2014年版は、全部で13領域、47類、222の診断名（診断ラベル）で構成されている。診断名は追加や修正が容易にできるように"多軸形態"をとっている。この形態をとることによって、用語体系としての柔軟性が改善され、追加や修正が容易になった。領域および類の階層と内容を表1-1に示す。

1）領域（ドメイン）
知識や影響力、探求の範囲を表している。

2）類（クラス）
共通する属性をもつグループやセット、種類を表している。

3）看護診断
看護診断は、前述したように、診断名、診断指標、関連因子/危険因子という構成要素から成り立っている。各看護診断の定義には意味が付されているので、診断に迷ったときは必ず定義と照合し確定する。

（1）看護診断の種類
看護診断には、実在型看護診断、ヘルスプロモーション型看護診断、リスク型看護診断、シンドロームの4つの種類がある。NANDA-Iの用語解説に基づいて紹介する。

表1-1　分類法Ⅱの領域と類

領　域	類	定　義
領域1：ヘルスプロモーション 安寧状態または機能の正常性の自覚、およびその安寧状態または機能の正常性のコントロールの維持と強化のために用いられる方略	1．健康自覚	正常機能と安寧状態の認知
	2．健康管理	健康と安寧状態を維持するための活動を明らかにし、コントロールし、実行し、統合すること
領域2：栄　養 組織の維持と修復、およびエネルギーの産生の目的で、栄養素を摂取し、同化し、利用する作用	1．摂　取	食物や栄養素を体内に摂取すること
	2．消　化	食品を吸収や同化に適した物質に変換する物理的・化学的作用
	3．吸　収	身体組織を通過させて栄養素を取り入れるはたらき
	4．代　謝	原形質の生成と利用、およびエネルギーと老廃物の産生のために、細胞や生体内で起こっているあらゆる生命過程のためのエネルギーの放出を伴う化学的および物理的過程
	5．水　化	水と電解質の摂取と吸収
領域3：排泄と交換 身体からの老廃物の分泌と排出	1．泌尿器系機能	尿の分泌、再吸収、排出の過程
	2．消化器系機能	消化の最終産物の吸収と排出の過程
	3．外皮系機能	皮膚を介した分泌と排出の過程
	4．呼吸器系機能	ガス交換および代謝の最終産物の除去の過程
領域4：活動/休息 エネルギー資源の産生、保存、消費またはバランス	1．睡眠/休息	眠り、休養、安静、くつろぎ、無活動状態
	2．活動/運動	身体の一部を動かすこと（可動性）、働くこと、またはしばしば（常にではなく）抵抗に抗して行動すること
	3．エネルギー平衡	資源の摂取と消費の調和の動的状態
	4．循環/呼吸反応	活動/休息を支える循環-呼吸のメカニズム
	5．セルフケア	自分の身体および身体機能をケアするための活動を実施する能力
領域5：知覚/認知 注意、見当識、感覚、知覚、認知、コミュニケーションなど、ヒトの情報処理システム	1．注　意	気づくため、または観察するための精神的レディネス
	2．見当識	時間・場所・人に対する認識
	3．感覚/知覚	触覚、味覚、嗅覚、視覚、聴覚、運動覚を通じた情報の受け入れと、命名、関連づけ、パターン認識をもたらす感覚データの理解
	4．認　知	記憶、学習、思考、問題解決、抽象化、判断、洞察、知的能力、計算、言語の使用

表1-1 分類法Ⅱの領域と類（つづき）

領　域	類	定　義
	5．コミュニケーション	言語的および非言語的な情報を送り、受けとること
領域6：自己知覚 自己についての認識	1．自己概念	総体としての自己のとらえ方
	2．自尊感情	自分の価値、能力、重要性および成功についての評価
	3．ボディイメージ	自分の身体についての心的イメージ
領域7：役割関係 人と人との間、または集団と集団との間の肯定的および否定的なつながりやつきあい、またそうしたつながりが示す意味	1．介護役割	ヘルスケア専門職以外でケアを提供している人が社会的に期待される行動パターン
	2．家族関係	生物学的に関連しているか自らの選択によって関連している人々のつながり
	3．役割遂行	社会的に期待される行動パターンにおける機能の質
領域8：セクシュアリティ 性同一性、性的機能、および生殖	1．性同一性	セクシュアリティやジェンダーに関して固有の人物である状態
	2．性的機能	性的活動に参加する力量または能力
	3．生　殖	新しい個体（人）が生み出されるあらゆる過程
領域9：コーピング／ストレス耐性 人生のできごと／生活過程に取り組むこと	1．身体的／心的外傷後反応	身体的または心理的トラウマ（外傷）後に起こる反応
	2．コーピング反応	環境ストレスを管理する過程
	3．神経行動ストレス	神経および脳機能を反映した行動的反応
領域10：生活原理 真実である、または本質的な価値があるとみなされる行為や習慣や制度についての振る舞いや思考や行動の基本となる原理	1．価値観	好ましい行動様式や最終状態の識別と格づけ
	2．信　念	真実であるまたは本質的な価値があるとみなされている行為や慣習や制度についての意見、期待、または判断
	3．価値観／信念／行動の一致	価値観と信念と行動との間で実現できる調和またはバランス
領域11：安全／防御 危険や身体損傷や免疫システムの損傷がないこと、喪失からの保護、安全と安心の保障	1．感　染	病原体の侵入に続く宿主の反応
	2．身体損傷	身体への危害または傷害
	3．暴　力	損傷や虐待をもたらすような過剰な腕力や能力の行使
	4．危険環境	周辺にある危険の発生源
	5．防御機能	非自己から自己を自分で守る過程
	6．体温調節	有機体を守る目的で体内の熱とエネルギーを

表1-1 分類法Ⅱの領域と類（つづき）

領　域	類	定　義
		調節する生理的過程
領域12：安　楽 精神的、身体的、社会的な安寧または安息の感覚	1．身体的安楽	身体的な安寧や安息の感覚、あるいは苦痛のないこと
	2．環境的安楽	自分の環境のなかでの、または自分の環境への、安寧や安息の感覚
	3．社会的安楽	自分の社会的状況への安寧または安息の感覚
領域13：成長／発達 年齢に応じた身体面の発育、臓器系の成熟、発達里程標にそった進行	1．成　長	身体面の発育または臓器系の成熟
	2．発　達	生涯における一連の里程標にそった進行あるいは退行

Herdman TH編，日本看護診断学会監訳：NANDA-I看護診断－定義と分類2012-2014，医学書院，2012，p.28-37．より許諾を得て抜粋し転載．

・**実在型看護診断**：個人、家族、集団、地域社会に存在する健康状態や生命過程に対する人間の反応を表現する。この診断は「問題型」診断とよばれることもあり、健康状態や生命過程に対する患者の現在の反応を表現している（例：体液量不足）。
・**ヘルスプロモーション型看護診断**：安寧の向上や最大限の健康の実現に向けた個人、家族、集団、地域社会の意欲と願望についての臨床判断である。特定の健康行動強化への前向きの姿勢となって表れ、どのような健康状態でも使うことができる（例：体液量平衡促進準備状態）。
・**リスク型看護診断**：影響を受けやすい（脆弱な）個人、家族、集団、地域社会において発生率の高い、健康状態や生命過程に対する人間の経験、反応についての臨床判断である。現在は起こっていないが、発生する危険性が高い健康課題である。起こしやすい患者には起こるかもしれない不健康な反応を表現している（例：体液量平衡異常リスク状態）。
・**シンドローム**：同時に起こる特定の看護診断のまとまりを表す臨床判断であり、同じような介入によってまとめて対処することが最善策となる（例：心的外傷後シンドローム）。

（2）診断名と多軸構造

　軸は、「診断過程で考慮される人間の反応の側面」と定義され、7軸で構成されている。診断名のなかでは、それぞれの要素を介して表現されている。図1-1にモデル例を、表1-2に各軸の説明と定義を示す。
　診断名は、すべての用語が7軸で構成されるのではなく、第1軸（診断焦点）、第2軸（診断対象）、第3軸（判断）の要素と、明確化の必要なその他の軸の要素を一体化させることで構築されている。看護診断に不可欠な要素は第1軸と第3軸である。多軸構造になっているのは、たとえば、第1軸の診断焦点が同じでも第2軸の診断対象や第3軸の判断が違えば異なる診断名になり、新しい診断名の開発が行いやすくな

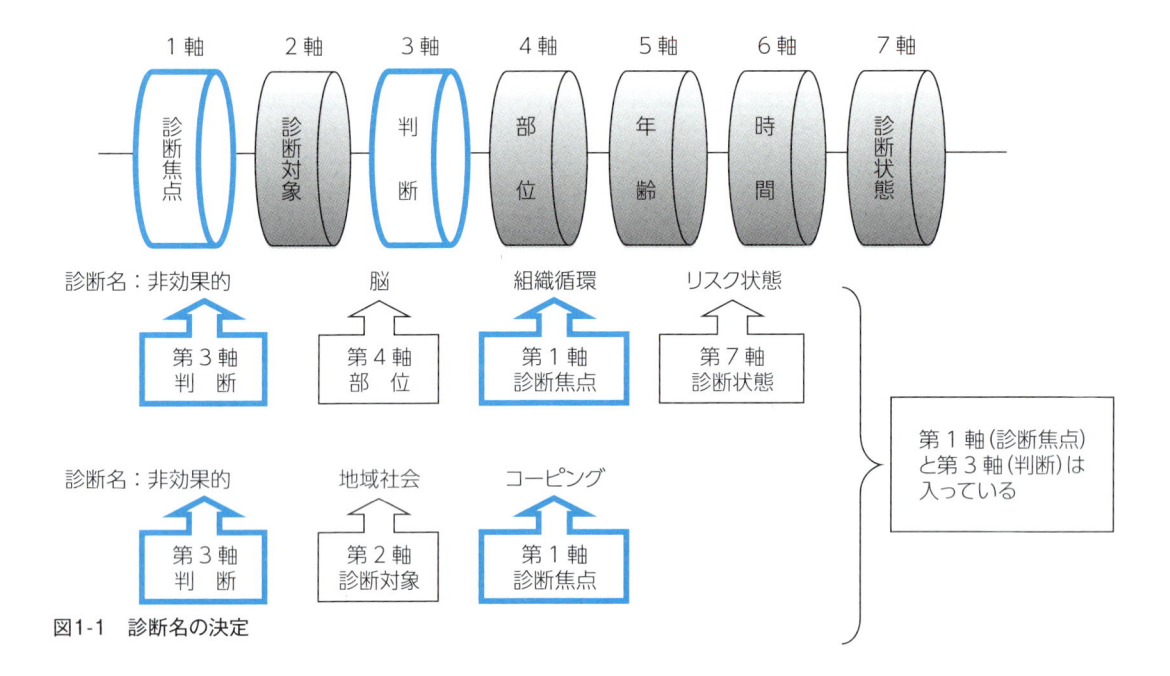

第Ⅱ章　看護診断を導き出すプロセスとNANDA-NOC-NICのリンケージ活用

図1-1　診断名の決定

表1-2　軸の種類と定義

軸		定　義	内　容
第1軸	診断焦点	診断の中核となる"人間の反応"を表す	体液量、安楽、栄養など142の焦点
第2軸	診断対象	看護診断を確定される人（人々）	個人、家族、集団、地域社会
第3軸	判　断	診断焦点の意味を限定または指定する記述語や修飾語	減少、不足、過剰、障害、リスク状態など26の判断
第4軸	部　位	身体の一部（部分）、それらに関連する機能。あらゆる組織、器官、解剖学的部位または構造	聴覚、膀胱、身体、腸、心臓など28部位
第5軸	年　齢	診断対象の個人の年齢	胎児、新生児、乳児、幼児、未就学児、学童、青年期の人（若者）、成人、高齢者
第6軸	時　間	診断焦点の期間	急性：6か月未満の持続 慢性：6か月以上の持続 間欠的、持続的
第7軸	診断状態	問題やシンドロームが実在または潜在するのか、ヘルスプロモーション型としての診断のカテゴリー化	●実在型：実際に（現実に）存在する、現時点で存在する ●ヘルスプロモーション型：安寧を増大させ可能な限りの健康を実現させたいという願望に動機づけられた行動 ●リスク型：脆弱性、特に損傷や喪失の機会を増大させる要因への曝露の結果として ●シンドローム：同時に起こる特定の看護診断のまとまりを表し、同じような介入によってまとめて対処することが最善策になる ※ウェルネス型は2009年よりヘルスプロモーション型に変換された

る。
　なお、『NANDA-I看護診断─定義と分類2012-2014』では、これまでの第1軸の「診断概念」が「診断焦点」に変更されたが、同義語として使用してよい。本書では、こ

表1-3 看護診断の種類と表記例

種 類	構成要素	表記例	
		文章で表現する方法 　～によって示される 　～に関連した（問題）	項目で表現する方法 　P：問題 　E：要因 　S：症状
実在型看護診断	診断名 診断指標 関連因子	皮膚の乾燥、1日尿量500mL以下（診断指標）**によって示される**悪心・食欲不振（関連因子）**に関連した**体液量不足（診断名） 注）NANDA-Iの定義と分類の関連因子では「調節機構の障害」となるが、「調節機構の障害」では何が障害されているのかわからないためその具体的内容を示す	P：体液量不足 E：悪心・食欲不振 S：皮膚の乾燥 　　1日尿量500mL以下
ヘルスプロモーション型看護診断	診断名 診断指標	1日必要量に見合った摂取量がとれていること**によって示される**体液平衡促進準備状態	P：体液平衡促進準備状態 E：1日必要量に見合った摂取量がとれている
リスク型看護診断	診断名 危険因子	悪心・食欲不振**に関連した**体液量不足リスク状態 注）NANDA-Iの定義と分類の危険因子では「水分摂取に影響する異常」となるが、「水分摂取に影響する異常」ではどんな異常かわからないためその具体的内容を示す	P：体液量不足リスク状態 E：悪心・食欲不振
シンドローム	診断名 診断指標 関連因子	絶望的発言**によって示される**地震による大災害**に関連した**心的外傷後シンドローム	P：心的外傷後シンドローム E：地震による大災害 S：絶望的発言

れに準じて診断焦点とする。

（3）診断指標

　実在型看護診断やヘルスプロモーション型看護診断の所見として、まとまった観察可能な手がかりや推論のことで、リスク型看護診断には診断指標はない。

　「診断名：体液量不足」の診断指標は、皮膚の乾燥、血圧の低下、尿量の減少などで、これらの指標は測定や視診などで測定し、確認できる情報である。

（4）関連因子/危険因子

　関連因子は、看護診断との間に一種のパターン的な関係が認められる因子で、実在型看護診断またはヘルスプロモーション型看護診断にある。

　危険因子は、個人、家族、集団、地域社会の、健康によくない出来事に対する脆弱性を高める環境因子および生理的・心理的・遺伝的・化学的要素で、リスク型看護診断にある。

（5）看護診断の表記

　看護診断は、診断の種類によって構成内容が変わる。表1-3に表記例をまとめたので参照してほしい。

3．正確な看護診断のために

　看護診断は、診断指標によって診断の裏づけ情報を明示したうえで、関連因子/危

第Ⅱ章　看護診断を導き出すプロセスとNANDA-NOC-NICのリンケージ活用

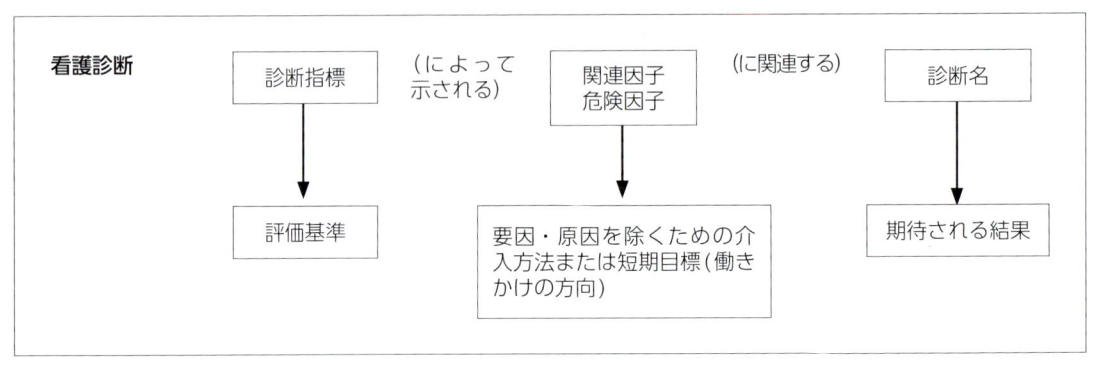

図1-2　看護診断と計画の関係

表1-4　看護診断のポイント

- 医学診断ではなく患者の反応を同定する。
  「下痢による脱水」ではなく、「下痢による体液量の喪失に関連した体液量不足」とする。
- NANDA-Iにある症状ではなく、そこに書かれた診断記述（特徴）から同定する。
  「尿量の減少」ではなく、「1日500mL以下の尿量」と具体的に記述すると、期待する結果として、たとえば「1日1,000mL以上の尿量がある」と目標を立てることができ、介入による評価がしやすくなる。
- 看護介入が可能な原因を同定する。
  脱水が、知識不足により適切な量の水分摂取ができていないことが原因となっていれば、「知識不足による水分必要量以下の摂取に関連した体液量不足」となる。
- 治療や検査によって起こった問題は、治療や検査そのものではなく問題を同定する。
  「心臓カテーテルに関する知識が欠けていることに関連する不安」とする。
- 機器類ではなく、機器類に対する患者の反応を同定する。
  「心臓モニターを行う必要に関連する知識不足に関連する不安」とする。
- 看護師の問題ではなく、患者の問題を同定する。
  血管アクセス不良に関連する静脈注射の合併症は、「侵襲的ラインの存在に関連する感染リスク状態」とする。
- 看護介入ではなく、健康の問題を同定する。
  脱水のため頻回に水分を提供することは、「下痢による体液量の喪失に関連した体液量不足」とする。
- 仮の看護診断が、定義、診断指標、関連因子／危険因子と一致しているかを確認する。
- 意思決定に関与できる患者には、看護診断を提示して確認する。

険因子を示すことで問題解決法に必須の因果仮説を設定し、働きかけの方向づけをする。看護診断と期待される結果（成果）、目標、介入との関係を図1-2に示す。

情報をアセスメントするとき、その問題が起こった要因となる関連因子／危険因子を正確に分析判断することにより、介入の方向性が明らかになる。アセスメントの如何によって介入方法が決定されるということは、成果を出すためにはアセスメントが重要ということである。

看護診断のポイントを表1-4にまとめたので参考にしてほしい。

●文　献

1) Herdman TH編，日本看護診断学会監訳：NANDA-I 看護診断—定義と分類2012-2014，医学書院，2012.
2) 数間恵子：看護を記述する用語—その歴史と展望，看護教育，44（8）：648-660，2003.
3) Clark J, Lang N：Nursing's next advance: an internal classification for nursing practice. International Nursing Review, 39（4）：109-111, 1992.
4) 平岡敬子・野島良子：看護診断の萌芽期—1973年以前の看護診断に対する考え方，臨牀看護，20（5）：581-588，1994.

2　NANDA-NOC-NICのリンケージ

学習のポイント

1. 看護介入分類（NIC）と看護成果分類（NOC）の定義と特徴
2. 看護過程とNANDA、NOC、NICの関係

　看護診断分類（NANDA）と看護介入分類（Nursnig Interventions Classification：NIC）、看護成果分類（Nursing Outcomes Classification：NOC）の3つのシステムは別々に開発されてきたが、2001年にNANDA-Iは、NIC、NOCの3つのシステムを連携し、看護実践のための1つの共通構造を開発することを目標に会議を開催し、NNN分類法の検討が開始された。詳細は成書を参照してほしい。

1. NNN看護実践分類法とは

　NNN看護実践分類は、機能、生理、心理社会、環境の4領域から構成され、類（クラス）、診断・成果・介入、看護診断が配置されている。表2-1にNANDA-I、NOC、NIC、NNN看護実践分類法の各領域を示す。
　NANDA-I、NOC、NICはそれぞれの組織で開発されたため、領域の分類が違っているため、これら3つを統合し、看護診断を配置したのがNNN看護実践分類法である。3つの分類法を1つの構造に統一することにより、それぞれが必ずしも最適な形で配置されるとは限らないが、看護過程の3つの必須構成要素を1つの目に見える形で提供することが重要であるため開発が進められている。

2. 看護介入分類（NIC）[1]

　NICは、1987年、看護師が行う介入を明確に定義し、標準化した看護介入の分類の必要性から、アイオワ大学看護学部の研究プロジェクトによって開発が始まった。NICのレベルを表2-2に示す。

第Ⅱ章 看護診断を導き出すプロセスとNANDA-NOC-NICのリンケージ活用

表2-1 NANDA、NOC、NIC、NNN看護実践分類法の領域

NANDA-I（222の診断名）	NOC（385の成果）	NIC（542の介入）	NNN看護実践分類法
1. ヘルスプロモーション 2. 栄養 3. 排泄と交換 4. 活動/休息 5. 知覚/認知 6. 自己知覚 7. 役割関係 8. セクシュアリティ 9. コーピング/ストレス耐性 10. 生活原理 11. 安全/防衛 12. 安楽 13. 成長/発達	1. 機能的健康 2. 生理的健康 3. 心理社会的健康 4. 健康知識と健康行動 5. 健康意識 6. 家族の健康 7. 地域の健康	1. 生理学的：基礎 2. 生理学的：複雑 3. 行動的 4. 安全 5. 家族 6. ヘルスシステム 7. 地域社会	Ⅰ. 機 能 【類：活動/休息、安楽、成長と発達、栄養、セルフケア、セクシュアリティ、活動/休息】 Ⅱ. 生 理 【類：循環機能、排泄、水・電解質、神経認知、薬理作用、身体調節、生殖、呼吸機能、感覚/知覚、組織統合性】 Ⅲ. 心理社会 【類：行動、コミュニケーション、コーピング、情動、知識、役割/関係、自己知覚】 Ⅳ. 環 境 【類：ヘルスケアシステム、対象集団、リスク管理】

表2-2 看護介入分類（NIC）のレベル（例：栄養支援についての介入）

レベル	分 類
レベル1＜領 域＞ レベル2＜類＞ レベル3＜介 入＞ 【行動】	1. 生理学的：基礎 　D 栄養支援 　　1100 栄養療法 　　　適切な場合、栄養アセスメントを行う。 　　　適切な場合、摂取した食物/水分をモニターし、毎日の摂取カロリーを計算する。

1）NICの定義

看護介入とは、患者/クライエントの成果（アウトカム）を高めるために看護師が実施する臨床判断や知識に基づいたあらゆる治療である。

2）NICの特徴

NICは、研究を基礎において、既存の実践に基づいて帰納的に開発された。2008年の第5版では7つの領域と30のクラスに系統立てられ、その下に542の介入がある。介入には固有の4桁のコードがついている。7つの領域は、①生理学的：基礎、②生理学的：複雑、③行動的、④安全、⑤家族、⑥ヘルスシステム、⑦地域社会である。

NICでは、看護介入の種類を直接ケア介入と間接ケア介入に区分している。直接ケア介入は患者との相互作用をとおして実施される治療（介入）のこと、間接ケア介入は患者から離れて実施されるが、患者または患者のグループのためになされる治療（介入）のことである。それぞれの介入のなかに、実際に行う具体的"行動"が示されている。この"行動"はあらゆる状況下で実施可能な内容であるため、看護師が個々の患者に適した行動を判断し選択する。

介入は、期待される患者成果、看護診断の特性、介入の研究的基盤、介入の実行可能性、患者の受容可能性、看護師の実践能力という6つの因子を考慮して選択する。なお、NICでは、介入名は50音順に配置され、看護診断とのリンケージは示されていない。看護診断から看護介入を選択したい場合は、『看護診断・成果・介入―NANDA、NOC、NICのリンケージ、第2版』[2]から各看護診断に対する成果に使用

する介入が入手できる。

3. 看護成果分類（NOC）[3]

　看護介入によってもたらされた患者の肯定的変化を客観的に第三者に示すには、標準化された言語とデータベースが必要である。また、共通の成果に対して専門分野に固有の指標がなければ、成果の向上や低下に寄与するそれぞれの専門分野の責務をモニターすることは不可能である。そのため、NOCは、1991年、アイオワ大学看護学部の教育スタッフと学生、様々な施設の臨床看護師によって構成された大規模なプロジェクト研究チームによって開発が始まった。

　成果分類のレベルを表2-3に、尺度の一覧を表2-4に示す。

1）NOCの定義

　NOCは正確には"看護感受性患者成果"で、看護介入に対する反応である。個人や家族、地域の状態や行動、知覚であり、連続線上で測定される。"成果"にはそれぞれ指標があり、患者の状態を判定するために使われる。"成果"は中立的な概念なので、

表2-3　看護成果分類（NOC）のレベル（例：栄養状態；食物・水分摂取）

レベル	分　類
最も高い抽象レベル：領域	生理的健康（Ⅱ）
高い中程度の抽象レベル：類	消化と栄養（K）
中程度の抽象レベル：成果ラベル	栄養状態：食物・水分摂取
低い抽象レベル：成果指標	経口食物摂取量
経験レベル：成果の測定尺度	不適切～十分に摂取の5段階

表2-4　NOCで使用されている14尺度

符　号	最も悪い 1	2	3	4	最も良好 5	
a	重度に障害	かなり障害	中程度に障害	軽度に障害	障害なし	NA
b	正常範囲から重度に逸脱	正常範囲からかなり逸脱	正常範囲から中程度逸脱	正常範囲から軽度逸脱	正常範囲から逸脱なし	NA
f	不適切	かなり不適切	普　通	かなり適切	十分に適切	NA
g	10回以上	7～9回	4～6回	1～3回	な　し	NA
i	な　し	限定的	中程度	かなりの程度	十　分	NA
k	否定的	まれに肯定的	時々肯定的	しばしば肯定的	常に肯定的	NA
l	非常に弱い	弱　い	中程度	強　い	非常に強い	NA
m	まったくみられない	まれにみられる	ときどきみられる	しばしばみられる	常にみられる	NA
n	重　度	強　度	中程度	軽　度	なし	NA
r	劣　悪	まずまず	平均的	良　好	非常に良好	NA
s	まったく満たされていない	いくらか満たされる	中程度に満たされている	よく満たされている	完全に満たされいる	NA
U	知識なし	限られた知識	中程度の知識	かなりの知識	広い知識	NA
h（i）	十　分	かなりの程度	中程度	限定的	な　し	NA
t（m）	常にみられる	しばしばみられる	時々みられる	まれにみられる	まったくみられない	NA

NA：該当なし。

第Ⅱ章　看護診断を導き出すプロセスとNANDA-NOC-NICのリンケージ活用

期待される患者の状態が明記されることはないが、目標設定に使うことはできる。

2）NOCの特徴

"成果"は、定義、指標、測定尺度を加えたリスト（第4版では385の成果）で、連続線上で測定できる変数の概念なので、期待される目標ではなく、患者の実際の状態を反映する概念として記述される。

指標は、観察可能な患者の状態、行動、自分で報告する知覚や自己評価であり、具体的レベルでの患者の状態の特徴を示す。

測定尺度は14あり、変数の概念なので"リッカート5段階尺度"が選択された。5番目の評点が成果として最も期待される患者の状態を反映するように構成されている。

NOCは7つの領域と31のクラスで構成されている。7つの領域は、①機能的健康、②生理的健康、③心理社会的健康、④健康知識と健康行動、⑤健康意識、⑥家族の健康、⑦地域の健康である。

測定尺度は、1つの成果に対して1つとは限らない。1つの測定尺度だけ使用している成果は298、1つの成果に2つの測定尺度を使用している成果は87ある。

"成果"は、看護診断とリンケージしている。診断名ごとに提案成果と追加関連成果が示されているので、診断指標、関連因子/危険因子を考慮して、適切な成果とその関係する指標を選択する。

4. NANDA-NOC-NICのリンケージ[3]

NANDA、NOC、NICは、それぞれ別に開発されてきたが、看護診断に対する介入が行われ、その介入の結果どのように変化していったかを成果として示すため、2000年からNICおよびNOCの開発者らにより、NANDA看護診断とNICのリンケージ、NIC介入とNOC成果のリンケージが開発された。個々の成果に対して主要介入、推奨介入、随意介入の区別が行われた。主要介入とは、診断と成果の両方に密接な関係があり、第一選択として考慮すべきものである。

この作業は、エキスパートの判断に基づいたものであり、規範となることを意図したものではないため、必ずしも示された介入を使用しなくてもよい。個々の患者の看護診断から看護師が適切な介入を選択することが重要である。介入計画立案時には、NICからさらに介入の下位レベルの適切な介入行動を選択しなければならない。看護過程とNANDA、NOC、NICの関係を図2-1に示す。「診断名：体液量不足のリン

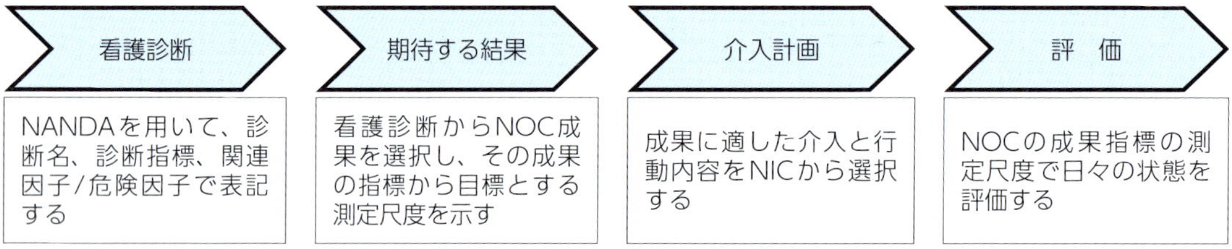

看護診断	期待する結果	介入計画	評　価
NANDAを用いて、診断名、診断指標、関連因子/危険因子で表記する	看護診断からNOC成果を選択し、その成果の指標から目標とする測定尺度を示す	成果に適した介入と行動内容をNICから選択する	NOCの成果指標の測定尺度で日々の状態を評価する

図2-1　看護過程とNANDA、NOC、NICの関係

表2-5　NANDA-NOC-NICのリンケージ例（診断名：体液量不足）

【成果】　栄養状態：食物・水分摂取		
主要介入	推奨介入	随意介入
体液量管理 体液量モニタリング 栄養管理 栄養モニタリング	ボトル哺乳 経腸チューブ栄養 摂食 栄養療法 セルフケア援助：摂食 完全静脈栄養与薬管理	母乳栄養援助 経静脈治療 母乳栄養カウンセリング 口腔衛生修復 嚥下療法 教育：処方された食事療法

ケージ」の例を表2-5に示す。具体例は後半の事例で紹介する。

● 文　献

1）Bulenchek GM 他編，中木高夫・黒田裕子監訳：看護介入分類（NIC），原書第5版，南江堂，2009．
2）Johnson M, Bulechek G, Butcher H, Dochterman JM 編，藤村龍子監訳：看護診断・成果・介入—NANDA，NOC，NICのリンケージ，第2版，医学書院，2006．
3）Moorhead S, Johnson M, Maas ML, Swanson E 編，江本愛子監訳：看護成果分類（NOC）—看護ケアを評価するための指標・測定尺度，第4版，医学書院，2010．
4）パトリシア・A・ポッター，アン・グリフィ・ペリー著，井部俊子監修：ポッター＆ペリー看護の基礎—実践に不可欠な知識と技術，エルゼビア・ジャパン，2007．

3 事例で理解する看護診断と NANDA-NOC-NIC の活用

学習のポイント

1. 看護計画立案までのアセスメントの仕方、関連図の書き方、アセスメントの統合
2. NOC、NIC を活用した看護計画

1. 事例で理解する看護診断

　ここに取り上げる事例は「脳出血後、右片麻痺があり在宅療養に向けて栄養管理のための胃瘻造設とリハビリテーションを目的に転院してきた患者の看護展開」とする。
　本事例の学習のポイントは、以下のとおりである。

> 1．栄養状態の評価や嚥下障害のアセスメントと経口摂取に向けた援助
> 2．麻痺による運動機能障害のアセスメントと廃用症候群を予防するための援助
> 　※看護診断【栄養摂取消費バランス異常：必要量以下】に関するアセスメントと看護計画を立案する。

1）事例紹介

　Aさんは75歳、男性。1か月前、自宅でめまい、吐き気、尿失禁があり、意識消失し救急車で搬送された。CTにて脳出血と診断され、保存的療法（絶対安静、降圧薬・抗利尿薬・副腎皮質ステロイドの点滴輸液療法）を受け、同日夕方、妻、息子の認識ができるまでに意識レベルは回復したが、右上下肢の不全麻痺が認められた。その後1か月間臥床（ほぼ寝たきり）状態で、栄養状態の改善とリハビリテーションを目的に本院に転院となった。
　入院時のバイタルサインは、体温35.4℃、呼吸18回/分、リズム規則的、呼吸音異常なし、脈拍80回/分、不整あり、血圧152/96mmHg、身長165cm、体重45.5kgであった。血液検査の結果を表3-1に示す。
　咀嚼は可能だが嚥下障害がある。脳出血発症後、1か月間は経口から水分・食物共に摂取していない状況で、前院では末梢静脈より持続点滴（1,500mL/日）が行われて

表3-1 血液検査結果

項　目	入院時	項　目	入院時
RBC	350万/μL	CRP	0.1mg/dL
WBC	3,500/μL	TP	5.5g/dL
Hb	10.2g/dL	Alb	3.3g/dL
Ht	35%		

いた。降圧薬を服用しているが、血圧は130～150/80～100mmHgとやや変動がみられる。顔色は蒼白で、皮膚や口唇・舌の乾燥（舌苔軽度あり）、四肢末端の冷感を認める。手背に中程度（右＞左）、足背に軽度の浮腫があり、下腿に弾性ストッキングを使用している。本人から食べたいという訴えはない。

排便習慣は1回/日、排尿習慣8回/日であるが、便（泥状便）・尿失禁があるため、おむつを使用している。最終排便は3日前で、腸蠕動音は微弱、腹部膨満感は認めない。

右上下肢不全麻痺により、自動運動はほとんどできない。筋力低下、関節可動域制限がある。医師からの指示は「ベッド上安静、座位可」であり、ベッドをギャッチアップして両脇を固定すると座位は可能である。しかし、声をかけても目を閉じたままのことが多く、1日中うとうとしている。会話によるコミュニケーションは可能だが、発語はやや不明瞭、表情が乏しく、自ら言葉を発することはほとんどない。左耳に補聴器を使用している。利き手は右手である。

嚥下テストの結果、経口摂取が可能と判断されている。栄養管理とリハビリテーションを行い、胃瘻を造設し1,200kcal/日の経腸栄養を開始する予定である。また、車椅子生活が可能となり、自宅改造が終了した段階での退院を目標としている。

Aさんは妻（70歳）との2人暮らしで、現在は無職である。元小学校教師で10年前に定年退職し、その後5年間地元の公民館館長をしていた。55歳頃から高血圧症にて内服コントロール中であった。15歳から1日40本の喫煙歴があった。妻からの情報では、定年までは仕事一筋で趣味もなく、頑固な性格である。子どもは長男、長女の2人で共に他県在住である。転院時には長女の付き添いがあり、今後も週1回程度面会に来る予定である。前院に入院中、妻はほぼ毎日付き添っており、今後も日中は付き添う予定であるが、片道1時間の距離があり疲労している様子がみられる。妻は「トイレぐらいは1人で行けるようになってほしい」という希望をもっている。

2）アセスメント

看護アセスメントの枠組みは、ヘンダーソン（Henderson V）やオレム（Orem DE）、ロイ（Roy SC）の理論を背景としているものや、ゴードン（Gordom M）の健康的機能パターン枠組みなどがある。本項はNANDA-Iの診断用語を使うので、NANDA-Iの13領域による枠組みで解説する。

正確な看護診断のためには、包括的（系統的）アセスメントおよび焦点的アセスメントの2種類のアセスメントを行う。包括的アセスメントは、一側面だけでなくその人の全体像を知り、それぞれの領域の情報が他の領域にも影響しているか全体的なかかわりを知るために必要である。入院時や在宅の場合、サービス開始時に行われるア

第Ⅱ章 看護診断を導き出すプロセスとNANDA-NOC-NICのリンケージ活用

セスメントである。焦点的アセスメントは、特定の症状をさらに調べる必要がある場合や、特定の問題のリスクが高まっている場合に行う。

本書では、NANDA-Iの"13の各領域すべて"についての情報が何に関するアセスメントであるかを明確にするために、各領域、各類ごとに整理し、状態を示す"診断焦点"も付した。診断焦点ごとに情報を整理することで、実践を方向づけることができる。看護現象は部分に区別することは困難であり、様々なことが複雑に影響しながらその人の行動となって表れるため、関連因子やリスク因子を推論するには、関連情報も含めての考察が必要である。アセスメントでは、情報が基準値から逸脱していないか判断し、その要因を推論・解釈し、関連因子やリスク因子を明らかにする。そのうえで、診断指標となる情報と関連因子およびリスク因子から仮の看護診断を行う。

本事例のアセスメントを以下に示す。

クラス	情　報	関連情報	アセスメント
領域1	ヘルスプロモーション			
2．健康管理	【自己健康管理】 ●55歳頃～高血圧症にて内服コントロール中 ●15歳から毎日40本の喫煙歴 ※〔　〕は診断焦点を示す		高血圧の原因は同定できない。発症まで喫煙していたことは、健康管理上不適切であるが、現在は入院中であるため、診断としてはあげない。
領域2	栄　養			
1．摂　取	【栄養】 ●1か月間経口から水分・食物共に摂取していない ●前院で末梢静脈より持続点滴（1,500mL/日）が行われていた ●身長165cm、体重45.5kg ●顔色は蒼白 ●胃瘻を造設し1,200kcal/日の経腸栄養を開始する予定 ●血液検査データ：RBC350万/μL、Hb10.2g/dL、Ht35％、TP5.5g/dL、Alb3.3g/dL ●浮腫：手背中程度（右＞左）、足背軽度 【嚥　下】 ●嚥下テストの結果では、経口摂取可能	●右上下肢の不全麻痺 ●利き手は右手 〈理　由〉 食事の摂取には口腔機能以外に摂食までの手や指の運動機能が関係する 運動機能の低下は食事摂取に対する意欲や疲労にも影響し、摂取量に関係する ●右上下肢の不全麻痺 〈理　由〉 片側麻痺が大脳皮質障害に起因する場合、偽性球麻痺により嚥下障害が生じる	BMIは16.7、標準よりも低値であり「やせ」の状態である。 RBC、Hb、Ht、TP、Albの血液検査データはすべて基準範囲より低値を示し、顔色や手背および足背の浮腫からも貧血や低タンパク血症が考えられる。低タンパク血症による筋肉量の減少が、嚥下や咀嚼に必要な筋力、さらに全身の活動量に影響したと考えられる。 1か月間輸液による栄養管理が行われたため、必要な栄養量が摂取できていなかった。 以上より、仮診断は栄養摂取消費バランス異常：必要量以下とする。 右上下肢不全麻痺が残存していることから、嚥下機能の低下による誤嚥の危険性が高いため、1か月間、輸液による栄養管理が行われていた。
5．水　化	【体液量】 ●皮膚や口唇、舌の乾燥（舌苔軽度あり） ●手背に中程度（右＞左）、足背に軽度の浮腫がある	●尿失禁があるため、おむつ使用 〈理　由〉 水分バランスをみるため尿量を測る必	水分量の不足が疑われるが、尿量を測定していないため水分バランスは不明である。 脱水症の徴候はなく、足背の浮腫も低タンパク血症によるものと判断で

基礎知識

●栄養評価：栄養評価の指標には、身長、体重、上腕三頭筋部の皮下脂肪厚、上腕周囲、アルブミン、総リンパ球数などを活用する[1]。

・肥満ややせの判断は一般的にはBMI（body mass index）が使用される。BMI＝体重（kg）÷〔身長（m）〕^{2}

・栄養摂取のバランスは、食事内容からカロリーや必要栄養素が摂取できているか、所要エネルギー量が充足しているかを判断する。

●基礎エネルギー消費量（BEE）（kcal/日）：以下の式で計算する。

・男性 66.5＋〔体重（kg）×13.8〕＋〔身長（cm）×5.0〕－（年齢×6.8）

・女性 665＋〔体重（kg）×9.6〕＋〔身長（cm）×1.9〕－（年齢×4.7）

●浮腫：高齢者や栄養状態の悪い人では組織圧の低下により足背や眼瞼に浮腫が起こりやすい。

3 事例で理解する看護診断とNANDA-NOC-NICの活用

クラス	情　報	関連情報	アセスメント	基礎知識
		要がある	きないため、診断としてはあげない。	
領域3		排泄と交換		
1.泌尿器系機能	【失　禁】 ●排尿習慣8回/日 ●尿失禁 ●おむつ使用	●輸液が行われていた ●右上下肢の不全麻痺 ＜理由＞ 麻痺があり輸液を行っている。臥床状態でおむつによる排尿介助は、排尿行動にも影響してくる	尿失禁については、脳出血後遺症による神経因性膀胱により排尿反射を亢進させているといえる。 長期臥床や加齢、不使用により膀胱および尿道括約筋の機能の低下、骨盤底筋群の萎縮を引き起こしたことが原因で尿失禁が起こっていると考えられる。 以上より、仮診断は<u>反射性尿失禁</u>とする。	●神経因性膀胱：先天的あるいは後天的な原因によって、膀胱の支配神経が障害されて起こる膀胱機能障害をいう。障害を生じた部位により症状は異なり、損傷部位が中枢に近いほど過活動型（蓄尿障害を主とする）になり、末梢に近いほど低活動型（排出障害を主とする）になる傾向がある。仙髄にある排尿中枢あるいはその末梢の神経が障害されると、膀胱は弛緩し、自発的な排尿ができなくなる（無緊張性神経因性膀胱（弛緩性膀胱））。排尿中枢より上位の障害では、膀胱は緊張状態になり、尿失禁を起こす（過緊張性神経因性膀胱）[2]。
2.消化器系機能	【失　禁】 ●排便習慣1回/日 ●便失禁（泥状便） ●腸蠕動音は微弱 ●腹部膨満感はない ●最終排便3日前 ●おむつ使用	●経口摂取は行われていなかった	便失禁については、脳出血後遺症による大脳での便意感受性の低下に加え、長期臥床による腸蠕動の低下、腹筋や肛門括約筋機能の低下、便意感受性の低下、立位がとれないことにより腹圧がかけにくい状態がある。 絶食であるため食物残渣が減少し糞便の生成が低下することから大蠕動も起こりにくく、排便リズムがつきにくい状態である。そのため、糞便により直腸内圧が高まると無意識に便が排出するという失禁状態である。 以上より、仮診断は<u>便失禁</u>とする。	
領域4		活動/休息		
2.活動/運動	●脳出血発症後、1か月間臥床（ほぼ寝たきり）状態 ●利き手は右手 ●右上下肢不全麻痺 ●右上下肢の自動運動はほとんどできない ●筋力低下 ●関節可動域制限 ●医師からの指示「ベッド上安静、座位可」 ●ベッドをギャッチアップして両脇を固定すると座位可能	●1か月間経口から水分・食物共に摂取していない ●前院では末梢静脈より持続点滴（1,500mL/日）が行われていた ●身長165cm、体重45.5kg、TP5.5g/dL、Alb3.3g/dL ●RBC350万/μL、Hb10.2g/dL、Ht35% ＜理由＞ 栄養状態は筋肉の再生や活動力にも影響する	発症後1か月が経過しているものの改善がみられないのは、前院でリハビリテーションが行われていなかったことや、長期臥床による廃用症候群が原因であると考えられる。 特に高齢者の場合は、もともと全身の予備能力が低下しているため、長期臥床により容易に廃用症候群となりやすい。 そのため、麻痺のある右上下肢だけでなく、全身の筋力低下や関節の拘縮が起こり、さらに身体の可動性、活動性を低下させたと考える。 BMIが16.7で、低タンパク血症、貧血状態と全身の栄養状態が悪化しているため、筋肉が再生産されず、筋量や筋力が低下したことも活動に影響を及ぼしていると考える。 今後、栄養状態を改善しつつ、リハビリテーションに取り組み、身体可動性や全身の活動性の拡大に向けた援助が必要である。 以上より、仮診断は<u>身体可動性障害</u>とする。	●廃用症候群：心身の不使用による機能低下であって、「安静の害」といってもよい。ほとんどすべての機能についてこれがみられ、局所的廃用症候群（廃用性筋萎縮、廃用性骨萎縮、関節拘縮、褥瘡など）、全身的廃用症候群（起立性低血圧、廃用性心機能低下、心一回拍出量減少など）、精神的廃用症候群（意欲、感情の鈍麻、知的低下など）に分けられる[3]。

第Ⅱ章 看護診断を導き出すプロセスとNANDA-NOC-NICのリンケージ活用

クラス	情報	関連情報	アセスメント	基礎知識
4．循環/呼吸反応	【組織循環】 ●四肢末端に冷感あり ●下腿に弾性ストッキング使用中 ●足背に軽度浮腫	●右上下肢不全麻痺 ●右上下肢の自動運動はほとんどできない ＜理由＞ 組織の循環に自動運動が影響する	長期臥床状態により筋力の低下が起こっている、右上下肢不全麻痺がある、右上下肢の自動運動がほとんどできないことで、下肢からの静脈還流が少なく四肢末端の冷感や浮腫が起こっていると考えられる。また血栓がつくられやすい状態である。 　以上より、仮診断は非効果的末梢組織循環リスク状態とする。	
5．セルフケア	【セルフケア】 ●脳出血発症後、1か月間臥床（ほぼ寝たきり）状態 ●右上下肢不全麻痺 ●おむつ使用		右上下肢不全麻痺に加え、筋力の著しい低下、関節可動域制限により、入浴、更衣、排泄など日常生活全般に介助を要する。 　特に利き手であった右手が麻痺し使用できないことが、セルフケア行動をさらに障害したと考える。 　栄養状態不良からくる倦怠感もセルフケア行動に大きな影響を及ぼしているため、今後、全身状態の改善を図るとともに、セルフケア拡大に向けた援助が必要である。 　以上より、仮診断は入浴セルフケア不足、更衣セルフケア不足、排泄セルフケア不足とする。	
領域5		知覚/認知		
5．コミュニケーション	●声をかけても目を閉じたまま ●1日中うとうとしている ●表情が乏しい ●自ら言葉を発することは少ない ●会話によるコミュニケーションは可能 ●発語はやや不明瞭		発語はやや不明瞭であるが、見当識障害もなく会話によるコミュニケーションが可能であることから、器質的な問題はないと考えられる。 　片麻痺があることから、発語に関する筋肉への影響も考えられる。 　長期臥床による廃用症候群で精神活動性の低下によるものと考えられる。今後外部からの刺激により、精神活動が活発となる可能性がある。 　以上より、仮診断は言語的コミュニケーション障害とする。	
領域6		自己知覚		
1．自尊感情	【自尊感情】 ●無職（元小学校教諭で10年前に定年退職、5年前まで公民館館長をしていた） ●性格は頑固、定年までは仕事一筋であった（妻からの情報）	●右上下肢不全麻痺 ●右上下肢の自動運動はほとんどできない ＜理由＞ 身体機能障害の受容は、自尊感情に影響する	自ら動くことができず、臥床状態であるため、日常生活全般において他者からの援助を受けており、ボディイメージが大きく変化している。 　おむつを使用していることは、本人の自尊心を大きく傷つける。特に、元小学校教諭であり、定年退職後は公民館館長といった指導的立場であった本人にとって、この現状は自分の価値観と一致せず、苦痛が大きいと考える。 　現状では、本人からの訴えや行動から確認できないため、診断としてはあげない。	

40

3 事例で理解する看護診断とNANDA-NOC-NICの活用

クラス	情　報	関連情報	アセスメント	基礎知識
領域7		役割関係		
1．介護役割	【介護者役割緊張】 ●退院計画：自宅改造が終了した段階での退院を目標とする ●子どもは長男、長女の2人。共に他県在住 ●転院時長女が付き添う。今後も週1回程度面会に来る予定 ●妻（70歳）と2人暮らし ●主な介護者は妻 ●前院入院中は妻がほぼ毎日付き添い、今後も日中は付き添う予定 ●妻に疲労感がみられる ●自宅から本院までの通院時間は片道1時間 ●妻の希望は「トイレぐらいは一人で行けるようになってほしい」	●右上下肢不全麻痺 ●右上下肢の自動運動はほとんどできない ●おむつ使用 ●言語が不明瞭 ●頑固な性格 ＜理　由＞ 身体の運動機能障害は、日常生活を維持するために家族の援助を必要とする	2人暮らしであり、在宅介護になったとき、主たる介護は妻が行うことになる。 　右上下肢不全麻痺、おむつ使用、発語が不明瞭でコミュニケーション上問題がある、夫の頑固な性格などから、今後の介護で妻への負担が懸念される。 　以上より、仮診断は<u>介護者役割緊張リスク状態</u>とする。	
3．役割遂行	●75歳 ●男性 ●元小学校教諭、10年前に定年退職 ●妻と2人暮らし ●2人の子どもあり		社会人および親としての役割を果たし、家族の協力も得られているため、診断としてはあげない。	
領域9		コーピング/ストレス耐性		
2．コーピング反応		●右上下肢不全麻痺 ●右上下肢の自動運動はほとんどできない ●おむつ使用 ●言語が不明瞭	現在、ストレスを感じる状況であるが、本人からの訴えや行動として現れていないため、診断としてはあげない。	
領域11		安全/防御		
1．感　染	【感　染】 ●舌苔軽度あり ●WBC3,500/μL、CRP0.1mg/dL、TP5.5g/dL、Alb3.3g/dL	●経口摂取していない ●嚥下障害がある	現在感染徴候はないが、低タンパク血症、貧血がみられることから免疫力が低下していると思われ、感染症を起こすリスクが高い。 　1か月間経口摂取していないことは、腸粘膜の萎縮をきたし機械的なバリア機能や腸粘膜免疫能が低下し、バクテリアルトランスロケーションの要因となり感染リスクが高くなる。 　経口摂取や会話をしないことは、口腔内の自浄作用を低下し、感染の誘因となる。 　嚥下障害があるため誤嚥性肺炎の危険性が高く、1か月間臥床状態であることから沈下性肺炎を起こす危険性も高い。 　以上より、仮診断は<u>感染リスク状態</u>とする。	●バクテリアルトランスロケーション：腸粘膜でのバリア機能が低下し、腸内細菌やエンドトキシンなどが腸粘膜から体内に侵入している状態[4]。
2．身体損傷	【皮膚統合性】	●右上下肢不全麻	便・尿失禁のため、おむつを使用	

第Ⅱ章　看護診断を導き出すプロセスとNANDA-NOC-NICのリンケージ活用

クラス	情　報	関連情報	アセスメント	基礎知識
	●便失禁（泥状便） ●尿失禁 ●おむつ使用 ●TP5.5g/dL、Alb3.3g/dL	痺 ●右上下肢の自動運動はほとんどできない <理　由> 体動できないため同一部位が圧迫され、組織の循環阻害により損傷が起こる	している。 　尿や便で肛門、陰部が湿潤しやすく、不衛生になりやすい。 　低栄養状態であり、やせ型で骨の突出や右上下肢の自動運動はほとんどできないことから、同一部位が圧迫され、皮膚組織が損傷されやすい状況である。 　以上より、仮診断は皮膚統合性障害リスク状態とする。	

3）関連図

(1) 関連図作成の目的

　健康障害の程度や治療の必要な病状、発達段階、心理社会的な要因がどのように患者の生活に影響を及ぼしているのか、情報間の関連を図示することで全体像を明らかにし、看護がかかわるべき問題を明確にする。

(2) 関連図作成のポイント

①患者の年齢、性別、病態を中心に据える。
②援助を必要とするまたは今後必要となる健康課題、または生活過程に対する患者の行動的および生理的に気がかりな情報、健康状態の促進に関する情報をあげる。
　・健康障害の種類や程度、治療に伴う症状、訴え、徴候（必要時データも記入）。

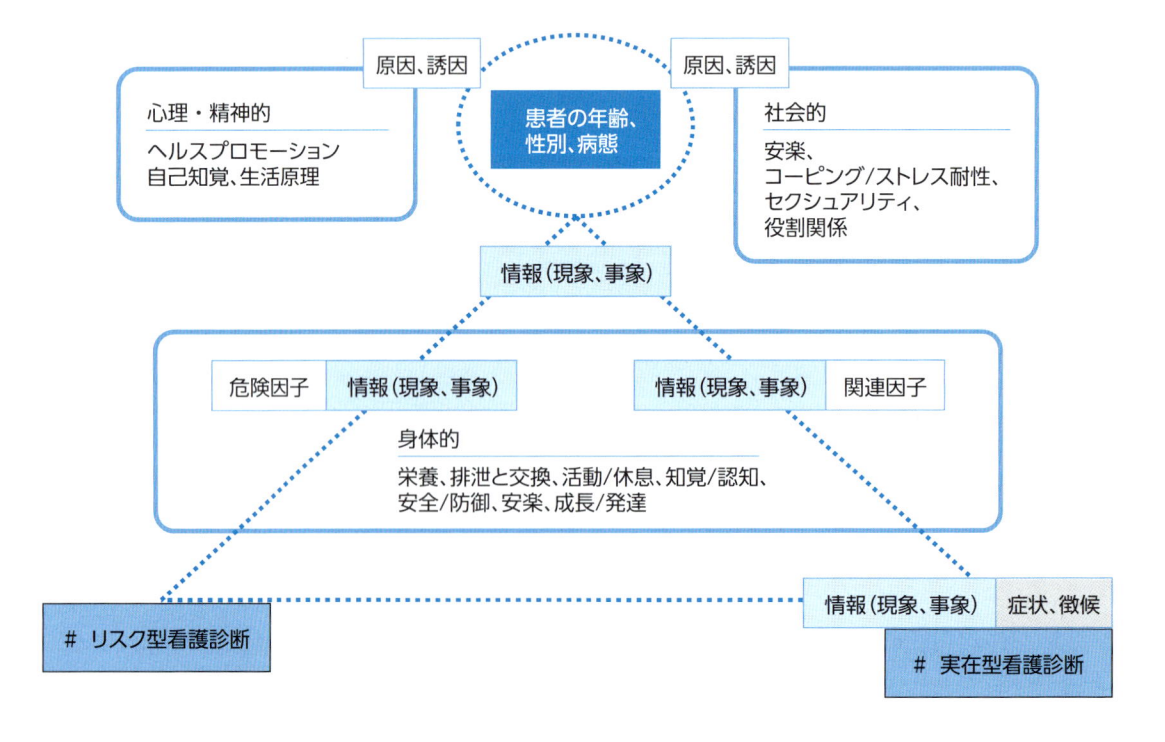

図3-1　関連図の表記法

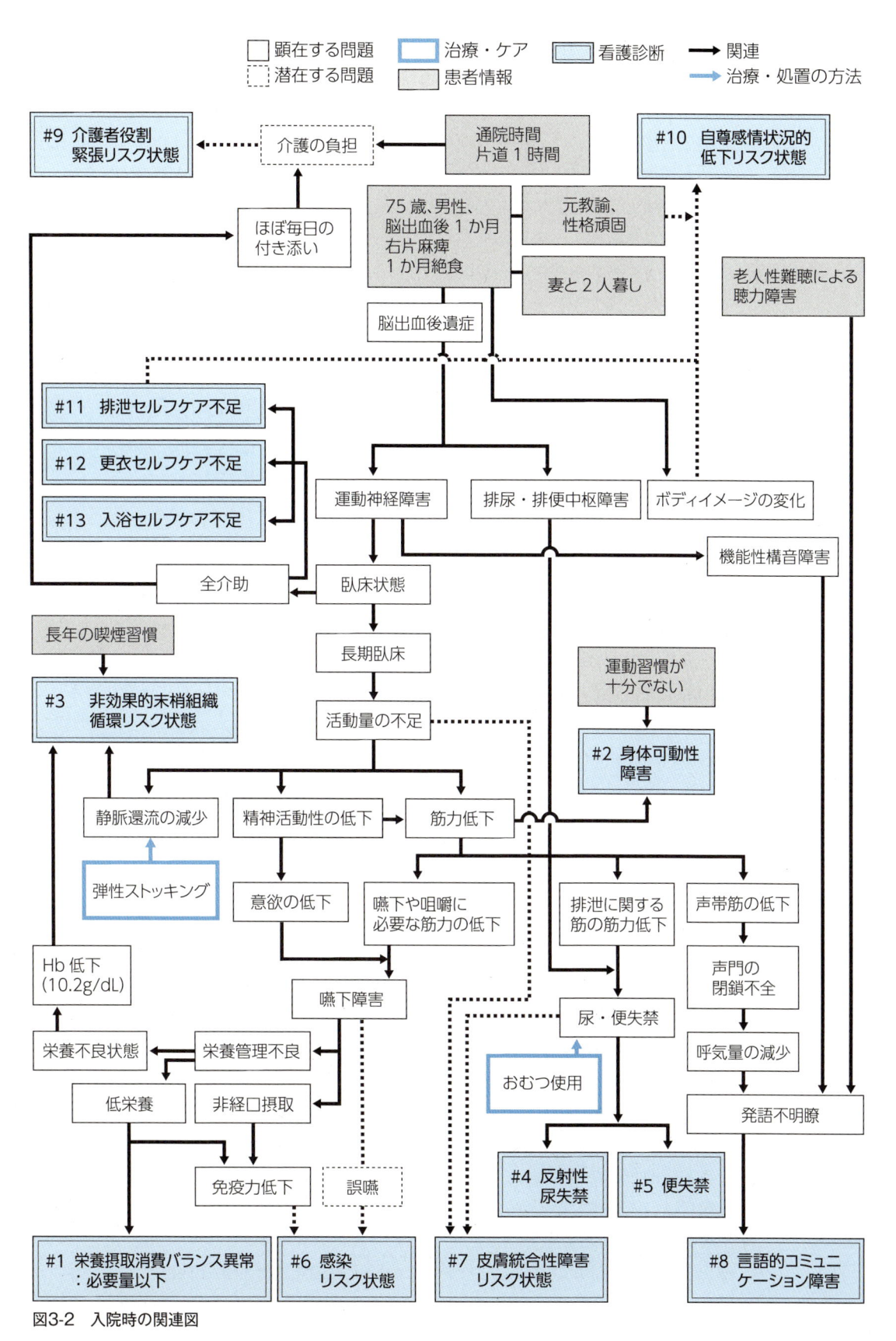

3 事例で理解する看護診断とNANDA-NOC-NICの活用

凡例:
- □ 顕在する問題
- ┌┈┐ 潜在する問題
- □ 治療・ケア（青枠）
- ■ 患者情報（灰色）
- □ 看護診断（水色）
- → 関連
- → 治療・処置の方法

図中の主な要素:

患者情報
- 75歳、男性、脳出血後1か月、右片麻痺、1か月絶食
- 元教諭、性格頑固
- 妻と2人暮し
- 通院時間 片道1時間
- 老人性難聴による聴力障害
- 長年の喫煙習慣
- 運動習慣が十分でない

看護診断
- #1 栄養摂取消費バランス異常：必要量以下
- #2 身体可動性障害
- #3 非効果的末梢組織循環リスク状態
- #4 反射性尿失禁
- #5 便失禁
- #6 感染リスク状態
- #7 皮膚統合性障害リスク状態
- #8 言語的コミュニケーション障害
- #9 介護者役割緊張リスク状態
- #10 自尊感情状況的低下リスク状態
- #11 排泄セルフケア不足
- #12 更衣セルフケア不足
- #13 入浴セルフケア不足

治療・ケア
- 弾性ストッキング
- おむつ使用

主な関連経路（問題）
- 介護の負担、ほぼ毎日の付き添い
- 脳出血後遺症 → 運動神経障害、排尿・排便中枢障害、ボディイメージの変化、機能性構音障害
- 運動神経障害 → 臥床状態 → 長期臥床 → 活動量の不足
- 全介助
- 静脈還流の減少、精神活動性の低下、筋力低下
- Hb低下（10.2g/dL）
- 意欲の低下
- 嚥下や咀嚼に必要な筋力の低下
- 排泄に関する筋の筋力低下
- 声帯筋の低下 → 声門の閉鎖不全 → 呼気量の減少 → 発語不明瞭
- 嚥下障害
- 栄養不良状態、栄養管理不良、低栄養、非経口摂取
- 免疫力低下
- 誤嚥
- 尿・便失禁

図3-2 入院時の関連図

・影響を及ぼす発達段階や家族背景の特徴、家庭内・社会的役割に対する意識、価値観、意思決定にかかわる気がかりな情報。
・基本的なニードの不足を示す情報。
・健康状態の促進のために取り組んでいる情報。

③情報間の関連を考え、原因や誘因、今後予測される成り行きを矢印でつなぐ。
④13の領域で見落としている項目がないか、看護診断指標となる症状や徴候、関連・危険因子を確認し、看護診断名を特定する。
⑤アセスメントの結論が看護診断名であるので、看護診断名からは矢印を出さない。
⑥看護診断の優先順位を示す。

表記法を図3-1に、事例の関連図を図3-2に示す。

4）統合のアセスメント

統合のアセスメントでは、関連図で整理した思考過程を説明し今後の課題を明確にする。また、設定時での患者の全体像を示し、確定診断の過程がわかるように記述する。

ポイントは以下のとおりである。
①設定時での病態生理を客観的に記述する。
②関連している因子を統合し記述する。
・存在する問題と程度。
・問題の発生時期。
・影響する因子（関連因子、危険因子）。
・問題解決に対する本人および家族の対処能力、問題の今後の見通し（成り行き）。

本事例の統合のアセスメントを以下に示す。

　Aさんは75歳の男性で、栄養改善とリハビリテーションを目的に転院してきた。1か月前、脳出血と診断され保存的療法が行われた。右上下肢の不全麻痺があるため、嚥下障害が疑われ、1か月間絶食で輸液による栄養管理が行われていた。必要な栄養量が摂取できなかったことから栄養摂取消費バランス異常：必要量以下のため低タンパク血症となり、全身の筋肉量が減少した。予防のために絶食が続き、必要栄養量の不足は免疫力を低下させ嚥下障害に関連した誤嚥の危険性に加えて感染リスク状態となる。また、発声に必要な筋力の低下のため発語が不明瞭になり、疾患による運動神経機能性構音障害による言語的コミュニケーション障害が考えられる。排泄にかかわる筋力の低下による尿・便失禁、身体を動かす筋力の低下による身体可動性障害がある。

　栄養状態の低下、身体可動性障害、尿・便失禁のためおむつを使用しており、湿潤環境と同一部位の圧迫から褥瘡を誘発しやすい状態であり、皮膚統合性障害リスク状態といえる。これらの身体機能的障害や感染のリスク状態は、必要な栄養量が摂取できなかったことによる筋力低下が原因となっているため、適切な栄養量が効果的に摂取できる援助が必要である。

　患者は、運動神経麻痺から右片麻痺を起こし自力で活動できないため、入浴・更衣・排泄セルフケア不足で全介助を必要としている。ボディイメージの変化、利き手の麻痺、全介助を受けなければならないことは、元教諭であり頑固な性格であったという

患者にとって屈辱的な状況であると推察され自尊感情状況的低下リスク状態である。活動量の拡大を図り意欲の向上を導く援助が必要である。麻痺による活動量の不足は、静脈環流を減少させるため、非効果的末梢組織循環リスク状態である。脳血管障害による入院であることからも塞栓症を誘発しやすい状況であるため、適切な予防と運動が必要である。

セルフケアに全介助が必要な状況は、介護者にとっても将来を考えるうえで介護者役割緊張リスク状態であるため、栄養状態を改善し活動量を高めていくことが重要である。

5）看護診断リスト

看護診断、関連因子、リスク因子を整理して、優先順に記載する。実在型看護診断は「E：関連因子」「S：診断指標（症状や徴候）」、リスク型看護診断は「E：リスク因子」を記す。

本事例の看護診断リストを以下に示す。

#	月日	健康問題（看護診断）	E：関連因子、リスク因子 S：診断指標（症状や徴候）
1		栄養摂取消費バランス異常：必要量以下	E：嚥下や咀嚼に必要な筋力や摂食運動能力の低下による食物摂取の不足 S：BMI16.7、Hb10.2g/dL、Ht35%、TP5.5g/dL、顔面蒼白
2		身体可動性障害	E：脳出血による運動神経障害と長期臥床による筋力低下 S：自動運動がみられない、関節の拘縮
3		非効果的末梢組織循環リスク状態	E：長期臥床による活動量の不足による静脈還流の減少 S：末梢の冷感、両足背の浮腫
4		反射性尿失禁	E：脳出血後遺症による排尿中枢障害による神経因性膀胱 S：おむつでの排尿（尿意を示さない）
5		便失禁	E：脳出血後遺症による排便中枢障害による便意感受性の低下 S：おむつでの排便（便意を示さない）
6		感染リスク状態	E：低栄養状態による免疫力の低下
7		皮膚統合性障害リスク状態	E：運動神経障害、低栄養および尿・便失禁によるおむつ使用による湿潤環境
8		言語的コミュニケーション障害	E：長期臥床による筋力の低下に伴う発声力の低下 S：発語はやや不明瞭な状況で、表情は乏しく、自ら言葉を発することはほとんどない
9		介護者役割緊張リスク状態	E：日中は毎日付き添う予定であるが、自宅から病院までは片道1時間の距離がある、セルフケアのすべてに介助が必要
10		自尊感情状況的低下リスク状態	E：右片麻痺によるボディイメージの変化
11		排泄セルフケア不足	E：利き手の右手が麻痺、栄養状態不良からくる倦怠感 S：右上肢不全麻痺、筋力の著しい低下、関節可動域制限
12		更衣セルフケア不足	E：利き手の右手が麻痺、栄養状態不良からくる倦怠感 S：右上下肢不全麻痺、筋力の著しい低下、関節可動域制限
13		入浴セルフケア不足	E：利き手の右手が麻痺、栄養状態不良からくる倦怠感 S：右上下肢不全麻痺、筋力の著しい低下、関節可動域制限

6）看護計画
（1）期待される結果（長期目標と短期目標）
　患者がどうなればよいかを「期待する結果」として表現する。短期目標は、長期目標を達成するための評価可能な目標とする

　達成度が測定できる動詞を使用する（いつ、誰が、どこで、何を、どのように、の要素を含む）。

（2）介入計画
　問題の原因やリスク因子、関連因子に対する介入方法を示す。
　具体的に「いつ」「誰が」「何を」「どのように」「どの程度」するのかを記す。
　資源や患者の強みを用いる。
　OP（observation plan）、TP（treatment plan）、EP（education plan）に分けて記述する（表3-2）。
　本事例の看護診断に対する看護計画を以下に示す。

表3-2　介入計画の記述内容

OP（観察）	問題の変化への対応、ケアの成果を確認するための計画
TP（療法）	具体的な看護ケアを効果的に行うための計画
EP（教育）	患者が自分で問題解決していくために必要な知識や技術の指導計画

「＃1　栄養摂取消費バランス異常：必要量以下」

看護診断	
P：栄養摂取消費バランス異常：必要量以下 E：嚥下や咀嚼に必要な筋力や摂食運動能力の低下による食物摂取の不足 S：BMI16.7、Hb10.2g/dL、Ht35％、TP5.5g/dL、顔面蒼白	
期待される結果	達成予定日
＜長期目標＞ 標準体重（BMI20以上）55kgになる。	
＜短期目標＞ 1）1週間後に体重が1kg増加している。 2）口唇の閉鎖ができ飲み込むことができる。 3）経口から食事をすることに関心を示す。 4）経口から必要栄養量の1/4が摂取できる。	
介　　入	
OP ①体重測定をする（1回／3日）。 ②食事摂取量とその内容、食欲の有無、水分量（1回／日）。 ③浮腫、皮膚の張り、皮膚の乾燥。 ④筋肉量、皮下脂肪量（1回／日）。	

⑤血液検査データ（TP、Alb、Hb、Ht）。
⑥消化器症状（悪心・嘔吐、下痢、便秘）。
⑦口唇閉鎖機能、嚥下状態、誤嚥の有無、咀嚼の状態、唾液の程度。
⑧食事動作、体位。
⑨活動の内容、範囲。
⑩精神状態（ストレス、不安）。
⑪食事に対する反応、患者の理解度。
⑫栄養摂取に関する理解度
⑬家族の理解度と協力体制

TP
①体温、脈拍、呼吸、血圧を測定する（1回／日）。
②摂取カロリーを計算し、栄養状態のアセスメントを行う。
④嚥下訓練をする。
・リハビリテーション計画を継続するために、ヘルスケアチームのOT、PTらほかのメンバーと協働し、開口や舌の運動を行う。
・食事や訓練のために身体をまっすぐにして座れるように（可能なかぎり90度に）援助する。
・患側の腕をテーブルの上に出して座れるように援助する。
・食物を健側の口腔後方に置けるように援助する。
・嚥下の準備であるうなずく動作ができるように援助する。
⑤誤嚥対策をする。
・吸引装置をいつでも使えるように準備しておく。
・誤嚥の徴候と症状をモニターする。
・食べているときの舌の動き、口唇の閉鎖状態をモニターする。
・食後、口腔内に食物残渣が残っていないかモニターする。
⑥口腔内を清潔にする。
・毎食後、スポンジブラシと歯ブラシを用いて口腔内を清潔にする。
・就寝前はスポンジブラシを用いて口腔内の清拭をする。
⑦義歯の管理をする。
・食事のときは必ず義歯を装着する。
・食事時、義歯の適合性をモニターする。
・昼間はできるだけ義歯を装着する。
・夜間就寝時は義歯をはずし、洗浄後、水につけておく。

EP
①栄養管理と嚥下訓練の必要性と方法を患者と家族に説明する。
②患者と家族に必要な栄養量を認識させる。
③経腸栄養法（胃瘻）の仕組みや取り扱いを指導する。

学習の課題

1. 経腸栄養から経口摂取へ移行するための看護援助を考えてみよう。
2. 嚥下機能評価、口腔機能評価の種類や方法について調べてみよう。
3. 家族の介護負担を軽減するための支援方法を考えてみよう。

第Ⅱ章　看護診断を導き出すプロセスとNANDA-NOC-NICのリンケージ活用

2．NANDA-NOC-NICリンケージの活用

　看護過程を展開するうえで、看護診断分類（NANDA）、看護成果分類（NOC）、看護介入分類（NIC）の活用は、アセスメントまでは従来の方法と同じである。従来の看護過程とNANDA-NOC-NICの違いを図3-3に示す。

　NANDA、NOC、NICのリンケージの作業は、エキスパートの判断に基づいたものであり、規範となることを意図したものではない[5]。NOC、NICについて、詳細は成書を参照してほしい。

　以下、NANDA-NOC-NICのリンケージ活用手順を、本事例の「栄養摂取消費バランス異常：必要量以下」の看護診断を例に解説する。

1）看護診断

　従来の方法と同じく、アセスメントの結論を、看護診断として、診断名（P）、関連因子（E）、診断指標（S）の構成で示す（表3-3）。

2）看護成果（期待される結果）

（1）看護診断から看護成果を選択し目標（期待される結果）を設定

　関連因子として、嚥下や咀嚼に必要な筋力や摂食動作能力の低下による食物摂取の不足が考えられ、この要因を改善するための介入が必要である。看護介入により必要な栄養素が摂取でき、栄養状態が改善することが目標となる。「栄養摂取消費バランス異常：必要量以下」の診断名に関する成果は、表3-4[6]に示すように提案成果が8、追加関連成果が21あげられている。そのなかから定義と照合し、「栄養状態」を選択する。

（2）成果について現在の状態を総合評価し目標を設定

　診断指標はBMI16.7（165cm、45.5g）、Hb10.2g/dL、Ht35％、TP5.5g/dLで、BMIがかなり低く、血液検査結果も基準値より低いことから、現在の栄養状態総合評価は「正常範囲からかなり逸脱"2"」とする（表3-5）[6]。患者の状態から栄養状態の改

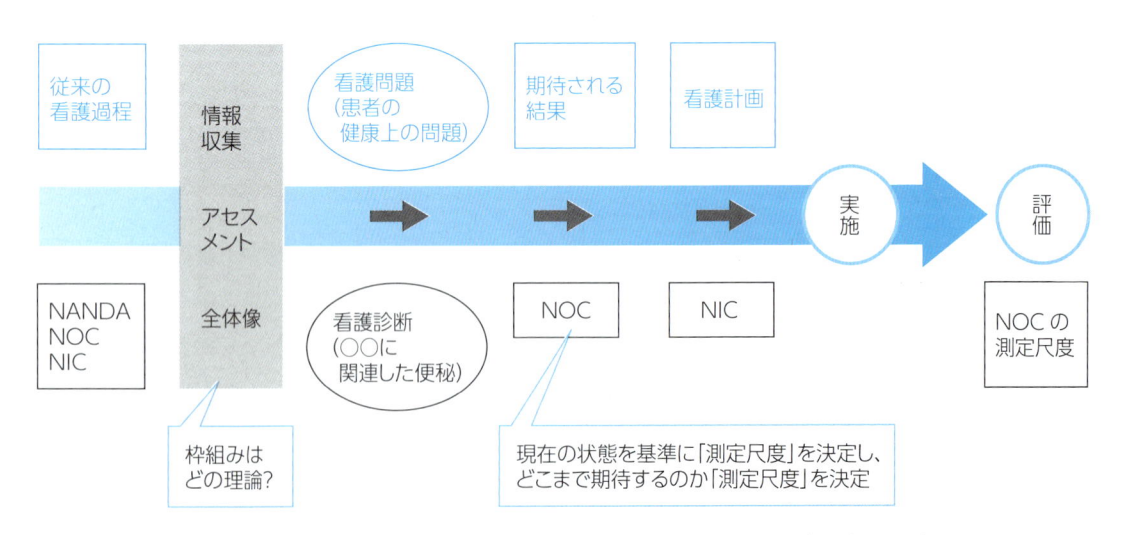

図3-3　看護過程と看護診断分類（NANDA）-看護成果分類（NOC）-看護介入分類（NIC）の関係

3 事例で理解する看護診断とNANDA-NOC-NICの活用

善は早急には困難であると判断し、長期目標は、栄養状態が「正常範囲からかなり逸脱"2"」から「正常範囲から軽度に逸脱"4"」に上がると設定する（表3-6）。

これまでは、輸液のみで経口摂取が行われていなかったので、指標は「食物の摂取」と「水分の摂取」を選択し、尺度は「正常範囲から重度に逸脱"1"」と判断する。今後経口摂取を進めていくため、1週間後に、「食物の摂取」と「水分の摂取」が「正常範囲からかなり逸脱"2"」に上がることを短期目標とする（表3-6）。

表3-3 看護診断

P：栄養摂取消費バランス異常：必要量以下
E：嚥下や咀嚼に必要な筋力や摂食運動能力の低下による食物摂取の不足
S：BMI16.7、Hb10.2g/dL、Ht35%、TP5.5g/dL、顔面蒼白

表3-4 看護成果

提案成果	追加関連成果	
●栄養状態 ●栄養状態：栄養素摂取 ●栄養状態：食物・水分摂取 ●消化管機能 ●食欲 ●セルフケア：食事 ●体重：体容積 ●母乳栄養の確立：乳児	●うつ状態のレベル ●栄養状態：エネルギー ●栄養状態：生化学的検査値 ●嘔気と嘔吐の重症度 ●感覚機能：味覚と嗅覚 ●健康信念 ●コンプライアンス行動 ●コンプライアンス行動：処方された食事 ●出産前の健康行動 ●症状コントロール ●症状の重症度	●順守 ●順守：健康的な食事 ●体液の状態 ●耐久力 ●体重維持行動 ●体重増加行動 ●知識：食事 ●排便 ●疲労のレベル ●ボディイメージ

Moorhead S, Johnson M, Maas ML, Swanson E編, 江本愛子監訳：看護成果分類（NOC）—看護ケアを評価するための指標・測定尺度, 第4版, 医学書院, 2010, p.875.より引用改変

表3-5 看護成果（栄養状態）

定義：代謝ニーズを満たす栄養素が摂取できている程度						
成果目標：	に維持する		まで上げる			
栄養状態総合評価	正常範囲から重度に逸脱	正常範囲からかなり逸脱	正常範囲から中程度に逸脱	正常範囲から軽度に逸脱	正常範囲から逸脱なし	
指　標 　栄養素の摂取 　食物の摂取 　水分の摂取 　エネルギー 　体重と身長比 　ヘマトクリット値 　筋肉の弾力性 　水分の状態	1 1 1 1 1 1	2 2 2 2 2 2	3 3 3 3 3 3	4 4 4 4 4 4	5 5 5 5 5 5	NA NA NA NA NA NA

Moorhead S, Johnson M, Maas ML, Swanson E編, 江本愛子監訳：看護成果分類（NOC）—看護ケアを評価するための指標・測定尺度, 第4版, 医学書院, 2010, p.247.より引用改変

表3-6 長期目標と短期目標

長期目標	1か月後栄養状態が「正常範囲からかなり逸脱"2"」から「正常範囲から軽度に逸脱"4"」に上がる
短期目標	1週間後に「食物の摂取」と「水分の摂取」が 「正常範囲からかなり逸脱"2"」に上がる

3）看護介入計画の立案

　成果を達成するために適した介入と行動内容をNICから選択する。看護診断と看護成果から関連するNICの分類レベル1 "領域"を選択し、次にレベル2 "類"、さらにその下位レベル3 "介入"の順に選択していく。レベル3 "介入"が具体的な活動内容を示す看護介入計画となる。

　本事例の看護成果は「栄養状態」を選択したので、レベル1 "領域"では「生理学的：基礎　身体機能を支援するケア」を、レベル2 "類"では「D　栄養支援：栄養状態を変容または維持する介入」を、レベル3 "介入"からは、「栄養モニタリング」と「栄養療法」を選択し、次に、各介入から適切な行動を選択する。「栄養モニタリング」「栄養療法」共に各29の行動が紹介されているが、患者の状態から判断して選択する。

　栄養状態を評価するための行動としては、長期にわたり経口摂取をしていなかったため、食事に関する関心、体重、摂取量、皮膚の状態などの観察が必要になるため、「栄養モニタリング」で提案されている以下の行動を選択する（表3-7）[7]。

・指定された間隔で患者の体重を測定する。
・食物を食べることと関連する状況に置かれたときの患者の情動反応をモニターする。
・脱色素を伴う皮膚の乾燥や剥落がないかモニターする。
・エネルギー摂取量と栄養素摂取量をモニターする。

　本事例の患者は、嚥下テストの結果経口摂取可能であるが、長期間絶食状態であったことから、嚥下に必要な筋力の回復訓練や誤嚥を予防するための体位、胃瘻からの経管栄養が予定されている。今回の入院目的からも、退院後の生活を考え、患者と家族に食事療法について理解してもらい、経口摂取に向けた主体的な行動がとれるよう指導していかなければならないため、栄養状態を改善していくための看護療法として、「栄養療法」で提案されている以下の行動を選択する（表3-8）[7]。

表3-7　「栄養モニタリング」の行動選択項目

定義：栄養不良を予防または最小に抑えるために、患者データを収集し分析すること
【行　動】 ● 指定された間隔で患者の体重を測定する。 ● 体重の増減の傾向をモニターする。 ● 日常の運動の種類と量をモニターする。 ● 食物を食べることと関連する状況に置かれたときの患者の情動反応をモニターする。 ● 適切な場合、子どもに食事を与えているときの親子の相互作用をモニターする。 ● 食べる環境をモニターする。 ● 食事時間以外に治療や処置を予定する。 ● 脱色素を伴う皮膚の乾燥や剥落がないかモニターする。 （中　略） ● エネルギー摂取量と栄養素摂取量をモニターする。 ● 食事時間に最適の環境条件を確保する。 ● 適切な場合、栄養食品や飲料を提供する。 　　　　　　　　　　　　　　　　　　　　　　　　　　　　　　　　　　など、全29行動

「Gloria M.Bulechek, Howard K.Butcher, Joanne McCloskey Dochterman著，中木高夫，黒田裕子訳：看護介入分類（NIC）原書第5版，p.147，2009，南江堂」より許諾を得て抜粋し転載．

3　事例で理解する看護診断とNANDA-NOC-NICの活用

・適切な場合、摂取した食物、水分をモニターし、毎日の摂取カロリーを計算する。
・必要栄養量を満たすために必要なエネルギー量と栄養素の種類を（適切な場合、栄養士と協働して）明らかにする。
・適切な場合、食事の前に口腔ケアを提供する。
・食事を食べる前、または食べさせる前に、座位がとれるように患者を援助する。
・適切な場合、検査値をモニターする。
・処方された食事療法について、患者と家族を指導する。

　2つの介入の行動には類似内容もあるため整理する。また、示された行動は例であるため、回数や実施時間は示されていない。実施計画では、患者の状態に合わせて内

表3-8　「栄養療法」の行動選択項目

定義：栄養不良の患者や栄養不良になるリスクの高い患者の代謝過程を支えるために、食物や水分を投与すること
【行動】 ●適切な場合、栄養アセスメントを行う。 ●適切な場合、摂取した食物、水分をモニターし、毎日の摂取カロリーを計算する。 ●適切な場合、毎日の栄養ニーズを満たすために、食事指示が適切かどうかモニターする。 ●必要栄養量を満たすために必要なエネルギー量と栄養素の種類を（適切な場合、栄養士と協働して）明らかにする。 ●文化的および宗教的な嗜好を考慮して食物の好みを明らかにする。 （中　略） ●適切な場合、食事の前に口腔ケアを提供する。 ●食事を食べる前、または食べさせる前に、座位がとれるように患者を援助する。 ●適切な場合、検査値をモニターする。 ●処方された食事療法について、患者と家族を指導する。 　　　　　　　　　　　　　　　　　　　　　　　　　　　　　　など、全29行動

「Gloria M.Bulechek, Howard K.Butcher, Joanne McCloskey Dochterman著，中木高夫，黒田裕子訳：看護介入分類（NIC）原書第5版，p.148，2009，南江堂」より許諾を得て抜粋し転載．

表3-9　NANDA-NOC-NICリンケージを活用した看護計画例

看護診断	P：栄養摂取消費バランス異常：必要量以下 E：嚥下や咀嚼に必要な筋力や摂食運動能力の低下による食物摂取の不足 S：BMI16.7, Hb10.2g/dL, Ht35%, TP5.5g/dL, 顔面蒼白		
成果	指標	尺度	達成日
	栄養状態 1．食物の摂取 2．水分の摂取	正常範囲から軽度に逸脱 "4" 正常範囲からかなり逸脱 "2" 正常範囲からかなり逸脱 "2"	1か月後 1週間後 1週間後
介入	行動		実施時間
	●患者の体重を測定する。 ●食物を食べることと関連する状況に置かれたときの患者の情動反応をモニターする。 ●脱色素を伴う皮膚の乾燥や剥落がないかモニターする。 ●摂取した食物、水分をモニターし、毎日の摂取カロリーを計算する。 ●必要栄養量を満たすために必要なエネルギー量と栄養素の種類を（栄養士と協働して）明らかにする。 ●食事の前に口腔ケアを提供する。 　・口腔内のマッサージを行う 　・嚥下体操を行う ●食事を食べる前、または食べさせる前に、座位がとれるように患者を援助する。 ●検査値をモニターする（血液検査結果の指示後）。 ●処方された食事療法について、患者と家族を指導する。		2回/週、10：00 毎食時 1回/日、10：00 1回/日、10：00 1回/日、10：00 毎食前 毎食前 血液検査後 ○月○日

第Ⅱ章 看護診断を導き出すプロセスとNANDA-NOC-NICのリンケージ活用

容の追加・修正をし、実施時間や回数などを設定する（表3-9）。

　NANDA-Iの看護診断およびNANDA-NOC-NIC（NNN）の活用について事例を用いて看護計画の立案を紹介した。これらを使用することの利点は、看護診断、看護成果、看護介入の共通言語を用いることにより、看護が取り組んでいる課題、成果、介入内容が選択でき、看護の質を保証できる点である。日々の看護介入の成果も尺度によって示すことができ、状態の変化をデータ化でき、研究や経済的評価など多くの分野で活用が可能になる。欠点としては、内容が網羅されているため、患者をみなくても、疾病などの情報から安易に成果や介入が選択・ラベル化されやすい点である。看護診断が正確に行われなければ、それに続く成果や介入は不適切なものとなるので注意してほしい。

　患者、家族、地域を含め、患者に最も適した看護を実践するためには、正確な看護診断が行われることが重要であり、的確な判断ができるアセスメント能力が求められる。

●文　献

1) 日本静脈経腸栄養学会編：NSTプロジェクト・ガイドライン，医歯薬出版，2001，p.41.
2) 永井良三・田村やよひ監修：看護学大辞典・第6版，メヂカルフレンド社，2013，p.1110-1111.
3) 前掲書2)，p.1746.
4) 佐々木雅也：栄養投与経路の決定法—静脈栄養か経腸栄養か，臨床研修プラクティス，6(8)：96-101，2009.
5) Johnson M, Bulechek G, Butcher H, Dochterman JM編，藤村龍子監訳：看護診断・成果・介入—NANDA, NOC, NICのリンケージ，第2版，医学書院，2006，p.18.
6) Moorhead S, Johnson M, Maas ML, Swanson E編，江本愛子監訳：看護成果分類（NOC）—看護ケアを評価するための指標・測定尺度，第4版，医学書院，2010.
7) Bulenchek GM他編，中木高夫・黒田裕子監訳：看護介入分類（NIC），原書第5版，南江堂，2009.
8) 安倍紀一郎・森田敏子：関連図で理解する循環機能学と循環器疾患のしくみ—病態生理，疾患，症状，検査のつながりが見てわかる，第3版，日総研出版，2010.
9) 任　和子編著：実習記録の書き方がわかる看護過程展開ガイド—ヘンダーソン，ゴードン，NANDAの枠組みによる，改訂第2版，照林社，2009.
10) 佐藤栄子編著：診断ラベルを使いこなす！NANDA-Ⅰ看護診断—正確な理解と使い方　定義と分類09-11準拠，日総研出版，2010.
11) 黒田裕子：NANDA-NIC-NOCの理解—看護記録の電子カルテ化に向けて，第5版，医学書院，2012.
12) 古橋洋子監：電子カルテ導入のための看護診断・成果・介入活用マニュアル，第2版，学習研究社，2007.

第Ⅲ章 事例をとおして学ぶ看護過程

看護過程は、理論を学ぶだけで身につけることは不可能である。理論と現象を行きつ戻りつするなかで、より深く現象を理解する能力を高め、看護過程の展開能力が醸成されていくのである。

　事例学習は、様々な臨床場面を想起させ、その状況に巻き込まれながら、その患者の状況をアセスメントし、最適な看護実践を導くことの一助となりうる。本章で紹介する17の事例では、学習課題が達成できるように必要な事例検討を繰り返し、情報量と質の妥当性を吟味するプロセスを経ている。加えて、臨床で様々な事例と出会ってきたエキスパートの意見を取り入れながら、リアリティをできるだけ高めた事例となっている。

　臨床でよく遭遇する事例を選び、事例の幅を広げるために、発達段階、健康レベル、看護診断、治療、代表的な症状などを考慮し、基礎的なアセスメント力が培えるようにした。たとえば、入院患者、外来通院患者、外国人、高齢者から、急性期、慢性期、回復期、リハビリテーション期の各期についての要素を盛り込んでいる。また、術前、術直後、術後回復期といったように、経過をたどって理解が進むように工夫している。事例は一つひとつストーリーが完結しているので、学習者の必要に応じて読み進めていくことが可能である。

　事例は、①タイトル、②学習のポイント、③事例紹介、④アセスメント、⑤関連図、⑥統合のアセスメント、⑦看護診断リスト、⑧看護計画、⑨学習の課題、で構成されている。それぞれの事例の課題はタイトルで集約し、学習のポイントで、学ぶべき看護診断を明示した。事例のタイトルと学習のポイントで、その事例の内容の概観が理解でき、学習者の構えができるように意図している。また、看護診断リストは優先順位に示し、各事例の看護診断は重複しないようにしながらそれぞれの看護診断の看護計画例を提示し、他の事例での看護診断の看護計画立案に応用できるようにした。

　本書はアセスメント力の向上を主な目的にしている。本書の活用方法として、事例を単に読み進めるだけでなく、事例を読みながら、自分なりのアセスメントを行ってみることが大切である。そうすることで、自分自身のアセスメント力を把握することができる。アセスメント力を強化するには、専門的知識が必要不可欠であるため、各事例のアセスメントには基礎知識欄を設けて、事例のなかで扱っている用語の理解が深まるように配慮した。

1 外来でインターフェロン療法を受ける肝炎患者の看護過程

学習のポイント

1. 肝機能のアセスメントと症状緩和に向けた援助

2. インターフェロン療法中のアセスメントと症状緩和に向けた援助

3. 外来での日常生活行動のアセスメントと治療を継続するための援助
   *看護診断【安楽障害】に関するアセスメントと看護計画を立案する。

1．事例紹介

　Cさんは32歳、女性。3か月前、かぜだと思って受診したところ、C型肝炎（ジェノタイプ2型）と診断され、インターフェロン療法を開始した。最初の2週間は入院して検査と点滴を受け、退院後は1週間に1回、外来でペグインターフェロンアルファ-2b（ペグイントロン®1.5μg/kg、1回/週皮下注射）を受けている。入院時からリバビリン（レベトール®600mg/日：朝食後200mg、夕食後400mg）の内服を継続している。治療は24週間かかると説明を受けており、現在14週目である。これまで、職場の健康診断で肝機能が少し悪いと指摘されたことがあったが、体力に自信があり、少しお酒を飲みすぎているからと特に気にしていなかった。それ以外は特に目立った病気はなく、検査値はすべて正常範囲内であった。

　入院前と比べると、ウイルス量も減り肝機能の検査値は少しずつよくなっている。血圧は治療前から変化はないが、注射の翌日は38℃台の発熱があり、ずっと微熱が続いている。早歩や階段を上ると軽い息切れがあり、動悸を感じることもある。

　仕事で半袖を着ることが多いため、Cさんの希望により毎回、左右どちらかの殿部に注射している。1回目の注射後、38℃台の発熱があった。その後数日間、発熱が続き、軽度の吐き気があった。2回目の注射以降は数日間37℃台の発熱が続いたが、吐き気はほとんどなかった。副作用があまりなく順調だと思っていたが、1か月前から脱毛が始まり、全身の倦怠感が強くなってきた。

Cさんは22歳で専門学校を卒業以来、高齢者施設で介護福祉士として働いている。医師からは仕事を続けてよいと言われたが、治療中は夜勤を避けるように指示されていた。慣れた職場であるが、迷惑をかけてはいけないと思い、上司には体調不良で通院治療中であるとしか伝えていない。そのため、治療開始後もこれまでどおりに1週間に1～2回の夜勤を行っていた。外来ではこれまで夜勤について話したことがなかったが、つらくて我慢できなくなったため、今回初めて看護師に相談した。

「注射をした後3日間は発熱があるため、本当はとてもしんどくて、ふらふらになりながら夜勤をしていた」、特に月経があるときは「めまいがして、少し吐き気もする」と看護師に打ち明けた。1か月前くらいから脱毛が始まり「周りから理由を聞かれ、隠せないのでつらい」と話している。

Cさんは独身で、両親の家で暮らしている。将来は今の恋人と結婚して、子どもをもちたいと希望している。夕食はいつも母親が作ったものを食べ、昼食は職場の弁当を注文している。週末は友人や恋人と食事に出かけている。ビールが好きで、毎日夕食時に350mLを1本飲む。喫煙経験はない。バスケットボールが好きで、地域のクラブに所属して治療前は週に2回練習していた。

表1-1 検査結果

	項目	入院前	退院時	現在
血液検査	WBC	5,210/μL	2,760/μL	2,840/μL
	RBC	420万/μL	380万/μL	320万/μL
	Hb	15.1g/dL	12.5g/dL	14.1g/dL
	Ht	36.2%	32.1%	35.5%
	Plt	16万/μL	6万/μL	6.7万/μL
	CRP	0.01mg/dL未満	0.01mg/dL未満	0.01mg/dL未満
	BUN	11mg/dL	12mg/dL	11mg/dL
	Cr	0.7mg/dL	0.7mg/dL	0.8mg/dL
	ALP	263 IU/L	1,383 IU/L	856 IU/L
	AST	103 IU/L	87 IU/L	53 IU/L
	ALT	100 IU/L	71 IU/L	40 IU/L
	γ-GTP	20 IU/L	480 IU/L	335 IU/L
	空腹時血糖	90mg/dL	88mg/dL	85mg/dL
	TSH	0.11μIU/mL	0.11μIU/mL	0.11μIU/mL
	FT$_4$	1ng/dL	1ng/dL	1ng/dL
	FT$_3$	3.2pg/mL	3.1pg/mL	3.2pg/mL
尿検査		異常なし	―	―
胸部X線		異常なし	―	―
心電図		異常なし	―	―

1 外来でインターフェロン療法を受ける肝炎患者の看護過程

アセスメント

クラス	情報	関連情報	アセスメント
領域1		ヘルスプロモーション	
2. 健康管理	【自己健康管理】 ● C型肝炎でインターフェロン療法中 ● 治療は24週間かかり、現在14週目 ● 入院時から内服継続中	● 高齢者施設で介護福祉士として勤務	C型肝炎であることが判明してインターフェロン療法を開始している。治療は長期間、外来で行われる。 　現在のところ、定期的に通院し、治療を継続できているため、仮診断はない。
領域2		栄養	
1. 摂取	【栄養】 ● 軽度の吐き気 ● 家族と暮らしており、夕食は母親が作ったものを食べている ● 昼食は職場の弁当	● 入院時の検査値（TP、Alb）は不明 ● BMIは不明	食事に関しては母親のサポートがあり、倦怠感があっても摂取できている。吐き気の訴えがあるため、実際の食事摂取量、栄養に関する血液データ、BMIなどの情報が必要ではあるが現在のところ仮診断はない。
領域3		排泄と交換	
2. 消化器系機能	【便秘】 ● 便秘に関する情報なし ● 現在の血液検査値：BUN11mg/dL、Cr0.8mg/dL、AST53IU/L、ALT40IU/L、γ-GTP 335IU/L		現在、排泄に関する症状の訴えはなく経過している。腎機能にも特に問題はない。 　「インターフェロン開始によりALP、ALT、γ-GTP」の値が上昇していると考えられる。 　肝機能値の悪化時には排便コントロールが必要になってくるが現在、仮診断はない。
領域4		活動/休息	
3. エネルギー平衡	【消耗性疲労】 ●「本当はとてもしんどくて、ふらふらになりながら夜勤をしていた」と発言 ● 職場には、体調不良で通院治療中と伝えている	● C型肝炎と診断され、インターフェロン療法を開始 ● AST（入院前）103IU/L、（退院時）87IU/L、（現在）53IU/L ● ALT（入院前）100IU/L、（退院時）71IU/L、（現在）40IU/L ● 高齢者施設で介護福祉士として勤務 ● Hb（入院前）15.1g/dL、（退院時）12.5g/dL、（現在）14.1g/dL ＜理由＞ 肝機能低下および貧血による易疲労に加え、介護業務は身体活動レベルが高く、疲労を増強させている	C型肝炎により肝細胞が障害され、インターフェロン療法の副作用により身体のバランスが崩れている状態である。 　リバビリン内服による溶血性貧血も出現している。 　仕事が体力的につらく我慢できなくなったと訴えているように、治療を開始する前に日常的に実施していたはずの仕事を継続できない状態となっている。 　以上より、仮診断は消耗性疲労とする。

基礎知識

● インターフェロン療法：インターフェロンは、ウイルス感染などの外的刺激に反応して生体内で作り出されるたんぱく質の一種。抗ウイルス作用をもつため、B型肝炎、C型肝炎の治療に使用される。
　インターフェロンによるC型肝炎の治癒率は30～40％程度だが、ウイルスが消失しない場合でも、肝硬変への移行や肝細胞がんの発症を予防する効果が認められている。

● インターフェロンの副作用（ほとんどの人にみられる副作用）：発熱、全身倦怠感、疼痛（関節痛、筋肉痛など）、血小板・白血球減少。
・時々出現する副作用：皮膚症状（発疹）、精神神経症状（うつ様症状）、たんぱく尿。
・頻度は少ないが出現すれば治療中止の必要がある副作用：肝不全、眼底出血、間質性肺炎、自己免疫性疾患の出現もしくは悪化。

第Ⅲ章　事例をとおして学ぶ看護過程

クラス	情　報	関連情報	アセスメント	基礎知識
領域5		知覚／認知		
5．コミュニケーション	【言語的コミュニケーション】 ●32歳、介護福祉士 ●コミュニケーション機能に問題なし ●外来にて看護師に不安を訴えた		コミュニケーション機能に問題はなく、看護師に対し不安を訴えることができている。 　受容的態度で今後も傾聴していく必要はあるが、現在のところ仮診断はない。	
領域6		自己知覚		
3．ボディイメージ	【ボディイメージ】 ●C型肝炎でインターフェロン療法中 ●1か月前から脱毛が始まった ●「周りから理由を聞かれ、隠せないのでつらい」と発言	●32歳、女性 ●将来は今の恋人と結婚したいと考えている ●高齢者施設で介護福祉士として勤務 ●週末は友人や恋人と食事に出かけている ＜理　由＞ 脱毛は、外見の変化に大きく影響する。結婚適齢期にある若い女性にとって、特に大きな心的負担になる可能性がある	30代前半と若く、近い将来に結婚を希望している。介護福祉士として勤務し、週末には友人や恋人と食事を楽しむという生活を送っている。 　できることならば治療やその副作用について周囲に知られたくないという思いがあるが、頭の脱毛が顕著になり、もう隠せずつらいと訴えていることから、身体的変化に苦痛を感じている。 　以上より、仮診断はボディイメージ混乱とする。	
領域7		役割関係		
3．役割遂行	【役割葛藤】 ●32歳、介護福祉士 ●責任感が強く、職場に迷惑がかかるから、と仕事を休まず続けている ●職場には、体調不良で通院治療中と伝えている		医療者ということもあり、疾患や治療に関する知識はある。 　まじめな性格であり、今後職場の上司への報告を行い、治療への協力を得られるように発想転換ができれば強みにもなりうる。 　以上より仮診断はない。	
領域8		セクシュアリティ		
2．性的機能	【セクシュアリティパターン】 ●未婚であり、将来は恋人と結婚し、子どもをもちたいと希望している		疾患や治療の影響は考慮すべきであるが、現在のところ問題はないため仮診断はない。	
領域9		コーピング／ストレス耐性		
2．コーピング反応	【不　安】 ●「点滴をした後3日間は発熱があるため、本当はとてもしんどくて、ふらふらになりながら夜勤をしていた」、特に月経があるときは「めまいがして、少し吐き気もする」と発言 ●脱毛が始まり「周りから理由を聞かれ、隠せないのでつらい」と発言 【コーピング】 ●治療中は夜勤を避けるよう医師から指示 ●職場には、体調不良で通院治療中と伝えている	●高齢者施設で介護福祉士として勤務 ●体力に自信がある ●肝機能が悪いのは飲酒のせいだと	疾患や治療による身体の変化があり、将来について不安を抱えている。 　治療が始まっても夜勤を続けていることを隠していたこともあり、スタッフに対し訴えることができていなかったが、現在は不安やつらい気持ちについて表現できているため仮診断はない。 　インターフェロン療法が開始して14週が経過し、倦怠感が強くなってつらさを訴えている。 　仕事を続けることは可能であるが、夜勤は避けるように医師から指示さ	

58

1 外来でインターフェロン療法を受ける肝炎患者の看護過程

クラス	情報	関連情報	アセスメント
	●治療開始後も1週間に1～2回の夜勤	思っていた <理 由> 肝炎により肝機能が低下すると易疲労状態となる	れていたが、職場に遠慮があり、さらに自分の体力を過信していたことから、夜勤を継続していたと考えられる。 　インターフェロンの副作用として、倦怠感や発熱が出現する。また、C型肝炎ウイルスにより肝細胞が障害されるため、肝臓への十分な血流量を確保して細胞の再生を促すためにも、治療中の十分な安静が必要である。 　疾患と治療について十分に理解し、適切な行動を促すことが必要である。 　以上より、仮診断は非効果的コーピングとする。
領域10		生活原理	
3．価値観/信念/行動の一致	【意思決定】 ●32歳、介護福祉士 ●治療開始後も1週間に1～2回の夜勤		治療計画に悪影響を与えているものの、夜勤を継続するという行動を自分で考えて実行している。 　今後は自分の信念を守りながらも効果的な治療計画を継続できるように環境調整が必要である。 　現在のところ意思決定に問題はないため仮診断はない。
領域11		安全/防御	
1．感　染	【感染リスク状態】 ●C型肝炎でインターフェロン療法中 ●点滴投与の翌日は38℃台の発熱があり、その後微熱が続く ●殿部に皮下注射をしている ●WBC（入院前）5,210/μL、（退院時）2,760/μL、（現在）2,840/μL ●Plt（入院前）16万/μL、（退院時）6万/μL、（現在）6.7万/μL ●AST（入院前）103IU/L、（退院時）87IU/L、（現在）53IU/L ●ALT（入院前）100IU/L、（退院時）71IU/L、（現在）40 IU/L ●CRP（入院前、退院時、現在）0.01未満mg/dL ●胸部X線、心電図異常なし		肝機能が低下し、インターフェロン療法のためWBCおよびPltが減少している。 　発熱は治療の副作用と考えられ、現時点では感染徴候に関する情報はない。 　インターフェロンの重篤な副作用である間質性肺炎についても、胸部X線および検査値から現時点では問題はないといえる。 　今後は、WBC減少による感染、肝機能の悪化により皮膚障害、殿部への注射による感染などに注意する。 　また、疾患や治療の副作用によって倦怠感が増強し、清潔行動がとれなくなった場合にも注意が必要である。 　以上より、仮診断は感染リスク状態とする。
領域12		安楽	
1．身体的安楽	【安　楽】 ●点滴投与の翌日は38℃台の発熱があり、その後微熱が続く ●月経があるときは「めまいがして、少し吐き気もする」と発言 ●早歩や階段を上ると軽い息切れがあり、動悸を感じることもある ●脱毛が始まり「周りから理由を聞かれ、隠せないのでつらい」と発言	●職場には、体調不良で通院治療中と伝えている ●治療開始後も1週間に1～2回の夜勤 ●「点滴をした後3日間は発熱があるため、本当はとても	インターフェロン療法を開始したことにより、副作用である倦怠感、発熱、吐き気などの症状が出現している。 　貧血も認めており、これによる動悸、倦怠感、疲労も出現していると考えられる。 　その他、身体的安楽をアセスメントするうえで食事や睡眠に関する情報が不足している。

基礎知識

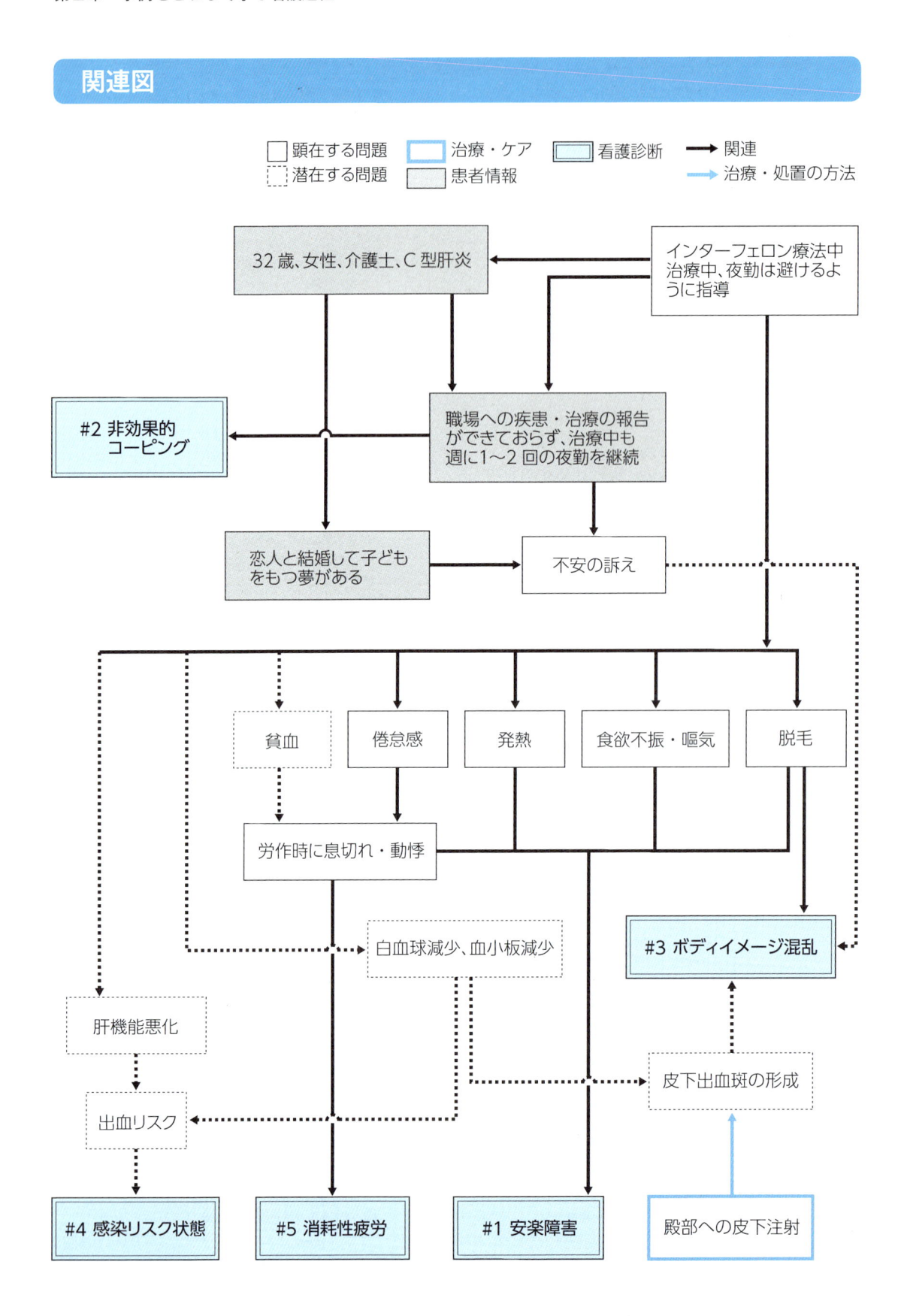

第Ⅲ章 事例をとおして学ぶ看護過程

関連図

凡例：
- □ 顕在する問題
- □（破線）潜在する問題
- □ 治療・ケア
- □ 患者情報
- □ 看護診断
- → 関連
- → 治療・処置の方法

【患者情報】32歳、女性、介護士、C型肝炎

【治療】インターフェロン療法中 治療中、夜勤は避けるように指導

【情報】職場への疾患・治療の報告ができておらず、治療中も週に1〜2回の夜勤を継続

【情報】恋人と結婚して子どもをもつ夢がある

【顕在】不安の訴え

#2 非効果的コーピング

症状：
- 貧血（潜在）
- 倦怠感
- 発熱
- 食欲不振・嘔気
- 脱毛

- 労作時に息切れ・動悸
- 白血球減少、血小板減少（潜在）
- 肝機能悪化（潜在）
- 出血リスク（潜在）
- 皮下出血斑の形成（潜在）

【治療】殿部への皮下注射

#3 ボディイメージ混乱

#4 感染リスク状態

#5 消耗性疲労

#1 安楽障害

クラス	情報	関連情報	アセスメント	基礎知識
	● 全身の倦怠感が強くなってきた	んどくて、ふらふらになりながら夜勤をしていた」と発言 <理　由> ● インターフェロン療法による副作用を考慮に入れて、十分に安静を確保できる生活環境が整備できていない	脱毛があることにより、精神的・社会的安楽が確保されていない状況である。 　以上より、仮診断は安楽障害とする。	
領域13		成長/発達		
2．発　達	【成長発達】 ● 32歳、介護福祉士 ● 未婚であり、将来は恋人と結婚し、子どもをもちたいと希望している		現在、エリクソンの発達課題の青年期にあり、社会的役割の達成や経済的独立、結婚と家庭生活への準備をしていく時期である。 　患者は32歳の介護福祉士として社会に参画しており、現在の恋人との結婚も希望していることから、成長発達に問題はない。 　以上より仮診断はない。	

統合のアセスメント

　Cさんは、32歳の女性で、高齢者施設で介護福祉士として働いている。C型肝炎と診断され、外来通院でインターフェロン療法を開始したために、副作用である倦怠感、発熱、吐き気などの症状が出現している。貧血による労作時の動悸、息切れがあり、身体的負担が大きい。さらに脱毛が出現しており、精神的・社会的安楽が確保されず安楽障害が生じている。

　インターフェロン療法中は夜勤を避けるように医師から指示されていたが、体力に自信があるため継続していた。これが原因となり、しんどくて我慢できないと訴えている非効果的コーピングの状態である。職場への遠慮があったことも影響している。まだ30代前半と若く、近い将来に結婚を希望している。できることなら治療やその副作用について周囲に知られたくないという思いがあるが、頭の脱毛が顕著になって隠せず、つらいと訴え、ボディイメージ混乱をきたしている。

　C型肝炎により肝機能が低下し、インターフェロン療法のためにWBCおよびPltが減少している感染リスク状態である。現時点では感染徴候に関する情報はないが、今後の変化に注意する必要がある。

　C型肝炎により肝細胞が傷害され、インターフェロン療法による副作用による症状が出現しており、これまでどおり仕事を継続できない消耗性疲労の状態である。今後、治療は長期にわたって行われるため、疾患と副作用について十分に理解して、安静を確保できるよう生活を整えていく必要がある。

看護診断リスト

#	月日	健康問題（看護診断）	E：関連因子、リスク因子 S：診断指標（症状や徴候）
1		安楽障害	E：C型肝炎、インターフェロン療法の副作用 S：治療後数日間の発熱、月経中のめまいと吐き気、労作時の息切れと動悸、全身倦怠感
2		非効果的コーピング	E：知識不足 S：インターフェロン療法中の夜勤、易疲労状態、職場への治療の報告ができてない
3		ボディイメージ混乱	E：インターフェロン療法の副作用による脱毛 S：「隠せないのでつらい」
4		感染リスク状態	E：WBCおよびPltの減少
5		消耗性疲労	E：インターフェロン療法の副作用による貧血、肝機能低下 S：我慢できない倦怠感

看護計画

「#1　安楽障害」の看護診断に対する看護計画を示す。

看護診断
P：安楽障害 E：C型肝炎、インターフェロン療法の副作用 S：治療後数日間の発熱、月経中のめまいと吐き気、労作時の息切れと動悸、全身倦怠感

期待される結果	達成予定日
＜長期目標＞ 周囲の協力を得ながら自覚症状や治療計画に合わせた日常生活を送ることができる。	
＜短期目標＞ 1）自覚症状、不安、疑問を重要他者、医療スタッフに訴えることができる。 2）必要な人物に対し自分の疾患と治療について話すことができ、協力を得ながら環境を調整することができる。	

介　入
OP ①自覚症状の有無・程度（倦怠感、疲労感、悪心・嘔吐、食事・水分摂取量、脱毛、動悸、息切れ、立ちくらみなど） ②バイタルサイン。 ③精神症状（不安の訴え、情緒不安定、多動、不穏、集中力の低下など）。 ④睡眠状況（睡眠時間、途中覚醒の有無、熟睡感、入眠障害など）。 ⑤症状によるADLの阻害状況。 ⑥症状の増悪・改善因子の有無（月経など）。

⑦血液データ（WBC、Plt、凝固系機能、CRP、RBC、Hb、TP、Albなど）。
⑧栄養状態（体重変化、BMI）。
⑨自己の疾患・治療の理解度。
⑩健康状態変化の認識、受容程度。
⑪外来通院の方法（交通手段、日程など）。
⑫周囲の人との関係。
⑬環境調整の度合い（症状緩和に向けた具体的取り組み、職場との勤務調整など）。

TP
①ADL阻害程度に合わせた日常生活援助、環境調整。
②他者の援助の受け入れの調整（家族、友人、恋人、職場の同僚）。
③傾聴を行う。
④受容的態度で接する。

EP
①自覚症状の変化、程度に関する報告の必要性を説明する。
②治療計画とその必要性を説明する。
③感染予防行動について説明する。
④必要な他者（恋人、職場上司・同僚、家族）への自己の疾患の報告と、その人物との環境調整の必要性を説明する。
⑤サポート資源の活用法について説明する。
⑥リラクゼーションの方法について説明する。

学習の課題

1. インターフェロン治療の副作用が日常生活にどのような影響を及ぼすか考えてみよう。
2. 治療により脱毛している患者の心理状態について考えてみよう。

2 急性骨髄性白血病が再発し発熱や食欲低下を契機に全身状態が悪化した患者の看護過程

学習のポイント

1. 感染による炎症反応により身体的・心理的苦痛を抱える患者の安楽への援助

2. 抵抗力の低下から全身に様々な症状が出現し、複雑な問題を抱える高齢患者への援助

＊看護診断【高体温】に関するアセスメントと看護計画を立案する。

事例紹介

　Wさんは72歳、男性。6か月前に急性骨髄性白血病（M1：未分化型）と診断され、寛解導入療法を行い、37日目に完全寛解を確認した。以後、地固め療法を実施し2か月前に2クール目を終了した。今回は、4日前より37.9℃の発熱があり、2日前より39.0℃へ上昇し食事もとれなくなったため救急外来を受診した。胸部X線上で右肺炎像が疑われ入院となった。血液検査により末梢血にblast（芽球）40.5％、好中球13.0％と再発が認められた。入院後すぐに抗菌薬の点滴を開始し、炎症反応がおさまり次第、化学療法を行うことを本人と妻、息子に説明した。入院時の血液検査結果を表2-1に示す。

　もともとは支障なく日常生活を過ごしていたが、発症後は倦怠感や体力の低下により、活動範囲が狭くなり夜間を中心に排尿は尿器で実施、病棟外は車椅子で移動していた。また、筋力維持のためにリハビリテーションを導入していたが、本人が拒否することが多かった。感染予防についても、手洗いやうがいをしないことが多く、ふらつきやめまいを自覚していても「いつものこと」と足に合っていないスリッパを履いており、排便時は看護師付き添いで行うよう伝えても一人で行うことが度々あった。自宅療養中に一度転んだと話すが、下肢に皮下出血がみられるのみで、転倒時の詳細は「大丈夫、ちょっとこけただけだから」と不明だった。

　入院時の身体所見は、身長164cm、体重52.7kg（6か月前54.3kg）、体温39.0℃、体熱感あり、脈拍86回/分、リズム規則的、血圧152/78mmHg、呼吸促迫、酸素飽和度（SpO$_2$）90～92％、咳、痰はないが息苦しさがある。動脈血酸素分圧（PaO$_2$）60Torr、動脈血炭酸ガス分圧（PaCO$_2$）45Torrであり、酸素2L/分を開始し、吸入後はSpO$_2$

94～96％である。見当識障害はみられず、声をかけると開眼し答えるが、受け答えは緩慢でうとうとしていることが多い。食事は妻の介助で少量摂取、口渇はあるが水分摂取も進まず、入院2日目に脱水予防の持続点滴（1,500mL/日）が始まった。日中、妻が付き添っているときは、排尿は7～8回/日あり、ベッド上で尿器を使用して実施でき、尿量は980mL/日で濃縮尿だった。排便時はナースコールがあり看護師が支えながら自室のトイレへ移動している。移動に伴い息苦しさがあり、脈拍数増加、SpO₂低下がみられ、SpO₂ 90％を維持できるよう酸素3L/分にして対応した。軟便～水様便が少量ずつ数回続き、腸蠕動音の亢進はないが腹部膨満感がある。本人が「動くと苦しい、でも便が知らない間に出そうで心配」と訴え、おむつを着用した。感染性腸炎を疑い、便培養検査を依頼した。前回までの入院を踏まえ、妻の不在時や夜間は移動を見守りできるようマット式のナースコールを設置し、移動時にはナースコールをしている。また、便座での温水洗浄では十分な保清が保てず、肛門部に発赤もみられたため、陰部洗浄し皮膚の保護目的の軟膏を塗布した。その後も本人は「気づかないうちに、ちょっとずつ便が出る。お尻が痛い」と訴え3～4回パッドを交換し洗浄した。現在、否定的な言動はみられないが、以前の入院で「看護師さんも忙しそうだし、トイレまで付いてこなくていいよ。そこまで世話になるようだったら終わりだよ」と話していた。

　Wさんは70歳の妻と2人暮らしで、妻はほぼ毎日面会し、身の回りの世話をしている。近隣に息子家族がいるが、仕事が忙しく普段の面会はないものの関係は良好で病状説明には同席している。娘は遠方であり面会はない。65歳までタクシー運転手をして、70歳まで近所で警備のアルバイトをしていた。妻は、「孫と遊ぶことが楽しみで、今までの治療も頑張っていました。抗がん剤でフラフラなときも、我慢して。年だし再発もありうると先生には聞いていましたが、やはりショックです」「面倒くさがりで細かなことはなかなか守れなくて、つい心配でいろいろ言ってしまう。禁煙すると決めて、きちんと禁煙していてびっくりした」と話す。化学療法中は「大丈夫、言っても仕方ないし我慢するしかない」と苦痛の訴えは少ない。特に運動習慣はなく、飲酒はビール2本を週2～3回、発症を機に禁煙しているが、喫煙歴20本×52年である。既往歴に高血圧があり、内服コントロールできている。

表2-1　血液検査結果

項　目	値	項　目	値
RBC	242万/μL	TP	6.9g/dL
Hb	7.7g/dL	Alb	3.9g/dL
Ht	22.6％	Na	137mEq/L
Plt	2.6万/μL	K	4.2mEq/L
WBC	12,700/μL	BUN	12.0mg/dL
N Stab（桿状核球）	3.5％	Cr	0.6mg/dL
Seg（分葉核球）	9.5％	LDH	99IU/L
blast（芽球）	40.5％	CRP	11.3mg/dL

第Ⅲ章 事例をとおして学ぶ看護過程

アセスメント

クラス	情報	関連情報	アセスメント	基礎知識
領域1		ヘルスプロモーション		
1. 健康自覚	【気分転換活動】 ●孫と遊ぶこと 【ライフスタイル】 ●運動習慣なし			●保健信念モデル：人が保健行動を行う可能性に影響を与える主な要因として、「脅威の認識」「有益性と障害の認識のバランス」があると考えられている。患者が病気や合併症に対する脅威を適切に認識し、またその行動をとることの有益性が、障害よりも大きいと感じてもらう働きかけが必要である[1]。
2. 健康管理	【健康行動】 ●既往に高血圧があり内服コントロール中 ●発症を機に禁煙（喫煙歴20本×52年） ●筋力維持目的のリハビリテーションを拒否することが多い 【免疫能】 ●うがいや手洗いなど感染予防行動をしないことが多い 【抵抗力】 ●血液検査データ：WBC12,700/μL、好中球13.0%、blast（芽球）40.5%、Hb7.7g/dL、Plt2.6万/μL 【自己健康管理】 ●以前の入院で、ふらつきやめまいがあるが、不安定なスリッパを履いている ●以前の入院で、看護師が付き添いで排便に行くことにしていても、一人で行くことが度々ある 【治療計画管理】 ●急性骨髄性白血病の再発に肺炎を併発。抗菌薬治療で炎症反応をみて化学療法を検討 ●ほぼ毎日妻の面会があり、身の回りの世話をしている ●病状説明には、息子が同席する	●発熱 ＜理由＞ 感染症発生に伴い、生体の防御反応のためエネルギー消費量が増加する	末梢血中の白血球は、blastが40.5％を占め、好中球13.0％と正常に働く血球が少なく、急性骨髄性白血病の再発による易感染状態から肺炎を併発したと考えられる。 　ほかにも、Hbの著しい低下による貧血や、Pltの減少による出血傾向も認められる。 　以上より、仮診断は非効果的抵抗力とする。 　すでに肺炎を併発しており、傾眠傾向のため、まずは呼吸状態を中心に全身状態の管理が優先されるが、易感染状況は続いており、呼吸状態の観察とともに、他の感染を予防する必要がある。また、以前の入院で、感染予防行動や出血予防行動が十分にとれていないことから、患者の理解力や要因に合わせた対策を検討していく必要がある。 　以上より、仮診断は非効果的自己健康管理とする。	
領域2		栄養		
1. 摂取	【栄養】 ●発熱により入院の2日前より食事量が減少。現在は少量のみ摂取 ●身長164cm、体重52.7kg、6か月前より1.6kg減少 ●血液検査データ：RBC242万/μL、Hb7.7g/dL、Ht22.6％、TP6.9g/dL、Alb 3.9g/dL	●栄養不良 ＜理由＞ 栄養状態が不良だと、タンパク質の合成障害と崩壊が進み、筋肉量や内臓タンパクの減少に伴い、リンパ球なども減少する ●下痢 ＜理由＞ 下痢が持続的な場合、栄養が吸収されず、栄養不良のリスクが高まる	BMIは19.6であり、正常範囲内（18.5～25）であり、％理想体重も93％と栄養障害は認められないが全体的に低めである。6か月での体重変化率は2.9％で10％以内におさまっているが、発熱によりエネルギー消費量が増加することが考えられ、このまま食事摂取量が減少し、下痢が継続すると栄養障害のリスクが高まることが推測されるため、注意が必要である。 　血液検査データは、TP、Alb共に正常範囲内だが低めである。RBC、Hbは低く、貧血が認められる。	●栄養評価：アルブミンは栄養スクリーニングによく用いられるが、血中半減期が約20日と長いことから、変動がゆるやかでおよそ3週間前の栄養状態を反映する。脱水では、血液の濃縮により高値になる場合がある。また、アルブミンの低下は栄養不良だけが原因ではなく、肝機能障害、感染や炎症などの侵襲、尿や消化管などからの漏出などでも低くなるため、タンパク合成の低下や異化

66

2 急性骨髄性白血病が再発し発熱や食欲低下を契機に全身状態が悪化した患者の看護過程

クラス	情報	関連情報	アセスメント	基礎知識
5．水化	【体液量】 ●口渇はあるが、水分摂取がすすまず、脱水予防の持続点滴1,500mL/日が始まる ●尿量は980mL/日で濃縮尿 ●血液検査データ：Na137mEq/L、K4.2mEq/L		尿は濃縮尿で、口渇もあり水分摂取も不十分であるが、輸液が始まり、ほかに脱水の徴候はみられないため、今後も尿量や電解質バランスに注意していく。	亢進、漏出などほかの原因を考慮する[2)3)]。
領域3		排泄と交換		
1．泌尿器系機能	【排尿】 ●排尿は7〜8回/日、尿量は980mL/日で濃縮尿 ●血液検査データ：BUN12.0mg/dL、Cr0.6mg/dL		高齢であり、化学療法を繰り返し実施しているが腎機能に問題はみられない。	
2．消化器系機能	【下痢】 ●軟便〜水様便が少量ずつ数回続き、腸蠕動音の亢進なし、腹部膨満感あり ●本人が「動くと苦しい、でも便が知らない間に出そうで心配」と訴えおむつを着用 ●感染性腸炎を疑い、便培養検査を依頼	●体液量、電解質の異常 <理由> 長期にわたると、水分の減少と電解質バランスが崩れる危険がある ●皮膚障害 <理由> 下痢便に含まれる腸液が肛門周囲に付着すると、皮膚がアルカリ性に傾き炎症を起す	便の性状は無形で、排便回数も増加している。感染性の下痢が疑われており、症状の悪化がみられないか観察するとともに、栄養状態や皮膚への影響に注意していく。 以上より、仮診断は下痢とする。	
4．呼吸器系機能	【ガス交換】 ●SpO₂ 90〜92％、咳、痰はないが息苦しさがあり、PaO₂ 60Torr、PaCO₂ 45Torrであり酸素2L/分が開始、吸入後はSpO₂ 94〜96％ ●トイレ移動時息苦しさがあり、脈拍数増加、SpO₂低下、SpO₂ 90％を維持できるよう酸素3L/分にして対応		胸部X線上に右肺炎像が疑われ、呼吸苦もあり、血液ガス分析からも呼吸不全が認められることから、感染により肺に炎症が起こり、ガス交換を障害していると考えられる。低酸素は組織への酸素供給不足を起こし、全身状態の悪化につながる。 以上より、仮診断はガス交換障害とする。	●呼吸不全：呼吸機能障害のため、室内気呼吸時PaO₂が60Torr以下になる状態を指す。PaCO₂が45Torr以下はⅠ型呼吸不全、45Torrを超えるものはⅡ型呼吸不全と分類され、対応方法が異なる[4)5)]。 ●酸素飽和度：血液中で酸素はHbにより運搬されている。Hbのなかで酸素と結合したHbの占める割合（％）がSaO₂である。このSaO₂をHbの吸光特性を利用して、経皮的に簡便に測定しているのがSpO₂である。健常者のSpO₂は96〜99％の範囲であるが、Hb酸素解離曲線の移動を考慮してないため、正確な値は動脈血ガス分析から得る必要がある[6)7)]。
領域4		活動/休息		
1．睡眠/休息	●1日中うとうとしている			
4．循環/呼吸反応	●SpO₂ 90〜92％、咳、痰はないが息苦しさがありPaO₂ 60Torr、PaCO₂ 45Torrであり酸素2L/分が開始、吸入後はSpO₂94〜96％ ●トイレ移動時息苦しさがあり、脈拍数増加、SpO₂低下、SpO₂90％を維持できるよう酸素3L/分にして対応	●貧血 <理由> Hbの低下は酸素の全身への輸送に影響する ●活動低下 <理由> 運動や代謝亢進は酸素の消費が促進される	肺炎によりガス交換が障害され、排泄、食事、清潔など生理的ニーズを満たすための日常生活動作に必要な酸素の供給が困難な状態である。低酸素状態に陥らないよう、呼吸状態に合わせて活動量を調整していく。 以上より、仮診断は活動耐性低下とする。	

第Ⅲ章　事例をとおして学ぶ看護過程

クラス	情　報	関連情報	アセスメント	基礎知識
5．セルフケア	●便座での温水洗浄では十分な清潔が保てず、排便時は陰部洗浄とパッド交換を行っている			
領域5		知覚／認知		
2．見当識	【状況解釈】 ●見当識障害はみられないが、傾眠傾向である ●声かけに開眼し返答する	●発熱、栄養状態不良、電解質バランス異常 ＜理　由＞ 感染症や体液のバランス異常、電解質バランスは、せん妄の頻度を高める要因とされている	今のところ見当識障害や混乱はみられないが、高齢であり発熱など身体的な侵襲も大きく、昼夜逆転のリスクもあり注意が必要である。 　貧血や出血傾向がみられるため、身体損傷時のリスクが高いと考えられる。	●せん妄：注意、集中、維持、転導する能力の低下を伴い、短時間で出現する。1日のうちで変動する意識障害と認知の変化であり、多様な要因をもつ複雑な症候群である。要因として発熱、低栄養、70歳以上の年齢などがあり、進行がん患者では高頻度で起こるとされる[8)][9)]。
5．コミュニケーション	●受け答えが緩慢である			
領域6		自己知覚		
1．自己概念	●「面倒くさがりで、細かなことはなかなか守れない」と妻の発言がある			●自己尊重：定義は様々であるが「自己あるいは自己の価値に対する評価、判断、認知、感情」とまとめられる。自己概念を評価し受容するかを表すものと考えられている。自己尊重に影響を与える要因は、自己の価値基準、重要な他者からの尊敬と受容などがある[10)]。
2．自尊感情	【自尊感情】 ●現在、否定的な言動はみられないが、以前の入院で「看護師さんも忙しそうだし、トイレまで付いてこなくていいよ。そこまで世話になるようだったら終わりだよ」と話していた。		前回までの入院と比べ、発熱、呼吸機能の悪化などで活動が制限されており、ADLが低下している。身体的な苦痛が強く、傾眠傾向でもあり、本人に否定的な言動はみられないものの、この状況が長期化すると自己の否定的な見方を生じる危険がある。 　以上より、仮診断は自尊感情状況的低下リスク状態とする。	
領域7		役割関係		
1．介護役割	●ほぼ毎日妻が面会し、身の回りの世話をしている ●近くに息子家族がいるが、仕事が忙しく普段の面会はない	●ソーシャルサポート ＜理　由＞ 患者と家族がどのような社会的関係のなかで情緒的、手段的、情報的、評価的支援を受けられるか、その質と量を把握する必要がある	子どもが2人いるが、独立しており、実質的な介護者は妻のみと考えられる。妻も高齢であり、今後は病状の悪化、入院の長期化、ADLの低下などが生じた場合、対応への困難が推測される。 　妻を手段的、情緒的にサポートできる体制を整えるための情報収集が必要となる。	
2．家族関係	●70歳の妻と2人暮らし ●息子家族との関係は良好で病状説明に同席している ●娘がいるが、遠方であり面会はない			
3．役割遂行	●65歳までタクシー運転手をして、70歳まで近所で警備のアルバイトをしていた			
領域8		セクシュアリティ		
3．生　殖	●既婚、成人した子どもが2人いる			

2 急性骨髄性白血病が再発し発熱や食欲低下を契機に全身状態が悪化した患者の看護過程

クラス	情報	関連情報	アセスメント	基礎知識
領域9	コーピング/ストレス耐性			
2．コーピング反応	【コーピング】 ●「孫と遊ぶことが楽しみで、今までの治療も頑張っていました」と妻の発言がある ●「禁煙すると決めて、きちんと禁煙していてびっくりした」と妻の発言がある ●今までの化学療法中も、「大丈夫、言っても仕方ないし我慢するしかない」と苦痛の訴えは少ない	●自己健康管理 ＜理由＞ 治療や症状などのストレスにどのように対処しているかは、健康管理行動に関係する	急性骨髄性白血病の完全寛解後の再発であり、高齢でリスクがあると伝えられていても、衝撃は大きいことが推測される。 今までの経過では、治療による制限や苦痛を強く訴えることなく我慢する傾向にある。また、自己管理行動がとれていない面がある一方で、決断したことは実行する面もみられる。 現在は発熱や呼吸困難、疼痛などの身体的苦痛の増加、ADL低下など今までとは違う状況であり、今後はさらに本人がどのように現状をとらえ、適切に対処できているか情報を集めていく必要がある。	●コーピング：ストレスの原因となる因子や刺激を処理しようとして意識的に行われる認知的努力。生活上経験する様々な出来事をどのように受け止め、どんな対処をするかによって、結果として生じる心理的および身体的ストレス反応は異なる[11]。
領域10	生活原理			
2．信念	●「孫と遊ぶことが楽しみで、今までの治療も頑張っていました」と妻の発言がある		孫とのかかわりが治療の励みとなっている。	
3．価値観/信念/行動の一致	●喫煙歴は長いが、発症を機に禁煙した ●「面倒くさがりで細かなことはなかなか守れなくて」と妻の発言がある		うがいや手洗い、履き物など細かなことは軽視する傾向にあるが、喫煙歴が長いものの、禁煙したという経験から、行動変容への可能性や実行力はあると考えられる。	
領域11	安全/防御			
1．感染	●胸部X線上、右肺炎像 ●軟便〜水様便が続き、感染性腸炎を疑い便培養検査提出 ●体温39.0℃ ●血液検査データ：WBC12,700/μL、好中球13.0%、blast（芽球）40.5% ●急性骨髄性白血病の再発		急性骨髄性白血病の再発で有効な免疫機能が働いていない状態であり、肺炎を起こしている。 下痢も併発しており、全身の感染徴候への観察が必要となる。	
2．身体損傷	【出血】 ●血液検査データPlt2.6万/μL 【皮膚統合性】 ●軟便〜水様便が数回続きおむつ着用。肛門部に発赤、疼痛がみられる。皮膚の保護目的の軟膏を塗布する 【身体外傷】 ●自宅療養中に一度転倒、下肢に皮下出血がみられる ●長期療養により、活動範囲が狭くなっている ●体力低下、筋力維持のためのリハビリテーションは拒否することが多かった	●知覚、認知の障害 ＜理由＞ 視力障害や認知障害は転倒の危険因子となる	転倒の既往、筋力低下の要因として、発熱や下痢など転倒リスクが高い状況である。 出血傾向があるため、転倒した場合に頭蓋内出血など重篤な疾患を併発するリスクも高いため、転倒・転落予防を確実にする必要がある。 以上より、仮診断は転倒転落リスク状態とする。 下痢による腸液などの刺激で皮膚がアルカリ性に傾き炎症を起こしている。発赤や疼痛がみられることや、高齢であり臥床時間も長いことも加味し、刺激や圧迫から皮膚を保護していく必要がある。 以上より、仮診断は皮膚統合性障害とする。	●転倒：医療機関における転倒・転落事故は多く、骨折などによるADL低下につながり患者のQOLに直結する問題である。転倒リスクの高い患者をスクリーニングし、予防的なケアが求められる。リスク要因として転倒の既往、筋力低下、日常生活動作障害などがある[12]。

69

第Ⅲ章 事例をとおして学ぶ看護過程

関連図

凡例：
- □ 顕在する問題
- ┄ 潜在する問題
- □ 治療・ケア
- □ 患者情報
- □ 看護診断
- → 関連
- → 治療・処置の方法

患者情報：
- 70歳の妻と2人暮らし
- 子ども2人は独立、近くに長男家族がいる
- 元タクシー運転手、警備員
- 高血圧（内服コントロール中）
- 72歳、男性、急性骨髄性白血病　地固め療法2クール後の再発　末梢血中 WBC12,700/μL、blast40.5%
- 長期療養

派生事項：
- 転倒の既往
- 高齢
- 排泄のケアへの拒否感
- 白血病細胞の増加により正常な細胞の産生低下
- 細菌や真菌への抵抗力低下
- 病原微生物の肺胞への侵入により肺に炎症

検査所見：
- Hb低下（7.7g/dL）
- Plt低下（2.6万/μL）
- 好中球減少（13.0%）
- 胸部X線　上右肺炎像、CRP11.3 mg/dL

機序：
- 組織への酸素不足
- 止血機構の破綻

看護診断：
- #8 自尊感情状況的低下リスク状態
- #1 非効果的抵抗力
- #2 ガス交換障害
- #3 活動耐性低下
- #4 高体温
- #5 下痢
- #6 転倒転落リスク状態
- #7 皮膚統合性障害

その他：
- 倦怠感
- 肺胞-毛細血管膜の透過性変化
- PaO₂ 60Torr、PaCO₂ 45Torr、呼吸促迫、呼吸困難
- 酸素2L/分吸入
- おむつ着用
- 病原微生物の腸内増殖疑いによる腸管粘膜の炎症
- 需要に見合った酸素の供給が困難
- 湿潤環境
- 軟便～水様便が少量ずつ頻回にあり
- 腸管で栄養吸収を障害
- 労作時の呼吸困難　脈拍増加
- 便失禁への不安
- 動くことが苦痛
- 頻回にトイレへ行くことが苦痛、困難
- 臥床時間長い
- 腸液の付着による肛門周囲の皮膚に炎症
- 陰部洗浄
- 低栄養のリスク
- 体温39.0℃、脈拍86回／分、呼吸促迫、体熱感あり
- 活動範囲の縮小
- 体力・筋力の低下
- 食欲不振
- 食事量低下
- 点滴（1,500mL/日）
- 体重減少（1.6kg/6か月）

70

2　急性骨髄性白血病が再発し発熱や食欲低下を契機に全身状態が悪化した患者の看護過程

クラス	情報	関連情報	アセスメント	基礎知識
6．体温調節	【高体温】 ●体温39.0℃、脈拍86回／分、血圧152/78mmHg、呼吸促迫で、体熱感がある		肺炎による免疫反応の結果、高体温を生じている。脈拍や呼吸数の増加、体熱感もみられるため、全身状態の管理とともに、安楽に過ごせるような援助が必要となる。 　以上より、仮診断は高体温とする。	●疼痛：国際疼痛学会では、痛みを、組織の実質または潜在的な障害に関連して生じる不快な感覚、情動体験と定義している。痛みは主観的な体験であり、反応は個人により異なる。交感神経系の反応が著明で痛みの原因が明確なことが多い急性疼痛と、6か月以上痛みが続き抑うつや倦怠感などが生じる慢性疼痛に分けられる[13）14)]。
領域12		安楽		
1．身体的安楽	【疼痛】 ●軟便〜水様便が続き、肛門周囲の皮膚の痛みを訴えている		下痢により、肛門周囲の皮膚への刺激が続き、皮膚の発赤もみられる。苦痛の訴えもみられるため、皮膚障害の悪化を防ぎ、痛みを和らげる援助が必要となる。 　以上より、仮診断は急性疼痛とする。	
領域13		成長／発達		
2．発　達	【発達】 ●72歳、男性 ●妻と2人暮らし、2人の子どもは独立 ●タクシー運転手、警備のアルバイトをしていた		老年期の男性であり、エリクソンの発達段階では、避けることのできない死を意識し、これまでの自分の人生そのものを受け入れ、次の世代を信頼し、自分が残していくものを引き継ぐ次期である。 　今後、健康上の大きな危機に直面したことで、老いや死をどのようにとらえているか、情報収集とアセスメントが必要となる。	

統合のアセスメント

　Wさんは72歳、男性で急性骨髄性白血病の完全寛解後の地固め療法中に再発し、白血病細胞の増殖により正常な細胞の産生が低下することで、易感染状態となり肺胞へ病原微生物の侵入、増殖、炎症が生じている。同時に腸管においても感染が疑われ、軟便〜水様便が数回続いている。ほかにも、出血傾向や重度の貧血が生じており、患者の抵抗力に応じた観察、環境を整えるなどの予防をしていく必要がある。前回までの入院で予防行動が不十分であり、仮診断にあがっていた非効果的自己健康管理は、身体状況の改善が優先されるため、現時点では非効果的抵抗力でケアしていく。

　呼吸器感染により、呼吸状態が悪化し酸素吸入をしなければ体内に十分な酸素を供給できないガス交換障害の状況である。また、体動によりSpO$_2$低下、呼吸促迫、脈拍増加など代償機能が働いており活動に見合う生理的機能が保てず、活動耐性低下の状態にある。身体に負荷をかけない範囲で日常生活が送れるように調整していく必要がある。また、体温も39.0℃と高体温で、体熱感や呼吸数、脈拍数の増加がみられ、それに伴い食欲低下が生じていることから、バイタルサインの観察とともに、安楽を保つためのケアが必要となる。

　消化管の感染により下痢を生じていることで、肛門周囲の皮膚の発赤や疼痛、トイレへの移動への苦痛、便失禁への不安など様々な問題が生じており、患者の自尊感情

71

第Ⅲ章 事例をとおして学ぶ看護過程

状況的低下リスク状態に配慮しつつ、皮膚を清潔に保ち悪化させないことが、感染予防や安楽への援助につながる。そのため、仮診断の急性疼痛は皮膚統合性障害でみていく。

高齢であり、転倒の既往もあることや、便失禁、下肢筋力の低下、貧血など転倒転落リスク状態にある。転倒転落した場合は出血傾向もあるため、頭蓋内出血など重篤な状態になることが予測され、予防が非常に重要である。

看護診断リスト

#	月日	健康問題（看護診断）	E：関連因子、リスク因子 S：診断指標（症状や徴候）
1		非効果的抵抗力	E：急性骨髄性白血病による血液像の異常、抗がん剤の投与 S：好中球13.0％、Hb7.7g/dL、Plt2.6万/μL、高齢者、呼吸困難
2		ガス交換障害	E：炎症による肺胞-毛細血管膜の変化 S：PaO_2 60Torr、$PaCO_2$ 45Torr、呼吸促迫、呼吸困難、SpO_2 90～92％で酸素2L/分吸入しSpO_2 94～96％
3		活動耐性低下	E：肺炎による酸素の供給/需要のアンバランス S：労作時の呼吸困難、活動による脈拍上昇、動くことへの苦痛の訴え
4		高体温	E：免疫力低下による肺炎 S：体温39.0℃、頻脈、頻呼吸、体熱感あり
5		下痢	E：免疫力低下による腸管への感染 S：軟便～水様便が少量ずつ頻回にあり
6		転倒転落リスク状態	E：72歳、転倒の既往、不慣れな部屋、貧血、便失禁、下肢筋力低下
7		皮膚統合性障害	E：腸液の皮膚への付着、おむつによる湿潤環境 S：肛門周辺の発赤、疼痛
8		自尊感情状況的低下リスク状態	E：全身状態の悪化により環境を管理、制御する力の低下、排泄の世話を自分でできない状況

看護計画

「＃4 高体温」の看護診断に対する看護計画を示す。

看護診断
P：高体温 E：肺炎 S：体温39.0℃、頻脈、頻呼吸、体熱感あり

期待される結果	達成予定日

＜長期目標＞ 不快な症状を緩和し、安楽な状態で日常生活を送ることができる。
＜短期目標＞ 1）呼吸困難感が緩和する。 2）体熱感が緩和する。

介　入

OP
①血液検査データ（WBC、芽球、好中球、CRP）。
②呼吸器の状態（動脈血ガス分析、SpO_2、X線所見）。
③バイタルサイン（発熱、血圧、脈拍の変動）。
④水分、食事摂取量、尿量。
⑤苦痛の表情や表現。
⑥日常生活への影響（食欲、睡眠、活動状況）。
⑦活動時の自覚症状。

TP
①バイタルサインを測定する（3回/日）。
②自覚症状を把握する（悪寒、体熱感、倦怠感、動悸、息切れ）。
③環境の整備をする（室内温度の調節、保温）。
④苦痛の程度や身体状況により1日のスケジュールや面会、食事内容を調整する。
⑤冷罨法をする。
⑥呼吸が楽になる体位に整える（ファーラー位、抱き枕など）。
⑦発汗があれば保清をする。

EP
①苦痛を我慢せず、伝えることで症状改善につながることを説明する。
②患者と家族へ発熱が身体に与える影響を説明し、移動時にはナースコールで呼ぶように伝える。
③患者が食べやすいものがあれば持参してよいことを伝える。

学習の課題

1. 発熱により生じる身体や認知面への影響を関連づけながら、安楽への看護援助を考えてみよう。
2. 全身に様々な症状が出ている高齢の患者への看護診断について、病態やニーズを考慮しながら優先順位を考えてみよう。

●文　献
1）黒田裕子編：看護診断のためのよくわかる中範囲理論，学研マーケティング，2009，p.45-46.
2）東口髙志編：実践！臨床栄養—「治る力」を引き出す＜JNNスペシャル＞，医学書院，2009，p.95-99.
3）大村健二編：栄養塾—症例で学ぶクリニカルパール，医学書院，2010，p.50-53.
4）日本呼吸器学会肺生理専門委員会・日本呼吸管理学会酸素療法ガイドライン作成委員会

第Ⅲ章　事例をとおして学ぶ看護過程

　　編：酸素療法ガイドライン，メディカルレビュー社，2006，p.12-15.
5）安倍紀一郎・森田敏子：関連図で理解する呼吸機能学と呼吸器疾患のしくみ，日総研出版，2009，p.72-73.
6）前掲書4），p.72-81.
7）徳田安春：アセスメント力を高める！バイタルサイン＜JJNスペシャル＞，医学書院，2011，p.45-48.
8）卯野木健：せん妄の今を知る，EBNURSING，10（4）：609-633，2010.
9）Itano JK，Taoka KN編，小島操子・佐藤禮子監訳：がん看護コアカリキュラム，医学書院，2007，p.95-96.
10）前掲書1），p.117-124.
11）前掲書1），p.150-161.
12）泉キヨ子編：エビデンスに基づく転倒・転落予防，中山書店，2005，p.72-86.
13）前掲書9），p.18-20.
14）高橋美賀子・梅田恵・熊谷靖代編：がん患者のペインマネジメント新版，日本看護協会出版会，2007，p.19-21.

3 糖尿病を発症し血糖コントロールに向けた知識が必要な患者の看護過程

学習のポイント

1. 初めて糖尿病と診断された患者への知識提供に向けた援助

2. 退院後の血糖コントロールに向けた生活構築の援助
   ＊看護診断【知識不足】に関するアセスメントと看護計画を立案する。

事例紹介

　Aさん、58歳、女性、主婦。2か月前から口渇感、全身倦怠感が続いていたが、受診することなく過ごしていた。以前から認めていた左白内障の進行で近医の眼科を受診し、手術目的で紹介・入院となった。入院時の検査で、随時血糖値208mg/dL、HbA1c（NGSP）11.2％であり、2型糖尿病と診断された。入院時の検査値を表3-1に示す。血圧は臥位時で124/78mmHg、立位時で110/65mmHgである。頸動脈の怒張や浮腫はみられない。心電図は、不整脈やST変化はなく、胸痛の訴えもない。呼吸状態に異常はみられず、自覚症状もない。白内障の手術は延期となり、手術前の血糖コントロールのため、内科病棟に入院となった。

　糖尿病は初めての発症で、Aさんは「インスリンは打ちたくない。内服にしてください」「代わりに血糖測定を続けます」など、インスリン注射に対して拒否の発言がみられる。インスリンに対する話を聞くと、「インスリンはどうしても治療がうまくいかない人が使うもの」「インスリンを使うと低血糖になるんですよね」などの言葉が聞かれる。現在、血糖コントロールは良好で、インスリン注射は超速効型朝6・昼4・夕4単位、持効型溶解夕4単位使用し、食前血糖値110mg/dL前後、食後2時間血糖値120mg/dL前後である。インスリン注射の手技は行えているが、インスリンを打ちたくない気持ちは変わっていない。

　入院時、身長153.2cm、体重は53.6kg、BMI（body mass index）25.4（1度肥満、表3-2）、腹囲90cmであり、減量が必要であった。

　現在は50歳代の会社員の夫と2人暮らし。30歳代の息子と娘が独立しているが、自宅の近くに住んでいる。孫の世話をすることが楽しみで自分の重要な役割だと考えて

表3-1 血液検査結果

項　目	入院時
HbA1c（NGSP）	11.2%
BUN	13mg/dL
Cr	0.58mg/dL
Na	138mEq/L
K	3.7mEq/L
Cl	105mEq/L
TP	6.7g/dL
Alb	3.7g/dL

表3-2　肥満度の判定基準（日本肥満学会、2000）

	BMI
低体重	18.5未満
普通体重	18.5以上25未満
肥満（1度）	25以上30未満
肥満（2度）	30以上35未満
肥満（3度）	35以上40未満
肥満（4度）	40以上

いる。夫は入院や医師からの説明の際に同席しており、夫の協力は得られそうである。今までAさんは家事をすべて行っていたが、入院に伴い夫が一人で行うことを心配している。Aさんの両親はすでに他界、夫の両親は夫の兄弟と一緒に暮らしている。Aさんは28歳で出産後退職し、それ以降定期健診を受けていなかった。飲酒や喫煙習慣はなく、週2回のテニスと毎日の犬の散歩を行っていた。ただし「テニスはおしゃべりがメインで運動にはなっていなかった」という。テニスや犬の散歩以外は自宅で座っていることが多い。性格は明るく、今まで何かつらいことがあってもくよくよ考えない性格である。やりたいことは我慢できない性格で、入院前に甘いものを食べたいと思ったときは我慢せずに食べていたが、今後は我慢が必要だと感じている。糖尿病になったことを悲観的に考えたり、無力感や抑うつ状態はない。没頭できる趣味や生きがいは旅行や孫の世話をすることで、患者にとって最も重要なことは夫と孫のことである。食習慣は、1日3回必ず食べており、時間もほぼ一定である。食べることが好きで、炭水化物中心の食事が多かった。間食は、昼食・夕食後に必ずケーキや饅頭を食べていた。水分は糖分が多いジュースなどの摂取が多く、水分量は十分飲めている。

　入院後は、入院前の日常生活（食事、運動）の振り返りを行い、糖尿病に対する学習意欲は高く、糖尿病教室への出席率も高い。「教室に参加していると知らないことばかりです。でも、しっかり勉強していかないとね」という発言があり、知識を確認すると、内容や知識を記憶できている。「今は出された食事をそのまま上げ膳据え膳で食べているけど、家に帰ったら毎食はできない」という言葉が聞かれる。入院中の食事は糖尿病食で1,200kcal、たんぱく質55g、脂質35g、糖質170g、塩分5gである。入院前と入院中をとおして、食欲は減ることなく、全量摂取できている。同室の同じ糖尿病患者との関係は良好で、一緒に糖尿病教室に行ったり、様々な情報交換をしている。食事に対しては「家の食事とは全然違います。やはり炭水化物が多かったみたいです」との発言がある。味覚に関する異常はなく、夫によると味つけはそれほど濃くないとのことである。咀嚼・嚥下状態に問題なく、義歯も使用していない。

　白内障は、血糖コントロールが落ち着いてから手術予定である。視力は0.3だが、眼鏡を使用することで日常生活に問題はない。時々眼鏡を使用せず歩行し、つまずくことがある。

　入院中、尿量測定はしていないが、トイレに行く回数は8回/日前後である。残尿

3 糖尿病を発症し血糖コントロールに向けた知識が必要な患者の看護過程

感や排尿障害はない。便秘・下痢はみられず、1日1回は普通便がみられている。
　皮膚は多少乾燥しているが、かゆみなどはみられない。弾力、張り、滑らかさに問題はなく、皮膚色もチアノーゼなどはみられない。入院前から入院後も発汗が著しく多いことはない。四肢の機能に問題はなく、立位時のふらつきもない。両足先の状態は、感染、外傷、爪の変形、白癬などはみられない。外反母趾がみられ、ヒールをよく履いていた。歩行に問題はない。モノフィラメント5.07のタッチテストを行うが、足の感覚低下はみられない。足背動脈は触れている。

アセスメント

クラス 領域1	情　報	関連情報	アセスメント	基礎知識
		ヘルスプロモーション		
1. 健康自覚	【ライフスタイル】 ●運動に関しては「テニスはおしゃべりがメインで運動にはなっていなかった」という ●テニスや犬の散歩以外は自宅で座っていることが多い	●BMIが25.4であることから肥満1度である。腹囲は90cm ＜理由＞ 腹囲は内臓脂肪の蓄積と関係があり、減量はインスリン抵抗性の改善につながるため、減量または減量を目的とした運動療法の重要性を伝えていく	BMIが25.4であることから肥満1度である。腹囲が90cmであることから、メタボリックシンドロームの判定である。 減量に向けた運動療法を自宅で実践できるように検討することが重要である。 退院後の生活状況をみて、必要時の確定診断として立案を考慮する。	●肥満度の判定基準（表3-2参照）：日本肥満学会が決めた判定基準では、統計的に最も病気にかかりにくいBMI 22を標準とし、25以上を肥満として、4つの段階に分けている[1]。BMI35以上は高度肥満である。 ●内臓脂肪量の判定：腹囲が男性85cm以上、女性90cm以上では、腹部CT検査の内臓脂肪面積が100cm²以上に相当する[2]。
2. 健康管理	【健康行動】 ●入院後は、日常生活（食事、運動）の振り返りを行い、改善に向けての意欲が高く、糖尿病教室への出席率も高い ●食事に対しては、「家の食事とは全然違います。やはり炭水化物が多かったみたいです」との発言がある ●「今は出された食事をそのまま上げ膳据え膳で食べているけど、家に帰ったら毎食はできない」という言葉が聞かれる 【健康維持】 ●食事に対しては、「家の食事とは全然違います。やはり炭水化物が多かったみたいです」との発言がある 【自己健康管理】 ●患者は「インスリンは打ちたくない。内服にしてください」「代わりに血糖測定を続けます」など、インスリン注射に対して拒否の発言がみられる ●インスリン注射は、血糖コントロールも良好で、現在は超速効型朝6・昼4・夕4単位、持効型溶解夕4単位使用し、食前血糖値110 mg/dL前		食事療法は今まで知識が乏しく、実施できていなかった。今後、自宅に帰ってからの継続に関しては、「できないかもしれない」という発言があるため、まずは知識提供が必要である。 特に炭水化物が多い食事であったため是正が必要である。 必要時はカーボカウントを使って炭水化物の1日量を確認することで、視覚的に炭水化物の量を伝える。 飲酒と喫煙の習慣がないことはよいことであり、継続してほしいことを伝え、できていることを認める。 薬物療法に関しては、インスリン注射の手技は特に問題はないが、インスリン注射に対する拒否感が強いため、まずは糖尿病やインスリンに対する思いを傾聴しつつ、患者の糖尿病やインスリンに対する知識を確認し、インスリン注射が受容できるかかわりが重要である。 血糖コントロールによっては、インスリン注射から内服治療に変更となる可能性もあるため、生活習慣の是正が重要であることを伝えつつ、今ま	●カーボカウント：カーボハイドレート・カウンティングの略で、カーボハイドレートとは炭水化物で、炭水化物を計算することである。食物のなかで最も食後高血糖に影響を与えるのが炭水化物であり、食事中の炭水化物を計算して、糖尿病の食事管理に利用する考えである[2]。

第Ⅲ章　事例をとおして学ぶ看護過程

クラス	情　報	関連情報	アセスメント	基礎知識
	後、食後2時間血糖値120 mg/dL前後である ●インスリン注射の手技は行えているが、なるべくインスリンを打ちたくない気持ちは変わっていない 【治療計画管理】 ●現在、夫と2人暮らしである。夫は入院や医師からの説明の際に同席しており、夫の協力は得られそうである		での生活習慣を見直していく。 　初めての発症であるため、まずは知識不足で立案し、今後の生活で行動変容が困難とはっきりした場合は立案を考慮する。	
領域2	栄　養			
1．摂　取	【栄　養】 ●入院前と入院中をとおして、食欲は減ることなく、全量摂取できている ●炭水化物中心の食事が多かった。間食は、昼食・夕食後に必ずケーキや饅頭を食べていた ●入院中の食事は糖尿病食で1,200kcal、たんぱく質　55g、脂質35g、糖質170g、塩分5gである ●味覚に関する異常はなく、夫によると味つけはそれほど濃くないとのことである ●食習慣は、1日3回必ず食べており、時間もほぼ一定である ●水分は糖分が多いジュースなどの摂取が多く、水分量は十分飲めている ●咀嚼・嚥下状態に問題なく、義歯も使用していない ●身長153.2cm、体重 53.6Kg	●栄養状態のデータ（TP、Alb、総コレステロール、HDLおよびLDLコレステロール）、合併症（腎機能障害、糖尿病足病変、網膜症）の有無 ＜理　由＞ 栄養状態、特にコレステロールなどのデータは、食事内容の検討の際に重要である。 合併症の存在や程度によって、患者教育の内容を変更・追加する	栄養に関する検査データは特に問題ないことから、栄養状態に問題はみられない。	●適正なエネルギー摂取量＝標準体重×身体活動量 ●標準体重（kg）＝身長（m）×身長（m）×22 ●身体活動量の目安[3] ・軽労作（デスクワークが多い職業など）：25〜30 kcal/kg 標準体重 ・普通の労作（立ち仕事が多い職業など）：30〜35 kcal/kg 標準体重 ・重い労作（力仕事が多い職業など）：35〜kcal/kg 標準体重
4．代　謝	【血　糖】 ●入院時、随時血糖値208mg/dL、HbA1c（NGSP）11.2% ●現在、血糖コントロールは良好で、インスリン注射は超速効型朝6・昼4・夕4単位、持効型溶解4単位使用し、食前血糖値110mg/dL前後、食後2時間血糖値120mg/dL前後である		血糖は、入院時は高血糖状態が続いていたが、インスリン注射の使用により低下している。ただ、今後も血糖の変動には注意する必要がある。 　インスリンの使用にて血糖コントロールが改善してきており、今後血糖の変動で出てきた場合、立案を考慮する。	●随時血糖値：食事の時間に関係なく測定した血糖値。 ●超速効型インスリン：皮下注射後10〜20分で作用が発現し、30分〜1.5時間でその効果はピークとなり、3〜5時間血糖降下作用が持続する。 ●持効型溶解インスリン：皮下注射後1〜2時間で作用が発現し、明らかなピークはなく、約24時間血糖降下作用が持続する。
5．水　化	【電解質平衡】【体液量平衡】【体液量】 ●電解質は異常値がなく、浮腫は認めていない		浮腫はなく、尿量測定はしていないが、電解質や腎機能も問題ないことから、腎機能障害はないと判断する。	
領域3	排泄と交換			
1．泌尿器系機能	【尿　閉】 ●尿量測定はしていないが、トイレに行く回数は8回/日前後である ●残尿感や排尿障害はみられない	●心臓・循環器系には異常を認める所見はない ＜理　由＞ 糖尿病神経障害による自律神経障害では、腎・泌尿器	糖尿病神経障害による自律神経障害により、無力性膀胱、排尿障害、残尿などが起こるが、この患者にはみられていない。 　腎・泌尿器系の自律神経障害がみられないが、観察は必要である。	●糖尿病神経障害は、末梢神経障害と自律神経障害の2つに大きく分類される。末梢神経障害は主に、下肢末梢優位に左右対称に生じる感覚神経障害である。自律神経障害は、

3 糖尿病を発症し血糖コントロールに向けた知識が必要な患者の看護過程

クラス	情 報	関連情報	アセスメント	基礎知識
		系以外にも、心臓・循環器系にも異常を認める		心臓・循環器系、消化器系、泌尿器系、皮膚など諸臓器を調整している自律神経に障害を来し、多彩な症状を呈する。
2．消化器系機能	【便秘】【下痢】 ●便秘・下痢はみられず、1日1回は普通便がみられている		糖尿病神経障害による糖尿病胃腸症で、胃部膨満感や嘔吐、便秘、下痢を起こすことがあるが、その症状はみられていない。	
3．外皮系機能	●皮膚は多少乾燥しているが、かゆみなどはみられない ●弾力、張り、滑らかさに問題はなく、皮膚色もチアノーゼなどはみられない ●入院前から入院後も発汗が著しく多いことはない ●両足先の状態は、感染、外傷、爪の変形、白癬などはみられない ●外反母趾がみられ、ヒールをよく履いていた ●モノフィラメント5.07のタッチテストを行うが、足の感覚低下はみられない		外皮系機能の看護診断は現在開発されていないが、外反母趾があることから、糖尿病神経障害による感覚・運動神経障害の進行により、足病変が起こる可能性があるため、注意が必要である。 足病変は、領域11で仮診断を検討する。	
領域4		活動/休息		
2．活動/運動	【歩 行】 ●四肢の機能に問題はなく、立位時のふらつきもない ●外反母趾はあるが、歩行に問題はない			
4．循環/呼吸反応	【活動耐性低下】【呼吸パターン】【心拍出量】【消化管組織循環】【腎臓組織循環】 ●血圧は臥位時で124/78mmHg、立位時で110/65mmHgである ●頸動脈の怒張や浮腫もみられない ●心電図は、不整脈やST変化はなく、胸痛の訴えもない ●呼吸状態に異常はみられず、自覚症状もない	●頻脈、便秘、下痢、無汗症、尿失禁などはみられない <理由> 頻脈、便秘、下痢、無汗症、尿失禁などは、自律神経障害にみられる症状である	この領域で特に異常と判断される情報はない。 糖尿病神経障害の自律神経障害で、起立性低血圧がみられることがあるが、臥位と立位時の収縮期血圧の違いが14mmHgであるため、異常はみられない。	●起立負荷試験：安静臥位と起立時の血圧測定では、収縮期で30mmHg（小児や国際基準では20mmHg）以上の低下を陽性とする。
領域5		知覚/認知		
1．注 意	【半側無視】 ●視力は0.3だが、眼鏡を使用することで日常生活に問題ない		白内障のため、視力低下はみられるが、問題はない。 以上より、領域11で転倒転落リスク状態の仮診断を検討する。	
4．認 知	【知識】【記憶】 ●糖尿病に対する学習意欲は高く、糖尿病教室への出席率も高い。「教室に参加していると知らないことばかりです。でも、しっかり勉強していかないとね」という発言があり、知識を確認すると、内容や知識を記憶できている		糖尿病教室への出席率が高く学習意欲が継続できるため、患者の頑張りを認める発言は有効である。 糖尿病を初めて発症し、糖尿病の治療と日常生活を統合していくにあたり、必要な情報は不足している。合併症の出現を防ぐためにも、情報を得る必要がある。	●糖尿病と認知機能：糖尿病は認知機能低下の危険因子である。 ●認知機能、うつ状態、意欲の評価は、糖尿病の自己管理を含め療養行動の開始・維持に必要な情報である[4]。 ●特に高齢者の糖尿病

79

第Ⅲ章　事例をとおして学ぶ看護過程

クラス	情　報	関連情報	アセスメント	基礎知識
			以上より、仮診断は知識不足とする。	の治療において、認知機能は改訂長谷川式スケール、MMSE（ミニメンタルステートテスト）などを考慮する。
5. コミュニケーション	【コミュニケーション】 【言語的コミュニケーション】 ●発語は明瞭で、言語障害などはみられない			
領域6		自己知覚		
1. 自己概念	【絶望感】【自己概念】 ●性格は明るく、今までも何かつらいことがあってもくよくよ考えない性格である ●やりたいことは我慢できない性格で、入院前に甘いものを食べたいと思ったときは我慢せずに食べていたが、今後は我慢が必要だと感じている ●糖尿病になったことを悲観的に考えたり、無力感や抑うつ状態はない ●インスリン注射に対して拒否反応が強い	●うつ症状はみられていない ●入院中の糖尿病患者25%にうつ病性障害が認められ、そのなかでも合併症を有するもの、インスリン使用中のものはともに4割前後を示していたとの報告がある[5]	糖尿病およびインスリン注射に対するマイナスイメージをもっているが、もともとの明るい性格によって自己概念や自尊感情の低下にまでは至っていない。 糖尿病やインスリン注射に対する思いが自己概念や自尊感情の低下につながっていないため、領域9で仮診断を上げることとする。	●悲嘆のプロセス：糖尿病の診断時には強い心理的危機が訪れる。 ●悲嘆のプロセスは、①ショック期：事実を受け入れられない時期、②悲嘆期：事実を認知し、強い悲しみにとらわれる時期、③解消期：新しい適応を求める時期に分かれる。
領域7		役割関係		
1. 介護役割	【介護者役割緊張】 ●患者自身の両親はすでに他界、夫の両親は夫の兄弟と一緒に暮らしている			●糖尿病腎症の病期：表11-1参照（p.241）。 ●糖尿病腎症の病期における勤務制限 ・第1期～第3期A：通常勤務。 ・第3期B：軽度の制限で、業務の種類により普通作業か座業。 ・第4期：軽勤務～制限勤務。疲労を感じない範囲の座業を主とし、残業や夜勤は避ける。 ・第5期：原則軽勤務とし、超過勤務や残業は時に制限する。
2. 家族関係	【愛着】【家族機能】 ●夫との仲は良好で、子ども2人は独立しているが、自宅の近くに住んでいる ●孫がいるため、時に孫の世話をすることが楽しみで自分の重要な役割だと考えている			
3. 役割遂行	【パートナーシップ】【役割葛藤】【役割遂行】 ●今までAさんは家事をすべて行っていたが、入院に伴い夫が一人で行うことを心配している 【社会的相互作用】 ●同室の同じ糖尿病患者との関係は良好で、一緒に糖尿病教室に行ったり、様々な情報交換をしている	●日常生活に影響する慢性合併症は発症していない。 ●合併症の存在により、患者にとって必要な役割が遂行できない可能性がある。たとえば、網膜症や腎症、神経障害の重症化による作業能力の低下などである[6]	入院が長期に及ぶと、患者自身の主婦として、孫の世話をする祖母としての役割が果たせなくなることに、焦りと無力感を感じる可能性がある。 現在は、同室の患者とのコミュニケーションも良好なため、思いを表出できていることは、焦りと無力感を感じないことにつながっていると思われる。 自分の主婦や親としての役割が遂行できないことにより、混乱や葛藤を生じる可能性はある。 患者は50歳代で壮年期としての必要な役割を遂行できないことで、混乱や葛藤を生じる可能性がある。 現在、退院後の生活役割に対して不安を表す言動はないことから、立案はしない。	

80

3 糖尿病を発症し血糖コントロールに向けた知識が必要な患者の看護過程

クラス	情　報	関連情報	アセスメント	基礎知識
領域9	コーピング/ストレス耐性			
2．コーピング反応	【不安】コーピング【無力感】【ストレス】 ●糖尿病と診断されたことに対して、悲観的な言葉は聞かれないが、インスリン注射に対しては拒否が強く「インスリンは打ちたくない。内服にしてください」「代わりに血糖測定を続けます」など、インスリン注射に対して拒否の発言がみられる ●インスリンに対する話を聞くと、「インスリンはどうしても治療がうまくいかない人が使うもの」「インスリンを使うと低血糖になるんですよね」などの言葉が聞かれる		インスリンに対する知識不足やインスリン注射に対するマイナスイメージあるためか、拒否反応が続いている。どうしてもそこまでインスリン注射が嫌なのかについての患者の考えを傾聴する必要がある。 　患者は明るく振る舞っているが、インスリン注射だけでなく、糖尿病を受容できていない可能性がある。 　インスリン注射と糖尿病に対する考えや思いを傾聴することが重要である。 　以上より、仮診断は不安である。	●糖尿病における感情負担度質問紙（Problem Areas in Diabetes：PAID）：糖尿病に関する負担状況を把握できる。20項目から構成されている。
3．神経行動ストレス	【自律神経反射】 ●モノフィラメント5.07でのタッチテストを行うが、足の感覚低下はみられない		糖尿病神経障害に伴う障害はみられていないが、今後の血糖コントロールによっては神経障害が起こる可能性があるため、知識を提供する。 　知識提供に対しては、領域5で仮診断を検討する。	
領域10	生活原理			
2．信　念	【希望】【スピリチュアルウェルビーイング】 ●没頭できる趣味や生きがいは、旅行や孫の世話をすることである		趣味や生きがいなどに対して、特に大きな問題は生じていないが、糖尿病になったことで、旅行に行きづらくなる可能性はある。 　今後、生活習慣の変容に伴って、生きがいと結びつけて考える必要がある。	●糖尿病でも楽しめるスポーツ、趣味など： ・スポーツ：インスリン治療中の場合は、インスリン量の減量、運動時の補食などを考慮する。随時血糖値300〜400mg/dL 以上、合併症の進行、動脈硬化性疾患を合併している場合は、主治医相談のうえ、運動の可否を検討する。 ・旅行：旅行前に、現在の糖尿病の状態を把握し、必要に応じて医師の診断書や「糖尿病連携手帳」などを携帯することが望ましい。特に海外では、機内での脱水予防とインスリン量の微調整が必要である。時差の関係上、米国方面ではインスリン量を減量し、ヨーロッパ方面ではインスリン量を増量する[4]。 ●Semmes-Weinsteinモノフィラメント検査：10gのモノフィラメント（5.07）を足趾または足背で知覚できない場合、将来糖尿病性足潰瘍を合併する可能性が高いことが前向き研究で示されている[6]。
3．価値観/信念/行動の一致	【信仰心】【スピリチュアルペイン】 ●宗教に関する情報はない。 ●患者にとって最も重要なことは、夫と孫のことである			
領域11	安全/防御			
1．感　染	【感染リスク】 ●感染症を示す徴候はない ●入院時より平熱で、検査データ（WBC、CRP）は正常である			
2．身体損傷	【転倒転落】 ●視力は0.3だが、眼鏡を使用することで日常生活に問題はない ●時々眼鏡を使用せず歩行し、つまずくことがある 【末梢性神経血管性機能障害】 ●足背動脈は触れている ●モノフィラメント5.07のタッチテストでは、足の感覚低下はみられない 【ショック】 ●血圧は臥位時で124/78mmHg、立位時で110/65mmHgである ●頸動脈の怒張や浮腫もみられない ●心電図は、不整脈やST変化もなく、胸痛の訴えもない		白内障による視力低下があり、眼鏡をかけないで歩行すると、つまずくことがあるため、転倒転落の危険が高いと考える 　以上より、仮診断は転倒転落リスク状態とする。	

81

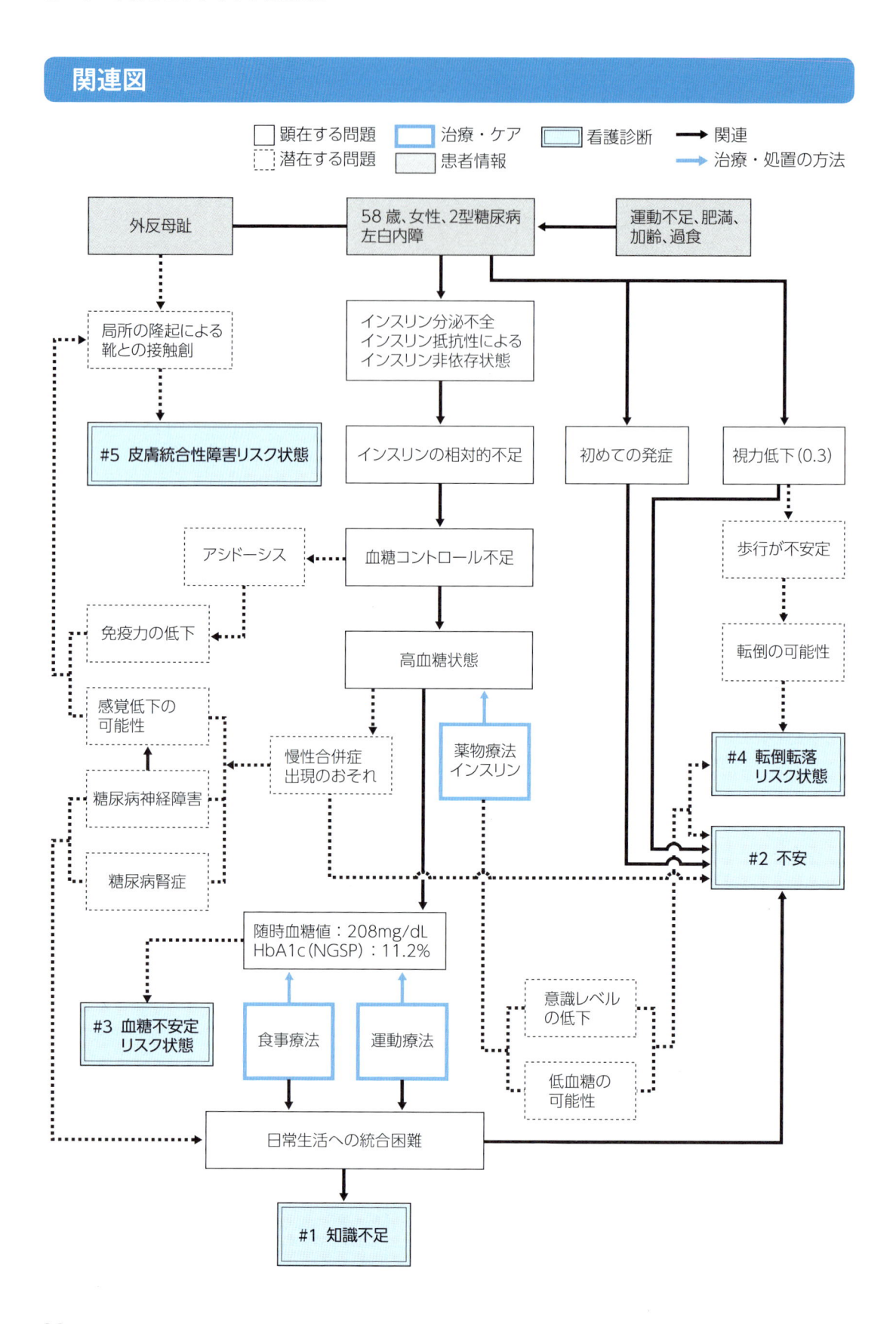

関連図

凡例:
- □ 顕在する問題
- ⬚ (点線) 潜在する問題
- ■ (青) 治療・ケア
- ■ (灰) 患者情報
- ■ (水色) 看護診断
- → 関連
- ⇒ 治療・処置の方法

患者情報: 58歳、女性、2型糖尿病、左白内障

背景要因: 運動不足、肥満、加齢、過食

外反母趾 → 局所の隆起による靴との接触創 → **#5 皮膚統合性障害リスク状態**

インスリン分泌不全・インスリン抵抗性によるインスリン非依存状態 → インスリンの相対的不足 → 血糖コントロール不足 → 高血糖状態

- アシドーシス
- 免疫力の低下
- 感覚低下の可能性
- 糖尿病神経障害
- 糖尿病腎症

慢性合併症出現のおそれ

治療: 薬物療法 インスリン、食事療法、運動療法

随時血糖値:208mg/dL
HbA1c(NGSP):11.2%

- 初めての発症
- 視力低下(0.3) → 歩行が不安定 → 転倒の可能性 → **#4 転倒転落リスク状態**
- 意識レベルの低下
- 低血糖の可能性

#3 血糖不安定リスク状態

#2 不安

日常生活への統合困難 → **#1 知識不足**

3　糖尿病を発症し血糖コントロールに向けた知識が必要な患者の看護過程

クラス	情　報	関連情報	アセスメント	基礎知識
	【皮膚統合性】 ●両足先の状態は、感染、外傷、爪の変形、白癬などはみられない ●外反母趾がみられ、自宅ではヒールをよく履いていた		糖尿病神経障害が進行すると、感覚知覚低下が起こることにより、足病変が起こる可能性がある。 　現在は、外反母趾があるため、今後も足病変の出現には注意する。 　以上より、仮診断は皮膚統合性障害リスク状態である。	●糖尿病足病変のリスク分類[6]：表3-3参照。
領域12	安　楽			
1．身体的安楽	【安楽】【悪心】【疼痛】 ●インスリン注射に対する拒否の発言が聞かれているが、痛みに対して拒否しているのでなく、不安や恐怖につながる言葉は聞かれていない ●不眠の訴えはなく、その他不快感を訴える発言はない ●疼痛や悪心の訴えもない			
3．社会的安楽	【社会的孤立】 ●重要他者として、夫が経済的・心理的な支えとなっている ●経済的問題に対する発言はない ●2人の子どもと孫との面会もある			●糖尿病患者1人当たりの平均的な医療費：年間24.7万円と報告されている[7]。

表3-3　糖尿病足病変のリスク分類[6]

リスク分類	危険因子	検査の間隔
リスク0	知覚神経障害がない	1年に1回
リスク1	知覚神経障害	半年に1回
リスク2	知覚神経障害、末梢血管障害の徴候または足変形	3か月ごと
リスク3	潰瘍の既往	1〜3か月に1回

統合のアセスメント

　Aさんは58歳の女性で白内障の手術予定であったが、検査にて2型糖尿病と診断され、血糖コントロール目的で入院となった。入院時は随時血糖値208mg/dL、HbA1c（NGSP）11.2％で、インスリン注射を始めたことで血糖値は安定してきたが、インスリン注射を調整しつつ血糖値の経過をみていく必要がある。血糖値が不安定になる可能性もあるため、血糖不安定リスク状態である。現在は糖尿病に伴う急性・慢性合併症は発症していないが、外反母趾もあることからフットケアが重要と考えられる。皮膚統合性障害リスク状態として、観察を継続しつつフットケアに対する指導が必要である。

　Aさんは初めての糖尿病発症であり、病気や治療に対する知識が少ない状態である。Aさん自身の意欲は高いため、その意欲を生かしつつ、知識不足に対して患者教育を実施する。Aさんの生活習慣をベースにして、治療と日常生活が統合できるよう

に考えることが必要である。入院後のインスリン注射では、手技は行えているが拒否的な言動がみられる。インスリン注射に対する<u>不安</u>があると考えられるため、インスリン注射に対する思いを丁寧に傾聴する。今後、入院が長引くことによって、自分自身の役割が遂行できないことで葛藤が生じる可能性があるが、話を傾聴し、葛藤が増強する場合は、親役割葛藤の看護計画の立案も検討する。

　Aさんは白内障の手術予定であったが、今回の糖尿病の診断によって手術が延期になった。白内障は糖尿病によって悪化する可能性があるため、血糖コントロールが重要となる。また、視力が0.3のため、裸眼で歩行するとつまずくことがある。インスリン注射による低血糖の可能性もあるため、<u>転倒転落リスク状態</u>といえる。意識状態に異常を感じたときはすぐに知らせることと、必ず眼鏡をかけて歩行するように伝えることが必要である。

看護診断リスト

#	月日	健康問題（看護診断）	E：関連因子、リスク因子 S：診断指標（症状や徴候）
1		知識不足	E：初めての発症のため糖尿病と治療に対する知識が不足 S：「今は出された食事をそのまま上げ膳据え膳で食べているけど、家に帰ったら毎食はできない」という発言がみられ、知識と行動がまだ統合できていない
2		不安	E：初めての発症、インスリン注射の拒否、入院に伴い今までの役割が遂行できない S：「インスリンは打ちたくない。内服にしてください」「代わりに血糖測定を続けます」の発言がある
3		血糖不安定リスク状態	E：インスリン注射を始めたばかりで、血糖コントロールが安定しない
4		転倒転落リスク状態	E：視力障害、血糖値変化（低血糖）
5		皮膚統合性障害リスク状態	E：高血糖に伴う免疫力の低下、外反母趾がある

看護計画

「＃1　知識不足」の看護診断に対する看護計画を示す。

看護診断
P：知識不足 E：初めての発症のため糖尿病と治療に対する知識が不足 S：「今は出された食事をそのまま上げ膳据え膳で食べているけど、家に帰ったら毎食はできない」という発言がみられ、知識と行動がまだ統合できていない

期待される結果	達成予定日

＜長期目標＞ 糖尿病に対する知識を日常生活に統合することができる。
＜短期目標＞ 1）糖尿病教室で学んだ知識を看護師に述べることができる。 2）自宅での食事の改善点を述べることができる。 3）自宅での食事内容を具体的に述べることができる。 4）自宅での運動の実施を具体的に述べることができる。
介　入
OP ①血糖値（7回／日）。 ②食事摂取量と内容、食欲の有無、水分量。 ③検査データ。 ④食事摂取のペース。 ⑤精神状態（ストレス、不安）。 ⑥食事管理に対する理解度。 ⑦家族の理解度と協力体制。 ⑧活動の内容と量。 **TP** ①糖尿病教室の参加状況を確認し、参加後の質問や思いを受け止める。 ②7回の血糖測定値を確認し、振り返りを行う。 ③配膳時に食事に対する思いや知識を確認する。 ④糖尿病やインスリン注射に対する思いと受け止めの状況を確認し、必要時は患者の話をゆっくり傾聴する。 ⑤今までのライフスタイルを尊重しつつ、糖尿病治療をどのように統合していくのかについて共に検討する。 **EP** ①糖尿病教室で学んだ知識を確認しつつ、不足したり忘れている知識を再度伝える。 ②食事に対する課題を明確にし、改善に必要な知識を伝える。 ③運動に対する課題を明確にし、改善に必要な知識を伝える。 ④家族が来院しているときは、家族にも糖尿病に対する知識についてパンフレットなどを使って説明する。

学習の課題

1．糖尿病の発症によって、生活習慣の改善が必要となった患者への患者教育について考えてみよう。
2．糖尿病を発症して、疾病やインスリン受容ができない患者への支援について考えてみよう。

●文　献

1）日本肥満学会：肥満症診断基準2011，肥満研究臨時増刊号，Vol.17 Extra Edition，2011．
2）日本糖尿病学会編：糖尿病療養指導の手びき，改訂第4版，南江堂，2012．

3）日本糖尿病学会編：糖尿病治療ガイド2012-2013，文光堂，2012.
4）日本糖尿病学会編：科学的根拠に基づく糖尿病診療ガイドライン2010，南江堂，2010.
5）山家邦章・加藤　敏：糖尿病とうつ病，成人病と生活習慣病，36（3）：295-298，2006.
6）糖尿病足病変に関する国際ワーキンググループ編，内村　功・渥美義仁監訳：インターナショナル・コンセンサス　糖尿病足病変，医歯薬出版，2000.

4 【S状結腸がん①術前】
ストーマ造設によるボディイメージの変化に不安を抱えるS状結腸がん患者の看護過程

学習のポイント

1. ボディイメージの変化に対する不安のアセスメントと不安軽減に向けた支援

2. 便通異常に対するアセスメントと看護援助

＊看護診断【不安】【便秘】に関するアセスメントと看護計画を立案する。

事例紹介

　Cさんは、56歳、男性。半年前から下痢と便秘を繰り返していたが、ほかに症状はなくそのまま放置していた。1か月前、下腹部にしこりを感じ受診したところ、S状結腸がんと診断され、手術目的で入院となった。

　入院初日の検査では、身長180cm、体重75kg、体温36.3℃、脈拍72回/分、血圧124/66mmHgである。排便は2〜3日に1回、便はやや硬めであり、残便感がある。排尿は6回/日である。血液検査結果を表4-1に示す。

　3日後に全身麻酔下にてハルトマン手術が行われる予定で、ストーマ（人工肛門）を造設することは主治医から聞いている。本人からは、「できれば人工肛門を造設したくない」「人工肛門の人は多いですか？」「長男が大学に通い始めたから学費が必要に

表4-1　血液検査結果

項　目	入院時	項　目	入院時
WBC	5,250/μL	TP	7.6g/dL
RBC	497万/μL	Alb	4.0g/dL
Plt	43万/μL	Na	142mEq/L
Hb	10.2g/dL	K	4.4mEq/L
Ht	30.5%	BUN	16mg/dL
総ビリルビン	0.4mg/dL	Cr	0.79mg/dL
ALT	6IU/L	CEA	24ng/mL
AST	10IU/L	CA19-9	32U/mL

なる。早く退院したい」などの発言がある。

　Cさんは会社員で部長職である。妻、社会人の長女、大学1年生の長男の4人家族である。

アセスメント

クラス	情　報	関連情報	アセスメント	基礎知識
領域1	ヘルスプロモーション			
2．健康管理	【健康行動】 ●半年前から下痢と便秘を繰り返していたが、ほかに症状がなくそのまま放置していた ●1か月前に下腹部にしこりを感じ受診し、S状結腸がんと診断された 【治療計画管理】 ●3日後に全身麻酔下にてハルトマン手術が行われる予定		下痢・便秘以外に症状がなかったことが受診行動を遅らせた可能性はあるが、初期症状が出現してから半年が経過しており、健康管理意識がやや低いと考える。 　ストーマなどの自己管理が適切に行えるかどうかは、現状の理解度に左右されるため、疾患やストーマに対するCさんの理解度や思いを確認する。	●ハルトマン手術：左側大腸がんに対し、腫瘍摘出術を施行し、腸管吻合を施行せずに切除口側結腸で人工肛門を造設する手術術式である[1]。
領域2	栄　養			
1．摂　取	【栄　養】 ●身長180cm、体重75kg ●TP7.6g/dL、Alb4.0g/dL、RBC497万/μL、Hb10.2g/dL、Ht30.5%		BMIは23.1、普通体重である。 　TP、Albは基準値範囲内で低栄養はみられない。 　RBCは基準値範囲内であるが、Hb、Htは基準値より低く、貧血の疑いがある。明らかな出血を認めていないことから、腫瘍からの出血による2次性貧血が疑われる。術前の目安は、Hb10g/dL以上であり[2]、条件を満たしているが、出血状況の観察は重要である。	
4．代　謝	【肝機能】 ●総ビリルビン0.4mg/dL、ALT6IU/L、AST10IU/L		総ビリルビン、ALT、ASTは基準値範囲内であり、肝機能の低下は認められない。	
5．水　化	【電解質平衡】 ●Na142mEq/L、K4.4 mEq/L		Na、Kは基準値範囲内である。	
領域3	排泄と交換			
1．泌尿器系機能	【排　尿】 ●排尿回数：6回/日 ●BUN16mg/dL、Cr0.79mg/dL		BUN、Crともに基準値内であり腎機能の低下はみられない。	
2．消化器系機能	【便秘】 ●排便：1回/2〜3日 ●便はやや硬め、残便感がある ●CEA24ng/mL、CA19-9 32U/mL	●半年前から下痢と便秘を繰り返していた <理　由> S状結腸がんでは便の通過障害により便秘を生じやすい	2〜3日に1回排便はあるが、便の性状がやや硬く残便感を認めることから、便秘である。S状結腸は、腸管内容物が固形であるため、腫瘍ができると通過障害を起こしやすい。 　CA19-9は基準値範囲内であるが、CEAは高値である。ともに大腸がんの腫瘍マーカーであるため、今後も経過観察が必要である。	●下痢便秘交代症：下痢と便秘を交互に繰り返す交代性便通異常のことである。大腸がんでも同様の便通異常がみられることがある。

4 【S状結腸がん①術前】ストーマ造設によるボディイメージの変化に不安を抱えるS状結腸がん患者の看護過程

クラス	情報	関連情報	アセスメント	基礎知識
			以上より、仮診断は便秘とする。	
領域4		活動/休息		
4．循環/呼吸反応	【組織循環】 ●血圧124/66mmHg ●脈拍72回/分		血圧および脈拍は基準値内である。	
領域6		自己知覚		
3．ボディイメージ	【ボディイメージ】 ●「できれば人工肛門を造設したくない」「人工肛門の人は多いですか?」などの発言がある	●「長男が大学に通い始めたから学費が必要になる。早く退院したい」の発言がある ●会社員で部長職である ＜理由＞ 親役割や部長としての仕事役割を遂行できないことが、不安を助長する可能性がある	1か月前にS状結腸がんと診断されたばかりで、疾患そのものに対する戸惑いや不安があると考える。そのような状況のなか、排便機能の喪失と外見の変化を招くストーマの造設は、容易には受け入れられない。 　現在、ストーマに対する否定的な発言がみられることから、ボディイメージの変化に対する不安が大きいと考える。 　さらに、親役割や仕事役割が果たせないこと、経済面の心配などが不安を助長させる可能性がある。 　以上より、仮診断は不安とする。	
領域7		役割関係		
1．介護役割	【介護者役割緊張】 ●妻、長女（社会人）、長男（大学1年生）の4人家族		家族の一員ががんであること、ストーマを造設することは、家族にとっても大きな出来事である。一家の大黒柱が入院することで経済的な問題も生じる。 　家族は看病による身体的負担感だけでなく、心理的・社会的な負担感も抱えるため、家族とも十分なコミュニケーションを図る。	
2．家族関係	【家族機能】 ●「長男が大学に通い始めたから学費が必要になる。早く退院したい」の発言がある		発言から、大黒柱としての自覚をもち、親としての役割を果たしたいという気持ちが強いことがわかる。	
3．役割遂行	【役割遂行】 ●会社員で部長職である		管理職であり、会社での役割も大きい。早く退院したいという発言もあり、役割を果たせないことから不安が増強する可能性がある。	
領域11		安全/防御		
1．感染	【感染】 ●WBC5,250/μL		WBCは基準値内である。	
2．身体損傷	【出血】 ●Plt43万/μL		Pltは基準値内である。	
6．体温調節	【体温】 ●体温36.3℃		発熱は認めない。	

第Ⅲ章 事例をとおして学ぶ看護過程

関連図

凡例:
- □ 顕在する問題
- ┌┄┐ 潜在する問題
- □（青） 治療・ケア
- ■（グレー） 患者情報
- □（水色） 看護診断
- → 関連
- → （水色）治療・処置の方法

【患者情報】
- 妻、長女（社会人）、長男（社会人）の4人家族
- 会社員、部長職
- 56歳、男性、S状結腸がん

【治療】
3日後に全身麻酔下にてハルトマン手術施行予定
→ ストーマの造設

【潜在する問題】
- 腫瘍の浸潤による腸管からの出血　→　Hb10.2g/dL、Ht30.5%
- 腸閉塞　←　腸管の狭小化
- 外観の変化「人工肛門の人は多いですか」「できれば人工肛門を造設したくない」
- 下痢
- 部長として役割を遂行できない

【顕在する問題】
- 腫瘍形成 → 腸管の狭小化 → 便の通過障害 → 便の腸内への停滞
  - 排便2〜3日に1回、便はやや硬め残便感がある
  - 腸内容の腐敗・発酵 → 下痢
- 入院 → 親役割を遂行できない「長男が大学生だから学費が必要、早く退院したい」

【看護診断】
- #2 便秘
- #1 不安

統合のアセスメント

　Cさんは、56歳の男性である。1か月前にS状結腸がんと診断され、手術目的で入院となった。ストーマを造設する予定であるが、「できれば人工肛門を造設したくない」といった否定的な発言がみられる。がんと診断されたのが1か月前であり、疾患そのものに対する戸惑いや不安があるなか、排便機能の喪失、外観の変化など、大きな変化を伴う出来事が重なり、Cさんの不安は増大していると考える。息子の学費のためにも早く退院したいという発言があり、親役割や部長としての仕事役割が果たせないことが不安を助長している可能性もある。疾患に対する理解度やストーマに関する術前の受容の程度は、術後のQOLに大きく影響するため、疾患やストーマに対する患者の思いを聞きながら、ストーマや術後の生活について、術前からの情報提供が必要である。

　半年前から、下痢と便秘を繰り返している。S状結腸は便の通過障害が生じやすい。現在、排便は2～3日に1回で、残便感もあるため、便秘だと考える。排便状況、便の性状を観察し、状態に合わせた排便コントロールが必要である。

　現在、貧血状態にあるが、明らかな出血を認めないため腫瘍の浸潤による腸管からの出血が疑われる。便の性状を観察しつつ、下血の早期発見に努める。

看護診断リスト

#	月日	健康問題（看護診断）	E：関連因子、リスク因子 S：診断指標（症状や徴候）
1		不　安	E：ストーマ造設による外観の変化、親・仕事役割を遂行できないこと S：「人工肛門を造設したくない」「早く退院したい」
2		便　秘	E：S状結腸がんによる腸管の狭窄 S：排便回数の減少、残便感

看護計画

「#1　不安」の看護診断に対する看護計画を示す。

看護診断	
P：不安 E：ストーマ造設による外観の変化、親・仕事役割を遂行できないこと S：「人工肛門を造設したくない」「早く退院したい」	
期待される結果	達成予定日
<長期目標> 不安の訴えが減少する。	

<短期目標>
1）ストーマに対する否定的な発言が減少する。 2）疾患や治療に対する思いを表出できる。

介　　入
OP ①疾患や治療に対する理解度、思い。 ②ストーマに対する受け入れの程度、理解度、思い。 ③表情。 ④睡眠状況。 ⑤家族への思い。 ⑥仕事への思い。 ⑦価値観、信念。 ⑧経済状況。 ⑨会社の状況。 ⑩家族の面会状況。 TP ①疾患や治療に対する患者・家族の思いを聞く。 ②疾患や治療に対する患者・家族の理解度を確認する。 ③患者会やMSWの紹介。 ④必要時、同じ疾患をもつほかの患者との交流の場をもつ。 ⑤必要時、患者・家族・医療者の話し合いの場をもつ（納得がいくまで話し合う）。 EP ①患者の状況に合わせながら、適宜、疾患や治療について説明する。 ②ストーマ造設後の生活について、患者がイメージできるような形で説明する（映像を見せるなど）。 ③家族のサポートが必要であることを家族に伝える。

「＃2　便秘」の看護診断に対する看護計画を示す。

看護診断
P：便秘 E：S状結腸がんによる腸管の狭窄 S：排便回数の減少、残便感

期待される結果	達成予定日
<長期目標> 残便感が消失する。	
<短期目標> 1）便秘に対する対処行動がとれる。	

介　　入
OP ①排便回数、1回量。 ②便の性状（硬さ、太さ、形、混入物、血液の混入の有無など）。

③排便困難感、残便感の有無。
④腹部膨満感の有無。
⑤腸蠕動音の聴取。
⑥下剤の服用状況。
⑦食事内容、摂取量。
⑧水分摂取量。
⑨活動状況。
TP
①温罨法、腹部マッサージの実施。
②食事内容の工夫。
③適度な運動の励まし。
④水分摂取の励まし。
⑤緩下剤・下剤の与薬。
EP
①排便を促進する方法について説明する（腹部マッサージ、水分摂取、運動など）

学習の課題

1. 身体機能の喪失、外観の変化に直面した患者の心理状態について考えてみよう。
2. 便秘の種類を確認し排便を促進する看護援助について考えてみよう。

●文　献
1）永井良三・田村やよひ：看護学大辞典・第6版，メヂカルフレンド社，2013，p.1783.
2）医療情報科学研究所編：病気がみえる1消化管，第4版，メディックメディア，2010.

4 【S状結腸がん②術直後】
術後疼痛が強く離床が進まないS状結腸がん患者の看護過程

学習のポイント

1. 術後疼痛が強い患者のアセスメントと疼痛緩和に向けた援助

＊看護診断【急性疼痛】に関するアセスメントと看護計画を立案する。

事例紹介

　Cさんは56歳、男性。1か月前にS状結腸がんと診断され、入院となった。昨日、全身麻酔下にてハルトマン手術が行われた。がん組織が後腹膜に湿潤しており、肛門から4cmのところで切除、結腸に単孔式ストーマが造設された。壁深達度はSEのステージⅢである。入院時、身長180cm、体重75kgである。

　術後1日目、体温37.4℃、脈拍80回/分、血圧128/72mmHg、呼吸18回/分、$SpO_2$100％である。血液検査結果を表4-2に示す。絶飲食であり、持続点滴が行われている。さらに、尿道カテーテル、硬膜外カテーテル、腹腔ドレーンが留置されている。ストーマからはだらだらと泥状便が出ている。腸蠕動音は微弱であるが腹部緊満はない。ドレーンから淡血性の排液が450mL/日ある。硬膜外カテーテルからモルヒネ塩酸塩が持続投与されているが、「動くと痛い、体がだるい」と言い、ベッドで臥床状態である。看護師の促しにより体位変換はできている。安静制限はない。

　Cさんは、妻、社会人の長女、大学1年生の長男の4人家族である。会社員で部長職である。妻はパート勤務後、ほぼ毎日面会に来ている。2人の子どもも毎日ではな

表4-2　血液検査結果

項　目	値（入院時）	値（術後1日）	項　目	値（入院時）	値（術後1日）
WBC	5,250/μL	12,290/μL	TP	7.6g/dL	5.0g/dL
RBC	497万/μL	400万/μL	Alb	4.0g/dL	3.0g/dL
Plt	43万/μL	32万/μL	Na	142mEq/L	138mEq/L
Hb	10.2g/dL	8.1g/dL	K	4.4mEq/L	4.3mEq/L
Ht	30.5％	27.3％	BUN	16mg/dL	12mg/dL
総ビリルビン	0.4mg/dL	1.1mg/dL	Cr	0.79mg/dL	0.84mg/dL
ALT	6IU/L	6IU/L	CEA	24ng/mL	
AST	10IU/L	15IU/L	CA19-9	32U/mL	

4 【S状結腸がん②術直後】術後疼痛が強く離床が進まないS状結腸がん患者の看護過程

いが面会に来ている。Cさんは手術前、「長男が大学に通い始めたから学費が必要になる。早く退院したい」「できれば人工肛門を造設したくない」と看護師に話していた。病状についてはすべて本人・家族に説明している。

アセスメント

クラス	情　報	関連情報	アセスメント
領域1	ヘルスプロモーション			
2. 健康管理	【治療計画管理】 ● 1か月前にS状結腸がんと診断され入院 ● 昨日、全身麻酔下にてハルトマン手術が行われた		ハルトマン手術ではストーマが造設され、術後の自己管理が必要となる。術後落ち着いた段階で、健康管理行動を獲得するためのかかわりが必要となる。
領域2	栄　養			
1. 摂　取	【栄　養】 ● 身長180cm、体重75kg（ともに入院時） ● 絶飲食 ● TP：入院時7.6g/dL、術後1日目5.0g/dL ● Alb：入院時4.0g/dL、術後1日目3.0g/dL ● RBC：入院時497万/μL、術後1日目400万/μL ● Hb：入院時10.2g/dL、術後1日目8.1g/dL ● Ht：入院時：30.5%、術後1日目：27.3%		入院時のBMIは23.1で普通体重であった。 　TP、Albは基準値より低く低栄養状態である。これは、手術侵襲による異化亢進によりタンパクが喪失したためと考える。低栄養は創傷治癒能の低下を引き起こすため、栄養状態の改善が必要となる。 　手術前は栄養状態に問題はなかったため、術後の回復とともに栄養状態も改善されると考えるが、観察は必要である。 　Hb、Htは基準値より低く、貧血状態である。入院時に比べ低下していることから、手術による出血の影響を考える。今後、改善すると考えるが、観察が必要である。
4. 代　謝	【肝機能】 ● 総ビリルビン：入院時0.4mg/dL、術後1日目1.1mg/dL ● ALT：入院時6 IU/L、術後1日目6 IU/L ● AST：入院時10 IU/L、術後1日目：15 IU/L		総ビリルビン、ALT、ASTともにほぼ基準値内であり、肝機能の低下は認めない。
5. 水　化	【電解質平衡】 ● 持続点滴 ● Na：入院時142mEq/L、術後1日目138mEq/L ● K：入院時4.4mEq/L、術後1日目4.3mEq/L		Na、Kは基準値範囲内である。
領域3	排泄と交換			
1. 泌尿器系機能	【排　尿】 ● 尿道カテーテル留置 ● BUN：入院時16mg/dL、術後1日目12mg/dL		順調に経過すれば、まもなく尿道カテーテルが抜去される。しかし、手術に伴う骨盤神経叢の損傷により排尿障害を生じる可能性もあるため、

クラス	情 報	関連情報	アセスメント	基礎知識
	●Cr：入院時0.79mg/dL、術後1日目0.84mg/dL		尿道カテーテル抜去後の排尿状態について観察が必要である。 　BUN、Crは基準値内で腎機能の低下はみられない。	●SE：壁深達度で漿膜を超えて腫瘍が露出しているもの。 ●イレウス：成因別に、機械的イレウスと機能的イレウスに大別される。 ・機械的イレウス：器質的な原因によって狭窄・閉塞を起こしたものであり、腸間膜血管の血行障害がない閉塞性イレウスと血行障害を伴う絞扼性イレウスに分けられる。大腸手術の際は、閉塞性イレウスのなかでも腸管の癒着による癒着性イレウスを生じることがある。 ・機能的イレウス：腸管内腔は閉塞していないが、正常な腸管運動が障害されているため、腸管内容物の移送が障害された状態である。開腹手術後には、麻痺性イレウスが生じやすい。 ●単孔式ストーマ：排泄孔が1つのストーマである。ストーマから便が排泄される。なお、双孔式ストーマは、便が排泄される排泄孔と、粘液が排泄される排泄孔をもつストーマである。
2．消化器系機能	【消化管運動】 ●昨日、全身麻酔下にてハルトマン手術実施 ●がん組織が後腹膜に湿潤しており、肛門から4cmのところで切除された ●結腸に単孔式ストーマが造設された ●壁深達度はSEのステージⅢ ●ストーマからだらだら泥状便が出ている ●腸蠕動音は微弱で、腹部緊満はない		がんが漿膜まで露出しており、リンパ節転移の可能性が高く、進行がんである。 　ストーマから泥状便がだらだらと出ているのは、腸管の狭窄によって、通過できずに貯留していた排泄物が、通過障害が解消されたことにより流出しているものと考える。 　術後は、全身麻酔と開腹術の影響によって、腸管運動が低下する。術後1日目の現在、微弱ながら腸蠕動音も聴取し、腹部緊満も認めていないことから、腸管運動が再開されてきていると考える。 　今回の手術では切除部の吻合がないため、機能障害はほとんどないと考える。しかし、術後に腸管癒着や腸管麻痺による癒着性イレウスを起こす可能性があり、便の性状や排便状況について観察が必要である。	
領域4		活動／休息		
2．活動／運動	【可動性】 ●ベッドで臥床状態である ●看護師の促しによって体位変換はできる ●安静制限なし	●「動くと痛い、体がだるい」の発言がある <理　由> 痛みは活動を制限する要因となる ●硬膜外カテーテルからモルヒネ塩酸塩が持続投与されている ●持続点滴を実施 ●尿道カテーテルの留置 ●腹腔ドレーンの留置 <理　由> ●様々な管が留置されており、活動が制限される ●Hb：入院時10.2g/dL、術後1日目：8.1g/dL ●Ht：入院時30.5％、術後1日目：27.3％ <理　由>	安静制限はないものの臥床状態が続いているのは、創部痛や倦怠感、カテーテル留置による活動制限が原因であると考える。さらに、貧血による組織への酸素供給不足も活動低下を招く。 　このまま離床が遅れると、術後合併症や治癒の遅延などを起こす可能性が高く、早期離床への援助が必要である。 　以上より、仮診断は身体可動性障害とする。	

4 【S状結腸がん②術直後】術後疼痛が強く離床が進まないS状結腸がん患者の看護過程

クラス	情報	関連情報	アセスメント	基礎知識
		貧血は組織への酸素供給不足により活動低下を招く		
4. 循環/呼吸反応	【組織循環】 ●血圧128/72mmHg、脈拍80回/分、呼吸18回/日、SpO₂100% ●腹腔ドレーンから淡血性の排液が450mL/日 ●Hb：入院時10.2g/dL、術後1日目：8.1g/dL ●Ht：入院時：30.5%、術後1日目：27.3%		全身麻酔や術中の出血により呼吸・循環動態が変調しやすいが、血圧、脈拍、呼吸状態に問題は認めない。ドレーンから排液があるが、淡血性と色調が変化してきており、出血が増強しているおそれもない。 　しかしHb値が低値の場合は、低酸素状態でもチアノーゼは出現せずSpO₂も低下しないため、ほかの症状と併せて観察する。	
領域6		自己知覚		
3. ボディイメージ	【ボディイメージ】 ●術前、「できれば人工肛門を造設したくない」と看護師に話す ●病状については、すべて本人・家族に説明されている		術前からストーマを造設したくない気持ちが強かった。術後1日目であり、まだ造設されたストーマを見ていない。今後、ストーマを造設した事実に直面した際、否定的な感情を抱く可能性がある。 　身体的な回復に合わせ、ストーマの受容状況を確認する。	
領域7		役割関係		
1. 介護役割	【介護者役割緊張】 ●妻、長女（社会人）、長男（大学1年生）の4人家族 ●妻はパート勤務後、ほぼ毎日面会に来ている ●2人の子どもも毎日ではないが面会に来ている		がんであること、ストーマを造設することは、家族にとっても大きな出来事である。一家の大黒柱が入院することで、経済的な問題も生じる。 　妻はパートで働いており、ほぼ毎日面会にも来ている。妻の負担が増大しないよう注意する。	
2. 家族関係	【家族機能】 ●「長男が大学に通い始めたから学費が必要になる。早く退院したい」の発言がある		発言から、大黒柱としての自覚をもち、親としての役割を果たしたいという気持ちが強いことがわかる。	
3. 役割遂行	【役割遂行】 ●会社員で部長職である		管理職であり、会社での役割も大きい。早く退院したいという発言もあり、仕事役割を遂行できないことで不安が増強する可能性がある。	
領域11		安全/防御		
1. 感染	【感染】 ●WBC：入院時5,250/μL、術後1日目：12,290/μL ●体温37.4℃	●TP：術後1日目5.0g/dL ●Alb：術後1日目3.0g/dL ＜理由＞ 低栄養は免疫力の低下を招く	WBC値が上昇しているが、手術による炎症反応であると考える。体温も微熱であり、明らかな感染徴候はない。しかし、低栄養状態であり、免疫力が低下し感染しやすい状態である。 　術創と様々なカテーテルが留置されており、感染リスクが非常に高い。創部の感染は縫合不全を引き起こすため、感染が起こらないよう創部や	

第Ⅲ章 事例をとおして学ぶ看護過程

関連図

凡例:
- □ 顕在する問題
- ┌┄┐ 潜在する問題
- □ 治療・ケア
- ■ 患者情報
- □ 看護診断
- → 関連
- → 治療・処置の方法

患者情報
- 会社員、部長職
- 妻、長女（社会人）、長男（大学生）の4人家族
- 妻はパート勤務
- 56歳、男性、S状直腸がん（SE、ステージⅢ）
- 妻はパート勤務後、ほぼ毎日面会

病態・症状
- 転移
- 漿膜への浸潤
- 進行がん
- 病状に対する不安
- ストーマへの戸惑い「できれば人工肛門を造設したくない」
- 負担感増大

治療
- 全身麻酔下にてハルトマン手術 → 体力消耗 → 体がだるい
- ストーマ造設（単孔式）
- 術創形成 → 動くと痛い
- 硬膜外カテーテル留置
- 腹腔ドレーン留置
- 尿道カテーテル留置
- 点滴ルート留置
- 塩酸モルヒネ投与
- 看護師の促しによる体位変換

ストーマ関連
- ストーマ周囲炎
- 出血
- 浮腫
- 壊死
- 皮膚損傷
- 泥状便がだらだら出る

検査値・状態
- 低栄養状態 TP5.0g/dL Alb3.0g/dL
- 手術によるタンパク異化
- 術中の出血
- 貧血悪化 Hb8.1g/dL Ht27.3%
- 組織の酸素不足
- 免疫力の低下
- ベッド臥床
- 活動制限

看護診断
- #1 急性疼痛
- #2 身体可動性障害
- #3 組織統合性障害
- #4 感染リスク状態

98

4 【S状結腸がん②術直後】術後疼痛が強く離床が進まないS状結腸がん患者の看護過程

クラス	情 報	関連情報	アセスメント	基礎知識
			カテーテル類の管理を徹底する。 　以上より、仮診断は感染リスク状態とする。	
2．身体損傷	【出 血】 ●Plt：入院時43万/μL、術後1日目32万/μL 【組織統合性】 ●結腸に単孔式ストーマが造設された		Pltは基準値範囲内であるが、入院時よりも低下している。手術時の出血による影響と考える。 　ストーマ造設直後は、ストーマの浮腫や出血を生じやすい。 　特にCさんの場合は、貧血、低栄養状態にあるため、浮腫の改善の遅れや、壊死を起こす危険性がある。 　ストーマには肛門括約筋がないため、便を貯留するといった排泄調節機能がない。粘膜のバリア機能が低下した状態では、アルカリ性の腸液や便によりストーマ周囲の皮膚が損傷される可能性があるため、ストーマや周囲の皮膚の観察を十分に行い、異常の早期発見に努める。 　以上より、仮診断は組織統合性障害とする。	●ストーマの合併症：発症時期により、早期合併症と晩期合併症に分けられる。早期合併症には、出血、壊死、陥没など、晩期合併症には、狭窄、脱出、皮膚炎などがある。発生頻度としては、皮膚炎が最も多い。
6．体温調節	【体 温】 ●体温37.4℃		微熱がある。他に感染徴候を認めていないが、開腹術後でもあり、経過を観察する。	
領域12		安　楽		
1．身体的安楽	【疼 痛】 ●「動くと痛い、体がだるい」の発言がある ●硬膜外カテーテルからモルヒネ塩酸塩が持続投与されている		麻薬を投与しているが、体動時は創部痛が強い。しばらくは強い痛みが続く可能性が高い。 　尿道カテーテル、腹腔ドレーンなどの痛みも考えられる。 　モルヒネ塩酸塩は数日でなくなり、硬膜外カテーテルが抜去されるため、今後疼痛が増強するおそれがある。 　以上より、仮診断は急性疼痛とする。	●疼痛：痛みを伴う不快な感覚で、身体の異常を知らせるサインである。疼痛は身体的要因だけでなく、心理社会的な要因によっても影響を受ける。 　NANDA-Iでは、回復が期待・予測でき、持続期間が6か月以下の痛みを急性疼痛、回復が期待・予測できず持続的・反復的で持続期間が6か月以上のものを慢性疼痛としている。

統合のアセスメント

　Cさんは、56歳の男性である。1か月前にS状結腸がんと診断され、昨日、全身麻酔下でハルトマン手術が行われ、単孔式ストーマが造設された。

　現在、術後1日目である。硬膜外カテーテルからモルヒネ塩酸塩が持続投与されているが、術創による疼痛が強い。安静制限はないが、疼痛のためベッド臥床状態でほとんど動いておらず、身体可動性障害にある。離床が遅れると、創傷治癒の遅延や術後合併症を起こしやすくなるため、疼痛を緩和するとともに離床に向けた援助が必要である。

　ストーマを造設した場合、造設直後は浮腫を生じており、ストーマ粘膜が損傷しや

99

すい状態（組織統合性障害）である。特に、貧血や低栄養状態にあるため、組織の浮腫や壊死を生じる可能性がある。ストーマや周囲の皮膚の観察を行い、合併症の早期発見に努めるとともに、適宜、ストーマケアを行う。

腹部に術創やストーマがあるだけでなく、様々なカテーテルが留置されており、**感染リスク状態**である。貧血や低栄養は、術創の治癒遅延や創部の離解を生じやすいため、術創やカテーテルをしっかり保護し感染管理に努めるとともに栄養管理も行う。

現在、術後1日目であり、疼痛や倦怠感が強く、精神的な余裕がない状況である。術前には、ストーマに対してやや否定的な発言があったため、身体的な回復とともに、ストーマの受容に向けたかかわりも大切となる。

看護診断リスト

#	月日	健康問題（看護診断）	E：関連因子、リスク因子 S：診断指標（症状や徴候）
1		急性疼痛	E：術創、カテーテル留置 S：「動くと痛い」、ベッド臥床状態
2		身体可動性障害	E：創部痛、カテーテル留置、倦怠感 S：自力で体位変換できない
3		組織総合性障害	E：ストーマ造設、低栄養状態、貧血 S：ストーマの浮腫
4		感染リスク状態	E：術創、カテーテル留置、低栄養

看護計画

「#1 急性疼痛」の看護診断に対する看護計画を示す。

看護診断	
P：急性疼痛 E：術創、カテーテル留置 S：「動くと痛い」、ベッド臥床状態	
期待される結果	**達成予定日**
<長期目標> 疼痛が軽減し、日常生活を営める。	
<短期目標> 1）鎮痛薬の使用にて疼痛が緩和されたという発言がある。	
介　入	
OP ①疼痛の有無・程度、表情。	

②鎮痛薬の使用状況、効果。
③睡眠状況。
④創部や留置カテーテルの状況。
⑤活動状況、日常生活動作。
⑥バイタルサイン。
⑦不安の訴え。

TP
①疼痛増強時、医師の指示により鎮痛薬を投与。
②体位の工夫（安楽な姿勢を患者と共に考える）。
③カテーテルの管理（固定方法の工夫など）。
④咳や淡の喀出時は、創部に響かないよう腹部に手を当てる。
⑤深呼吸の促し。
⑥気分転換ができるような環境を整える（窓からの景色やテレビを見る、ベッド上できるような趣味を見つけるなど）。

EP
①疼痛時は鎮痛薬が使用できることを説明する。
②痛みを緩和する方法について説明する（深呼吸、気分転換など）。
③体位変換や移動時の注意点を指導する（カテーテル類の対処の仕方など）。

学習の課題

1. 疼痛の種類と疼痛を緩和する看護について考えてみよう。
2. 疼痛の増強因子と緩和因子について確認してみよう。

4 【S状結腸がん③術後回復期】
ストーマに対して悲観的言動がみられるS状結腸がん患者の看護過程

学習のポイント

1. ストーマ造設により生じる心理的苦悩とそれを支えるかかわり
＊看護診断【ボディイメージ混乱】に関するアセスメントと看護計画を立案する。

事例紹介

　Cさんは、56歳、男性。1か月前にS状結腸がんと診断され、全身麻酔下にてハルトマン手術が行われた。がん組織が後腹膜に湿潤しており、肛門から4cmのところで切除、結腸に単孔式ストーマが造設された。壁深達度がSEのステージⅢである。

　現在、術後8日目であり、術後合併症やストーマのトラブルはなく経過している。血液検査結果を表4-3に示す。術創やドレーンの抜去跡は治癒している。術後数日はストーマの出血や浮腫を認めたが、現在は認めない。術直後はストーマから泥状便が出ていたが、5日目以降は水様便となっている。食事は五分粥食であり、3食全量摂取している。術後は創部痛が強く、離床に時間を要したが、徐々に離床が進み、5日目以降は売店へ新聞を買いに行くなど、活動範囲が拡大している。

　ストーマ装具交換は、術前からかかわっている皮膚排泄ケア認定看護師と担当看護師が3日おきに実施している。便の処理やストーマ装具交換時、Cさんはストーマを見ることはなく、看護師がストーマの状態を伝えると「そうですか」という短い返答のみであった。術後3日目に看護師と一緒に便の処理をすることを提案したが、「もう少ししたらやります」と言い、実施しなかった。術後5日目に看護師が再度促し、看護師の見守りのもと自分で処理した。それ以降は、自分で便の処理やガス抜きをしている。しかし、ストーマを見る様子はない。ストーマ装具交換について感想を尋ねたところ、「大変そう」「難しそう」と発言があった。ストーマを造設したことに対して、「こんな姿になって情けない」「仕事に影響はないだろうか」と妻に話している。

　Cさんは、妻、社会人の長女、大学1年生の長男の4人家族である。会社員で部長職である。妻はパート勤務後、ほぼ毎日面会に来ている。長男、長女も毎日ではないが面会に来ている。病状についてはすべて本人・家族に説明されている。

4 【S状結腸がん③術後回復期】ストーマに対して悲観的言動がみられるS状結腸がん患者の看護過程

表4-3 血液検査結果

項　目	値（術後1日目）	値(術後8日目)	項　目	値（術後1日目）	値(術後8日目)
WBC	12,290/μL	7,240/μL	TP	5.0g/dL	5.5g/dL
RBC	400万/μL	406万/μL	Alb	3.0g/dL	3.5g/dL
Plt	32万/μL	35万/μL	Na	138mEq/L	139mEq/L
Hb	8.1g/dL	11.3g/dL	K	4.3mEq/L	4.3mEq/L
Ht	27.3%	34%			

アセスメント

クラス	情　報	関連情報	アセスメント	基礎知識
領域1	ヘルスプロモーション			
2. 健康管理	【健康行動】 ● 1か月前にS状結腸がんと診断され、全身麻酔下にてハルトマン手術が行われた ● 病状についてはすべて本人・家族に説明されている ● ストーマ装具交換は、皮膚排泄ケア認定看護師と担当看護師が3日おきに実施 【治療計画管理】 ● 術後3日目に看護師と一緒に便の処理をすることを提案したが、「もう少ししたらやります」と言い、実施しなかった ● 術後5日目に看護師が再度促し、看護師の見守りのもと自分で処理し、それ以降は自分で便の処理やガス抜きをしている ● ストーマ装具交換について感想を尋ねたところ、「大変そう」「難しそう」と発言があった	● ストーマを見る様子はない ● ストーマ造設に対して、「こんな姿になって情けない」「仕事に影響はないだろうか」と家族に話している ＜理　由＞ ストーマを受容しているかどうかが、自己管理行動に大きく影響する	今後、ストーマ装具交換やストーマケアの手技習得に向けて指導が開始される。ストーマ装具交換に対して「大変そう」「難しそう」という発言があり、困難感を抱いている様子がうかがえる。 　56歳と若く、管理能力はあると考えるが、ストーマケアに関してはすべてが初めての経験であり、知識が不足している状態である。 　ストーマに対する悲観的な発言がある。知識不足やストーマの受容の程度は、自己管理行動に影響するため、Cさんの身体的・心理的状況に合わせながら、指導を行っていく。 　ストーマ管理においては家族の協力も重要であり、家族の負担に配慮しつつ、適宜協力を依頼する。 　以上より、仮診断は非効果的自己健康管理とする。	
領域2	栄　養			
1. 摂　取	【栄　養】 ● 5分粥食、3食全量摂取 ● TP：術後1日目5.0g/dL、術後8日目5.5g/dL ● Alb：術後1日目3.0g/dL、術後8日目3.5g/dL ● RBC：術後1日目400万/μL、術後8日目406万/μL ● Hb：術後1日目8.1g/dL、術後8日目11.3g/dL ● Ht：術後1日目27.3%、術後8日目34%		TP、Albは基準値より低く、低栄養状態である。しかし、術後1日目よりも栄養状態は改善しており、食事摂取も進んでいることから、今後さらに栄養状態が改善していくと考える。 　Hb、Htも基準値より低く、貧血傾向にある。術後1日目よりも改善してきているが、今後も観察が必要である。	
5. 水　化	【電解質】 ● Na：術後1日目138mEq/L、術後8日目139mEq/L	● 術直後から泥状便が出ている ● 術後5日目からは	Na、Kともに基準値内であり、電解質異常は認めない。現在、下痢が続いていることから、脱水徴候や	

103

第Ⅲ章　事例をとおして学ぶ看護過程

クラス	情報	関連情報	アセスメント	基礎知識
	●K：術後1日目4.3mEq/L、術後8日目4.3mEq/L	水様便が出ている ＜理由＞ 下痢は電解質の喪失や脱水を生じる	電解質データのモニタリングは必要である。	
領域3		**排泄と交換**		●大腸での水分の吸収：1日のうちで消化管に流入する水分量は、消化液7Lと経口摂取される水分2Lの計9Lである。小腸で80〜90%、大腸で10〜20%が吸収される[1]。 大腸では、液状であった便が上行結腸から下行結腸の間に固形化され、S状結腸から直腸で硬い糞便となる。
2. 消化器系機能	【下痢】 ●全身麻酔下にてハルトマン手術が実施された ●がん組織が後腹膜に湿潤しており、肛門から4cmのところで切除した ●結腸に単孔式ストーマが造設された ●壁深達度がSEのステージⅢである ●ストーマから手術直後は泥状便が出ていた ●術後5日目以降は水様便となっている	●5分粥食を全量摂取 ＜理由＞ 食事形態は便の形状に影響を及ぼす	がんが漿膜まで露出しており、リンパ節転移の可能性が高く、進行がんである。 術後、下痢が続いている。大腸の手術の場合、水分の吸収能が低下し下痢を生じやすい。今回の手術は、S状結腸の切除であり、水分吸収能が著しく低下するとは考えにくく、それだけが原因とはいえない。 現在、5分粥食であり、水分が多い食事を摂取していること、また全身麻酔下による開腹手術であったため、腸管機能が十分回復していないことが影響している可能性もある。 下痢が持続すると電解質バランス異常や脱水を生じやすい。 今後は、腸管機能の回復とともに普通食に変わっていくため、便の性状も変化すると考えるが、便の状態や下痢に伴う随伴症状の有無も観察する。 以上より、仮診断は下痢とする。	
領域4		**活動/休息**		
2. 活動/運動	【可動性】 ●術後は創部痛が強く、離床に時間を要したが、徐々に離床が進み、5日目以降は売店へ新聞を買いに行くなど活動範囲が拡大している	●Hb：術後1日目8.1g/dL、術後8日目11.3g/dL ●Ht：術後1日目27.3%、術後8日目34% ＜理由＞ 貧血は組織への酸素供給不足により活動低下を招く	疼痛が軽減し、活動範囲が拡大している。 Hb、Ht値は改善してきているものの、いまだ低く、貧血状態である。現在、活動量が増加しており、ふらつきによる転倒に注意が必要である。	
領域6		**自己知覚**		
3. ボディイメージ	【ボディイメージ】 ●ストーマを見る様子はない ●看護師がストーマの状態を伝えると「そうですか」という短い返答のみであった ●ストーマを造設したことに対して「こんな姿になって情けない」「仕事に影響はないだろうか」と妻に話している	●結腸に単孔式ストーマを造設した ●術後3日目に看護師と一緒に便の処理をすることを提案したが、「もう少ししたらやります」と言い、実施しなかった ●術後5日目に看護師が再度促し、看護師の見守りのもと自分で処理した ＜理由＞	ストーマや外見に対する悲観的な発言がみられる。Cさんの場合は、S状結腸がんと診断されてから手術までの期間が1か月であり、心理的準備期間が短い。排便機能の喪失、外見の変化、日常生活の変化を伴うストーマ造設は、容易に受け入れられない。 ストーマを見ないといった行動から、フィンクの危機モデルの防御的退行の段階にあると考えられ、見守りやありのままの患者を受け入れるかかわりが必要である。	●フィンクの危機モデル：フィンク（Fink SL）は、危機とは、個々人が出来事に対してもっている通常の対処能力が、その状況を処理するには不十分であるとみなした混乱した状態としている。適応までのプロセスを①衝撃、②防御的退行、③承認、④適応の4つの段階で表している。

104

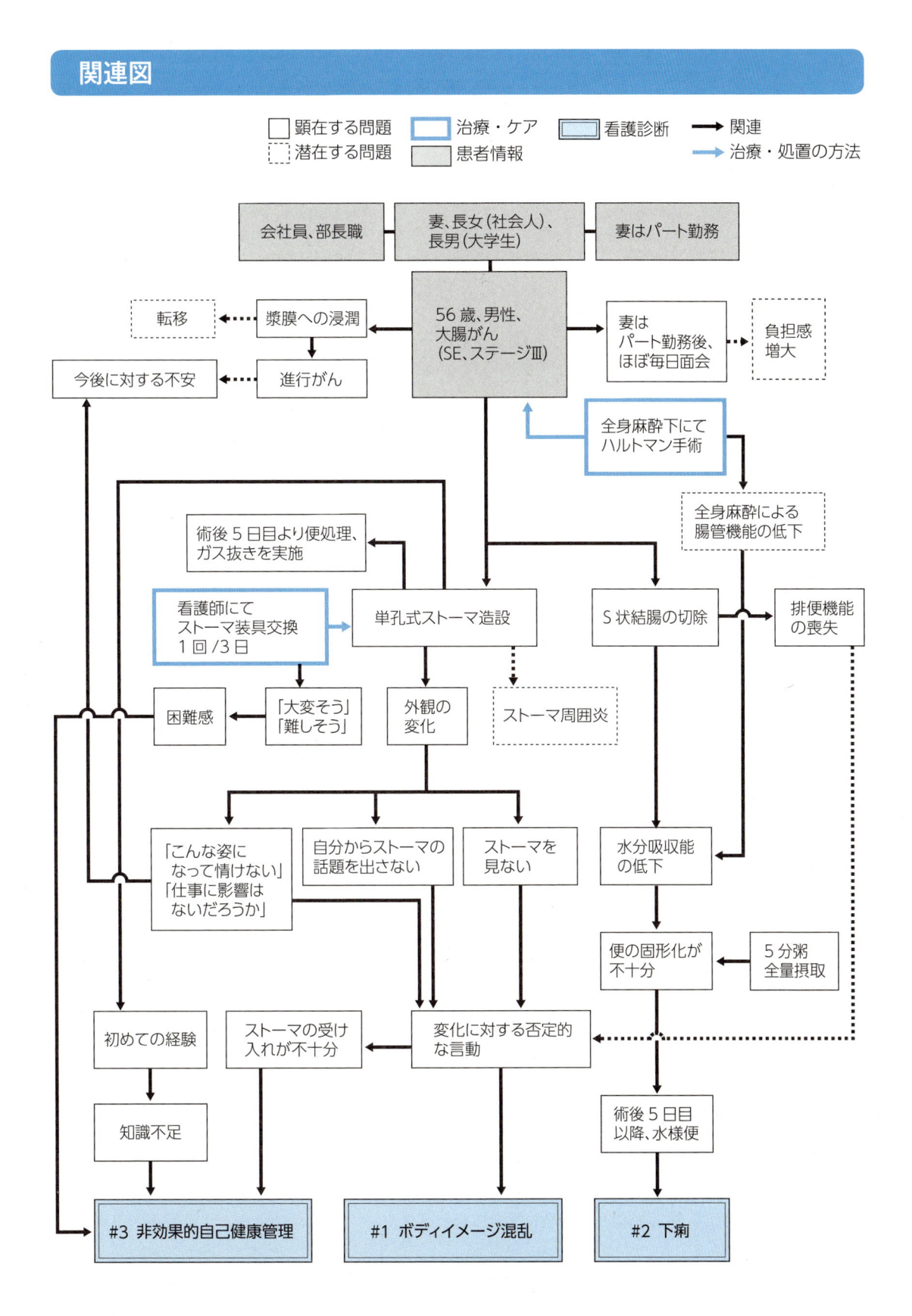

4 【S状結腸がん③術後回復期】ストーマに対して悲観的言動がみられるS状結腸がん患者の看護過程

関連図

凡例:
- □ 顕在する問題
- ⬚ （破線）潜在する問題
- □（青枠） 治療・ケア
- ■（灰） 患者情報
- ■（水色） 看護診断
- → 関連
- →（青） 治療・処置の方法

患者情報
- 会社員、部長職
- 妻、長女（社会人）、長男（大学生）
- 妻はパート勤務
- 56歳、男性、大腸がん（SE、ステージⅢ）
- 妻はパート勤務後、ほぼ毎日面会

潜在・顕在する問題の流れ
- 漿膜への浸潤 → 転移（潜在）
- 漿膜への浸潤 → 進行がん → 今後に対する不安
- 妻はパート勤務後、ほぼ毎日面会 → 負担感増大（潜在）

治療・ケア
- 全身麻酔下にてハルトマン手術
- 看護師にてストーマ装具交換 1回/3日
- 術後5日目より便処理、ガス抜きを実施

術後経過
- 全身麻酔による腸管機能の低下（潜在）
- 単孔式ストーマ造設
- S状結腸の切除 → 排便機能の喪失
- 水分吸収能の低下
- 便の固形化が不十分 ← 5分粥全量摂取
- 術後5日目以降、水様便

心理・行動
- 「大変そう」「難しそう」 → 困難感
- 外観の変化
- ストーマ周囲炎（潜在）
- 「こんな姿になって情けない」「仕事に影響はないだろうか」
- 自分からストーマの話題を出さない
- ストーマを見ない
- 変化に対する否定的な言動
- ストーマの受け入れが不十分
- 初めての経験 → 知識不足

看護診断
- #1 ボディイメージ混乱
- #2 下痢
- #3 非効果的自己健康管理

第Ⅲ章　事例をとおして学ぶ看護過程

クラス	情　報	関連情報	アセスメント	基礎知識
		ストーマ造設は排便機能の喪失、外見の変化を生じる出来事である	以上より、仮診断はボディイメージ混乱とする。	
領域7		役割関係		
1．介護役割	【介護者役割緊張】 ●妻、長女（社会人）、長男（大学1年生）の4人家族 ●妻はパート勤務後、ほぼ毎日面会に来ている ●長男、長女も毎日ではないが面会に来ている		妻はパート勤務後、ほぼ毎日面会に来ている。妻の負担が増大しないよう注意が必要である。	
3．役割遂行	【役割遂行】 ●会社員で部長職である		管理職であり、会社での役割も大きい。早く退院したいという発言もあり、仕事役割を遂行できないことで不安が増強する可能性がある。	
領域11		安全／防御		
1．感　染	【感　染】 ●WBC：術後1日目12,290/μL、術後8日目7,240/μL		WBCは基準値内で感染徴候は認めない。	
2．身体損傷	【出　血】 ●Plt：術後1日目32万/μL、術後8日目35万/μL 【組織統合性】 ●結腸に単孔式ストーマを造設した ●術創、ドレーン抜去跡は治癒している ●術後数日はストーマの出血や浮腫を認めたが、現在はない		ストーマ造設による晩期合併症として、腸管の脱出、ストーマ周囲炎などがある。ストーマには肛門括約筋がなく、便を貯留する機能がないため、アルカリ性の腸液や便によりストーマ周囲の皮膚が損傷する可能性があるため、ストーマケアが重要である。	●腸液：pH8.3のアルカリ性の消化液で、絨毛間のくびれにある腸腺から分泌される。1回の分泌量は約2,400mL。

統合のアセスメント

　　　Cさんは、56歳の男性である。1か月前にS状結腸がんと診断され、全身麻酔下によるハルトマン手術が行われ、単孔式ストーマが造設された。

　　現在、術後8日目である。術創やドレーンの抜去跡は治癒しており、術後順調に経過している。ストーマに関してトラブルはないが、ストーマを直視せず、話題を避けるような言動がみられる。「こんな姿になって情けない」と外見の変化を悲観的にとらえる発言があり、ボディイメージの混乱がみられる。Cさんの場合、S状結腸がんと診断されてから手術までが1か月と非常に短かった。がんという疾患自体がCさんにとって衝撃的な出来事であり、そのうえ、排便機能の喪失、外見の変化、日常生活の見直しなど、様々な変化を求められるストーマの造設は、容易に受け入れられるものではなく、時間が必要であると考える。同じ経験をしている患者との交流、患者会の紹介など、身体的・心理的状況に合わせストーマと向き合えるようなかかわりが必要である。

また、身近な存在である家族の支えも重要である。家族にとっても、がん、手術、ストーマの造設といった出来事は衝撃が大きく身体的・心理的負担を抱えている。そのような家族の負担感を軽減しつつ、家族の協力を得ていくことが大切である。

現在、ストーマ装具交換は看護師が実施しており、Cさんは便の処理、ガス抜きを行っている。今後、自己管理に向け指導が開始されるが、ストーマ装具交換について困難感を抱いている様子がある。すべてが初めての経験であり、知識が不足していること、ストーマを否定的にとらえていることから、自己管理を行ううえで十分な状況とはいえない(非効果的自己健康管理)。ストーマに関する知識の提供を行うとともに、できることから実施してもらい、ストーマ管理について自信をつけていくことが大切である。そして、Cさんのライフスタイルや性格などを考慮して、患者に合ったストーマ管理の方法をCさん、家族と共に考えていくことが重要である。

水様便が続いており、下痢の状態である。下痢は、脱水や電解質バランスの異常などを起こす可能性があり、便の性状や脱水、電解質異常の徴候に関する観察が必要である。

看護診断リスト

#	月日	健康問題（看護診断）	E：関連因子、リスク因子 S：診断指標（症状や徴候）
1		ボディイメージ混乱	E：ストーマの造設 S：「こんな姿になって情けない」、ストーマを見ない
2		下　痢	E：S状結腸切除による水分吸収能の低下、水分量の多い食事の摂取、全身麻酔による腸管機能の低下 S：水様便が持続
3		非効果的自己健康管理	E：知識不足、ストーマの受け入れが不十分 S：「大変そう」「難しそう」

看護計画

「＃1　ボディイメージ混乱」の看護診断に対する看護計画を示す。

看護診断	
P：ボディイメージ混乱 E：ストーマの造設 S：「こんな姿になって情けない」、ストーマを見ない	
期待される結果	達成予定日
<長期目標> ストーマを受け入れることができ、新たな生活に向け取り組むことができる。	
<短期目標>	

1）ストーマを観察することができる。
2）ボディイメージの変化を認める発言がある。

介　入

OP
①ストーマや疾患に対する言動。
②ストーマ装具交換やストーマケア時の言動。
③ストーマ装具交換の実施状況。
④不安の訴え。
④睡眠状況。

TP
①ストーマ装具交換やストーマケアは身体的・心理的状態に合わせながら、段階を設け実施する。
②皮膚排泄ケア認定看護師との連携。
④同じ経験をした患者との交流の場を設ける。
⑤患者会の紹介。
⑥家族の協力を得る。

EP
①ストーマ管理方法を説明する。
②今後の生活について説明する（食事、入浴、衣服、運動、外出・旅行、仕事、性生活など）。

「＃2　下痢」の看護診断に対する看護計画を示す。

看護診断

P：下痢
E：S状結腸切除による水分吸収能の低下、水分量の多い食事の摂取、全身麻酔による腸管機能の低下
S：水様便が持続

期待される結果	達成予定日
＜長期目標＞ 下痢への対処行動がとれ、脱水や電解質異常を起こさない。	
＜短期目標＞ 1）対処方法を説明できる。	

介　入

OP
①便の性状。
②腸蠕動音。
③腹部膨満感の有無、程度。
④排ガスの有無。
⑤腹痛、悪心・嘔吐の有無、程度。
⑥食事形態・内容。
⑦食事摂取量。
⑧脱水徴候の有無（口渇、尿量、皮膚の乾燥など）。
⑨血液検査結果（Na、Kなど）。

4 【S状結腸がん③術後回復期】ストーマに対して悲観的言動がみられるS状結腸がん患者の看護過程

TP
①状態に合わせて水分・電解質の補給。
②腹部の保温。
③食事は温かいものを提供する。
④下痢を助長させるような食品は避ける（適宜、栄養士と相談する）。
⑤ストーマ周囲の清潔保持。
⑥医師の指示により止痢薬を投与する。

EP
①下痢をしやすい食品、下痢のときに適した食品について説明する。
②脱水や電解質異常時の症状について説明する。
③下痢の対処方法について説明する（水分・電解質補給、腹部の保温など）。

学習の課題

1. 危機理論などを用いて障害受容のプロセスを確認してみよう。また、各期に応じた看護師のかかわりについて考えてみよう。
2. ストーマ造設患者が利用できる社会資源について確認しよう。

●文　献
1）医療情報科学研究所編：病気がみえる1消化管，第4版，メディックメディア，2010.
2）小島操子・佐藤禮子編：危機状況にある患者・家族の危機の分析と看護介入　事例集—フィンク／コーン／アグィレラ／ムース／家族の危機モデルより，金芳堂，2011.

5 【大腿骨頸部骨折①術前】
大腿骨頸部骨折による疼痛のため身体可動性に障害のある患者の看護過程

学習のポイント

1. 加齢に伴う身体機能低下のアセスメントと日常生活動作（ADL）への援助

2. 大腿骨頸部骨折による疼痛への援助

＊看護診断【身体可動性障害】に関するアセスメントと看護計画を立案する。

事例紹介

　Yさんは78歳、女性。加齢による骨粗鬆症と筋力低下があり、庭でつまずいて転倒した。動けなくなったところを長男の嫁が気づき、救急搬送された。X線検査の結果、右大腿骨頸部骨折（内側骨折）と診断され、緊急入院となった。胸部X線、心電図に異常はみられない。

　入院2日目、バイタルサインは、体温36.5℃、脈拍64回/分（リズム整）、血圧132/64mmHg、SpO₂97％である。検査結果を表5-1に示す。

　昨晩は「痛みがつらい。痛みを早くとってほしい」「痛くて眠れない」と訴えたため、鎮痛薬を内服した。その後訴えはなく、朝まで入眠できた。日中は体動時以外痛みの訴えはなく、ベッド上で過ごしている。安静度はベッド上安静、ギャッチアップ30度まで可能で、日常生活全般（食事、整容、更衣、入浴、排泄）において介助が必要である。疼痛に対しては、鎮痛薬の内服が3回/日、頓用薬として坐薬が処方されている。現在、3日間排便がない（入院前日から排便なし、入院前までは1回/日）。

　Yさんは、身長155cm、体重50kg。上下ともに義歯を装着しているが、食事は摂取できている。5年前に夫と死別し、現在は長男夫婦と同居、長女は他県に嫁いでいる。入院時は嫁が付き添い、身の回りの世話をしている。嫁はYさんのことを「何事も意欲的、せっかちな性格」と話している。飲酒、喫煙はない。

　入院3日目、人工骨頭置換術を施行予定であり、主治医からは「右足の付け根の骨が折れているので手術をする」と説明を受けている。本人は「手術をした後、以前のように歩けるようになるのか」と話している。

5 【大腿骨頸部骨折①術前】大腿骨頸部骨折による疼痛のため身体可動性に障害のある患者の看護過程

表5-1 検査結果（入院2日目）

項目	値	項目	値	項目	値
WBC	7,160/μL	総ビリルビン	0.42mg/dL	K	4.4mEq/L
RBC	430万/μL	AST	30IU/mL	Cl	105mg/dL
Hb	13.1g/dL	ALT	40IU/mL	BUN	15mg/dL
Ht	39%	TP	6.8g/dL	Cr	0.72mg/dL
Plt	32.2万/μL	Na	140mEq/L		

アセスメント

クラス	情報	関連情報	アセスメント	基礎知識
領域2	栄養			
1．摂取	【栄養】 ●身長155cm ●体重50kg ●BMI20.8 ●TP6.8g/dL 【嚥下】 ●上下義歯装着		BMI、TPは基準値内であり栄養状態は問題ない。義歯を装着しているが、適合障害なく食事摂取できているため問題ない。	
4．代謝	【肝機能】 ●AST30IU/mL ●ALT40IU/mL		AST、ALTともに基準値内であり肝機能は問題はない。	
5．水化	【電解質平衡】 ●Na140mEq/L ●K4.4mEq/L ●Cl105mg/dL		Na、K、Clともに基準値内であり電解質は問題ない。	
領域3	排泄と交換			
1．泌尿器系機能	【排尿】 ●BUN15mg/dL ●Cr0.72mg/dL ●排泄はベッド上		BUN、Crともに基準値内で腎機能は問題ない。排泄はベッド上で介助が必要である。	
2．消化器系機能	【便秘】 ●3日間排便なし ●入院前まで1回／日 ●排泄はベッド上	●ベッド上安静 ＜理由＞ 排便のアセスメントには、活動についての情報が必要である	右大腿骨頸部骨折により、ベッド上安静を強いられたことで活動量が低下し、腸蠕動運動の低下を招き、さらに体動による疼痛がベッド上での活動性を低下させ、3日間排便がない状態になったと推測される。 　現在ベッド上安静であることから、排泄時は介助を受けなければならず、羞恥心による排便行動を我慢することも予測される。 　今後手術予定があり、麻酔薬の影響により消化管蠕動運動の停止・低下が起こることも推測される。術後すぐに活動性は拡大しないため、活動量の低下に伴い筋力が低下し、さらに便秘を助長しやすい状況にな	●大腿骨頸部骨折：大腿骨頭から転子部にかけての骨折。高齢者において多くみられる。治療は骨接合術、人工骨頭置換術が行われる。

111

クラス	情報	関連情報	アセスメント	基礎知識
			ると予測され、術前より排便コントロールを行う必要がある。 　以上より、仮診断は便秘リスク状態とする。	
4．呼吸器系機能	【ガス交換】 ●SpO₂97%	●喫煙歴なし <理　由> 呼吸状態を判断する	SpO₂は基準値内であり、問題ない。喫煙歴もないため手術合併症のリスクは少ないと考えられる。	
領域4		活動/休息		
1．睡眠/休息	【睡　眠】 ●「痛くて眠れない」と発言 ●鎮痛薬内服後、朝まで入眠		右大腿骨頸部骨折部の疼痛により睡眠が障害されたが、鎮痛薬内服後は入眠できており問題ない。 　しかし入院という慣れない環境で、今後睡眠パターンが変化する可能性もあり十分な観察が必要である。	
2．活動/運動	【移　動】 ●ベッド上安静 ●ギャッチアップ30度まで可能 ●日中ベッド上で過ごす ●体動時以外は疼痛の訴えなし		右大腿骨頸部骨折によりベッド上での生活を余儀なくされている。体動による骨折部の痛みがさらに活動性を低下させていると考える。 　現在は日常生活全般において介助が必要であり、78歳と高齢であることから術前・術後の安静により全身の筋力低下、関節拘縮を起こしやすいことが推測できる。 　以上より、仮診断は身体可動性障害とする	
4．循環/呼吸反応	【活動耐性低下】 ●脈拍64回/分（リズム整） ●血圧132/64mmHg ●RBC430万/μL ●Hb13.1g/dL ●Ht39% ●Plt32.2万/μL ●胸部X線異常なし ●心電図異常なし		脈拍、血圧、その他検査データは基準値内であり問題ない。胸部X線、心電図の結果も異常なく問題ない。	
5．セルフケア	【セルフケア】 ●ベッド上安静 ●ギャッチアップ30度まで可能 ●日常生活全般（食事、整容、更衣、入浴、排泄）において介助が必要		骨折による関節可動域の制限、ベッド上安静による活動制限により更衣・整容、入浴、排泄など、日常生活全般において介助が必要な状態であり、体動による骨折部の痛みがさらに活動性を低下させていると考える。 　78歳と高齢であり、術前・術後の安静により全身の筋力低下、関節拘縮を起こしやすいため、適宜日常生活動作（ADL）を介助するとともに、可能な範囲で自力でも行ってもらい、筋力低下、関節拘縮を予防する。 　以上より仮診断は入浴セルフケア不足、更衣セルフケア不足、排泄セルフケア不足とする。	

5 【大腿骨頸部骨折①術前】大腿骨頸部骨折による疼痛のため身体可動性に障害のある患者の看護過程

クラス	情報	関連情報	アセスメント	基礎知識
領域5		知覚/認知		
4. 認知	【混乱】 ●「痛くて眠れない」と発言 ●鎮痛薬内服後、朝まで入眠	●日中ベッド上で過ごす <理由> 外界からの刺激の状況は認知にかかわる	右大腿骨頸部骨折部の疼痛により睡眠が障害されたが、鎮痛薬内服後は入眠できており問題ない。 　入院という慣れない環境、外界からの刺激不足、活動と休息のバランスの乱れなどから生活環境の変化によるせん妄を生じる可能性がある。特に術後はせん妄を起こしやすいため、睡眠状況などを観察する。	
領域7		役割関係		
1. 介護役割	●入院時は嫁が付き添い、身の回りの世話をしている		家族のサポートがあり問題ない。	
領域11		安全/防御		
2. 身体損傷	【転倒転落】 ●つまずいて転倒 【皮膚統合性】 ●身長155cm ●体重50kg ●BMI20.8 ●TP6.8g/dL	【転倒転落】 ●ベッド上安静 ●ギャッチアップ30度まで可能 ●日常生活全般（食事、整容、更衣、入浴、排泄）において介助が必要 ●嫁「何事も意欲的、せっかちな性格」と発言 <理由> 日中の過ごし方や性格は、転倒転落のリスクにかかわる 【皮膚統合性】 ●ベッド上安静 ●入院3日目に手術 <理由> 安静は褥瘡のリスクにかかわる	今まで自分でできていたことが介助されている状況である。せっかちな性格であることから、介助を待てず自分で行いベッドから転落する可能性がある。ADLを観察し、ナースコールへの理解度を確認する。 　安静により褥瘡のリスクがあるが、栄養状態から今のところ問題ない。	
6. 体温調節	【体温】 ●体温36.5℃		体温は標準であり問題ない。	
領域12		安楽		
1. 身体的安楽	【疼痛】 ●「痛くて眠れない」と発言 ●鎮痛薬内服後朝まで入眠 ●体動時以外は疼痛なし		疼痛の原因は、右大腿骨頸部骨折による周囲組織の挫滅、体動時の骨折部による周囲組織への刺激が原因と考えられる。また、血腫形成による周辺組織の圧迫も疼痛の一因となっている。 　疼痛が増強すると、活動や精神面へも影響するため、処方されている鎮痛薬を効果的に使用し、疼痛コントロールを図ることが重要である。 　以上より、仮診断は急性疼痛とする。	

113

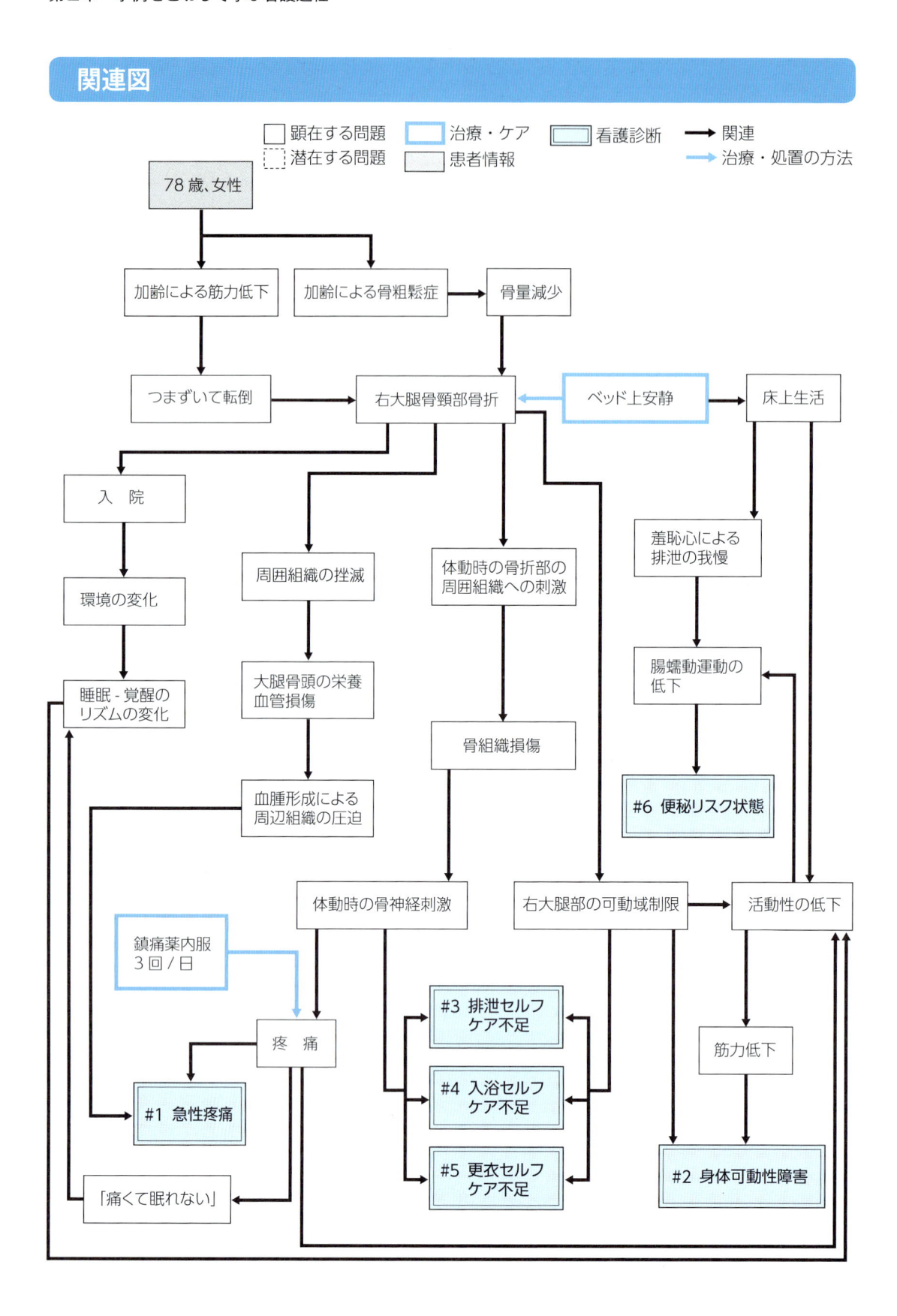

第Ⅲ章 事例をとおして学ぶ看護過程

関連図

凡例：
- □ 顕在する問題
- ⬚ 潜在する問題（破線）
- □ 治療・ケア
- ▨ 患者情報
- ▣ 看護診断
- → 関連
- → 治療・処置の方法

```
78歳、女性
  ├─ 加齢による筋力低下
  ├─ 加齢による骨粗鬆症 → 骨量減少
  │
  ├─ つまずいて転倒
  └─ 右大腿骨頸部骨折 ← ベッド上安静 → 床上生活
        ├─ 入院 → 環境の変化 → 睡眠‐覚醒のリズムの変化
        ├─ 周囲組織の挫滅 → 大腿骨骨頭の栄養血管損傷 → 血腫形成による周辺組織の圧迫
        ├─ 体動時の骨折部の周囲組織への刺激 → 骨組織損傷
        │
        └─ 羞恥心による排泄の我慢 → 腸蠕動運動の低下 → #6 便秘リスク状態

体動時の骨神経刺激 ─ 右大腿部の可動域制限 ─ 活動性の低下
  │                        │                    │
  │         ┌──→ #3 排泄セルフケア不足 ←──┤      筋力低下
  │         ├──→ #4 入浴セルフケア不足 ←──┤         │
鎮痛薬内服  ├──→ #5 更衣セルフケア不足 ←──┘      #2 身体可動性障害
3回/日      │
  ↓      疼痛
#1 急性疼痛
  │
「痛くて眠れない」
```

114

5 【大腿骨頸部骨折①術前】大腿骨頸部骨折による疼痛のため身体可動性に障害のある患者の看護過程

統合のアセスメント

　　Yさんは、78歳の女性である。庭でつまずいた際にバランスを崩して転倒し骨折に至った。栄養状態や筋・骨格上に問題はなく、骨折は加齢による骨粗鬆症と筋力低下によるものと推測される。右大腿骨頸部骨折による急性疼痛があり、夜間の睡眠状況を脅かしているため、鎮痛薬を効果的に使用し、疼痛コントロールを図る必要がある。

　　右大腿骨頸部骨折による可動域制限があり、ベッド上安静による床上生活を強いられることで身体可動性障害がある。今まで自分でできていた更衣・排泄・入浴セルフケア行動ができなくなり、更衣・排泄・入浴セルフケア不足に対する介助が必要である。また、高齢であることから活動量低下に伴う筋力の低下や関節拘縮などのリスクが高く、術後の安静によりさらに筋力が低下することが推測される。このことから可能な範囲で、自力でADLを行ってもらい筋力低下や関節拘縮を予防するよう努めることが必要である。

　　活動量低下や床上生活を強いられることにより排泄を我慢することも推測される。今後手術予定があり、麻酔薬の影響による消化管蠕動運動の低下、術後の安静などによる便秘リスク状態が考えられることから、術前からの排便コントロールが必要である。

看護診断リスト

#	月日	健康問題（看護診断）	E：関連因子、リスク因子 S：診断指標（症状や徴候）
1		急性疼痛	E：右大腿骨頸部骨折による周囲組織の挫滅、体動時の骨折部の周囲組織への刺激 S：疼痛の訴え、疼痛による睡眠障害
2		身体可動性障害	E：右大腿部の可動域制限、ベッド上安静による床上生活、体動時の疼痛 S：右大腿骨頸部骨折による可動域の制限
3		排泄セルフケア不足	E：右大腿部の可動域制限、体動時の疼痛 S：疼痛の訴え、右大腿部の可動域制限により排泄動作を行えない
4		入浴セルフケア不足	E：右大腿部の可動域制限、体動時の疼痛 S：疼痛の訴え、右大腿部の可動域制限により入浴動作を行えない
5		更衣セルフケア不足	E：右大腿部の可動域制限、体動時の疼痛 S：疼痛の訴え、右大腿部の可動域制限により更衣動作を行えない
6		便秘リスク状態	E：活動制限による腸蠕動運動の低下

看護計画

「#2　身体可動性障害」の看護診断に対する看護計画を示す。

看護診断
P：身体可動性障害 E：右大腿部の可動域制限、ベッド上安静による床上生活、体動時の疼痛 S：右大腿骨頸部骨折による可動域の制限

期待される結果	達成予定日
＜長期目標＞ 自力で歩行ができる。	
＜短期目標＞ 1）安静度を守ることができる。 2）ADLの介助を適切に受けることができる。	

介　入

OP
①関節可動域・筋力の程度、拘縮の有無・程度。
②疲労感・倦怠感の有無・程度。
③食事摂取状況。
④疼痛の程度。
⑤内服薬・頓用薬の使用状況。
⑥患肢の安静度、枕などの使用状況。
⑦バイタルサイン。
⑧ADLの自立度。

TP
①2時間ごとの体位変換（自分でできる範囲は自分で行ってもらう）。
②右股関節が内転・内旋しないように枕などを適切に使用する。
③ナースコールを手の届く範囲におく。
④ベッドの操作スイッチを手の届く範囲に置く。
⑤ティッシュペーパー、テレビのリモコン、新聞などを手の届く範囲に置く。

EP
①疲労感、倦怠感、疼痛があればすぐに知らせるよう説明する。
②安静の必要性を説明する。

学習の課題

1．大腿骨頸部骨折による身体可動性障害について調べてみよう。
2．障害のある高齢者がADLを自力で行えるよう、援助方法を考えてみよう。

5 【大腿骨頸部骨折②術直後】
大腿骨頸部骨折のため人工骨頭置換術を受け、術後せん妄を発症した患者の看護過程

学習のポイント

1. 術後せん妄を発症する前後のアセスメントと術後せん妄への援助

2. 術後起こりうる症状のアセスメントと日常生活動作（ADL）の向上を目指した援助

*看護診断【急性混乱】に関するアセスメントと看護計画を立案する。

事例紹介

　Yさんは78歳、女性。加齢による骨粗鬆症と筋力低下があり、庭でつまずいて転倒し、救急搬送された。X線検査の結果、右大腿骨頸部骨折（内側骨折）と診断され、緊急入院となった。

　入院3日目、人工骨頭置換術を受けた。手術は無事に終了し、持続点滴（500mL/日）、尿道留置カテーテル、弾性ストッキングを着用した状態で帰室した。安静度はベッド上安静、ギャッチアップ30度まで可能であり、翌日から端座位可、ベッドサイドでのリハビリテーション開始予定である。

　帰室後のバイタルサインは、体温36.9℃、脈拍82回/分（リズム整）、血圧140/76mmHg、呼吸18回/分、SpO$_2$97％である。検査結果を表5-2に示す。入院してから排便はみられていない。飲酒、喫煙はない。

表5-2　検査結果

検査項目	手術当日 （入院3日目）	検査項目	手術当日 （入院3日目）
WBC	8,600/μL	ALT	40IU/mL
RBC	397万/μL	TP	6.7g/dL
Hb	12.1g/dL	Na	144mEq/L
Ht	35.2％	K	4.2mEq/L
Plt	26.6万/μL	Cl	106mg/dL
総ビリルビン	0.42mg/dL	BUN	19mg/dL
AST	33IU/mL	Cr	0.83mg/dL

第Ⅲ章　事例をとおして学ぶ看護過程

帰室後、「ここはどこ？」「痛い！　助けて」と叫び、点滴や尿道留置カテーテルを引っ張る動作がみられ、安静を促しても動こうとする。

アセスメント

クラス	情　報	関連情報	アセスメント	基礎知識
領域2		栄　養		
1．摂　取	【栄　養】 ●TP6.7g/dL		TPは基準値内であり、栄養状態は問題ない。	
5．水　化	【体液量】 ●Na144mEq/L ●K4.2mEq/L ●Cl106mg/dL ●持続点滴500mL/日		Na、K、Clとも基準値内であり電解質は問題ない。 　持続点滴中であり、イン・アウトのバランスを観察する必要があるが、現時点では問題ない。	
領域3		排泄と交換		
1．泌尿器系機能	【排　尿】 ●尿道留置カテーテル挿入 ●BUN19mg/dL ●Cr0.83mg/dL		手術直後であり、安静を保持する必要性から尿道留置カテーテルが挿入された。BUN、Crとも基準値内で、腎機能は問題ない。	
2．消化器系機能	【便　秘】 ●入院してから排便なし ●入院前まで1回/日	●安静度ベッド上 ●ギャッチアップ30度まで可能 ●翌日から端座位可 ＜理　由＞ 活動の情報が必要	右大腿骨頸部骨折により、ベッド上安静を強いられたことで活動量が低下し、腸蠕動運動の低下を招き、さらに体動による疼痛がベッド上での活動を低下させ、4日間排便がない状態になったと推測できる。また手術や麻酔薬の影響による蠕動運動の低下、活動量低下に伴う筋力の低下から便秘を起こしやすく、排便のコントロールが必要である。 　以上より、仮診断を便秘リスク状態とする。	
4．呼吸器系機能	【ガス交換】 ●呼吸18回/分 ●SpO₂97%		手術や麻酔薬の使用により、術後は呼吸が変動しやすい状態となる。喫煙歴がなく、術後も呼吸数は基準値内であるため、呼吸状態は問題ない。	
領域4		活動/休息		
2．活動/運動	【可動性】 ●ベッド上安静 ●人工骨頭置換術後	●帰室後、「ここはどこ？」「痛い！助けて」と叫ぶ ●点滴、尿道留置カテーテルを引っ張る動作あり ●安静を促しても動こうとする ＜理　由＞ せん妄状態により安	人工骨頭置換術後は脱臼を起こしやすい。特に内転・内旋位をとりやすく、予防のために適宜外転枕を使用する。 　術前・術後の安静により、全身の筋力低下や関節可動域の制限が生じる可能性がある。特に高齢者は予備能力がないため、運動しない状態が続くと急速に筋力が低下する。術後の離床が遅れると、筋力低下、関	●人工骨頭置換術：人工関節を骨頭と大腿骨に挿入・固定する。大腿骨頸部内側骨折、大腿骨頭壊死、変形性股関節症などの治療として行われる。 ●高齢者の筋・骨格系の生理的変化：加齢に伴い骨量が減少し、特に下肢の筋力の低下が起こる。

118

5 【大腿骨頸部骨折②術直後】大腿骨頸部骨折のため人工骨頭置換術を受け、術後せん妄を発症した患者の看護過程

クラス	情報	関連情報	アセスメント	基礎知識
		静保持ができず、活動に影響を与える	節拘縮だけでなく、術創の治癒延滞、呼吸・循環機能の低下、意欲低下など様々な問題が生じ廃用症候群に陥る。安静度の範囲内で行えるリハビリテーションを実施し、早期離床に努める。 以上より、仮診断は身体可動性障害とする。	●廃用症候群：過度の安静により引き起こされる二次的な機能低下。筋・骨・皮膚の萎縮、褥瘡、心拍出量の低下、起立性低血圧など、局所・全身症状をきたす。
4. 循環/呼吸反応	【心拍出量】 ●脈拍82回/分（リズム整） ●血圧140/76mmHg ●RBC397万/μL ●Hb12.1g/dL ●Ht35.2% ●弾性ストッキング着用		術後は麻酔薬の使用により循環動態が変動しやすい状態となる。 術後、脈拍数、血圧値はやや上昇しているが、基準値を大きく逸脱しておらず、術後疼痛による影響とも考えられるため、循環動態に問題はないと考える。 術後は下肢の静脈のうっ滞により深部静脈血栓症を生じることがある。深部静脈血栓予防のため弾性ストッキングを着用しているが、呼吸状態などの観察は必要である。 術後RBC、Hb、Htはやや低下しているが、手術の出血による影響と考える。それぞれ、ほぼ基準値内であるため問題はない	
5. セルフケア	【セルフケア】 ●ベッド上安静 ●ギャッチアップ30度まで可能		骨折による関節可動域の制限、ベッド上安静による活動制限により更衣・整容、入浴、排泄など、日常生活全般において介助が必要な状態であり、体動による骨折部の痛みがさらに活動性を低下させていると考える。 78歳と高齢であり、術前・術後の安静により全身の筋力低下、関節拘縮を起こしやすいため、適宜日常生活動作（ADL）を介助するとともに、可能な範囲で自力でも行ってもらい、筋力低下、関節拘縮を予防する。 以上より仮診断は入浴セルフケア不足、更衣セルフケア不足、排泄セルフケア不足とする。	
領域5		知覚/認知		
4. 認知	●帰室後、「ここはどこ？」「痛い！助けて」と叫ぶ ●点滴、尿道留置カテーテルを引っ張る動作あり ●安静を促しても動こうとする	●ベッド上安静 ●ギャッチアップ30度まで可能 ＜理由＞ せん妄状態であり体動があることから安静度の情報が必要である	術前の安静、環境の変化、疼痛による睡眠障害、手術による侵襲などが重なり、術後せん妄が起こったと推測できる。時間をかけて、ゆっくり安静の必要性を説明し、疼痛緩和や不安の軽減などに努める。 以上より、仮診断は急性混乱とする。	●術後せん妄：手術などの侵襲、脱水や電解質異常、身体拘束などによって起こるせん妄。約1週間で消失する。
領域11		安全/防御		
1. 感染	【感染】		術後、WBCがやや高値を示して	

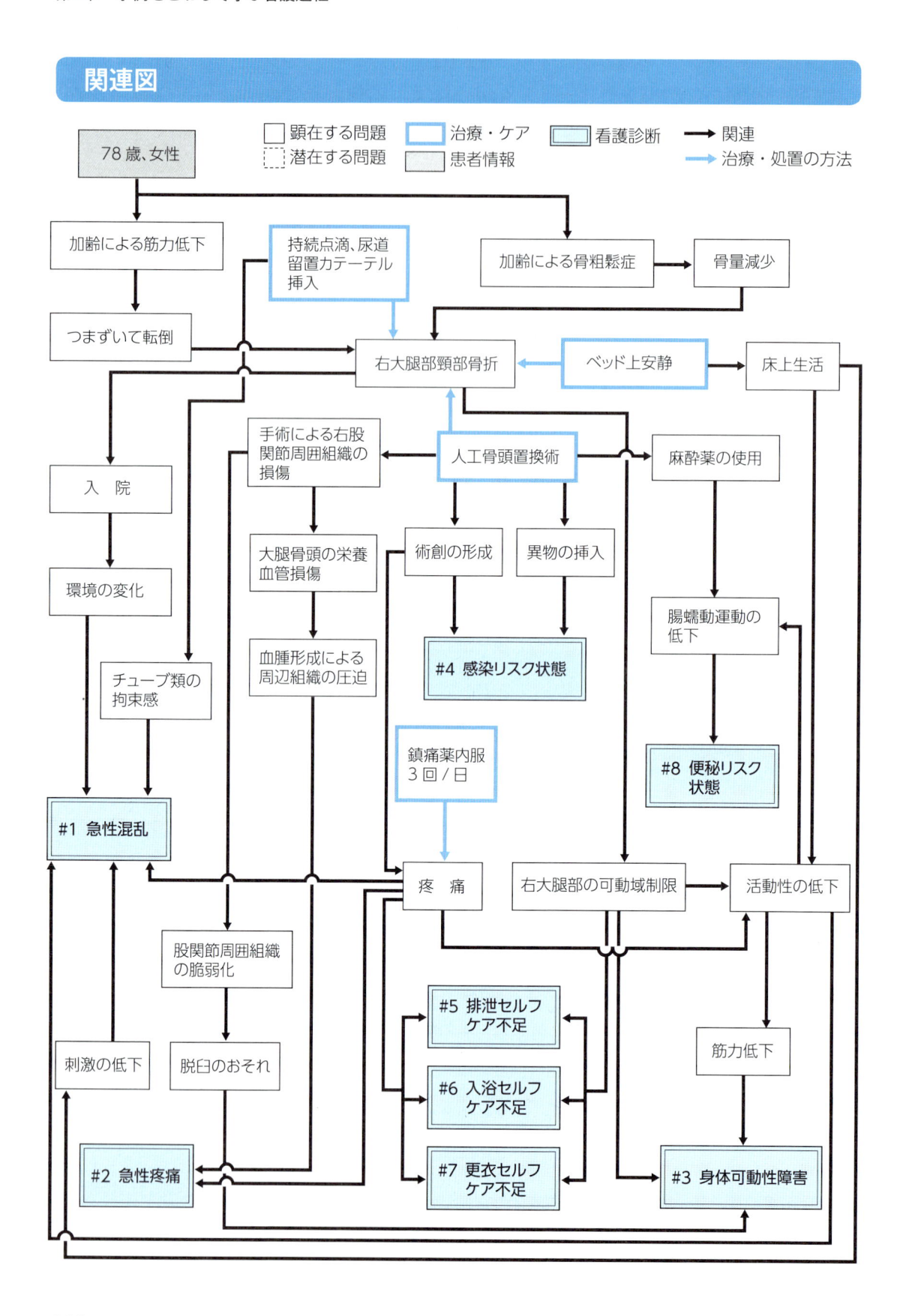

第Ⅲ章　事例をとおして学ぶ看護過程

関連図

凡例:
- □ 顕在する問題
- ┈ 潜在する問題
- □(青枠) 治療・ケア
- □(灰) 患者情報
- □(水色) 看護診断
- → 関連
- → (水色) 治療・処置の方法

- 78歳、女性
  - 加齢による筋力低下 → つまずいて転倒 → 入院 → 環境の変化 → チューブ類の拘束感 → #1 急性混乱
  - 持続点滴、尿道留置カテーテル挿入 → 右大腿部頸部骨折
  - 加齢による骨粗鬆症 → 骨量減少 → 右大腿部頸部骨折
  - ベッド上安静 → 右大腿部頸部骨折／床上生活
  - 人工骨頭置換術 → 右大腿部頸部骨折
    - 手術による右股関節周囲組織の損傷
      - 大腿骨頭の栄養血管損傷 → 血腫形成による周辺組織の圧迫
    - 術創の形成 → #4 感染リスク状態
    - 異物の挿入 → #4 感染リスク状態
  - 麻酔薬の使用 → 腸蠕動運動の低下 → #8 便秘リスク状態
  - 鎮痛薬内服3回/日 → 疼痛
  - 股関節周囲組織の脆弱化 → 脱臼のおそれ
  - 刺激の低下 → #1 急性混乱
  - #2 急性疼痛
  - 疼痛 → 右大腿部の可動域制限 → 活動性の低下 → 筋力低下 → #3 身体可動性障害
  - #5 排泄セルフケア不足
  - #6 入浴セルフケア不足
  - #7 更衣セルフケア不足

5 【大腿骨頸部骨折②術直後】大腿骨頸部骨折のため人工骨頭置換術を受け、術後せん妄を発症した患者の看護過程

クラス	情　報	関連情報	アセスメント	基礎知識
	●体温36.9℃ ●WBC8,600/μL		いるが、発熱などもなく明らかな感染徴候は認めない。しかし、術創があること、人工材料を用いた異物の挿入があることから感染を起こす危険性が高い。 　感染が起こると再度置換術を行うことになり、さらに長期の臥床安静が必要となり、廃用症候群などを引き起こす可能性がある。 　Yさんは高齢で、もともと免疫力が低下傾向にあり、より感染のリスクが高い状態といえる。感染の徴候を観察し、予防に努めることが重要である。 　以上より、仮診断は感染リスク状態とする。	
2．身体損傷	【皮膚統合性】 ●TP6.7g/dL ●人工骨頭置換術 ●ベッド上安静		上肢は動かせるが、術前から術後にかけて関節可動域制限のため臥床が続いている。 　臥床により、骨突出部に圧迫が持続的に加わると褥瘡を生じるおそれがある。 　現時点ではTPは基準値内であり問題ないが、体位変換などを定期的に行う必要がある。	
6．体温調節	【体　温】 ●体温　36.9℃		体温は標準であり問題ない。	
領域12		安　楽		
1．身体的安楽	【疼　痛】 ●帰室後、「ここはどこ？」「痛い！　助けて」と叫ぶ		疼痛の訴えがあり、その原因として、人工骨頭置換術による右股関節周囲組織の損傷が考えられる。手術部位の出血や滲出液による周辺組織の圧迫や体動により、右股関節周囲組織への刺激が痛みを増強していると推察される。 　疼痛は、活動性や食欲低下以外にも、意欲低下、不安の増強など、身体面・精神面へ様々な影響を及ぼすため、早急に痛みを軽減する。 　患部の疼痛は、出血や滲出液が吸収され、患部が治癒するまで持続する。まずは痛みに対する対処療法を行い効果的に鎮痛薬を使用し疼痛緩和を図る。 　以上より、仮診断は急性疼痛とする。	

統合のアセスメント

　Yさんは、78歳の女性である。つまずいた際にバランス崩し転倒し骨折に至った。人工骨頭置換術直後より「ここはどこ？」「痛い！　助けて」などの発言や、チューブ

121

類を引っ張る動作から急性混乱状態であり、術後せん妄を起こしていると考えられる。高齢者は環境への適応力が低下しており、入院による環境の変化に加え、手術という侵襲、急性疼痛により一時的に術後せん妄を起こしたと推測できる。

　右大腿骨頸部骨折による可動域制限があり、ベッド上安静による床上生活を強いられることで身体可動性障害がある。今まで自分でできていた更衣・排泄・入浴セルフケア行動ができなくなり、更衣・排泄・入浴セルフケア不足に対する介助が必要である。可能な範囲で、自分でADLを行ってもらい筋力低下や関節拘縮を予防するよう努めることが必要である。

　手術により体内に異物が挿入されたことから感染リスク状態である。患者自身で適切な体位を保持できず、外旋位となりやすく術後3～4週間は脱臼を起こしやすい状態であるため、体位保持の援助が重要である。

看護診断リスト

#	月日	健康問題（看護診断）	E：関連因子、リスク因子 S：診断指標（症状や徴候）
1		急性混乱	E：環境の変化、術前からの床上生活、創痛 S：チューブ類を引っ張る、「ここはどこ」などの発言にみられる精神運動活動の変動
2		急性疼痛	E：右大腿骨頸部骨折による周囲組織の挫滅、体動時の骨折部の周囲組織への刺激 S：疼痛の訴え、疼痛による睡眠障害
3		身体可動性障害	E：右大腿部の可動域制限、ベッド上安静による床上生活、体動時の疼痛 S：右大腿骨頸部骨折による可動域の制限
4		感染リスク状態	E：異物の挿入
5		排泄セルフケア不足	E：右大腿部の可動域制限、体動時の疼痛 S：疼痛の訴え、右大腿部の可動域制限により排泄動作を行えない
6		入浴セルフケア不足	E：右大腿部の可動域制限、体動時の疼痛 S：疼痛の訴え、右大腿部の可動域制限により入浴動作を行えない
7		更衣セルフケア不足	E：右大腿部の可動域制限、体動時の疼痛 S：疼痛の訴え、右大腿部の可動域制限により更衣動作を行えない
8		便秘リスク状態	E：活動制限による腸蠕動運動の低下、術後安静による活動量の低下

看護計画

「#1　急性混乱」の看護診断に対する看護計画を示す。

看護診断	

5 【大腿骨頸部骨折②術直後】大腿骨頸部骨折のため人工骨頭置換術を受け、術後せん妄を発症した患者の看護過程

P：急性混乱 E：環境の変化、術前からの床上生活、創痛 S：チューブ類を引っ張る、「ここはどこ」などの発言にみられる精神運動活動の変動	
期待される結果	達成予定日
<長期目標> 日常生活を整えることで現状を認識できる。	
<短期目標> 1）安静を保持できる。 2）夜間、睡眠できる。	
介　　入	
OP ①表情。 ②訴えの内容。 ③疾患、治療についての理解度。 ④性格。 ⑤睡眠状況。 ⑥気分転換活動。 ⑦疼痛の程度。 ⑧チューブ類を取り払う動作 ⑨家族の面会状況 ⑩食欲の有無。 ⑪疾患や術後経過に関する医師や看護師の説明内容、説明の仕方。 TP ①ケア時に声をかけ不安を軽くする。 ②訪床する回数を増やす。 ③自分でできることは行ってもらい、動作、活動範囲を拡大する。 ④医師や看護師からの説明はゆっくりとていねいに行い、理解できているか確認し、理解できていない場合は繰り返し説明する。 ⑤チューブ類を取り払う動作があるときは、抑制は避け、そばにいて見守る。 EP ①疾患から生じた変化、今後の経過などについて、本人・家族に対し医師・看護師から適切な説明をする。 ②不安など、思いを表出するよう声をかける。 ③家族の支えが大きいことを家族に伝え、協力を得る。	

> 学習の課題
>
> 1．術後せん妄の原因、徴候を調べてみよう。
> 2．術後せん妄のある患者への援助方法を考えてみよう。

5 【大腿骨頸部骨折③術後回復期】
大腿骨頸部骨折で人工骨頭置換術を受け、歩行が不安定な患者の看護過程

学習のポイント

1. 人工骨頭置換術後、歩行状態のアセスメントと車椅子移動への援助

2. 人工骨頭置換術後のリハビリテーションへの援助

＊看護診断【移乗能力障害】に関するアセスメントと看護計画を立案する。

事例紹介

　Yさんは78歳、女性。加齢による骨粗鬆症と筋力低下があり、庭でつまずいて転倒し、救急搬送された。X線検査の結果、右大腿骨頸部骨折（内側骨折）と診断され、緊急入院となった。入院3日目、人工骨頭置換術を受けた。術直後、術後せん妄状態がみられたが、一時的なもので状態は改善した。

　術後14日目、歩行器での歩行が許可され、荷重制限はなく、本日からリハビリテーション室で歩行器による訓練が開始される予定である。「早く家に帰りたい」と、ベッド上でも進んで下肢の屈伸運動など筋力トレーニングを行っている。歩行状態が不安定で、リハビリテーション室やトイレへの移動時は車椅子を使用している。日常生活動作（ADL）は自立しているが、移乗時には身体を支える程度の介助が必要である。術後、右股関節の痛みを訴えていたが、徐々に軽減し、現在は体動時に軽度痛む程度となり、内服薬は痛みのあるときのみ使用するが現在は使用していない。

　バイタルサインは、体温36.6℃、脈拍78回/分、血圧136/66mmHgである。身長155cm、体重50kg。検査結果を表5-3に示す。

　食事はセッティングのみ看護師が介助し、Yさんは毎食8～9割自力で摂取できている。排尿は1日に7～8回程度みられ、ナースコールで看護師を呼びトイレで行っている。排便は毎日1回みられる。週1回のシャワー浴では、浴室移動時に支える援助を受けるのみで自立している。夜間は熟眠でき、不眠の訴えはない。右下肢に軽度浮腫がある。医師からはこのまま順調に経過すれば、3週間後に退院できると説明を受けている。

　退院後は自宅に戻り、長男夫婦と同居予定である。Yさんの部屋は、2階建ての1

5 【大腿骨頸部骨折③術後回復期】大腿骨頸部骨折で人工骨頭置換術を受け、歩行が不安定な患者の看護過程

階にある和室で、就寝時は布団を使用している。趣味は園芸とカラオケで、週2回友人とカラオケに行くことを楽しみにしている。飲酒、喫煙はない。

表5-3 検査結果（術後14日目）

項目	値	項目	値
WBC	7,760/μL	Ht	36.1%
RBC	403万/μL	Plt	28.9万/μL
Hb	12.2g/dL	TP	6.7g/dL

アセスメント

クラス	情報	関連情報	アセスメント	基礎知識
領域1	ヘルスプロモーション			
1. 健康自覚	【気分転換活動】 ●趣味は園芸とカラオケ ●カラオケは週2回、友人と出かけることを楽しみにしている		趣味があり、余暇活動を行っていることから他者との交流もあり、問題ない。	
2. 健康管理	【自己健康管理】 ●「早く家に帰りたい」と発言 ●ベッド上で下肢の屈伸運動など筋力トレーニングを進んで行う 【健康維持】 ●退院後は自宅に戻り、長男夫婦と同居 ●部屋は2階建ての1階和室 ●就寝時は布団を使用		自宅に帰るという明確な目標や、骨折前の生活のために意欲的にリハビリテーションに取り組んでいる。自分の健康に対してこうなりたいという思いを抱いていると考えられる。無理をせず取り組めるよう、活動状況を見守る必要がある。 　退院後は自宅に戻る予定であるが、自宅は転倒の原因となる障害物も多い。自宅では布団を使用しているため、臥位から座位、座位から立位への移動時、股関節に負担がかかり、脱臼や転倒のおそれがある。 　自宅での生活において転倒の危険性が大きく、環境調整などが重要となるため、Yさんや家族に環境調整について説明する。	
領域2	栄養			
1. 摂取	【栄養】 ●TP6.7g/dL ●毎食8〜9割摂取		食事の摂取状況、TPも基準値内であり、栄養状態に問題はない。	
領域3	排泄と交換			
1. 泌尿器系機能	【排尿】 ●排尿7〜8回/日 ●ナースコールで看護師を呼びトイレで排泄	●移動時には介助が必要 ＜理由＞ 排泄の一連の動作に移動動作が含まれる	排尿回数は若干多いが、高齢者の生理的変化と考えられるため問題ない。 トイレ移動時は看護師を呼ぶことができており、トイレで排泄を行うことにより羞恥心なく排泄できていると考えられ、問題ない。	●高齢者の排泄における生理的変化：加齢に伴い膀胱容量の低下、尿意の鈍感さにより排尿回数が増加する。
2. 消化器系機能	【便秘】	●移動時には介助	入院時便秘傾向がみられたが、	

125

第Ⅲ章　事例をとおして学ぶ看護過程

クラス	情報	関連情報	アセスメント	基礎知識
	●排便1回/日	が必要 <理　由> 排泄の一連の動作には移動動作が含まれる	活動範囲の拡大、疼痛の軽減、羞恥心による排便行動の我慢などが解消されたことにより、便秘傾向が改善されたと考えられ、問題ない。	
領域4	活動/休息			
1．睡眠/休息	【睡　眠】 ●夜間は熟睡でき、不眠の訴えはない		睡眠は確保できており、活動範囲の拡大に伴い、生活パターンが整ってきたと推測でき、問題ない。	
2．活動/運動	【移　動】 ●歩行状態不安定 ●移動時は車椅子使用 ●移乗時には身体を支える介助が必要 ●術後14日目：リハビリ室で歩行器による訓練開始		術後経過もよく、リハビリテーションも順調に進み活動範囲が拡大している。 　歩行状態は不安定で、トイレやリハビリテーション室への移動の際は車椅子が必要である。歩行器による歩行訓練が開始されたが、歩行状態は不安定であり、車椅子での移動が必要な状態である。移乗の際も身体を支える援助を必要としており、継続的な援助を行う必要がある。 　以上より、仮診断を移乗能力障害とする。	
4．循環/呼吸反応	【活動耐性低下】 ●脈拍78回/分 ●血圧136/66mmHg ●RBC403万/μL ●Hb12.2g/dL ●Ht36.1％ ●Plt28.9万/μL		検査データ、脈拍、血圧ともに基準値内で問題はない。	
5．セルフケア	【セルフケア】 ●身の回りのことは自立 ●食事はセッティングのみ ●週1回のシャワー浴は移動時に支える援助、その他は自立		ADL拡大により活動範囲も広がり、身の回りのことも自分でできることが増えている。 　排泄や入浴など移動を伴う行動は援助が必要である。 　以上より、仮診断は排泄セルフケア不足、入浴セルフケア不足とする。	
領域11	安全/防御			
1．感　染	【感　染】 ●体温36.6℃		人工骨頭置換術後で、異物が体内に留置されている状態であるため、感染リスクがある。 　体温は標準であるが今後も感染徴候の観察が必要である。 　以上より、仮診断は感染リスク状態とする。	
2．身体損傷	【皮膚統合性】 ●身長155cm ●体重50kg ●BMI20.8 ●TP6.7g/dL		浮腫部位の皮膚は、組織間液の増加に伴い伸展し、防御機能が低下しているため皮膚損傷を起こしやすい。浮腫による感覚鈍麻があるため、車椅子移乗などの動作時には	●術後の浮腫：手術による患部の炎症により毛細血管壁の透過性が亢進し、血漿膠質浸透圧が上昇したことが原因と考えられる。安静

126

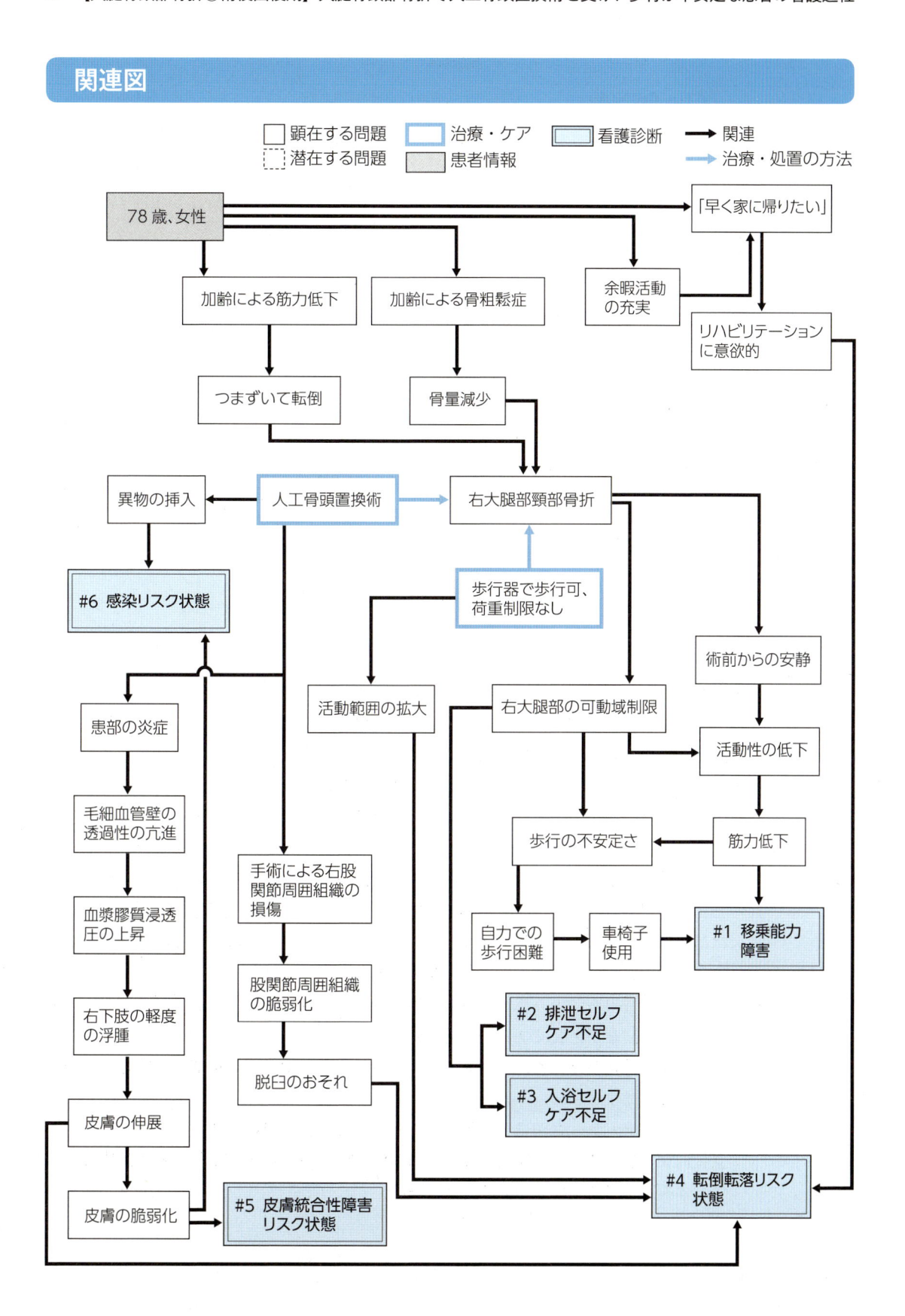

5 【大腿骨頸部骨折③術後回復期】大腿骨頸部骨折で人工骨頭置換術を受け、歩行が不安定な患者の看護過程

関連図

凡例:
- □ 顕在する問題
- ⬚ 潜在する問題（破線）
- ▢ 治療・ケア
- ■ 患者情報（灰色）
- ▢ 看護診断
- → 関連
- → 治療・処置の方法

```
[78歳、女性] ──────────────→ 「早く家に帰りたい」
    │                              │
    ├──→ [加齢による筋力低下]    ├──→ [余暇活動の充実]
    ├──→ [加齢による骨粗鬆症]    │
    │                              └──→ [リハビリテーションに意欲的]
    ↓                              
[つまずいて転倒]  [骨量減少]
    │               │
    ↓               ↓
[異物の挿入] ←── [人工骨頭置換術] ──→ [右大腿部頸部骨折]
    ↓                                      ↑
[#6 感染リスク状態]              [歩行器で歩行可、荷重制限なし]
    ↑
[患部の炎症]        [活動範囲の拡大]  [右大腿部の可動域制限]  [術前からの安静]
    ↑                                      │                    ↓
[毛細血管壁の                              ↓              [活動性の低下]
 透過性の亢進]                        [歩行の不安定さ] ← [筋力低下]
    ↑                                      │                    ↓
[血漿膠質浸透                         [自力での      [車椅子    [#1 移乗能力
 圧の上昇]                            歩行困難]      使用]      障害]
    ↑                 [手術による右股
[右下肢の軽度          関節周囲組織の
 の浮腫]               損傷]
    ↑                   ↓
[皮膚の伸展]        [股関節周囲組織          [#2 排泄セルフ
    ↑                の脆弱化]               ケア不足]
[皮膚の脆弱化]          ↓
    ↓               [脱臼のおそれ]          [#3 入浴セルフ
[#5 皮膚統合性障害                            ケア不足]
 リスク状態]
                                          [#4 転倒転落リスク
                                            状態]
```

127

クラス	情報	関連情報	アセスメント	基礎知識
	●右下肢に軽度の浮腫あり 【転倒転落】 ●歩行状態不安定 ●移動時は車椅子使用 ●移動時には介助が必要		十分に注意する。 　現在、活動範囲が拡大してきているが、右股関節の脱臼予防のため右関節可動域が制限されていること、術前から術後の安静により筋力が低下しており歩行が不安定な状態であることから、転倒のリスクが高くなっている。 　車椅子への移動動作が多く、移乗時に転倒・転落の危険もある。 　以上より、仮診断は皮膚統合性障害リスク状態、転倒転落リスク状態とする。	による筋力低下に伴う静脈環流の低下も原因の一つである。
6. 体温調節	【体温】 ●体温36.6℃		体温は標準であり問題ない。	
領域12		安楽		
1. 身体的安楽	【疼痛】 ●右股関節の痛みは徐々に軽減 ●体動時に軽度痛む ●内服薬は痛みのあるときのみ使用、現在は使用していない	●夜間は熟眠でき、不眠の訴えはない <理由> 疼痛があれば熟眠が得られない	右股関節の痛みは持続しているものの、徐々に軽減している。 　内服薬の必要がなく活動できているため、問題ない。	

統合のアセスメント

　Yさんは、78歳の女性である。庭でつまずいた際にバランスを崩して転倒し骨折に至った。人工骨頭置換術後回復期であり、リハビリテーションが進むことで活動範囲が拡大している。歩行器での歩行訓練が開始されたが歩行の不安定さが残り、単独で歩行できない状態である。歩行が安定するまでトイレやリハビリテーション室への移動時は車椅子を利用していることから移乗能力障害があり、車椅子移乗時には支えるなどの援助が必要である。また術前からの安静により、下肢の筋力低下がみられること、ADLの拡大により転倒リスクが高まり、転倒転落リスク状態である。現在ADLはほぼ自立しているが移動を伴う排泄や入浴については援助が必要であり、排泄セルフケア不足、入浴セルフケア不足の状態である。

　人工骨頭置換術により異物が体内に留置されており、感染リスク状態であるため、感染徴候の観察が必要である。

　右下肢に浮腫がみられ、皮膚統合性障害リスク状態である。車椅子移乗時は十分に注意して援助する。

　リハビリテーションが進むと退院が間近となる。自宅では布団の生活をしており、立位時に下肢への負担がかかるため、転倒を起こしやすい。自宅の環境調整について、本人および家族に説明する必要がある。

5 【大腿骨頸部骨折③術後回復期】大腿骨頸部骨折で人工骨頭置換術を受け、歩行が不安定な患者の看護過程

看護診断リスト

#	月日	健康問題（看護診断）	E：関連因子、リスク因子 S：診断指標（症状や徴候）
1		移乗能力障害	E：右大腿部の可動域制限、安静による筋力低下 S：歩行の不安定さ
2		排泄セルフケア不足	E：右大腿部の可動域制限、体動時の疼痛 S：車椅子による移動、右大腿部の可動域制限により排泄動作を行えない
3		入浴セルフケア不足	E：右大腿部の可動域制限、体動時の疼痛 S：車椅子による移動、右大腿部の可動域制限により入浴動作を行えない
4		転倒転落リスク状態	E：右大腿部の可動域制限、安静による筋力低下、歩行の不安定さ、右下肢の軽度の浮腫
5		皮膚統合性障害リスク状態	E：車椅子移乗などの動作時の皮膚損傷、右下肢の軽度の浮腫
6		感染リスク状態	E：異物の挿入、右下肢の軽度の浮腫

看護計画

「#1 移乗能力障害」の看護診断に対する看護計画を示す。

看護診断
P：移乗能力障害 E：右大腿部の可動域制限、安静による筋力低下 S：歩行の不安定さ

期待される結果	達成予定日
＜長期目標＞ 自力で車椅子移乗できる。	
＜短期目標＞ 1）移乗が必要な場合は、知らせることができる。	

介　入
OP ①関節可動域・筋力の程度、拘縮の有無・程度。 ②リハビリテーションの進行状況。 ③疲労感、倦怠感の有無・程度。 ④リハビリテーションや運動に対する意欲。 ⑤ADLの自立度。 ⑥疼痛の有無・程度。 ⑧禁止肢位の内容とそれに対する患者の理解度。 ⑨バイタルサイン。

⑩移乗動作。

TP
①リハビリテーション室、トイレへの移動の援助。
②理学療法士へ確認のもと、ベッド上での上下肢の運動。
③運動後に安静、休息を促す。
④環境整備（転倒の原因となるような障害物をベッド周囲に置かないなど）。
⑤活動を制限しない衣服の選択、滑らない靴の選択。
⑥移乗時の見守り。

EP
①移乗時は知らせるよう説明する。
②ベッド上で、筋力アップ・関節可動域運動を説明する。
③疲労感、倦怠感、疼痛があれば無理をしないことを説明する。

学習の課題

1．人工骨頭置換術後のリハビリテーションへの援助方法を考えてみよう。
2．退院後の生活に必要な社会資源を調べてみよう。

●文　献
1）大橋優美子・吉野肇一・相川直樹・菅原スミ監：看護学学習辞典，第3版，学研マーケティング，2008．
2）和田　攻・南　裕子・小峰光博総編集：看護大事典，第2版，医学書院，2010．
3）中島紀恵子・他：系統看護学講座専門分野20　老年看護学，第6版，医学書院，2005．
4）奥野茂代・大西和子編：老年看護学——概論と看護の実践，第4版，ヌーヴェルヒロカワ，2009．

6 【前立腺がん①術前】
日本で前立腺全摘術を受けることを決心したが不安な状況にある外国人患者の看護過程

学習のポイント

1. 排尿障害のアセスメントと援助
2. 前立腺がんの症状アセスメントと症状緩和に対する援助
3. 外国で治療を受けることになった患者への援助

＊看護診断【尿閉】【言語的コミュニケーション障害】に関するアセスメントと看護計画を立案する。

事例紹介

　Eさんは58歳、ドイツ系米国人男性。日本の大学に2年間、留学したことがある。10年前に日本の大学の英語講師として来日した。娘と息子がいるが、米国の大学に進学したため、2年前から妻と2人暮らしである。

　50歳のとき、尿が出にくいと感じ、大学病院を受診したところ前立腺肥大と診断された。タムスロシン塩酸塩（ハルナール®D0.1mg、1日1回2錠）を朝食後に内服し、症状は改善していたが、5年後の健康診断でPSA（前立腺特異抗原）値が高いと指摘された。昨年から尿回数が10回以上、夜間も2回以上に増え、睡眠不足に悩んでいた。定期検診でPSA値が急に高くなっていることがわかり、詳しい検査を行った結果、前立腺がんと診断された。その後3か月間、検査のために外来に通い、手術が決まった。骨シンチグラフィの結果では骨への転移はなく、CTでも他臓器への転移はみられなかった。外来の看護師から骨盤底筋体操の指導を受け、手術前日までの約2か月間、毎日実行した。3週間前から自己血輸血も行っている。

　Eさんは簡単な日本語を話すことはできるが、普段の会話は英語である。医師や看護師が話す言葉はわかりにくく、渡される資料も十分に理解できないため、いつも家に帰ってから読み直し、辞書で調べて理解していた。30代の頃に骨折して入院したことがあるが、それ以外は特に大きな病気をしたことがなく、日本で入院するのは今回が初めてである。手術が決まってからは、本やインターネットで前立腺がんについて調べ、米国の友人に連絡して情報を集めた。同じように手術を受けた人がいたが、手術後の痛みがひどく、尿漏れが治らないので仕事をやめざるをえなかったという話を聞き、不安を感じている。言葉の問題や家族のことを考え、帰国して手術を受けよう

第Ⅲ章　事例をとおして学ぶ看護過程

かとも考えたが、仕事が忙しく休暇がとれないこと、米国では高額の手術費用がかかることを考え、2週間の休暇をとって日本で手術を受ける決心をした。

　手術の前日に入院し、その日のうちに麻酔科と泌尿器科の医師から手術前の詳しい説明を受け、同意書にサインした。外来でパンフレットをもらって大体の内容はわかっていたが、緊張していたこともあり、十分に理解できていないように感じた。英語で勃起神経を保存するかどうか質問され、性機能を失うことは絶対に避けたいと考えていたので、「残してください」と答えた。妻はほとんど日本語ができないため、不安そうにしていた。その後、担当看護師が片言の英語で手術についてもう一度説明した。全身麻酔で同時に硬膜外麻酔を併用すること、前日のうちにシャワーを浴びて看護師が手術部位の毛を剃り、当日は午後1時に手術室に行くことは理解できたが、「細かいことが少しわからない」と看護師に伝えた。看護師は「わからないことはまた説明します」と言って退室した。

　入院前のバイタルサインは、体温36.2℃、脈拍70回/分、血圧122/68mmHgである。入院時の検査結果を表6-1に示す。

表6-1　検査結果

	項　目	値		項　目	値
血液検査	TP	7.2g/dL	血液検査	好酸球	0.2%
	Alb	4.13g/dL		好塩基球	0.1%
	総ビリルビン	1.5mg/dL		リンパ球	22%
	AST	22IU/L		単球	3.5%
	ALT	20IU/L		RBC	420万/μL
	LDH	123IU/L		Hb	15.1g/dL
	CK	67IU/L		Ht	36.2%
	アミラーゼ	82IU/L		Plt	16万/μL
	空腹時血糖	90mg/dL		PT	11.9秒
	BUN	11mg/dL		CRP	0.01mg/dL未満
	Cr	1.1mg/dL	尿潜血反応		—
	Na	138mEq/L	尿量	バルーンカテーテル	—
	K	3.8mEq/L		失禁量	—
	Cl	101mEq/L		自尿	2,160mL/日
	Ca	9.1mg/dL	胸部X線		異常なし
	WBC	52万/μL	心電図		異常なし
	好中球	46.3%			

アセスメント

クラス	情　報	関連情報	アセスメント	基礎知識
領域1	ヘルスプロモーション			
2. 健康管理	【自己健康管理】 ●前立腺肥大と診断され、内服治療	●簡単な日本語は話せるが普段の会	前立腺がんと診断されてから、自分で情報を得る、指導された骨盤底	●前立腺：男性のみに存在し、膀胱のすぐ下

6 【前立腺がん①術前】日本で前立腺全摘術を受けることを決心したが不安な状況にある外国人患者の看護過程

クラス	情報	関連情報	アセスメント
	で排尿困難は改善 ●前立腺がんと診断され、手術予定 ●手術前日までの2か月間、骨盤底筋体操を毎日実行 ●病院から渡される資料が理解できず、帰宅後辞書で調べている ●手術が決まってから本やインターネットで情報収集 ●勃起神経の保存を希望 ●30代で骨折して入院した以外は大きな病気はない ●日本での入院は今回が初めて ●大学の英語講師 ●仕事が忙しく2週間の休暇をとって日本で手術を受けることを決意	●話は英語 ●医療スタッフの話す言葉がわかりにくい ●看護師から手術の説明を受けた後「細かいことが少しわからない」と発言 ＜理由＞ 言語の問題から生じる疾患・治療の理解不足、意思疎通困難がある 説明した内容が正しく伝わらず、自己健康管理に影響を及ぼす可能性がある	筋体操を毎日行うなどの行動をとることができている。言語の問題から情報が正しく伝わらず、健康管理に影響を及ぼす可能性があるものの、自己管理はできている。 渡された資料は辞書を使って理解するなど、自分の疾患を受け止め、意欲的に取り組もうとする態度がみられており、健康維持に対する意識は高い。 言語については、様々なツールを使って意思疎通を図る必要があるが、現在のところ仮診断はない。
領域2	栄養		
1.摂取	【栄養】 ●TP7.2g/dL、Alb4.13g/dL、空腹時血糖90mg/dL、Hb15.1g/dL	●食事摂取に関する訴えなし ●入院時の身長・体重不明 ＜理由＞ 栄養状態のアセスメントのため身長、体重、食事、排泄のデータが必要である	入院時の身長、体重のデータがないが、血液データ上栄養状態は良好、食事や排泄に関する自覚症状の訴えもないため仮診断はない。
領域3	排泄と交換		
1.泌尿器系機能	【尿閉】 ●前立腺肥大と診断され、内服治療で排尿困難は改善 ●昨年より排尿回数増加、それに伴う睡眠不足を自覚 ●前立腺がんと診断され、手術予定 ●Na138mEq/L、K3.8mEq/L、Ca9.1mg/dL、BUN11mg/dL、Cr1.1mg/dL	●ADLは自立 ●尿の1回量に関するデータは不明 ＜理由＞ トイレに行くための運動機能に問題はない 完全尿閉の状態になると腎後性腎不全を発症するため、予防のためにも入院後、排尿パターンの把握が必要である	50歳のとき前立腺肥大と診断を受け、内服治療で排尿困難は改善していたが、昨年より排尿回数の増加とそれに伴う睡眠不足という症状が出現した。入院時のデータ上、腎機能の悪化はみられず尿の生成機能は衰えていないと推察される。増大した前立腺による尿道の圧迫から膀胱内の尿を完全に排出することができず、尿回数が増加していると考えられる。 排尿パターンの把握、症状出現時や眠前の導尿ケアなどで不快症状を緩和することができると考えられる。 以上より、仮診断は尿閉とする。
領域4	活動/休息		
1.睡眠/休息	【不眠】 ●排尿回数増加（1日10回以上、夜間2回以上）とそれに伴う睡眠不足 ●体温36.2℃、脈70回/分、血圧122/68mmHg ●大学の英語講師 ●仕事が忙しく、休暇がとれない	●不安の訴え ＜理由＞ 不安による睡眠不足の訴えはないが、夜間の睡眠の質に影響を与えている可能性は否定できない	排尿回数が増加し、夜間にも排尿があることで睡眠不足を感じている。大学の英語講師の仕事をしており、日中睡眠不足を補えるような時間をもつことは難しく、睡眠の質の破綻をきたしている。また、不安を訴えており、その精神的ストレスから夜間の睡眠の質に影響を及ぼしている可能性もある。 入院後は尿閉に対するケアを行

基礎知識

にあるクルミ大の臓器である。精液の一部である前立腺液を分泌し、その真ん中を尿道が通っている。前立腺は大きく分けて外側の辺縁領域と内側の移行領域からなる。
・前立腺がんの多くは辺縁領域から発生する。尿道の圧迫症状などが出るのは、かなり進んだ段階である。
・前立腺肥大は、移行領域の部分が異常に大きくなった状態で、隣接する尿道を直接圧迫するため症状が出現する。
●前立腺がんの概要：前立腺がんは男性生殖器官に発生するがんで、高齢になるほど発生頻度が高くなる。高齢男性に発生するがんでは最も頻度が高い。早期がんの診断には血中の腫瘍マーカー（PSA）が有用である。治療は手術、各種放射線療法などがある。リンパ節、骨などに転移した進行がんに対しては、抗アンドロゲン療法が中心となる。
●前立腺がんの確定診断：PSA値あるいは直腸診、経直腸的前立腺超音波検査により前立腺がんの疑いがある場合、確定診断のために前立腺生検が行われる。前立腺生検では経直腸的に超音波で前立腺を描出しておき、細い針で前立腺を刺し左右計6か所以上から組織を採取する系統的検査が一般的である。これは画像で異常がない場所からもがん細胞が発見されることが多々あり、診断率を高めるために行われる。
・検査は、局所麻酔下にて局部を露出した体位で行われるため、生検に対する恐怖への対処とともに精神的配慮も必要である。
●尿閉と排尿障害：「排尿障害」は、尿を排泄する機能に障害がある状態である。腫瘍

第Ⅲ章　事例をとおして学ぶ看護過程

クラス	情報	関連情報	アセスメント
			い、頻尿の改善を図り、夜間の覚醒回数を減らすことで睡眠のリズムを整えることが可能と考えられる。 以上より、仮診断は不眠とする。
領域5		知覚/認知	
5. コミュニケーション	【言語的コミュニケーション】 ●ドイツ系米国人男性 ●10年前に来日 ●簡単な日本語は話せるが普段の会話は英語 ●病院から渡される資料が理解できず、帰宅後辞書で調べている ●手術が決まってから本やインターネットで情報収集 ●入院後、医師から詳しい説明を受けたが緊張し十分に理解できなかった ●看護師から手術の説明を受けた後「細かいことが少しわからない」と発言	●本やインターネットを介しての英語での情報収集は可能 ●資料は辞書を用いて調べており、治療に対し意欲的に取り組もうとしている<理　由> 英語での理解能力に問題なく、治療に対し否定的になっているわけではない。日本語能力が低いため意思疎通が図れていない状態である	不安を医療スタッフにうまく伝えられず、ストレスが生じている。医療スタッフから手術に関する説明を受けても理解が十分ではないという状況である。 精神的安寧を図り、術前の治療計画遵守のためのコンプライアンスを高めるためにも、患者が理解しやすい様々なツールを使って意思疎通を図る必要がある。 以上より、仮診断は言語的コミュニケーション障害とする。
領域6		自己知覚	
3. ボディイメージ	【ボディイメージ】 ●入院後、医師から詳しい説明を受けたが緊張し十分に理解できなかった ●勃起神経の保存を希望 ●同じ手術を受けた人が手術後、痛みや尿漏れがひどく仕事をやめざるをえなかった話を聞いて不安に思っている	●簡単な日本語は話せるが普段の会話は英語 ●医療スタッフの話す言葉がわかりにくい<理　由> アセスメントを行うには患者の心理への深い理解が必要であるが、言語の問題から意思疎通が困難な状況である	手術の説明後自分の疾患を受け止め、意欲的に取り組もうとする態度がみられており、自分の存在を揺るがすような発言はみられていない。 手術において性機能の維持を希望しているが、現在のところ仮診断はない。
領域7		役割関係	
2. 家族関係	【家族機能】 ●58歳、ドイツ系米国人男性 ●娘と息子は米国の大学に進学、妻と2人暮らし ●妻はほとんど日本語ができない ●大学の英語講師 ●仕事が忙しく2週間の休暇をとって日本で手術を受けることを決意	●他の介護・援助が必要な人物についての情報はない ●妻の職業や妻との関係は不明 ●妻以外のキーパーソンの存在は不明<理　由> 入院中、患者を支えるキーパーソンとして妻の存在があるが、職業に関する情報がなくどのくらいの頻度で面会が可能なのかは不明。他の援助を期待できる人物についても情報が必要である。	現在英語教師として多忙な生活を送っているが、今回休暇をとって手術に臨んでいる。家計の担い手であり、子どもたちの学費などの援助も行っている可能性があるが、術後職場復帰を考えている状態であり経済面での問題は顕在化していない。 妻が面会に来ており、夫婦間のコミュニケーションは図れていると推測される。 子どもは自立しており、介護の必要な関係者についても現状では確認されていないため仮診断はない。

> **基礎知識**
>
> などによる閉塞、感染症、神経障害など原因は多様である。「尿閉」は尿道閉塞や神経反射の障害などが原因となり、膀胱内の尿が完全に排出されない状態を指す。

6 【前立腺がん①術前】日本で前立腺全摘術を受けることを決心したが不安な状況にある外国人患者の看護過程

クラス	情報	関連情報	アセスメント	基礎知識
		特に言語面での問題を抱えており、意思疎通を図ることのできる人物の有無が重要となる		
領域9		コーピング/ストレス耐性		
2. コーピング反応	【不安】 ●30代で骨折して入院した以外は大きな病気はない ●日本での入院は今回が初めて ●同じ手術を受けた人が手術後、痛みや尿漏れがひどく仕事をやめざるをえなかった話を聞いて不安に思っている ●病院から渡される資料が理解できず、帰宅後辞書で調べている ●医療スタッフの話す言葉がわかりにくい ●入院後、医師から詳しい説明を受けたが緊張し十分に理解できなかった ●勃起神経の保存を希望 ●排尿回数増加とそれに伴う睡眠不足	●大学の英語講師 ●簡単な日本語は話せるが普段の会話は英語 ●看護師から手術の説明を受けた後「細かいことが少しわからない」と発言 ●前立腺がんと診断され、手術予定 ＜理由＞ 手術に関する説明を受けたが、言語の問題から十分な理解を得ることができていない 不安を感じていても意思疎通が図れず表出できない	看護師から説明を受けても十分に理解することができていない。手術後に仕事をやめざるをえなかったという情報を得ており、手術後に仕事にどれだけの影響が出るのか、具体的なイメージがつかめない。性機能についても手術後の影響が不明な状況である。 　これらの不安について、言語の問題から表出することができず、不安がさらに増している状況にある。 　様々なツールを使って意思疎通を図り、Eさん自身が自分で対応策を獲得していけるよう援助する必要がある。 　以上より、仮診断は不安とする。	
領域10		生活原理		
3. 価値観/信念/行動の一致	【意思決定】 ●大学の英語講師 ●仕事が忙しく2週間の休暇をとって日本で手術を受けることを決意 ●家族のことを考え米国での手術も考慮したが、長い休暇がとれず、また費用もかかるため日本での手術を決意 ●入院後、医師から詳しい説明を受けたが緊張し十分に理解できなかった ●勃起神経の保存を希望		Eさんは大学の英語講師で、一家の収入源として重要な役割を担っている。現在の生活のなかに手術をうまく組み込むため、日本で手術を受けることを決意しており、自己の価値観に沿った選択ができていると考えられる。 　言語の問題から、医療スタッフの説明を十分理解できていないが、代わりに自分で情報収集し、指導された骨盤底筋体操を毎日行うなど、意欲的に取り組めている。 　以上より、仮診断はない。	
領域11		安全/防御		
1. 感染	【感染】 ●TP7.2g/dL、Alb4.13g/dL、BUN11mg/dL、Cr1.1mg/dL、WBC52万/μL、CRP0.01mg/dL未満、RBC420万/μL、Hb15.1g/dL、Ht36.2%、Plt16万/μL、空腹時血糖90mg/dL、Na138mEq/L、K3.8mEq/L、Ca9.1mg/dL ●体温36.2℃、脈70回/分、血圧122/68mmHg ●胸部X線、心電図は異常なし ●排尿回数の増加 ●前立腺肥大と診断され、内服治療		入院時のバイタルサイン、検査値に異常はみられない。血液検査上、栄養状態は良好であり、WBCの異常もないことから、感染に対する防御機能は良好であると推測される。 　頻尿の訴えがあるが、前立腺肥大、前立腺がんから引き起こされる症状である。 　今後は導尿、バルーンカテーテル留置などのケアを行うため、カテーテル挿入・抜去による感染リスクも考えうるが、現時点では実施しておらず問題はない。	

第Ⅲ章　事例をとおして学ぶ看護過程

関連図

凡例:
- □ 顕在する問題
- ┌┄┐ 潜在する問題
- □（水色枠） 治療・ケア
- ■（グレー） 患者情報
- ■（水色塗り） 看護診断
- → 関連
- → 治療・処置の方法

患者情報：58歳男性　前立腺肥大　早期前立腺がん

患者情報：来日10年　普段は英語で会話　簡単な日本語しかわからない

潜在する問題：
- 他臓器への浸潤・転移
- 尿路感染
- 腎機能障害
- 性機能障害
- 尿失禁

治療・ケア：
- 前立腺切除術
- 手術に関するインフォームドコンセント　術前オリエンテーション

顕在する問題：
- 前立腺肥大、前立腺がんによる尿道の圧迫
- 排尿困難
- 尿回数増加
- 睡眠不足
- 医療スタッフの言葉がわかりにくい

患者情報：
- 妻はほとんど日本語ができないため不安
- 本やインターネットからの情報を得、仕事をやめざるをえなかった。友人の話を聞いて不安を感じている

看護診断：
- #1 尿閉
- #2 言語的コミュニケーション障害
- #3 不安
- #4 不眠

136

6 【前立腺がん①術前】日本で前立腺全摘術を受けることを決心したが不安な状況にある外国人患者の看護過程

クラス	情　報	関連情報	アセスメント	基礎知識
	で排尿困難は改善 ● 前立腺がんと診断され、手術予定		以上より仮診断はない。	
領域13		成長/発達		
2. 発　達	【成長発達】 ● 58歳、ドイツ系米国人男性 ● 娘と息子は米国の大学に進学、妻と2人暮らし		壮年期の男性であり、子どもは自立し、社会的役割を担っていることから発達課題は達成できている。現時点で仮診断はない。	

統合のアセスメント

　Eさんは、58歳ドイツ系米国人男性で、前立腺がんと診断され手術目的で入院した。症状として、排尿回数の増加とそれに伴う睡眠不足が出現している。入院時、腎機能の悪化はみられておらず、前立腺肥大の既往もあることから、増大した前立腺による尿道の圧迫により膀胱内の尿を完全に排出することができない**尿閉**の状態であると考えられる。結果、排尿回数が増加し夜間も排尿による覚醒が頻回にある状態であり、満足な睡眠が得られていない。大学で英語講師として勤務しているため、日中睡眠不足を補えるような時間をもつことは不可能であったと考えられ、**不眠**の状態に陥っている。入院後、排尿パターンの把握、症状出現時や眠前の導尿などのケアを行うことで不快症状を減らし睡眠の質を確保できると推測される。

　簡単な日本語しか話すことができず医療スタッフと意思疎通が十分に図れない状況にある。滞在期間は長いものの、普段の会話は英語であるため、簡単な日本語でなら会話ができる程度である。日本語のパンフレットは辞書を使ってゆっくり理解しなければならない。手術に関する説明を受けても十分に理解することができず、自分で情報収集を行った結果、手術後に仕事を辞めざるをえなかったという情報を得ており、手術後、自分の仕事や生活にどれだけの影響が出るのか具体的なイメージがついていない。また、性機能を残したいと考えているが、その機能についてもどれだけ残すことができるのか不明な状況であり、不確かな未来に対し**不安**をもっている。これらの不安や疑問も言語の問題から医療スタッフに伝えることができていない状態であり、**言語的コミュニケーション障害**が顕在化している。精神的安寧を図り、治療計画遵守のためのコンプライアンスを高めるためにも、様々なシステムやツールを使い、意思疎通を図る必要がある

看護診断リスト

#	月日	健康問題（看護診断）	E：関連因子、リスク因子 S：診断指標（症状や徴候）
1		尿　閉	E：前立腺肥大、前立腺がんによる尿道の圧迫 S：排尿回数の増加と排尿困難

2	言語的コミュニケーション障害	E：ドイツ系米国人、普段は英語で会話 S：医療スタッフの言葉がわからず理解が十分でない、不安や疑問が伝えられない
3	不　安	E：前立腺摘出術後に尿失禁や疼痛、勃起障害が起こる可能性 S：仕事の継続や性機能障害の発生に関する不安の訴え
4	不　眠	E：排尿回数の増加 S：睡眠不足

看護計画

「＃1　尿閉」の看護診断に対する看護計画を示す。

看護診断

P：尿　閉
E：前立腺肥大、前立腺がん
S：排尿回数の増加とそれに伴う睡眠不足

期待される結果	達成予定日
膀胱内の尿を排出することができ、適切な尿量が確保される。	
＜長期目標＞ 排尿回数、1日の尿量が基準値になる。	
＜短期目標＞ 1）自分の排尿パターンを把握する。 2）排尿困難時、医療スタッフに訴えることができる。 3）陰部の清潔を保つことができる。	

介　入

OP
①排尿状態（尿意の有無、尿回数、夜間排尿回数、1日尿量、排尿時間延長の有無）。
②尿性状（血尿・混濁の有無）。
③下腹部膨満、残尿感の有無。
④夜間覚醒回数、熟睡感の有無、睡眠時間。
⑤尿路感染症状の有無（発熱、腰背部倦怠感、腰背部痛、膀胱炎症状）。
⑥検査データ（WBC、CRP、腎機能データ、尿培養）。
⑦水分出納。
⑧精神症状。

TP
①体温、脈拍、呼吸、血圧を測定する（1日1回）。
②尿閉時は医師の指示に応じて導尿、もしくはカテーテル留置を行う。
③陰部の清潔ケア。

EP（英語で行う）
①排尿日誌の記入方法を説明する。
②排尿困難の症状が強いときはスタッフに伝えるよう説明する。
③清潔ケアの必要性を説明する。

「#2 言語的コミュニケーション障害」の看護診断に対する看護計画を示す。

看護診断	
P：言語的コミュニケーション障害 E：ドイツ系米国人、普段は英語で会話 S：医療スタッフの言葉がわからず理解が十分でない、不安や疑問が伝えられない	
期待される結果	**達成予定日**
＜長期目標＞ 医療スタッフに自分の思いを伝え、治療や看護の内容を理解することができる。	
＜短期目標＞ 1）相互理解に有効なツールを用いることができる。 2）不安や疑問を伝える方法を見出すことができ、思いを表現できる。 3）日本の治療や看護を理解することができる。 4）自分の思いが伝わったという発言がある。	
介　入	

OP
①コミュニケーション時の表情、行動パターン。
②疾患や治療に対する理解の程度、受け止め方。
③不安や疑問に感じていることの有無、内容。
④医療スタッフからの説明に対する理解の程度。
⑤米国と日本の感情表現の違い。
⑥米国と日本の日常生活様式の違い。
⑦米国と日本の医療の相違点、類似点についての考え。
⑧家族の表情、思い、反応。
⑨キーパーソン（母国、日本）および日本における親しい人物の有無、関係性。

TP
①頻繁に訪室して（言葉が伝わらなくても）言葉をかける。
②目を見て落ち着いて話をする。
③安心できるコミュニケーション方法は何かについて、直接聞くなどして引き出す。
④会話が通じなくても、辞書を用いる、紙に字や絵を書くなどして理解し合う。
⑤以前から（患者が）用いている辞書を参考に、相互理解のできる言語ツールを検索する（日英-英日辞書、多言語辞書、類義語辞典など、オリジナルまたは他病院が作成した英語の説明文書や日常会話帳、電子辞書、パソコン・携帯電話・スマートフォンなどの翻訳機、米国の病院が用いているわかりやすいパンフレットなど）。
⑥政府および民間団体などのホームページ、パンフレットなどから使えそうなシステムを検索する（医療関連の翻訳ページ、通訳派遣、電話相談など）。
⑦⑥について、必要があれば患者および家族への提示、連絡調整を行う。

EP
①理解できないこと、不安なこと、疑問などがあれば、1人で悩まず医療スタッフと共有してもらうよう説明する。
②困ったことがあれば、迷わず看護師を呼ぶよう説明する。
③医療スタッフ側に理解する準備がある（理解しようとしている姿勢がある）ことを説明する。
④米国の医療機関などのホームページで見つけた資料などで、日本で治療、入院生活を送るうえで有用だ

と思うものがあれば提示するよう説明する。

> **学習の課題**
>
> 1．前立腺肥大および前立腺がんの違いと、尿道が圧迫されて尿閉になる機序を確認してみよう。
> 2．尿閉により生じる日常生活上の問題と看護について考えてみよう。
> 3．言葉が通じない場合に起こりうる問題について考えてみよう。

6 【前立腺がん②術直後】
前立腺全摘術後、孤立感のために苦痛が増強した外国人患者の看護過程

学習のポイント

1. 前立腺全摘術に伴う苦痛の緩和
2. 術後合併症のアセスメントと症状緩和のための援助
3. 外国人患者と日本人患者の文化的差異をふまえた援助

＊看護診断【社会的孤立】に関するアセスメントと看護計画を立案する。

事例紹介

　Eさんは58歳、ドイツ系米国人男性。前立腺がんと診断されてから3か月間、検査のために外来に通い、手術が決まった。骨転移および他臓器への転移はない。外来で自己血輸血のための採血を行い、手術前日までの約2か月間、毎日骨盤底筋体操を実行した。

　手術当日、全身麻酔下で腹腔鏡手術により経尿道的前立腺切除術が行われた。神経血管束片側切除、リンパ節郭清を行い、4時間後に病室に戻った。医師から、手術時の出血量は3,435mL、自己血4単位を輸血して無事手術が終了したこと、がんはすべて取り除くことができたことを説明された。

　術直後のバイタルサインは、体温37.0℃、脈拍94回/分、血圧113/54mmHg。手術直後の検査結果を表6-2に示す。鼻に酸素吸入用チューブ、右手に点滴、背中に硬膜外麻酔用チューブ、尿道にバルーンカテーテル、腹部にドレーンが挿入された状態である。

　看護師が何度も血圧などを測り、腹部の状態を見にきた。咽頭痛があったが、我慢した。手術部位の痛みは感じなかったが、自分で体の向きを変えることができず看護師に依頼した。

　妻が夜まで付き添っていたが、9時になると「帰ってもらわないと困ります」と言われ「知りませんでした」と言うと、看護師は迷惑そうな顔をしているように感じた。看護師は忙しそうに動き回り、自分のところに来ても「大丈夫ですか」と聞くのみである。「日本人は目を見て話をしない人が多いことは理解していたが、看護師は自分から逃げるようにベッドを離れて行く」「不安な気持ちを伝えられず、手を握ってもらえないことが寂しく感じた」「同じ部屋の患者の呼吸器の音とアラームのせいで寝つけな

かったが、目を閉じて時間が経つのを待ち、朝を迎えた」と話している。

手術翌日、バルーンカテーテルからオレンジ色の尿が出ていた。酸素チューブがなくなり、ベッドに座ってから立つ練習をした。自分で歩くように言われたが、痛みが強く起き上がることができなかった。看護師に助けてもらいながら、ナースステーションから離れた4人部屋に移動した。夕食を全量摂取後、点滴が抜かれた。背中のチューブもはずれて身軽になったが、夜になると次第に痛みが増してきた。咳をすると手術部が痛み、下腹部にまったく力が入らなかった。痛みが強くなり我慢できないと看護師に伝えると、痛み止めの坐薬を入れてくれた。

手術後2日目になっても痛みは治まらず、坐薬を使った。腹部のドレーンが抜かれたが、その後37.8℃の熱が出た。

脈拍98回/分、血圧136/66mmHgである。術後2日目の検査結果を表6-2に示す。

便が出にくく、力を入れると尿道から少し出血した。翌日以降も便が出にくかったため、酸化マグネシウム（重質カマグGヒシヤマ®1.5g、1日3回）を毎食後服用することになった。

表6-2 検査結果

	項目	手術直後	術後2日目		項目	手術直後	術後2日目
血液検査	TP	4.4g/dL	5.4g/dL	血液検査	好酸球	—	0.3%
	Alb	2.37g/dL	3.28g/dL		好塩基球	—	0.1%
	総ビリルビン	0.5mg/dL	0.7mg/dL		リンパ球	—	12.7%
	AST	13IU/L	19IU/L		単球	—	5.5%
	ALT	6IU/L	7IU/L		RBC	228万/μL	277万/μL
	LDH	116IU/L	134IU/L		Hb	6.8g/dL	8.4g/dL
	CK	89IU/L	—		Ht	21.5%	25.3%
	アミラーゼ	160IU/L	647IU/L		Plt	12.8万/μL	16.1万/μL
	空腹時血糖	128mg/dL	109mg/dL		PT	—	—
	BUN	9.5mg/dL	7.2mg/dL		CRP	0.02mg/dL	2.54mg/dL
	Cr	0.87mg/dL	0.78mg/dL	尿潜血反応		＋	＋
	Na	143mEq/L	139mEq/L	尿量	バルーンカテーテル	3,620mL/日	2,350mL/日
	K	4.0mEq/L	4.3mEq/L		失禁量	—	—
	Cl	111mEq/L	105mEq/L		自尿	—	—
	Ca	7,200mg/dL	—	胸部X線		異常なし	異常なし
	WBC	58万/μL	72万/μL	心電図		異常なし	異常なし
	好中球	—	81.4%				

アセスメント

クラス	情報	関連情報	アセスメント	基礎知識
領域11		安全/防御		
2. 身体損傷	【出血】 ●全身麻酔下で経尿道的前立腺切	●尿道カテーテル、腹部ドレーンからの	前立腺とその周辺は血管が多く、術中および術後は出血しやすいため	●前立腺摘術：転移のない限局性前立腺がんが適応となる。膀胱頸

6 【前立腺がん②術直後】前立腺全摘術後、孤立感のために苦痛が増強した外国人患者の看護過程

クラス	情報	関連情報	アセスメント	基礎知識
	除術（神経血管束片側切除、リンパ節郭清）実施 ● 手術時間4時間 ● 出血量3,435mL、自己血4単位輸血 ● 腹部ドレーン、尿道カテーテル留置 ● 術直後の検査値：RBC228万/μL、Hb6.8g/dL、Ht21.5%、Plt12.8万/μL、総ビリルビン0.5mg/dL、AST13IU/L、ALT6IU/L、体温37.0℃、脈94回/分、血圧113/54mmHg ● 術後2日目の検査値：RBC277万/μL、Hb8.4g/dL、Ht25.3%、Plt16.1万/μL、総ビリルビン0.7mg/dL、AST19IU/L、ALT7IU/L、体温37.8℃、脈拍98回/分、血圧136/66mmHg ● 排便困難があり、排便時に尿道から出血あり	排液の量と性状、尿意切迫症状 ● 水分出納バランス ● 創部ガーゼ汚染状態 ● 自他覚的な腹部膨満の増強 ● 意識レベル <理 由> 全身状態の観察とともに尿道カテーテルや腹部ドレーンからの排液を観察することで異常の早期発見につながる	注意してかかわる。 　今回の手術でも出血量が3,435mLと多く、術前に採取していた自己血輸血を行い失血に対応している。 　術直後のバイタルサインは安定しているが、尿量・尿性状、腹部ドレーンの排液量、性状の観察を続け、出血の徴候に注意して観察し、異常時は早急に対応しなければならない。 　以上より、仮診断は<u>出血リスク状態</u>とする。	部から前立腺と精嚢腺を合併切除し、膀胱尿道吻合を行う。 ・合併症として、神経血管束切除時の大量出血、尿道括約筋損傷による尿失禁、勃起神経損傷による勃起障害がある。 ・術直後は、出血防止のために尿道カテーテルが牽引固定されることが多く、苦痛を訴える患者も多い。疼痛への対処が必要である。 ・自己血輸血：大量出血の予想される治療に臨む場合、事前に自分の血液を採取し、手術時または手術後に必要になった場合、その血液を輸血する方法である。自分の血液を使うため、発熱や蕁麻疹などのアレルギー症状、輸血後移植片対宿主病の発症がない。治療までの期間が短い場合や貧血の場合は自己血採取の適応外となる。 ・予想より出血が少なかった場合、自己血は破棄される場合もある。 ・疼痛：疼痛は患者にとって苦痛であるほか、頻脈、血圧上昇、ストレスホルモン産生などの生理的変化を生じさせる。また、疼痛による呼吸抑制、咳痰困難、体動抑制が生じることにより呼吸器合併症、腸管運動抑制などの原因にもなる。不安、無力感、睡眠障害などが生じる場合もある。疼痛は術後の順調な回復を妨げる因子の一つであり、早期の改善が重要となる。
領域12	安楽			
1．身体的安楽	【疼 痛】 ● 硬膜外麻酔用チューブ留置、鎮痛薬の持続投与 ● 咽頭痛 ● 手術当日、手術部位の痛みはなかったが、自分で体の向きを変えることができず看護師に依頼 ● 翌日咳をすると手術部が痛み、下腹部に力が入らなかった ● 離床を開始したが、創部痛増強のため看護師の介助下で移動 ● 翌日、硬膜外麻酔用チューブ抜去 ● 疼痛に対して坐薬使用 ● 翌日以降、便が出にくく、力を入れると尿道から出血	● 全身麻酔下で経尿道的前立腺切除術（神経血管束片側切除、リンパ節郭清）実施 ● 具体的な疼痛部位は不明 ● 創部の状態は不明 <理 由> 手術直後の疼痛は表在性の鋭い痛み、ドレーン留置部の痛みなどである ドレーン固定部の機械的刺激、非効果的なドレナージで疼痛が生じることもあり鑑別が必要である	手術当日は鎮痛薬が使用されていたため手術部位の痛みは感じなかったが、翌日から手術部位の痛みが増し坐薬を使用している。 　排便時の努責によって尿道から出血している。緩下剤内服が開始となっているが、疼痛により排便困難となり、さらに排便時の疼痛が増すという状態を防ぐうえでも排便コントロールが重要である。 　通常、術後3、4日で疼痛は軽減してくるが、長引く場合は創部感染にも注意が必要である。 　以上より、仮診断は<u>急性疼痛</u>とする。	
3．社会的安楽	【社会的孤立】 ● 酸素投与開始、点滴、尿道カテーテル、腹部ドレーン留置 ● 翌日、酸素投与中止、硬膜外麻酔用チューブ、点滴抜去 ● 看護師による頻回のバイタルサイン測定、全身状態の観察 ●「日本人は目を見て話をしない人が多いことは理解していたが、看護師は自分から逃げるようにベッドを離れて行く」と発言 ● 妻が夜まで付き添っていたが、9時に帰られた ● 看護師は忙しそうで「大丈夫ですか」と聞くのみ	● 呼吸器の音、アラームなど不慣れな環境で眠れなかった	手術後の安静により身動きのとれない状況におかれているが、定期的にやってくる看護師とはコミュニケーションがとれない。キーパーソンである妻も夜9時には病院から帰るよう指示され、孤独を感じている。 　看護師から入院に関する説明が行われているが、言語の問題から、入院生活に関する理解が十分ではなかったと考えられる。言語が異なるだけではなく、文化が異なることにも十分注意が必要であり、入院時の家族の付き添いなどについても丁寧な説明と理解の確認が必要である。 　手術直後は不慣れな環境におか	

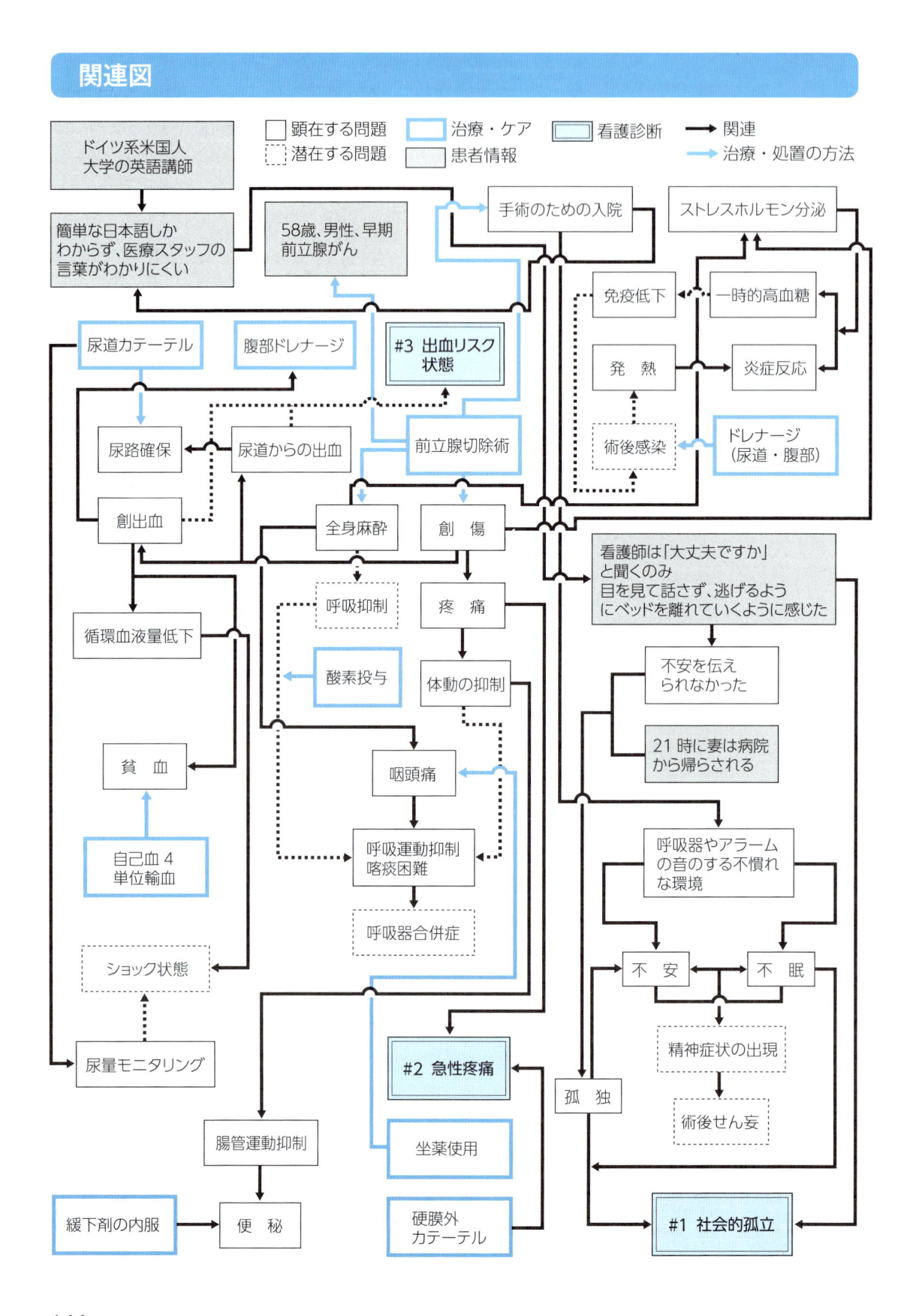

第Ⅲ章　事例をとおして学ぶ看護過程

関連図

凡例:
- □ 顕在する問題
- ┌┄┐ 潜在する問題
- □ 治療・ケア
- □ 患者情報
- □ 看護診断
- → 関連
- → 治療・処置の方法

患者情報:
- ドイツ系米国人 大学の英語講師
- 簡単な日本語しかわからず、医療スタッフの言葉がわかりにくい
- 58歳、男性、早期前立腺がん
- 看護師は「大丈夫ですか」と聞くのみ 目を見て話さず、逃げるようにベッドを離れていくように感じた
- 21時に妻は病院から帰らされる

治療・ケア:
- 尿道カテーテル
- 腹部ドレナージ
- 酸素投与
- 自己血4単位輸血
- 緩下剤の内服
- 坐薬使用
- 硬膜外カテーテル
- ドレナージ（尿道・腹部）

看護診断:
- #3 出血リスク状態
- #2 急性疼痛
- #1 社会的孤立

顕在・潜在する問題:
手術のための入院 → ストレスホルモン分泌 → 免疫低下 ┄ 一時的高血糖 → 炎症反応 → 発熱 ← 術後感染(潜在)

前立腺切除術 → 尿道からの出血 → 尿路確保 / 創出血 → 循環血液量低下 → 貧血 → ショック状態(潜在) → 尿量モニタリング

全身麻酔 → 呼吸抑制(潜在) / 創傷 → 疼痛 → 体動の抑制 → 咽頭痛 → 呼吸運動抑制 喀痰困難 → 呼吸器合併症(潜在)

体動の抑制 → 腸管運動抑制 → 便秘

不安を伝えられなかった / 呼吸器やアラームの音のする不慣れな環境 → 不安 / 不眠 → 精神症状の出現(潜在) → 術後せん妄(潜在) → 孤独

144

6 【前立腺がん②術直後】前立腺全摘術後、孤立感のために苦痛が増強した外国人患者の看護過程

クラス	情報	関連情報	アセスメント	基礎知識
	●「不安な気持ちを伝えられず、手を握ってもらえないことが寂しく感じた」と発言		れ、眠れないまま朝を迎えており、精神的苦痛を感じている状況が持続していた。さらにコミュニケーションが十分にとれないということは、多大なストレスである。理解力があっても、言葉が通じないために理解できないことを十分考慮した対応が必要である。 　文化的背景が異なる場合、安心感を得るきっかけとなる表現方法が異なることがある。慣れ親しんだボディコンタクトや、コミュニケーション方法にも配慮が必要である。 　今後の治療計画遵守に対するコンプライアンスを高く保つためにも、様々なツールを使って意思疎通を図り、患者の感じている孤独に対応していく必要がある。 　以上より、仮診断は社会的孤立とする。	

統合のアセスメント

　全身麻酔下で経尿道的前立腺切除術（神経血管側片側切除、リンパ節郭清）が行われた。前立腺とその周辺は血管が多く出血しやすいが、今回の手術でも出血量は3,435mLと多く、術前に採取していた自己血輸血を行っている。術直後のバイタルサインは安定しているが、術後急性期を脱するまでは出血リスク状態にあることを念頭においてかかわる必要がある。

　術後の出血予防および生体の内部環境を安定させるため、手術当日はベッド上で安静にする必要がある。術後は各ドレーン類や点滴、酸素など、様々な付属物が装着され、身動きのとれない状況におかれている。キーパーソンである妻も、夜9時には帰らざるをえなくなり、他者との接点は医療スタッフのみとなった。しかし、定期的にやってくる看護師とはコミュニケーションがとれず、不安に思うことがあっても伝えられない状況であった。隔絶された環境で誰とも意思疎通を図ることができず社会的孤立を感じている。

　Eさんは、手術そのものによるストレスだけではなく、言語が通じないことに起因する精神的なストレスを感じているといえる。今後の治療計画遵守に対するコンプライアンスを高く保つためにも、政府や民間団体が提供する通訳などのシステム、外国人医療に役立つ資料の活用など、様々なツールを使って意思疎通を図り、Eさんの感じている孤立感に対応していくことが必要である。

　手術の翌日、手術部位の疼痛が出現している。急性疼痛による呼吸抑制、喀痰困難、体動抑制などにより呼吸器合併症、腸管運動抑制が起こる可能性がある。疼痛は術後の順調な回復を妨げる因子の一つであるため、症状緩和に対する早期の対応が重要となる。

第Ⅲ章　事例をとおして学ぶ看護過程

看護診断リスト

#	月日	健康問題（看護診断）	E：関連因子、リスク因子 S：診断指標（症状や徴候）
1		社会的孤立	E：医療スタッフと意思疎通が図れない S：孤独感、不安
2		急性疼痛	E：前立腺全摘術による創傷形成 S：疼痛
3		出血リスク状態	E：前立腺全摘術による創傷形成

看護計画

「＃1　社会的孤立」の看護診断に対する看護計画を示す。

看護診断	
P：社会的孤立 E：医療スタッフと意思疎通が図れない S：孤独感、不安	
期待される結果	**達成予定日**
＜長期目標＞ 医療スタッフやキーパーソンに自分の思いや疑問を表出でき、伝えることができる。	
＜短期目標＞ 1）不安や疑問がある場合はスタッフに伝える、もしくは何らかのサインを出すことができる。 2）コミュニケーションを図るために効果的な方法を見出せる。	
介　　入	

OP
①患者の言動、表情、ジェスチャー（日本人との相違点に注意）。
②不安や疑問に感じていることの有無、内容。
③医療スタッフからの説明に対する理解の程度。
④患者を取り巻く環境、人物。
⑤キーパーソンの存在とその面会状況。
⑥社会的役割とその遂行状況。

TP
①言葉が伝わらなくても、目を見て、落ち着いて言葉をかける。
②可能な限り患者にとって好ましい、患者が安心する方法で対応する（目を見て話す、タッチングを増やすなど）。
③辞書や翻訳機能のついた機器を使ってコミュニケーションをとる（日英-英日辞書・多言語辞書・類義語辞典、電子辞書、パソコン・携帯電話・スマートフォンなどの翻訳機）。
④可能であれば英語を話せるスタッフがプライマリナース（担当看護師）となる。
⑤政府、民間企業、NPO団体などが提供するサポートおよび外国人医療に有用なツールを検索し、必要で

あれば依頼する。
⑥⑤などを通じ、緊急時などに連絡できる通訳者を確保する。子ども、友人などが通訳をするのは、プライバシーおよび医療倫理の観点から絶対に避けることをスタッフ間で確認する。
⑦米国での治療法や入院生活、退院後の生活、日常の生活などについて興味を示し、短時間でも患者および家族（キーパーソン）の話を傾聴する。
⑧⑦からコミュニケーション方法および入院環境の相違点と類似点について把握し、看護計画に役立てる。

EP
①不安や疑問がある場合、スタッフに話す、もしくは何らかのサインを出すよう説明する。
②異常を感じたらすぐにナースコールで知らせるよう説明する。
③術後まもない時期であるため、ナースステーションの近くに病室があること、スタッフが近くにいるのですぐに来ることが可能であることを説明する。

学習の課題

1. 前立腺全摘術後の疼痛部位と出血量を確認し、術後の副作用について考えてみよう。
2. 異国で手術を受ける場合の孤独感について考えてみよう。
3. 外国人患者と会話をする場合のコミュニケーションの違いについて考えてみよう。

6 【前立腺がん③術後回復期】
前立腺全摘術後の合併症に悩む外国人患者の看護過程

学習のポイント

1. 術後合併症のアセスメントと自己管理に向けた援助
2. 手術後の社会復帰のための援助
3. 外国人が利用できるサービスを用いた援助

＊看護診断【腹圧性尿失禁】【性的機能障害】に関するアセスメントと看護計画を立案する。

事例紹介

　Eさんは58歳、ドイツ系米国人男性。大学の英語講師をしている。娘と息子がいるが、米国の大学に進学したため、2年前から妻と2人暮らしである。前立腺がんと診断され、全身麻酔下で腹腔鏡手術による経尿道的前立腺切除術（神経血管束片側切除、リンパ節郭清）を受けた。外来の看護師から骨盤底筋体操の指導を受け、手術前日までの約2か月間、毎日実行していた。手術の前日に入院し、その日のうちに麻酔科と泌尿器科の医師から手術前の詳しい説明を受け、同意書にサインをした。勃起神経を保存するかどうかについては、性機能を失うことは絶対に避けたいと考えていたので、「残してください」と答えた。

　術後6日目に、腹部の抜糸とバルーンカテーテルが抜去された。現在、術後8日目で、バイタルサインは体温36.7℃、脈拍72回/分、血圧112/58mmHg。術後8日目の検査結果を表6-3に示す。

　退院が決まり、手術部位の疼痛に対し、ロキソプロフェンナトリウム（ロキソニン®120mg、1日2回）が処方された。仕事は2週間休暇をとっていたので、家に帰ってから自宅で仕事を始めた。椅子に座っていると会陰部が痛み、立ち上がると疼痛が増強し尿が多量に漏れるため、今後職場に戻って90分の講義を行えるか不安を感じている。

　歩行すると知らない間に尿が大量に出るため、尿取りパッド、リハビリパンツを使用している。臥位では尿失禁はない。排尿日誌をつけるよう言われ、記録している。

　2週間後に受診すると、医師から仕事復帰は可能と言われた。仕事を再開してからも尿漏れが続き、尿取りパッドを手放すことができなかった。ロキソニン®服用後6

6 【前立腺がん③術後回復期】前立腺全摘術後の合併症に悩む外国人患者の看護過程

表6-3 検査結果

項　目		術後8日目		項　目	術後8日目
血液検査	TP	6.3g/dL	血液検査	好酸球	3.1%
	Alb	―		好塩基球	0.7%
	総ビリルビン	0.4mg/dL		リンパ球	20.5%
	AST	17IU/L		単球	6.7%
	ALT	12IU/L		RBC	284万/μL
	LDH	127IU/L		Hb	8.4g/dL
	CK	―		Ht	25.8%
	アミラーゼ	126IU/L		Plt	29.8万/μL
	空腹時血糖	93mg/dL		PT	―
	BUN	20.1mg/dL		CRP	0.31mg/dL
	Cr	0.81mg/dL		尿潜血反応	―
	Na	141mEq/L	尿量	バルーンカテーテル	―
	K	3.9mEq/L		失禁量	860mL
	Cl	105mEq/L		自尿	1,619mL/日
	Ca	―		胸部X線	―
	WBC	61万/μL		心電図	―
	好中球	70.1%			

時間程度は痛みが一般的に軽減するが、再び痛みが持続するため、1日3錠に増やし、坐薬を処方してもらった。

　手術を終えて2か月が経過した。尿漏れの量は減ったが、尿取りパッドはまだ使用している。PSA値も低く、順調に経過しているが、勃起障害がある。夫婦関係はまだもってはいけないと医師から説明を受けているので守っているが、本当に元に戻るのか不安を感じている。

アセスメント

クラス	情　報	関連情報	アセスメント	基礎知識
領域3		排泄と交換		
1. 泌尿器系機能	【失　禁】 ●手術後6日目、腹部の抜糸とバルーンカテーテル抜去 ●歩行すると無意識に尿が大量に漏れる ●尿取りパッド、リハビリパンツを使用 ●臥位時は尿失禁なし ●排尿日誌を記録 ●2か月後、失禁量は減少 ●失禁量860mL、自尿1,619mL/日	●座位時、会陰部痛あり ●ロキソニン®増量、坐薬を処方 ●ADLは自立 ●骨盤底筋体操は術前2か月実施 ＜理　由＞ トイレに行くための運動機能に問題はないが、疼痛の訴えがあり、排尿行動を妨げる可能性がある	バルーンカテーテルを抜去してからは、立位時、歩行時に尿漏れが起きている。前立腺を切除するときに尿道括約筋を傷つける影響で尿失禁が起こるためである。多くの場合、立位時、歩行時など下腹部に力が入ったときに尿漏れが起こる腹圧性尿禁であり、多くは術後数か月で徐々に改善する。 　尿漏れを改善する方法としては、骨盤底筋運動で筋力回復を図るなどがある。また、排尿日誌をつけており、排尿のパターンをつかむことで、失禁量の多い時間に排尿するなどの予防策をとることができる。	●膀胱造影（cystography：CG）：経尿道的に造影剤を注入し、尿道および膀胱の形態を評価する検査である。 ・前立腺摘出術後では膀胱尿道吻合部から腹腔内へのリーク（漏れ）がないかを調べるために行われる。リークがないことが確認されれば尿道カテーテルが抜去される。 ●骨盤底筋体操：骨盤底筋は骨盤の底にあり恥骨から尾骨までハンモックのように下から臓器を支え、尿道や肛

149

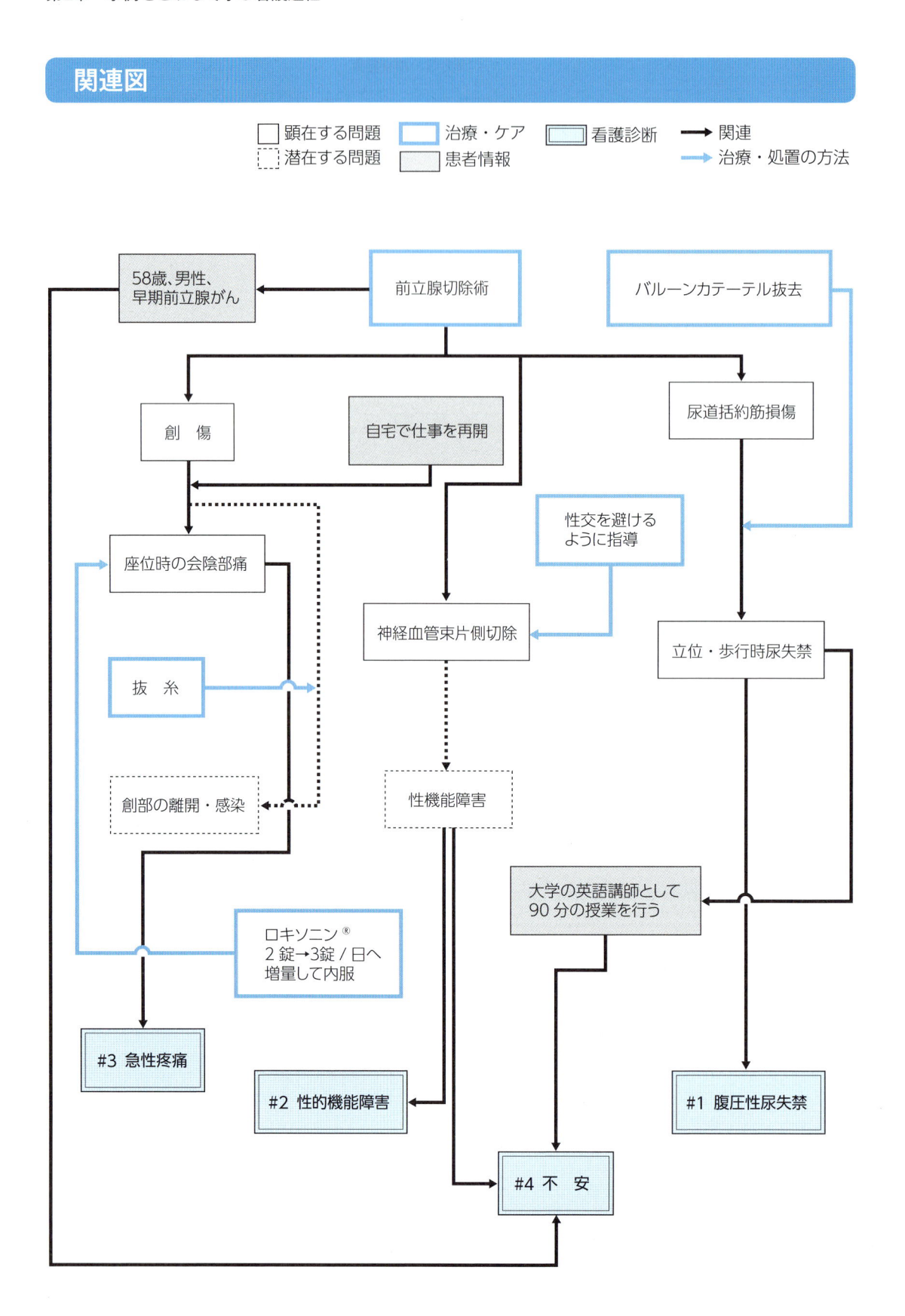

第Ⅲ章 事例をとおして学ぶ看護過程

関連図

凡例:
- □ 顕在する問題
- ┊┊ 潜在する問題
- □（青枠）治療・ケア
- □（灰）患者情報
- □（水色塗り）看護診断
- → 関連
- → 治療・処置の方法

患者情報: 58歳、男性、早期前立腺がん

治療・ケア: 前立腺切除術 → 創傷 → 座位時の会陰部痛 → 抜糸 ／ 創部の離開・感染（潜在）

自宅で仕事を再開

前立腺切除術 → 神経血管束片側切除 → 性機能障害（潜在）
性交を避けるように指導

バルーンカテーテル抜去 → 尿道括約筋損傷 → 立位・歩行時尿失禁

大学の英語講師として90分の授業を行う

ロキソニン® 2錠→3錠／日へ増量して内服

看護診断:
- #1 腹圧性尿失禁
- #2 性的機能障害
- #3 急性疼痛
- #4 不安

150

クラス	情報	関連情報	アセスメント	基礎知識
			尿漏れの量は徐々に減少することが期待されるものの、手術による影響は避けられず、今後も対応が必要であると予測される。 　以上より、仮診断は<u>腹圧性尿禁</u>とする。	門を閉める働きをしている。骨盤底筋体操とは、肛門や腟の筋肉を随意的に収縮・弛緩する体操であり、骨盤底筋を鍛え尿失禁を予防する訓練である。腹圧性の尿失禁に特に効果がある。 ・早い人では2週間で効果が出てくるが、3か月以上続けても効果がない場合、医学的な治療（尿路変更など）が必要になってくる。
領域8		セクシュアリティ		
2．性的機能	【性的機能】 ●58歳、ドイツ系米国人男性 ●術前、勃起神経の保存を希望 ●娘と息子は米国の大学に進学、妻と2人暮らし ●全身麻酔下で経尿道的前立腺切除術（神経血管束片側切除、リンパ節郭清）実施 ●手術後、勃起障害がある ●術後、夫婦関係はまだもっていない	●歩行すると知らない間に尿が大量に漏れる ●尿取りパッド、リハビリパンツを使用	術前より性機能を失うことは絶対に避けたいという希望をもっており、神経温存を選択したため、神経血管束片側切除が実施された。術後はしばらく夫婦関係をもたないよう医師から説明があり、守っているが、勃起障害による男性の精神的ショックは多大なものであると予測される。 　喪失感への対応や、夫婦関係の再構築など大きな変化に対応するための精神的フォローが必要になってくる。 　以上より、仮診断は<u>性的機能障害</u>とする。	
領域9		コーピング／ストレス耐性		
2．コーピング反応	【不　安】 ●尿取りパッド、リハビリパンツ使用 ●臥位時は尿失禁なし ●歩行すると無意識に尿が大量に漏れる ●2か月後、失禁量は減少したが、尿取りパッドは使用 ●座位時、会陰部痛あり ●ロキソニン®増量、坐薬を処方 ●90分の講義ができるか不安 ●術後、夫婦関係はまだもっていない	●大学の英語講師 ●全身麻酔下で経尿道的前立腺切除術（神経血管束片側切除、リンパ節郭清）実施 ●娘と息子は米国の大学に進学、妻と2人暮らし	術後疼痛、尿失禁が持続している。また、術前より性機能を失うことは避けたいという希望をもっており、神経血管束片側切除が実施された。術後まだ夫婦関係はもっていないが、今後、勃起障害が起こった場合にEさんの精神的ショックは多大なものであると予測され、その状況に対して不安をもっている。 　様々なツールを使用し、Eさんと意思疎通を図ることでこれらの精神的ストレスを少しでも軽減できるよう援助する。 　以上より、仮診断は<u>不安</u>とする。	
領域12		安　楽		
1．身体的安楽	【疼　痛】 ●座位時、会陰部痛あり ●ロキソニン®増量、坐薬を処方 ●立ち上がるときに疼痛が増強		退院後、日常生活に戻り、生活パターンを再構築していく段階である。手術部位の疼痛があり、鎮痛薬増量、坐薬使用で対応している。 　今後日常生活において疼痛は大きな阻害要因となるため、緩和のための援助が必要である。 　以上より、仮診断は<u>急性疼痛</u>とする。	

統合のアセスメント

　術後6日目に尿道カテーテルが抜去された。それ以降、立位時、歩行時など下腹部

に力が入ったときに起こる腹圧性尿失禁を自覚している。多くは術後数か月で徐々に改善するため、今後も骨盤底筋体操で筋力を回復させることが必要である。また、排尿日誌をつけてパターンをつかむことで、失禁量の多い時間に排尿するなどの予防策をとることができる。

　術前より性機能を失うことは避けたいと希望しており、神経血管束片側切除が実施された。術後、夫婦関係は避けるように指導されており、守っている。勃起障害によるEさんの精神的ショックは多大なものであると予測され、喪失感への対応や、夫婦関係の再構築など大きな変化に対応するため、性的機能障害に対する精神的フォローが必要になってくる。

　8日目に退院後、自宅で仕事を再開しているが、会陰部痛を強く自覚しており、鎮痛薬の増量、坐薬使用で対応している。今後日常生活を送っていくうえで疼痛は大きな阻害要因となるため、緩和のための援助が必要である。

　退院後2か月がたった現在でも、疼痛・尿失禁の持続、性機能障害発生の可能性という状況にあり、不安を抱えている。術前に引き続き、言語とコミュニケーションの違いを考慮しながら意思疎通を図ることで、これらの精神的ストレスを少しでも軽減できるよう援助していく必要がある。

看護診断リスト

#	月日	健康問題（看護診断）	E：関連因子、リスク因子 S：診断指標（症状や徴候）
1		腹圧性尿失禁	E：前立腺全摘術による尿道括約筋の損傷 S：立位、歩行時の尿失禁
2		性的機能障害	E：前立腺全摘術による勃起神経の損傷 S：勃起障害
3		急性疼痛	E：前立腺全摘術による創傷形成 S：座位時の会陰部痛、体動時の疼痛
4		不　安	E：術後の尿失禁や疼痛、勃起障害 S：仕事の継続や性機能障害発生に関する不安の訴え

看護計画

「#1　腹圧性尿失禁」の看護診断に対する看護計画を示す。

看護診断	
P：腹圧性尿失禁 E：前立腺全摘術による尿道括約筋の損傷 S：立位、歩行時の尿失禁	
期待される結果	達成予定日

＜長期目標＞ 尿失禁を最小限に抑えながら日常生活を送ることができる。
＜短期目標＞ 1）自己の排尿・失禁パターンを把握できる。 2）骨盤底筋体操を継続できる。

介　入

OP
①排尿状態（1回量、1日尿回数、尿意の有無、排尿時症状の有無）。
②尿失禁の回数、量、時間。
③尿性状（血尿・混濁の有無）。
④下腹部膨満・残尿感の有無。
⑤夜間覚醒回数、熟睡感の有無、睡眠時間。
⑥尿路感染症状の有無（発熱、腰背部倦怠感、腰背部痛、膀胱炎症状）。
⑦血液データ（WBC、CRP、腎機能データ、尿培養）。
⑧水分出納。
⑨骨盤底筋体操の実施状況、方法の確認。

TP
①体温、脈拍、呼吸、血圧の測定。
②陰部の清潔ケア。
③コミュニケーションを図り、不安や疑問を傾聴する。
④可能な限り英語で書かれたパンフレットなどを用いて説明する。

EP
①排尿日誌の記入方法を説明する。
②清潔ケアの必要性を説明する。
③不安や疑問がある場合、スタッフに話す、または何らかのサインを出すように説明する。

「#2　性的機能障害」の看護診断に対する看護計画を示す。

看護診断
P：性的機能障害 E：前立腺全摘術による勃起神経の損傷 S：勃起障害

期待される結果	達成予定日
＜長期目標＞ 性的機能障害について話し合い、今後の対処方法を考えることができる。	
＜短期目標＞ 1）手術の合併症と症状について理解できる。 2）性的機能障害について話し合うことができる。 3）性的機能障害の程度と対処方法について考えることができる。	

介　入

OP

①性的機能障害および関連する症状の有無、程度。
②①に関する本人の認識、障害の程度。
③不安に感じていることの有無、内容。
④パートナーの存在、関係性。
⑤希望するパートナーへの愛情表現の方法。
⑥勃起障害の有無、程度。

TP
①性機能喪失に関する考え、思いなどについて関心を示し、傾聴する。
②文化的背景や言語の違いから生じる表現の違いに留意しながら、患者および家族（キーパーソン）の話を傾聴する。
③必要時、泌尿器科またはその他の専門家にコンサルトできるよう調整する。
④可能な限り英語を話せるスタッフがプライマリナース（担当看護師）となる。
⑤政府、民間企業、NPO団体などが提供するサポートおよび外国人医療に有用なツールを検索し、必要であれば依頼する。

EP
①性的機能に関する検査などが可能であることを伝える。
②不安なことがあれば、泌尿器科で性的機能検査や相談が可能であることを伝える。
③不安や疑問がある場合、スタッフに話すもしくは何らかのサインを出すよう説明する。

学習の課題

1. 前立腺全摘術後の合併症と尿失禁を軽減するための看護について考えてみよう。
2. 尿失禁が日常生活に与える影響について考えてみよう。
3. 外国人患者支援団体の検索方法と看護師からの連絡・調整方法について考えてみよう。

7 【肝移植①術前】
原発性胆汁性肝硬変と診断された患者が、葛藤を繰り返しながら生体肝移植術を受ける決意をするまでの看護過程

学習のポイント

1. 原発性胆汁性肝硬変の基本的知識や肝機能障害に関するアセスメントと援助

2. 生体肝移植術を受ける患者の心理と意思決定の援助

＊看護診断【意思決定葛藤】【出血リスク状態】に関するアセスメントと看護計画を立案する。

事例紹介

　Aさんは55歳、女性。身長165cm、体重65kgである。Aさんは専業主婦で夫と社会人の長女（25歳）、大学生の次女（20歳）の4人家族である。

　5年前に原発性胆汁性肝硬変と診断され、内服薬による治療と食事や生活に留意しながら日常生活を送っていた。2か月前より黄疸や瘙痒感などの症状が出現し始め、倦怠感が続くようになってきた。1か月前に急激に症状が悪化したため、かかりつけの病院を受診した結果、総ビリルビン6.5mg/dL、Alb2.7g/dL、PT（プロトロンビン時間）活性65％、腹水軽度あり、チャイルド-ピュー（Child-Pugh）分類でグレードBであり、今後の治療として移植が提案された。原発性胆汁性肝硬変と診断されたときから、肝機能障害が起こった場合には移植の選択も視野に入れる説明は受けていた。Aさんは説明を聞いた後、「とうとうこのときが来たか。説明を聞いたときからいつかは来るだろうと覚悟はしていた。最近急に身体もつらくなってきていたので、肝臓の調子が悪いだろうと思っていた。腹水があるせいかあまり食欲もなくて。体重は1か月前60kgだったのに、65kgに増えていた」とうつむきながら答えた。

　夫、長女、次女の家族全員がドナーとして名乗り出たが、適合したのは長女のみだった。Aさんは「長女は独身だし、結婚前の身体を傷つけたくない。脳死ドナーを待つにしても人の肝臓をいただいて生きていくのがいいことかわからない。移植をするかどうか悩んでいる」と移植を受けることを悩んでいた。しかし脳死ドナーの待機中に状態がさらに悪化するおそれがあることを説明され、長女は「病気がわかってからも何かと心配をかけていた。お母さんのためなら私の肝臓を移植してほしい。お母さんが元気になるんだったら何でもする」とドナーとして臓器を提供することを強く

第Ⅲ章　事例をとおして学ぶ看護過程

希望した。次女は「お母さんに元気になってもらいたい。移植を受けてほしい」と言っている。夫は、「今まで無理をさせてすまなかった。もっと労わればこんなことにはならなかったのかもしれない」と悔しそうな表情である。

移植コーディネーターを交え何度も話し合った結果、Aさんは、「生きたいという思いはあるし、家族が言ってくれることが嬉しい。実はこの病気になったとき、自分を責めて夫と喧嘩が絶えなかった時期があっただけに、夫の言葉は嬉しかった」と言い、後日移植を受けることを決意した。

移植を決めてから1週間後、入院したその夜、Aさんは、「きちんと薬も飲んでいたし、私は主婦だから食生活にも気をつけていた。疲れすぎないようにと家族も気づかってくれていたし、5年間症状が出ていなかったから安心していた。でもビリルビンの値が上がっていると言われてショックだった。家族のために頑張って今は移植を受けようと思っているけれど、娘の身体に傷をつけてしまうことがつらい。長女しかドナーになれないとわかってから本当に移植を受けていいのか、実は今でも葛藤している。移植することや手術が長時間かかること、いろいろなことが不安」と看護師に話した。

面会は夫は仕事の都合で週1回、次女は学校帰りに毎日来ている。

移植前の血液検査の結果を表7-1に示す。

表7-1　血液検査結果

項目	値（術前）	項目	値（術前）
RBC	400万/μL	Plt	11.2万/μL
WBC	4,200/μL	総ビリルビン	6.5mg/dL
Hb	12.8g/dL	AST	126IU/L
Ht	40%	ALT	101IU/L
CRP	1.6mg/dL	Na	130mEq/L
TP	6.5g/dL	K	4.0mEq/L
Alb	2.7g/dL	Cl	102mEq/L
PT活性	65%	BS	95mg/dL
ATⅢ	60%	γ-GTP	80IU/L

アセスメント

クラス	情報	関連情報	アセスメント	基礎知識
領域1	ヘルスプロモーション			
2. 健康管理	【自己健康管理】 ●5年前に原発性胆汁性肝硬変と診断 ●内服薬と食事、生活に留意しながら日常生活を送っていた ●「きちんと薬も飲んでいたし、私は主婦だから食生活にも気をつけていた」「疲れすぎないようにと家族も気		症状が悪化しないよう健康管理や服薬遵守、食生活の管理に留意していた。 原発性胆汁性肝硬変と診断されたときから、肝機能障害が起こった場合には移植の選択も視野に入れる説明は受けていたことから、今回の状態からも助かる方法は移植しか	●原発性胆汁性肝硬変（primary biliary cirrhosis：PBC）：慢性進行性の胆汁うっ滞性肝疾患である。中年女性に好発し原因不明である。 ・瘙痒感、黄疸、腹水貯留、肝性脳症など肝障害に基づく自覚症状

7 【肝移植①術前】原発性胆汁性肝硬変と診断された患者が、葛藤を繰り返しながら生体肝移植術を受ける決意をするまでの看護過程

クラス	情　報	関連情報	アセスメント
	づかってくれていた」と発言		ないと理解していると考えられる。
領域2		栄養	
1. 摂取	【栄養】 ● 身長165cm、体重65kg ● 1か月間の体重増減（+5kg） ● TP6.5g/dL、Alb2.7g/dL ● 食欲不振	● 肝機能の低下 ● 腹水 〈理由〉 腹水により食事摂取量が減少し、肝機能低下も合わさり栄養状態に影響する	TP、Albは低値である。 　1か月前は体重60kgであったことから、腹水や浮腫により体重が増加したものと考えられる。 　肝機能低下に伴い、代謝機能の低下が低アルブミン血症をもたらし、浮腫や腹水を出現させていると考えられる。腹水の出現により、腹部膨満感につながり、食欲不振が起こりさらに低栄養という悪循環が生じていると考えられる。 　以上より、仮診断は<u>栄養摂取消費バランス異常：必要量以下</u>とする。
4. 代謝	【肝機能】 ● 総ビリルビン6.5mg/dL、AST126IU/L、ALT101IU/L ● 腹水 ● 黄疸症状		総ビリルビン、AST、ALTが高値である。 　血液検査データおよび腹水や黄疸症状など身体症状より、肝機能が低下している状況である。それに伴う生活への障害があるため、ほかの領域と統合して診断する。
5. 水化	【電解質平衡】 ● Na130mEq/L、K4.0mEq/L、Cl102mEq/L	● 1か月間の体重増減（+5kg） ● 腹水 ● 浮腫	Naは低値で、K、Clは正常範囲内である。 　低アルブミン血症に続発する血漿浸透圧低下に伴い、電解質バランスのナトリウムが減少していると考えられる。 　以上より、仮診断は<u>電解質平衡異常リスク状態</u>とする。
	【体液量】 ● 1か月間の体重増減（+5kg） ● 腹水 ● 浮腫 ● Alb2.7g/dL		Albは低値である。 　肝機能障害により、低アルブミン血症となり、血管内の水分が腹腔内や血管外に移行する。さらに門脈圧の亢進を生じ、肝リンパ生成が亢進することから腹水や浮腫が出現していると考えられる。 　以上より、仮診断は、<u>体液量過剰</u>とする。
領域4		活動/休息	
4. 循環/呼吸反応	【活動耐性低下】 ●「身体もつらくなってきていた」「腹水があるせいかあまり食欲もなくて」「疲れすぎないようにと家族も気づかってくれていた」と発言 【消化管組織循環】 ● PT活性65%、Plt11.2万/μL	● 腹水 ● 黄疸症状 〈理由〉 肝機能低下により腹水が出現すると活動に影響する	肝機能の悪化を予防するために、診断後、活動量を規制していたと考えられる。 　肝機能障害により倦怠感や腹水が貯留したことから活動量が低下していると考えられる。 　以上より、仮診断は、<u>活動耐性低下</u>とする。 　PT活性、Pltは低値である。 　肝機能障害より、門脈圧亢進となり、静脈瘤を形成していると考えられ

基礎知識

を有する場合を症候性PBCとよび、これらの症状を欠く場合には無症候性PBCとよばれる。

・薬物療法は、ウルソデオキシコール酸が第一選択薬で、生活指導や食事指導とともに治療を行うが、改善がなく病態が進行すれば肝移植が唯一の治療手段となる。

・肝移植適応時期の決定は、メイヨーモデルや日本肝移植適応研究会のモデルが用いられている。血清総ビリルビンが6.0mg/dL以上になると肝移植が考慮される[1]。

・肝移植の可能性がある場合には、事前に家族へ経過・予後を説明し、ドナー検索、移植実施施設へ連絡し、できるだけ早く移植実施施設へ搬送する。

・肝移植には、脳死肝移植と生体肝移植があるが、わが国では脳死ドナーの数が少なく、生体肝移植が主に行われている。

第Ⅲ章　事例をとおして学ぶ看護過程

クラス	情報	関連情報	アセスメント	基礎知識
			る。静脈瘤の破裂を引き起こすと、消化管の血液循環が減少する可能性がある。 　以上より、仮診断は非効果的消化管組織循環リスク状態とする。	
領域5	知覚/認知			●肝性脳症：肝不全に伴う精神・神経症状で、意識障害が主な症状である。肝臓には、アンモニアなどの有害物質を解毒する作用があるが、肝機能が障害されると、解毒作用が低下し、解毒されないまま血中に放出される。その結果、有害物質の濃度が高い血液が脳に運ばれ、意識障害を引き起こす。肝性脳症の前駆症状には、傾眠、睡眠パターン変化、不安状態、羽ばたき振戦などがあり、思考や人格に変化が生じる。さらに進行すると、意識喪失から昏睡状態を招く[2]。 ●生体肝移植に関する患者家族の直面する問題：レシピエント、ドナーが同じ家族である場合、家族であるからこそ近づきすぎて相談できないこともあり、とりわけ親子関係では、家族以外に支える存在として医療者が必要不可欠である[3]。
4. 認知	【混乱】 ●意思疎通は可能である	●腹水 ●黄疸症状 ＜理由＞ 肝機能障害によりアンモニア値が上昇すると意識障害を起こす可能性がある	意思疎通は問題ないが、肝機能障害によりアンモニア値が上昇すると肝性脳症となり、見当識障害、せん妄、意識障害を起こす可能性がある。 　以上より、仮診断は急性混乱リスク状態とする。	
領域6	自己知覚			
3. ボディイメージ	【ボディイメージ】 ●「体重は1か月前60kgだったのに、65kgに増えていた」と発言	●腹水 ●黄疸症状	黄疸や腹水が出現していることや、体重が1か月間で5kg増加していることから、肝機能障害に伴う身体の変化を実感していると考えられる。 　特に気にしている様子はないため、本領域で診断は立てない。	
領域7	役割関係			
2. 家族関係	【家族機能】 ●長女「病気がわかってからも何かと心配かけていた。お母さんのためなら私の肝臓を移植してほしい。お母さんが元気になるんだったら何でもする」と臓器提供を強く希望した ●次女「お母さんに元気になってもらいたい。移植を受けてほしい」と発言 ●夫「今まで無理をさせてすまなかった。もっと労わればこんなことにはならなかったのかもしれない」と発言 ●Aさん「生きたいという思いはあるし、家族が言ってくれることが嬉しい。実はこの病気になったとき、自分を責めて夫と喧嘩が絶えなかった時期があっただけに、夫の言葉は嬉しかった」と言い、後日移植を受けることを決意した		長女のドナーになってもよいという言葉が、Aさんの移植を受けることを躊躇している気持ちから生きたいという気持ちにさせていると考えられる。 　家族全員の生きてほしいという思いから、十分に家族の支えが得られる状況であり、家族の団結力につながっていると考えられる。 　Aさんの言葉からも今までの夫との関係を修復し、家族機能が強化することが可能な状態であると考えられる。 　以上より、仮診断は家族機能促進準備状態とする。	
領域9	コーピング/ストレス耐性			
2. コーピング反応	【不安】 ●Aさん「家族のために頑張って今は移植を受けようと思っているけれど、娘の身体に傷をつけてしまうことがつらい。長女しかドナーになれないとわかってから本当に移植を受けていいのか、実は今でも葛藤している。移植することや手術が長時間かかること、いろいろなことが不安」という発言	●長女は自分の臓器を提供することを強く希望している ●次女も移植を希望している ●夫「今まで無理させてすまなかった。もっと労わればこんなことにはならなかったのかもしれな	家族のために頑張って移植を受けようと思っているが、娘の身体を傷つけるという罪悪感と手術時間が長時間かかることに対して不安を抱いていると考えられる。 　以上より、仮診断は不安とする。	

7 【肝移植①術前】原発性胆汁性肝硬変と診断された患者が、葛藤を繰り返しながら生体肝移植術を受ける決意をするまでの看護過程

クラス	情報	関連情報	アセスメント	基礎知識
		い」と悔しそうな表情である ●Aさん「生きたいという思いはあるし、家族が言ってくれることが嬉しい。実はこの病気になったとき、自分を責めて夫と喧嘩が絶えなかった時期があっただけに、夫の言葉は嬉しかった」と発言		
領域10		生活原理		
3．価値観／信念／行動の一致	【意思決定葛藤】 ●夫、長女、次女の家族全員がドナーとして名乗り出たが、適合したのは長女のみだった ●Aさん「長女は独身だし、結婚前の身体を傷つけたくない。脳死ドナーを待つにしても人の肝臓をいただいて生きていくのがいいことかわからない。移植をするかどうか悩んでいる」と悩んでいた ●長女「お母さんのためなら私の肝臓を移植してほしい」という発言 ●夫「今まで無理させてすまなかった。もっと労われればこんなことにはならなかったのかもしれない」と悔しそうな表情である ●Aさん「生きたいという思いはあるし、家族が言ってくれることが嬉しい。実はこの病気になったとき、自分を責めて夫と喧嘩が絶えなかった時期があっただけに、夫の言葉は嬉しかった」と言い、後日移植を受けることを決意した ●Aさん「長女しかドナーになれないとわかってから本当に移植を受けていいのか、実は今でも葛藤している」という発言		家族全員がドナーとして名乗り出たが、長女しか適合しなかった。生きたいが、長女の身体を傷つけたくないという思いや脳死ドナーを待つという選択をしても、他人の臓器をもらってまで生き続けていくのがいいことかわからないという相反する感情が心のなかに存在し、どの選択肢をとるか迷っていると考えられる。 　過去に家族関係の悪化があり、今回移植をとおして修復できるという考えや家族からの声かけが嬉しい半面、他者を傷つけてまで自分が生きていく価値があるのかといった葛藤があると考えられる。 　以上より、仮診断は意思決定葛藤とする。	
領域11		安全／防御		
1．感染	【感染】 ●CRP1.6mg/dL ●WBC4,200/μL	●腹水あり ●食欲不振 ＜理由＞ 肝機能障害や栄養状態低下により抵抗力が低下し感染を起こしやすい	CRPは低値だが、WBCは正常範囲内である。 　肝機能障害により免疫能の低下を招いたこと、腹水や倦怠感により食欲不振となり低栄養状態によること、低栄養や代謝機能障害による低アルブミン血症によることなどから、抵抗力が低下していると考えられる。 　CRPは正常値より逸脱しているが、WBCは逸脱していないため、現在は感染していないが、感染を起こしやすい状態であると考えられる。	

159

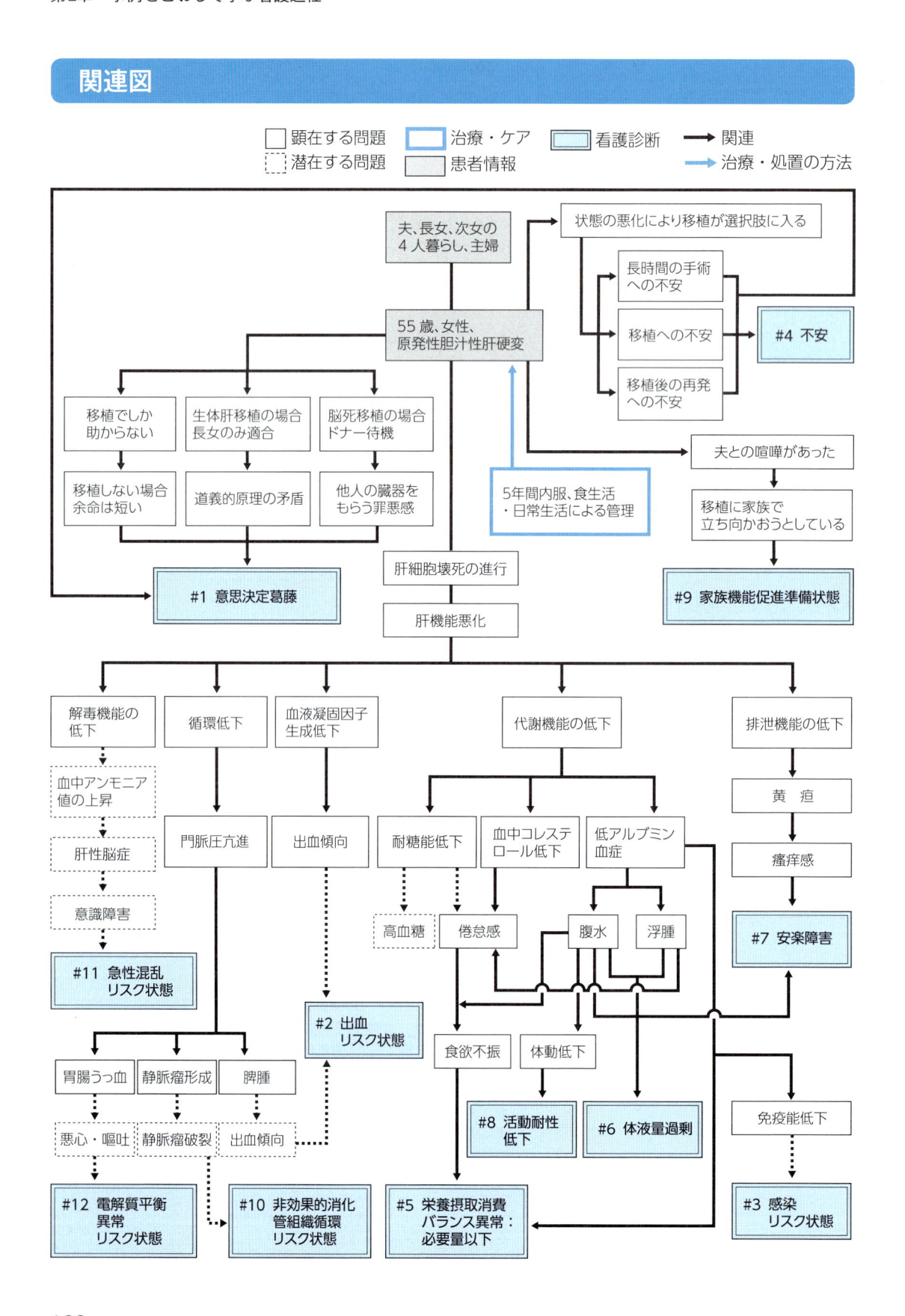

第Ⅲ章 事例をとおして学ぶ看護過程

関連図

凡例:
- □ 顕在する問題
- ⬚ (破線) 潜在する問題
- □ (水色枠) 治療・ケア
- ▨ 患者情報
- ▨ (水色) 看護診断
- → 関連
- ➡ (水色) 治療・処置の方法

【患者情報】
- 夫、長女、次女の4人暮らし、主婦
- 55歳、女性、原発性胆汁性肝硬変

【治療・ケア】
- 5年間内服、食生活・日常生活による管理

【経過・状態】
- 状態の悪化により移植が選択肢に入る
  - 長時間の手術への不安
  - 移植への不安
  - 移植後の再発への不安
  → #4 不安

- 移植でしか助からない
- 生体肝移植の場合長女のみ適合
- 脳死移植の場合ドナー待機
- 移植しない場合余命は短い
- 道義的原理の矛盾
- 他人の臓器をもらう罪悪感
  → #1 意思決定葛藤

- 夫との喧嘩があった
- 移植に家族で立ち向かおうとしている
  → #9 家族機能促進準備状態

【肝細胞壊死の進行 → 肝機能悪化】

- 解毒機能の低下
  - 血中アンモニア値の上昇
  - 肝性脳症
  - 意識障害
  → #11 急性混乱リスク状態
    - 胃腸うっ血 → 悪心・嘔吐
    - 静脈瘤形成 → 静脈瘤破裂
    - 脾腫 → 出血傾向
    → #12 電解質平衡異常リスク状態
    → #10 非効果的消化管組織循環リスク状態

- 循環低下
  - 門脈圧亢進

- 血液凝固因子生成低下
  - 出血傾向
  → #2 出血リスク状態

- 代謝機能の低下
  - 耐糖能低下 → 高血糖
  - 血中コレステロール低下
  - 低アルブミン血症
  - 倦怠感
  - 腹水
  - 浮腫
  - 食欲不振
  - 体動低下
  → #8 活動耐性低下
  → #6 体液量過剰
  → #5 栄養摂取消費バランス異常:必要量以下

- 排泄機能の低下
  - 黄疸
  - 瘙痒感
  → #7 安楽障害
  - 免疫能低下
  → #3 感染リスク状態

クラス	情報	関連情報	アセスメント	基礎知識
			以上より、仮診断は感染リスク状態とする。	●黄疸と瘙痒感：黄疸とはビリルビンが過剰に体内に蓄積された状態である。胆汁が肝臓内にうっ滞するため、胆汁中の成分であるビリルビンが血管内に逆流し全身の組織にビリルビンが沈着しその結果黄疸が生じる。
2. 身体損傷	【出血】 ●PT活性65%、Ht40%		PT活性、Pltは低値である。肝機能障害により、血液凝固因子生成低下により出血傾向であると考えられる。 以上より、仮診断は出血リスク状態とする。	
領域12		安楽		・瘙痒感は、PBCに特徴的な症候であり、黄疸が出現する以前の時期にも出現する。血清胆汁酸や内因性オピオイドの増加が原因として推測されているが、明らかな機序はいまだ不明である[1]。
1. 身体安楽	【安楽】 ●瘙痒感 ●「最近急に身体もつらくなってきていた」と発言		肝機能障害により出現する症状である瘙痒感、腹水や倦怠感があることから、安楽な状態ではないと考えられる。 以上より、仮診断は、安楽障害とする。	
領域13		成長/発達		・瘙痒感は、個人差があり、患者の苦痛も大きい。
1. 成 長	【成長発達】 ●55歳、女性 ●主婦 ●夫、長女、次女の4人家族		55歳、女性として、家族機能を果たしており、順調な成長発達の過程であると考える。 本領域では診断は立てない。	

統合のアセスメント

　Aさんは55歳の女性で、生体肝移植を目的に入院してきた。Aさんは、5年前に原発性胆汁性肝硬変と診断され、内服薬による治療と食事や生活に留意しながら日常生活を送っていた。しかし、2か月前より黄疸や瘙痒感が出現し、1か月前の血液検査データと身体症状からチャイルド-ピュー分類でグレードBと診断されたことから移植治療が提案された。Aさんは、原発性胆汁性肝硬変により肝機能障害が起こり、血液凝固因子生成低下を引き起こすことと門脈圧亢進により脾腫となることから、出血リスク状態であり、転倒しないよう注意するとともに出血時には注意が必要だと考えられる。門脈圧亢進により静脈瘤の形成・破裂する可能性があることから、非効果的消化管組織循環リスク状態であり、胃腸うっ血により悪心・嘔吐の可能性があることから、電解質平衡異常リスク状態であると考えられる。

　また、肝臓の代謝機能が低下し、低アルブミン血症となり腹水や浮腫の症状が出現し、体液量過剰状態である。肝機能の悪化を予防するために活動量を規制していたこと、腹水、浮腫、倦怠感は、活動耐性低下を招いている。さらに腹水により腹部圧迫、活動量低下による腸蠕動の低下から食欲不振となったことと、低アルブミン血症により栄養摂取消費バランス異常：必要量以下となっていると考えられる。意思疎通は問題ないが、肝機能障害によりアンモニア値が上昇すると肝性脳症となり、見当識障害、せん妄、意識障害を起こす可能性があり、急性混乱リスク状態である。

　肝機能障害および低栄養状態により、感染リスク状態であり、感染を引き起こさないようかかわる必要がある。肝臓の排泄機能の低下により、血中ビリルビンが上昇し

黄疸の出現、瘙痒感に至っていると考えられる。瘙痒感や倦怠感により安楽障害を引き起こしていることが考えられるため、身体症状や睡眠状況を把握し、休養できるよう援助する。

急変すると移植が受けられない可能性もあるため、全身状態の観察を行うとともに、消化管出血、静脈瘤破裂などによる緊急事態にも備え救急処置の体制を整えておく。

移植を受けるという決断に関して、Aさんは「長女は独身だし、結婚前の身体を傷つけたくない。脳死ドナーを待つにしても人の肝臓をいただいて生きていくのがいいことかわからない。移植をするかどうか悩んでいる」と移植を受けることを悩んでいた。Aさんは移植を受けるかどうかということと、誰かから提供されるという2つの重大な意思決定をしなければならず、多大な意思決定葛藤があると考えられる。さらに、移植すること、手術も長時間かかることなど多くの不安を抱えている。このことから、レシピエント、ドナーを含め家族が十分な説明を受け、抱えている思いを表出できるようなかかわりと必要な情報の提供を行うことが必要である。

一方で、家族との関係として、長女は「病気がわかってからも何かと心配かけていた」、夫の「今まで無理をさせてすまなかった。もっと労わればこんなことにはならなかったのかもしれない」と悔しそうな表情から、今までの家族関係を修復し、家族が団結して移植に立ち向かう家族機能促進準備状態であると考えられる。よって、今回の移植が家族の共通の意思決定としてとらえることができるよう支援するとともに、家族全員のケアをすることが重要である。

看護診断リスト

#	月日	健康問題（看護診断）	E：関連因子、リスク因子 S：診断指標（症状や徴候）
1		意思決定葛藤	E：移植を受けることでしか助からない S：「移植をするかどうか悩んでいる」
2		出血リスク状態	E：肝機能障害による血液凝固因子生成の低下
3		感染リスク状態	E：肝機能障害による免疫能低下
4		不　安	E：移植を受けることでしか助からない S：移植に対する不安の訴え
5		栄養摂取消費バランス異常：必要量以下	E：肝機能障害に伴う腹水の貯留による食欲不振と代謝障害 S：腹水や浮腫の出現とAlb低下
6		体液量過剰	E：肝機能障害による代謝機能の低下 S：腹水や浮腫の出現、1か月で体重5kgの増加
7		安楽障害	E：肝機能障害による瘙痒感の出現 S：瘙痒感の訴え
8		活動耐性低下	E：肝機能障害に伴う代謝機能の低下 S：倦怠感の訴え
9		家族機能促進準備状態	S：今までの夫との関係を修復し、家族が変化に順応している

7 【肝移植①術前】原発性胆汁性肝硬変と診断された患者が、葛藤を繰り返しながら生体肝移植術を受ける決意をするまでの看護過程

10	非効果的消化管組織循環リスク状態	E：静脈瘤破裂の危険性
11	急性混乱リスク状態	E：肝性脳症による意識障害
12	電解質平衡異常リスク状態	E：胃腸うっ血による嘔吐

看護計画

「＃1　意思決定葛藤」の看護診断に対する看護計画を示す。

看護診断

P：意思決定葛藤
E：移植を受けることでしか助からない
S：「移植をするかどうか悩んでいる」

期待される結果 / 達成予定日

＜長期目標＞

＜短期目標＞
1）移植に関する質問をすることができる。
2）移植に関する自分の素直な気持ちを表出することができる。
3）自分の意志で治療を選択することができる。

介　入

OP
①言語的表現。
②表情、声のトーン、口調。
③睡眠状況。
④ドナーとの関係。
⑤家族との関係。
⑥食事摂取状況。
⑦入院後の1日の過ごし方。

TP
①表出される思いの傾聴。
②病状説明の把握。
③質問があれば医師に説明してもらうよう依頼する。
④看護師や医師、移植コーディネーターへ相談できる場所づくり。

EP
①抱えている気持ちをいつでも話すよう伝える。
②医師による説明や移植コーディネーターへの相談はいつでも可能であることを伝える。

「＃2　出血リスク状態」の看護診断に対する看護計画を示す。

看護診断

P：出血リスク状態 E：肝機能障害による血液凝固因子生成の低下	
期待される結果	**達成予定日**
＜長期目標＞	
＜短期目標＞ 1）出血を起こさず手術に臨むことができる。	
介　入	
OP ①バイタルサイン（6回/日、必要に応じて）。 ②血液検査データ（1回/日）。 ③静脈怒張の有無（3回/日）。 ④悪心・嘔吐の有無。 ⑤下血の有無。 ⑥食事摂取状況。 ⑦皮膚の状態。 ⑧歩行状況。 TP ①皮膚状態。 ②転倒転落リスク評価。 ③転倒転落の原因になるものを除去する。 ④ベッド周辺の環境整備。 ⑤出血時に備えて救急処置の準備。 ⑥異常があればすぐに報告する。 EP ①転倒しないよう指導する。 ②出血した場合はすぐに報告するよう伝える。	

学習の課題

1. 移植を受けることができる疾患について調べてみよう。
2. 移植を受ける患者の葛藤と意思決定について考えてみよう。
3. 生体肝移植と脳死肝移植の方法についてそれぞれ調べてみよう。

●文　献
1）厚生労働省難治性疾患克服研究事業「難治性の肝・胆道疾患に関する調査研究」班：原発性胆汁性肝硬変（PBC）の診療ガイドライン，2011.
2）伊藤光宏：Q＆Aで押さえる症状の「なぜ」黄疸，ナーシングカレッジ，13（8）：62-65，2009.

3）渡邊朱美・井山なおみ・井上智子：生体肝移植をめぐる患者家族の問題，看護技術，51（12）：1136-1141，2005.
4）谷口雅彦・永生高広・唐崎秀則・他：外科治療のトピックス　肝移植の現状と未来，北海道外科雑誌，56（2）：92-96，2011.
5）永野浩昭・丸橋　繁・小林省吾・他：脳死肝移植の現状と問題点，日本消化器病学会雑誌，108（5）：735-742，2011.

7 【肝移植②術直後】
原発性胆汁性肝硬変にて生体肝移植術後、肝機能障害を回復していく患者の看護過程

学習のポイント

1. 肝移植後の肝機能障害に関する基本的知識やアセスメントと援助
2. 肝移植後の管理と拒絶反応に関する基本的知識やアセスメントと援助

＊看護診断【肝機能障害リスク状態】【体液量平衡異常リスク状態】に関するアセスメントと看護計画を立案する。

事例紹介

　Aさんは55歳、女性、身長165cm、体重65kgである。Aさんは専業主婦で夫と社会人の長女（25歳）、大学生の次女（20歳）の4人家族である。

　5年前に原発性胆汁性肝硬変と診断され、内服薬でコントロールしていたが、総ビリルビンが6.5mg/dLを超え、黄疸や腹水などの症状も出現したため、今回娘をドナーとして生体肝移植術を受けた。手術は、右葉グラフトで摘出肝800ｇ、グラフト肝（移植された肝臓）500ｇであった。

　術後は、PT（プロトロンビン時間）活性50％、ATⅢ（アンチトロンビンⅢ）70％、Plt 3万/μL以上を目標とし管理している。血液検査の結果を表7-2に示す。

　術翌日、人工呼吸器から離脱しており、現在酸素マスク4L/分投与している。内頸静脈より中心静脈カテーテルが挿入されており点滴投与している。

　本日、移植後3日目のバイタルサインは、体温36.9℃、呼吸14回/分、呼吸苦なし、リズム規則的、呼吸音異常なし、脈拍76回/分、不整なし、血圧（動脈ライン）134/72mmHg、SpO$_2$ 98％である。動脈血のガス分圧は、PaO$_2$ 168 mmHg、PaCO$_2$ 42 mmHgである。

　腹部エコーにて肝血流を確認しており、血流は良好である。胆管ドレーンの色調は茶色で腹部ドレーンからの排液も減ってきており、色調も淡血性と薄くなっている。腸蠕動音も聴取でき、本日術後初めて水分摂取し、誤嚥なく飲み込むことができている。

　創部痛は安静時にはなく、体動時に軽度ある。右葉グラフトのため、左側臥位禁止である。ギャッチアップは座位までと指示されている。体位変換時は看護師が介助している。尿道カテーテル留置中である。

7 【肝移植②術直後】原発性胆汁性肝硬変にて生体肝移植術後、肝機能障害を回復していく患者の看護過程

　免疫抑制薬はタクロリムス（FK）の血中濃度目標を10とし、血中濃度を確認しながらプログラフ®を内服投与中である。

　本日、ドナーである長女が面会に来た。Aさんは、「身体は大丈夫？　傷の様子はどう？　痛みはない？」と気づかう様子が見受けられた。長女は、「大丈夫。動くとき少し痛いけど、痛み止めで何とか歩ける。お母さんも早く元気になって」と嬉しそうな表情で話しかけている。Aさんは「ありがとう、ありがとう」と何度も長女に言っている。

　長女の面会後Aさんは担当看護師に、「娘の身体のことは心配です。でも、こうやって生きてまた家族と会えて嬉しい」と話した。

表7-2　血液検査結果

項　目	値（術後3日目）	項　目	値（術後3日目）
RBC	350万/μL	PT活性	62%
WBC	7,500/μL	ATⅢ	70%
Hb	9.5g/dL	Plt	5.9万/μL
Ht	30%	総ビリルビン	5.2mg/dL
CRP	3.5mg/dL	AST	265IU/L
TP	6.0g/dL	ALT	162IU/L
Alb	3.0g/dL	BS	110mg/dL

アセスメント

クラス	情　報	関連情報	アセスメント	基礎知識
領域2	栄　養			
4. 代謝	【肝機能】 ●Ht30%、Alb3.0g/dL、ATⅢ70%、PT活性62%、Plt5.9万/μL、総ビリルビン5.2mg/dL、AST265IU/L、ALT162IU/L ●胆汁の色は正常 ●腹部エコーでは血流良好である 【血糖】 ●BS（血糖値）110mg/dL	●体位制限あり（左側臥位禁止） <理　由> 肝機能データや腹部エコー所見は活動範囲に影響する	術後3日目であり、肝機能が上昇していると考えられる。 　腹部エコーでは肝血流が良好であり、胆汁も排泄されていることから、グラフト肝の障害は起こっていないと考えられる。 　発熱や感染データの大幅な上昇もみられないことから、拒絶反応の徴候もないと考えられる。 　以上より、仮診断は、肝機能障害リスク状態とする。 　血糖値がやや高値である。免疫抑制薬（プログラフ®）の内服により、副作用としてBSが上昇していると考えられる。 　BSは正常範囲から大きく逸脱しておらず、本領域で診断は立てない。	●急性拒絶と移植片対宿主病（graft versus host disease；GVHD）：拒絶反応とGVHDはどちらも宿主（レシピエント）と移植片（グラフト）との間で生じる主客正反対の移植免疫反応である。レシピエントの免疫系がグラフトを"非自己"と認識して攻撃する反応が"拒絶反応"であり、グラフトの免疫系がレシピエントを"非自己"と認識して攻撃する反応が"GVHD"である。 ・急性拒絶は、移植後1〜3か月までの間に起こり、主に細胞傷害性Tリンパ球が増殖して移植臓器の細胞を攻撃する。発熱、CRP上昇、肝機能障害などの徴候がみられる。感染など別な原因で急性拒絶と似たような徴候
5. 水化	【体液量平衡】 ●術後は、PT活性50%、ATⅢ70%、Plt3万/μL以上を目標とし管理 ●RBC350万/μL、Hb9.5g/dL ●内頸静脈より中心静脈カテーテルを挿入し点滴投与している	●胆汁の色は正常 ●腹部エコーでは血流良好である <理　由> グラフト肝の機能により腹水貯留に影	術後は血液凝固系の目標を定めて、点滴投与や輸血などにより全身管理を行っている。腹部ドレーンからの排液は色調も薄くなり、Hbの大きな低下もない。よって体液バランスは保たれていると考えられるが、グラフト	

167

第Ⅲ章 事例をとおして学ぶ看護過程

クラス	情報	関連情報	アセスメント
	●腹部ドレーンからの排液は減ってきており、色調も淡血性と薄くなっている ●本日術後初めて水分摂取した	響が出ることが考えられる	肝の機能にも左右されるため、機能障害になると体液量平衡異常となる可能性がある。 RBC、Hbは低値である。腹部ドレーンからの排液も減ってきており、色調も薄くなっていることから出血はおさまってきていると考えられる。 以上より、仮診断は体液量平衡異常リスク状態とする。
領域3	排泄と交換		
4．呼吸系機能	【ガス交換】 ●術翌日、呼吸器から離脱しており、現在酸素マスク4L/分投与している ●呼吸14回/分、リズム規則的、呼吸音異常なし、SpO₂98%、PaO₂168mmHg、PaCO₂42mmHg	●右葉グラフトのため左側臥位禁止 ●ギャッチアップは座位まで ●体位変換時は看護師が介助している	術後、人工呼吸器から離脱できていることや、バイタルサインや検査データより呼吸状態に問題はないと考えられる。しかし、急性期であり、体液量によって胸水が貯留しやすいこと、体位が左側臥位禁止であることから右側に痰が貯留し、無気肺になる可能性があるため注意が必要である。 現在は問題は立案しない。
領域4	活動/休息		
2．活動/運動	【移動】【可動性】 ●右葉グラフトのため左側臥位禁止 ●ギャッチアップは座位まで ●体位変換時は看護師が介助している	●創部痛は安静時にはなく、体動時に軽度ある	疼痛や術後の筋力不足により、床上での自力での体位変換は不可能であると考えられる。 以上より、仮診断は、床上移動障害とする。
4．循環/呼吸反応	【消化管組織循環】 ●RBC350万/μL、Hb9.5g/dL、Ht30% ●血圧（動脈ライン）：134/72mmHg ●腹部ドレーンからの排液も減ってきており、色調も淡血性と薄くなっている	●胆汁の色は正常 ●腹部エコーでは血流良好である ＜理　由＞ グラフト肝の機能により消化管血流に影響が出ることが考えられる	術後3日目であり、グラフト肝は十分に機能していないと考えられる。 RBC、Hb、Htは低値であるが、血圧は正常範囲内であり、腹部ドレーンからの排液も減ってきており色調も薄くなっていることから、術後の出血はおさまってきていると考えられる。 以上より、仮診断は非効果的消化管組織循環リスク状態とする。
5．セルフケア	【セルフケア】 ●ドレーンあり（胆汁ドレーン、腹部ドレーン） ●内頸静脈より中心静脈カテーテルが挿入されており、点滴投与中 ●尿道カテーテル留置中	●創部痛は安静時にはなく、体動時に軽度ある ●右葉グラフトのため左側臥位禁止 ●ギャッチアップは座位まで ●体位変換時は看護師が介助している	術後3日目であり、ドレーンや点滴が挿入されていることや左側臥位が禁止であることから床上からの移動ができない。 入浴や更衣を自分で行うことができない。 体位制限があり、トイレで排便することができないことから、看護による介助が必要である。 以上より、仮診断は入浴セルフケア不足、更衣セルフケア不足、排泄セルフケア不足とする。
領域5	知覚/認知		
5．コミュニケーション	【コミュニケーション】 ●意思疎通は可能である	●胆汁の色は正常 ●腹部エコーでは血流良好である	意思疎通は問題なく行うことができるが、移植された肝臓が機能しない場合、肝不全状態となり、アンモ

基礎知識

を示すことがあるため、注意が必要である[1]。

●肝移植後における体液量バランスの管理のポイント：肝移植後の輸液管理は、少なすぎると肝血流不足となるため注意する。一方、肝機能データが落ち着くまで腹水が貯留しやすいため、オーバーバランスになりすぎないようにする。さらに、過剰輸液により、胸水が貯留し呼吸状態の悪化を招く危険性もあるため、水分出納バランスやエコー所見、体重、浮腫の程度、腹囲などを観察し、水分バランスが崩れないようにする[2]。

●肝移植後の体位制限：肝移植後は、側臥位になることでグラフト肝の血管の屈曲や、肝断端からの出血を助長するおそれがあるため、術後は1週間程度体位制限が行われる。
・右葉グラフト：左側臥位禁止
・左葉グラフト：右側臥位禁止
・術後、体位にどのように制限があるか把握しておく[2]。
・近年、術後の厳格な体位制限は不要と考えている施設も多いため医師に確認する[3]。

7 【肝移植②術直後】原発性胆汁性肝硬変にて生体肝移植術後、肝機能障害を回復していく患者の看護過程

クラス	情報	関連情報	アセスメント	基礎知識
		<理 由> 肝機能障害によりアンモニア値が上昇すると意識障害を起こす可能性がある	ニアの代謝ができないため、アンモニア値が上昇し肝性脳症の症状として意識障害を起こす可能性もある。 本領域では現在は診断は立てない。	●肝移植後の感染：術後の免疫抑制下では易感染性となり、細菌感染のみならず、真菌感染、ウイルス感染が起こりやすく、これが致命的となることもありうる。しかし、免疫抑制薬を減量すると拒絶反応が起こるというように、拒絶反応と感染症はシーソー関係にあり、このバランスをうまく保てるように常に全身状態、グラフトの状態を観察しながら管理を進める[4]。
領域11		安全/防御		
1. 感染	【感染】 ●ドレーンあり（胆汁ドレーン、腹部ドレーン） ●内頸静脈より中心静脈カテーテルが挿入されており、点滴投与している ●尿道カテーテル留置中 ●CRP3.5mg/dL ●体温36.9℃		術後3日目であり、ドレーンや点滴、尿道カテーテルが挿入されていることから、感染を起こす可能性がある。 CRP、体温から、術後一時的な感染が起こりうる可能性が高いことが考えられる。 以上より、仮診断は感染リスク状態とする。	
2. 身体損傷	【誤嚥】 ●腸蠕動音は聴取可能 ●術後初めて水分摂取し、誤嚥なく飲み込むことができている 【出血】 ●ドレーンあり（腹部ドレーン）、淡血性		本日より水分摂取が可能となり、床上での水分摂取となる。術後翌日まで挿管ドレーンが入っていたことや昨日まで水分など飲み込んでいなかったことから、意識レベルによって誤嚥することも考えられるが、現状では診断は立案しない。 術後3日目であり、移植された肝臓も十分機能しておらず、肝機能データも正常範囲内となっていない。 Ht、Alb、ATⅢ、PT活性、Pltすべて低値で、吻合部の状態などにより術後の創部からの出血のリスクは高いと考えられる。 以上より、仮診断は出血リスク状態とする。	
	【転倒転落】 ●右葉グラフトのため左側臥位禁止 ●ギャッチアップは座位まで ●体位変換時は看護師が介助している 【皮膚統合性】 ●右葉グラフトのため左側臥位禁止 ●ギャッチアップは座位まで	●ドレーンあり（胆汁ドレーン、腹部ドレーン） ●内頸静脈より中心静脈カテーテルが挿入されており点滴投与中 ●尿道カテーテル留置中	体位変換やギャッチアップは看護師が介助しているが、床上で過ごすことから、ベッドから転倒する危険性がある。さらにグラフト肝の障害が起こると、アンモニアが排泄されず、意識障害などを引き起こす可能性がある。 以上より、仮診断は転倒転落リスク状態とする。 左側臥位が禁止されていることや、ドレーンの留置による体動への不安などから体位変換が自由に行えないため、局所の圧迫から循環不全を招き皮膚に変化が起こる危険性がある。 以上より、仮診断は皮膚統合性障害リスク状態とする。	
領域12		安楽		
1. 身体的安楽	【疼痛】 ●創部痛は安静時にはなく、体動時に軽度ある	●右葉グラフトのため左側臥位禁止 ●ギャッチアップは座位まで ●体位変換時は看護師が介助している	移植術時、腹部への侵襲により創部痛が出現していると考えられる。左側臥位禁止のため、右側臥位になる際に腹部に力が入り痛みを感じると考えられる。 以上より、仮診断は急性疼痛とする。	

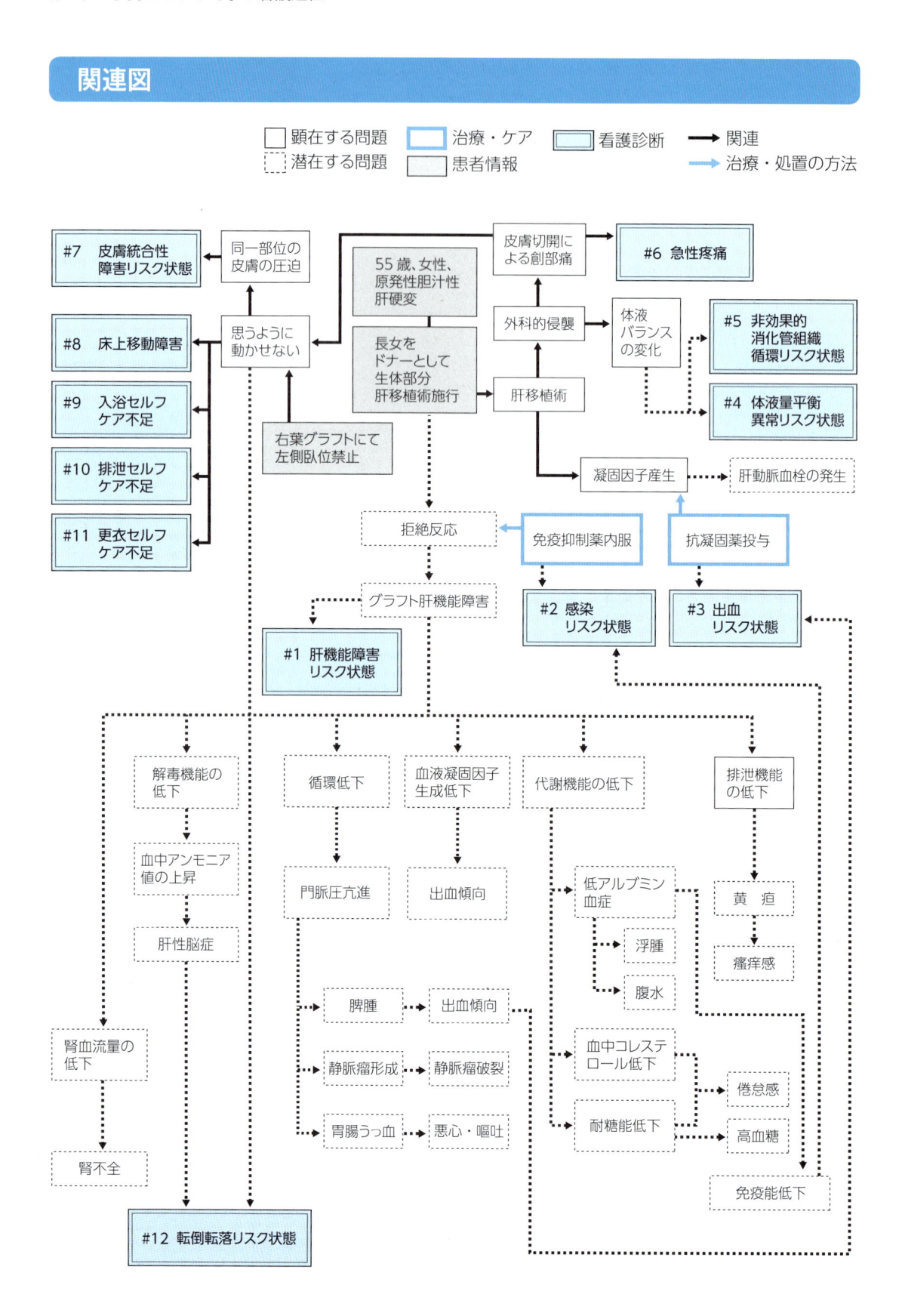

第Ⅲ章　事例をとおして学ぶ看護過程

関連図

凡例：
- □ 顕在する問題
- ┌┈┐ 潜在する問題
- □ 治療・ケア
- □ 患者情報
- □ 看護診断
- → 関連
- → 治療・処置の方法

【患者情報】55歳、女性、原発性胆汁性肝硬変／長女をドナーとして生体部分肝移植術施行／右葉グラフトにて左側臥位禁止

【関連図の主な流れ】

- 皮膚切開による創部痛 → #6 急性疼痛
- 外科的侵襲 → 体液バランスの変化 → #5 非効果的消化管組織循環リスク状態／#4 体液量平衡異常リスク状態
- 肝移植術 → 凝固因子産生 ┈> 肝動脈血栓の発生
- 同一部位の皮膚の圧迫 → 思うように動かせない
  - → #7 皮膚統合性障害リスク状態
  - → #8 床上移動障害
  - → #9 入浴セルフケア不足
  - → #10 排泄セルフケア不足
  - → #11 更衣セルフケア不足
- 拒絶反応 ┈> グラフト肝機能障害 → #1 肝機能障害リスク状態
- 免疫抑制薬内服 ⇒ #2 感染リスク状態
- 抗凝固薬投与 ⇒ #3 出血リスク状態

【#1 肝機能障害リスク状態からの派生】

- 解毒機能の低下 → 血中アンモニア値の上昇 → 肝性脳症
  - → 腎血流量の低下 → 腎不全
- 循環低下 → 門脈圧亢進
  - → 脾腫 ┈> 出血傾向
  - → 静脈瘤形成 ┈> 静脈瘤破裂
  - → 胃腸うっ血 ┈> 悪心・嘔吐
- 血液凝固因子生成低下 → 出血傾向
- 代謝機能の低下
  - → 低アルブミン血症 → 浮腫／腹水
  - → 血中コレステロール低下 → 倦怠感
  - → 耐糖能低下 → 高血糖／免疫能低下
- 排泄機能の低下 → 黄疸 → 瘙痒感

→ #12 転倒転落リスク状態

170

7 【肝移植②術直後】原発性胆汁性肝硬変にて生体肝移植術後、肝機能障害を回復していく患者の看護過程

統合のアセスメント

　Aさんは55歳の女性で、5年前に原発性胆汁性肝硬変と診断され、内服薬でコントロールしていたが、総ビリルビンが6.5mg/dLを超え、黄疸や腹水などの症状も出現したため、今回長女をドナーとして生体肝移植術を受けた。手術は、右葉グラフトで摘出肝800g、グラフト肝500gであった。

　術翌日、人工呼吸器から離脱しており、現在酸素マスク4L/分投与している。内頸静脈より中心静脈カテーテルが挿入されており点滴投与している。

　腹部エコーでは肝血流良好であり、胆管ドレーンの色調は茶色であるということから、血液検査データでAST265IU/L、ALT162IU/Lは上昇しているが、総ビリルビン5.2mg/dLは下がっており一時的なことと考えられる。PT活性50％、ATⅢ70％、Plt 3万/μL以上を目標とし管理しているが、輸血などによりクリアできている。しかし、拒絶反応を含む術後の合併症やグラフト肝が機能しない可能性など多くの課題があることから、注意深く観察する必要があり、肝機能障害リスク状態と考えられる。さらに血液検査データや手術により、出血リスク状態であり、循環動態や血液検査データ、ドレーンからの排液など引き続きモニタリングを行う。また、術後の状態や輸液を行っていることから、体液量平衡異常リスク状態、非効果的消化管組織循環リスク状態にあると考えられ、水分出納バランスをみていく必要がある。手術を受けたことによる免疫能の低下や免疫抑制薬の内服により感染リスク状態であり、感染予防対策は非常に重要であると考える。

　術後3日目であり、グラフト肝の保護のため体位制限があることに加え、手術創の急性疼痛により床上移動障害も起こっている。術後せん妄の出現の可能性や肝機能障害による意識レベルの低下などを考えると、転倒転落リスク状態が考えられる。自分で体位変換ができないことから、皮膚統合性障害リスク状態であるといえる。

　術後であり、ドレーンの挿入や体位制限もあることから、入浴、更衣、排泄が自分で行えないため、入浴セルフケア不足、排泄セルフケア不足、更衣セルフケア不足であると考えられる。

　面会時、長女の身体を心配し「身体は大丈夫？　傷の様子はどう？　痛みはない？」という声かけより、自分の身体のこと以上に、娘を心配している母親の一面がうかがえる。また「こうやって生きてまた家族と会えて嬉しい」という言葉より、自分の命を救ってくれた長女への感謝の気持ちが表出されていると考えられる。

看護診断リスト

#	月日	健康問題（看護診断）	E：関連因子、リスク因子 S：診断指標（症状や徴候）
1		肝機能障害リスク状態	E：肝動脈の血流不良、グラフト肝の機能不良のリスク

第Ⅲ章　事例をとおして学ぶ看護過程

2	感染リスク状態	E：手術の侵襲、肝移植術によるドレーン留置、免疫抑制薬内服による免疫力の低下
3	出血リスク状態	E：肝移植術後の抗凝固薬投与
4	体液量平衡異常リスク状態	E：肝移植術の侵襲による体液バランスの変化
5	非効果的消化管組織循環リスク状態	E：グラフト肝の機能による消化管血流への影響
6	急性疼痛	E：腹部手術による腹部への侵襲 S：疼痛の訴え
7	皮膚統合性障害リスク状態	E：移植後による身体活動の制限
8	床上移動障害	E：移植後による身体活動の制限と疼痛 S：左側臥位禁止と疼痛の訴え
9	入浴セルフケア不足	E：移植後による身体活動の制限 S：左側臥位禁止と疼痛の訴え
10	排泄セルフケア不足	E：移植後による身体活動の制限 S：左側臥位禁止と疼痛の訴え
11	更衣セルフケア不足	E：移植後による身体活動の制限 S：左側臥位禁止と疼痛の訴え
12	転倒転落リスク状態	E：移植後による身体活動の制限と疼痛 S：左側臥位禁止と疼痛の訴え

看護計画

「#1　肝機能障害リスク状態」の看護診断に対する看護計画を示す。

看護診断	
P：肝機能障害リスク状態 E：肝動脈の血流不良、グラフト肝の機能不良のリスク	
期待される結果	**達成予定日**
＜長期目標＞ 1）肝機能が正常範囲内になる。 2）拒絶反応を起こさない。 ＜短期目標＞ 1）グラフト肝保護のための体位を維持することができる。 2）免疫抑制薬を指定された時間に内服することができる。	
介　入	
OP ①意識レベル。 ②バイタルサイン（1時間ごと）。 ③血液検査データ（1回/日）。	

7 　【肝移植②術直後】原発性胆汁性肝硬変にて生体肝移植術後、肝機能障害を回復していく患者の看護過程

　　・肝機能データ（ビリルビン値、AST、ALT）
　　・凝固能（PT、Plt、ACTなど）
　　・腎機能（BUN、Cr）
④黄疸の有無。
⑤便の色調。
⑥腹部エコー所見。
⑦体重、腹囲測定、腹部膨満の有無（1回／日）。
⑧尿量（1時間ごと）。
TP
①体重測定、腹囲測定（1回／日）。
②尿検査（3回／日）。
③適切な輸液管理。
④免疫抑制薬の確実な投与。
⑤体位変換。
⑥観察後、異常があれば医師へ報告する。
EP
①説明をし、不安を取り除く。

「＃4　体液量平衡異常リスク状態」の看護診断に対する看護計画を示す。

看護診断	
P：体液量平衡異常リスク状態 E：肝移植術の侵襲による体液バランスの変化	
期待される結果	達成予定日
＜長期目標＞ 1）体液バランスが保たれている。	
＜短期目標＞ 1）経口から必要な水分を摂取できる。 2）口渇や浮腫の症状を伝えることができる。	
介　　入	
OP ①尿量（1時間ごと）。 ②ドレーン排液量（2時間ごと）。 ③イン・アウトバランス（2時間ごと）。 ④バイタルサイン（脈拍、血圧）。 ⑤体重の増減（1回／日）。 ⑥腹囲測定（1回／日）。 ⑥浮腫の有無（1回／日）。 ⑦胸部X線所見。 ⑧血液検査データ。 　・腎機能データ（BUN、Cr）、24時間Ccr。 　・電解質バランス（Na、K、Clなど）。	

⑨経口摂取量。
⑩皮膚の状態。
⑪口渇の有無。
⑫呼吸状態。
TP
①指示された適切な輸液の管理。
②安楽な体位が保てるよう援助する。
③異常があれば医師に報告する。
EP
①飲水量の把握の必要性を伝える。
②体重測定の重要性や浮腫の観察の必要性を伝える。
③血液検査やX線検査の必要性を伝える。

学習の課題

1. 移植後の全身状態の管理について考えてみよう。
2. 急性拒絶の反応について調べてみよう。

● 文　献

1) 秋山智弥：拒絶反応とGVHD，看護技術，51（12）：1023-1024，2005．
2) 疋田智子・秋山幸子：ICUにおける肝移植後の全身管理と看護，看護技術，51（12）：1094-1097，2005．
3) 八幡徹太郎・田島秀浩・高村博之・他：症例にみる管理のポイント―生体肝移植例，Journal of Clinical Rehabilitation，20（4）：348-356，2011．
4) 添田英津子：臓器移植ナーシング＜Nursing Mook17＞，学研メディカル秀潤社，2003．

7 【肝移植③術後回復期】
原発性胆汁性肝硬変にて生体肝移植術後、生活を再構築していく患者の看護過程

学習のポイント

1. 術後回復期の感染のリスク状態をアセスメントし感染を予防するための援助

2. 社会復帰を視野に入れ、生活を再構築していくための援助

＊看護診断【感染リスク状態】【自己健康管理促進準備状態】に関するアセスメントと看護計画を立案する。

事例紹介

　Aさんは、55歳、女性、入院前身長165cm、体重65kgである。Aさんは専業主婦で夫と社会人の長女（25歳）、大学生の次女（20歳）の4人家族である。

　5年前に原発性胆汁性肝硬変と診断され、内服薬でコントロールしていたが、総ビリルビンが6.5mg/dLを超え、黄疸や腹水などの症状も出現したため、今回娘をドナーとして生体肝移植術を受けた。

　手術は、右葉グラフトで摘出肝800g、グラフト肝（移植された肝臓）500gであった。

　術後の経過は良好で、食事も開始となり、術後1週間程度でICUから病棟に転棟した。肝血流も良好である。免疫抑制薬は血中濃度のコントロールも良好であり、拒絶反応もみられていない。

　本日、術後30日目である。本日の体重は58kgである。血液検査の結果は表7-3のとおりで肝機能データは改善している。創部痛もなく病棟内を歩行しながらリハビリテーションを行っている。Aさんは、「主婦だからあまり運動したことがなかったが、これから先生が許可してくれたら少しずつ身体を動かしたい」と嬉しそうに話している。ドナーの長女はすでに退院している。

　主治医から、「今日の血液検査結果も良好でした。経過も順調なので、そろそろ退院を考えていきましょう」と話をされている。

　Aさんは、「家に帰れるのが嬉しい。みんなでご飯を一緒に食べたい。生水や生ものがしばらくの間食べられないのは仕方ない。免疫抑制薬は一生飲み続けないといけないんですよね。今までも薬を飲んできたし、大丈夫だと思う。免疫抑制薬を飲んでい

たら、グレープフルーツが食べられないと聞いてびっくりした。看護師さんに退院後の生活のことを聞いて勉強したい」と話している。

　面会に来た長女と次女は、「お母さんがよくなって帰ってきたら、休んでほしい。以前から心配性のところもあるし、無理しないでほしい」と話している。

　看護師が退院後の生活について話をした際にAさんは、「移植する前は本当につらくて、黄疸も出ていて不安だった。身体が黄色くなって、周囲は心配してくれるのが、つらかった。娘をドナーにすることもつらかった。それは母親だから当たり前。でも、こうやってまた元気になって、ありがたい。移植を受けて、自分は生かされていると思えるようになった」と話している。

　退院後の不安に関しては、「慢性の拒絶反応があると聞いたので、正直不安です。手術してから拒絶反応を経験していないのでどんなものか全然わからない。免疫抑制薬を飲んでいると感染しやすくなると聞いたので、しっかり管理したい。再発のリスクもあると聞いて、自分ではどうしようもできない部分が特にもどかしいし不安ですね。でもせっかく娘からもらった肝臓なので大事にしていきたいと思う」と話している。

表7-3　血液検査結果

項　目	値（術後30日目）	項　目	値（術後30日目）
RBC	360万/μL	PT活性	80%
WBC	5,500/μL	ATⅢ	83%
Hb	11.0g/dL	Plt	15万/μL
Ht	34%	総ビリルビン	1.3mg/dL
CRP	0.6mg/dL	AST	50IU/L
TP	6.8g/dL	ALT	37IU/L
Alb	3.7g/dL	BS	100mg/dL

アセスメント

クラス	情　報	関連情報	アセスメント	基礎知識
領域1		ヘルスプロモーション		
2．健康管理	【自己健康管理】 ●Aさん「主婦だからあまり運動したことがなかったが、これから先生が許可してくれたら少しずつ身体を動かしたい」と発言 ●Aさん「家に帰れるのが嬉しい。みんなでご飯を一緒に食べたい。生水や生ものがしばらくの間食べられないのは仕方ない。免疫抑制薬は一生飲み続けないといけないんですよね。今までも薬を飲んできたし、大丈夫だと思う。免疫抑制薬を飲んでいたら、グレープフルーツが食べられないと聞いてびっくりした。看護師さんに退院後の生活のことを聞いて勉強した	●55歳、女性 ●主婦 ●夫、長女、次女の4人家族	Aさんの前向きな言葉から、退院後に目を向け、自己管理していこうという気持ちがうかがえる。 　主婦をしていた頃の自分と、今現在の自分とを照らし合わせ、退院後の生活をどのように送ればよいのか自分で考えている言葉や、医療者からの情報で勉強したいという言葉から、過去の自分を客観視し、行動変容を意欲的に行おうという状況であると考えられる。 　以上より、仮診断は、<u>自己健康管理促進準備状態</u>とする。	●肝移植後の退院指導：生体肝移植後は免疫抑制薬をはじめとする様々な薬の内服や食事制限、感染予防など、日々の生活を送るうえで注意すべき事柄が多岐にわたる。そのため、入院期間をとおして段階的に退院指導を進めることが重要である[1]。 ・退院指導項目は、緊急時連絡方法、免疫抑制薬、拒絶反応、感染予防、食事、日常生活、健康管理、外来通院に

7 **【肝移植③術後回復期】原発性胆汁性肝硬変にて生体肝移植術後、生活を再構築していく患者の看護過程**

クラス	情報	関連情報	アセスメント	基礎知識
	い」と発言 ●Aさんの「免疫抑制薬を飲んでいると感染しやすくなると聞いたので、しっかり管理したい」という発言がある			ついてなどであり[2]、具体的に確認する。
領域2	栄養			●移植による慢性拒絶反応：慢性拒絶反応による機能不全は3〜4％に生じる。多くは移植後3か月頃に診断され、その後治療に抵抗して移植肝機能が徐々に低下し、約85％は移植後1年以内に再移植を必要とする。 ・進行性の胆管障害とその消失の結果、進行性管内胆汁うっ滞をきたす。胆管障害はリンパ球による直接障害と動脈系における閉塞性血管病変による虚血によって生じる[3]。
1. 摂取	【栄養】 ●Aさん「生水や生ものがしばらくの間食べられないのは仕方ない」と発言 ●Aさん「免疫抑制薬を飲んでいたら、グレープフルーツが食べられないと聞いてびっくりした」と発言	●Aさん「看護師さんに退院後の生活のことを聞いて勉強したい」と発言 ●Aさん「免疫抑制薬を飲んでいると感染しやすくなると聞いたので、しっかり管理したい」と発言	移植後に食べられないものや留意点などの発言から、退院後の栄養管理に関して意思表示していると考えられる。主婦として食事管理や調理方法について勉強したいと前向きな言葉を述べていることから、栄養摂取パターンが代謝ニーズを満たし、強化も可能な状態であると考えられる。 　以上より、仮診断は、栄養促進準備状態とする。	
4. 代謝	【肝機能】 ●黄疸なし ●Ht34％、Alb3.7g/dL、ATⅢ83％、PT活性80％、Plt15万/μL、総ビリルビン1.3mg/dL、AST50IU/L、ALT37IU/L		血液検査データや黄疸がないこと、腹部症状より、グラフト肝は正常に機能していることが考えられる。しかし、慢性的な拒絶反応の危険性があることから肝機能障害のリスクは継続されると考える。 　服薬管理を厳重に行わない場合、グラフト肝の機能障害を引き起こす危険性もあることから、退院後も引き続き自己管理する必要性があると考える。 　以上より、仮診断は、肝機能障害リスク状態とする。	
領域4	活動/休息			
2. 活動/運動	【歩行】 ●病棟内を歩行しながらリハビリテーションを行っている	●創部痛なし	術後創部痛もなくなり、歩行できている。 　本領域では診断は立てない。	
領域5	知覚/認知			
5. コミュニケーション	【コミュニケーション】 ●意思疎通は可能である	●黄疸なし ●血液データ良好 ＜理　由＞ 肝機能障害によりアンモニア値が上昇すると意識障害を起こす可能性がある	意思疎通は問題ないが、拒絶により肝機能障害となるとアンモニアが正常に排泄されず、肝性脳症となり意識障害などを引き起こす可能性がある。 　本領域では診断は立てない。	
領域9	コーピング/ストレス耐性			
2. コーピング反応	【不安】 ●Aさん「慢性の拒絶反応があると聞いたので、正直不安です。手術してから拒絶反応を経験していないのでどんなものか全然わからない」と発言	●Aさん「看護師さんに退院後の生活のことを聞いて勉強したい」と発言 ●Aさん「免疫抑制薬を飲んでいると感染しやすくなると聞いたので、しっかり管理したい」と発言	Aさんの言葉から、慢性拒絶や、再発のリスクへのことを不安に思っていると考えられる。しかし、自己管理への意欲があることから、管理ができないという不安ではなく、拒絶や再発の際の身体的な反応についての情報不足が考えられる。 　以上より、仮診断は、不安とする。	

177

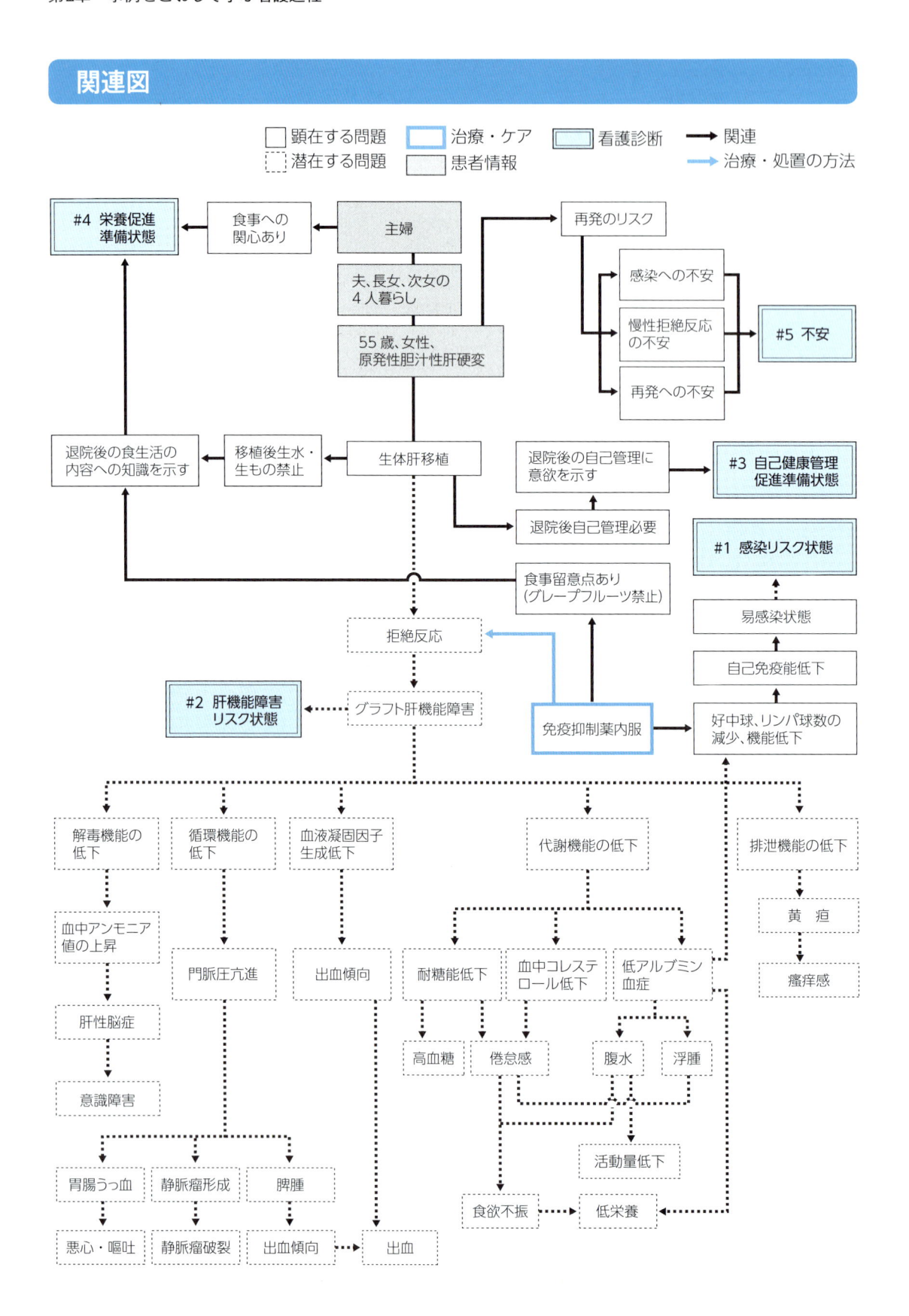

第Ⅲ章　事例をとおして学ぶ看護過程

関連図

凡例：
- □ 顕在する問題
- ▭(点線) 潜在する問題
- □(青枠) 治療・ケア
- ▭(灰) 患者情報
- □(水色塗) 看護診断
- → 関連
- → (青矢印) 治療・処置の方法

患者情報：
- 主婦
- 夫、長女、次女の4人暮らし
- 55歳、女性、原発性胆汁性肝硬変

主な流れ：

- 主婦 → 食事への関心あり → #4 栄養促進準備状態
- 生体肝移植 → 移植後生水・生もの禁止 → 退院後の食生活の内容への知識を示す → #4 栄養促進準備状態
- 生体肝移植 → 再発のリスク → 感染への不安／慢性拒絶反応の不安／再発への不安 → #5 不安
- 退院後の自己管理に意欲を示す → #3 自己健康管理促進準備状態
- 退院後自己管理必要
- 食事留意点あり（グレープフルーツ禁止）
- 免疫抑制薬内服 → 拒絶反応（潜在）→ グラフト肝機能障害 → #2 肝機能障害リスク状態
- 免疫抑制薬内服 → 好中球、リンパ球数の減少、機能低下 → 自己免疫能低下 → 易感染状態 → #1 感染リスク状態

グラフト肝機能障害（潜在）から：
- 解毒機能の低下 → 血中アンモニア値の上昇 → 肝性脳症 → 意識障害
- 循環機能の低下 → 門脈圧亢進 → 胃腸うっ血／静脈瘤形成／脾腫 → 悪心・嘔吐／静脈瘤破裂／出血傾向 → 出血
- 血液凝固因子生成低下 → 出血傾向
- 代謝機能の低下 → 耐糖能低下／血中コレステロール低下／低アルブミン血症 → 高血糖／倦怠感／腹水／浮腫 → 活動量低下 → 食欲不振 → 低栄養
- 排泄機能の低下 → 黄疸 → 瘙痒感

7 【肝移植③術後回復期】原発性胆汁性肝硬変にて生体肝移植術後、生活を再構築していく患者の看護過程

クラス	情報	関連情報	アセスメント	基礎知識
領域11	安全/防御			
1. 感染	【感染】 ●免疫抑制薬内服	●黄疸なし ●血液データ良好	免疫抑制薬を内服していることから、免疫能が低下し、易感染状態である。 　免疫抑制薬は一生内服しなければならない。感染を起こした場合は免疫抑制薬の投与量に影響を及ぼすことがある。 　以上より、仮診断は、**感染リスク状態**とする。	
領域12	安楽			
1. 身体安楽	【疼痛】 ●創部痛なし	●病棟内を歩行しながらリハビリテーションを行っている	術後創部痛もなくなり、歩行できている。 　本領域では診断は立てない。	
領域13	成長/発達			
1. 成長	【成長発達】 ●55歳、女性 ●主婦		55歳の女性として家族機能を果たしており、順調な成長発達の過程であると考える。 　本領域では診断は立てない。	

統合のアセスメント

　Aさんは、55歳の女性で、原発性胆汁性肝硬変と診断され、長女をドナーとして生体肝移植術を受けた。術後の経過は良好で、食事も開始となり、術後1週間程度でICUから病棟に転棟した。腹部エコーを行い、肝血流も良好である。免疫抑制薬は血中濃度のコントロールも良好であり、拒絶反応もみられていない。しかし、免疫抑制薬を内服していることから、**感染リスク状態**であると考えられるため、感染予防など自己管理する必要がある。

　主治医から、「今日の血液検査結果も良好でした。経過も順調なので、そろそろ退院を考えていきましょう」と話をされていることからも、退院後の生活について意識が向いていると思われる。

　Aさんは、「家に帰れるのが嬉しい。みんなでご飯を一緒に食べたい。生水や生ものがしばらくの間食べられないのは仕方ない。免疫抑制薬は一生飲み続けないといけないんですよね。今までも薬を飲んできたし、大丈夫だと思う。免疫抑制薬を飲んでいたら、グレープフルーツが食べられないと聞いてびっくりした。看護師さんに退院後の生活のことを聞いて勉強したい」と話しているように、退院後の生活に向けて準備を進めている状態であることが考えられる。よって、**栄養促進準備状態**であり、**自己健康管理促進準備状態**であると考えられる。主婦であり、自己管理に関して意欲的であることから、適切な情報提供をしながら、Aさんが退院後の生活を再獲得していけるようなかかわりが重要であると考えられる。

　退院後の不安に関しては、慢性の拒絶反応と再発のリスクに関して**不安**を抱いている。グラフト肝は機能しているが、慢性の拒絶反応も考えられることから、**肝機能障**

179

害リスク状態であると考えられるため、自己管理を行い何か異常があればすぐに報告するよう指導する。「せっかく娘からもらった肝臓なので大事にしていきたい」という言葉からも前向きに取り組む姿勢がみられているので、Aさんの思いを傾聴しながら必要な情報を提供していくことが必要である。

看護診断リスト

#	月日	健康問題（看護診断）	E：関連因子、リスク因子 S：診断指標（症状や徴候）
1		感染リスク状態	E：免疫抑制薬を内服している
2		肝機能障害リスク状態	E：グラフト肝の機能不全や再発
3		自己健康管理促進準備状態	E：退院後の自己管理に意欲を示している S：「退院後の生活のことを聞いて勉強したい」
4		栄養促進準備状態	S：退院後の生活についての学習意欲
5		不　安	E：慢性拒絶反応や再発のリスク S：「慢性の拒絶反応があると聞いたので、正直不安です。手術してから拒絶反応を経験していないのでどんなものか全然わからない」

看護計画

「#1　感染リスク状態」の看護診断に対する看護計画を示す。

看護診断	
P：感染リスク状態 E：免疫抑制薬を内服している	
期待される結果	達成予定日
＜長期目標＞ 1）感染を起こさない。 ＜短期目標＞ 1）感染の徴候について述べることができる。 2）必要に応じて手洗いやうがいが習慣化できる。	
介　入	
OP ①バイタルサイン（体温、脈拍、血圧、呼吸回数3回/日）。 ②血液検査データ（1回/3日）。 　・感染データ（WBC、CRP）。 　・肝機能データ（総ビリルビン値、AST、ALT）。 　・血液凝固能（PT活性、Plt、ACTなど）。	

7 【肝移植③術後回復期】原発性胆汁性肝硬変にて生体肝移植術後、生活を再構築していく患者の看護過程

③培養検査結果（1週間ごと）。
④皮膚の状態。
⑤倦怠感の有無。
⑥清潔に関するセルフケアの把握。
TP
①バイタルサイン（体温、脈拍、血圧、呼吸回数3回/日）。
②異常の出現時には医師にすぐ報告する。
③看護師が手洗い、マスク・手袋装着を徹底し、感染の媒介にならないようにする。
EP
①免疫抑制薬の内服により易感染状態であることを伝える。
②外出時は手洗い、マスクを着用するよう指導する。
③自分で体温測定するなど管理し、異常があれば伝えるよう指導する。
④退院後の食事は、加熱したものにするよう指導する。
⑤飲用水は国産のペットボトル入りのものとし、開封後24時間以内に摂取するよう伝える。
⑥身体の清潔の必要性を指導する。
⑦身体に異常が出現したときすぐ伝えるよう指導する。
⑧退院後、不安なことがあればいつでも連絡するよう伝える。
⑨感染の媒介となるものについて指導する（人込み、動物、ガーデニングなど）。

「#3　自己健康管理促進準備状態」の看護診断に対する看護計画を示す。

看護診断
P：自己健康管理促進準備状態 E：退院後の自己管理に意欲を示している S：「退院後の生活のことを聞いて勉強したい」

期待される結果	達成予定日
<長期目標> 1）退院後、異常があればすぐ知らせることができる。 2）移植後の自己管理について習慣化できていると述べることができる。 <短期目標> 1）移植後の自己管理についてわからないことを質問することができる。 2）移植後の自己管理の留意点を述べることができる。	

介　入
OP ①不安の訴え。 ②言動、表情。 ③食事摂取状況。 ④内服薬の知識の確認。 ⑤拒絶反応や感染についての知識の確認。 TP ①患者指導する際の環境づくり。 ②不安の訴えがあれば傾聴する。 ③医師による退院指導、薬剤師による退院指導について調整する。

④不足している知識があれば再度医師から説明してもらうよう配慮する。
EP
①異常があればすぐ伝えるよう指導する。
②拒絶反応や感染の徴候を説明する。
③退院後の規則正しい生活、移植後の留意すべき食事について指導する。

学習の課題

1．移植後の合併症と再発のリスクについて調べてみよう。
2．移植を受けた患者の退院後の社会復帰について考えてみよう。
3．移植を受けた患者が利用できる社会資源について調べてみよう。

●文　献
1）徳山まりこ・合野由香・冨田　希・他：生体肝移植を受ける成人患者への看護，看護技術，51（12）：1069-1075．2005．
2）添田英津子：臓器移植ナーシング＜Nursing Mook17＞，学研メディカル秀潤社，2003．
3）井藤久雄・徳安成郎・有広光司：移植肝の病理—慢性拒絶反応，Frontiers in Gastro-enterology，11（1）：51-55，2006．
4）川岸直樹・大河内信宏・里見　進：栄養と肝移植，医学のあゆみ，198（13）：1097-1101，2001．
5）厚生労働省難治性疾患克服研究事業「難治性の肝・胆道疾患に関する調査研究」班：原発性胆汁性肝硬変（PBC）の診療ガイドライン，2011．

8 【胃がん①術前】
初めての入院・手術で不安を感じている患者が胃全摘術を受けるまでの看護過程

学習のポイント

1. 胃がんの基本的知識や胃の機能障害に関するアセスメントと援助

2. 胃がんで全摘術を受ける患者の不安を除去・軽減し、心身共に最善の状態で手術に臨めるための援助

＊看護診断【不安】【悪心】に関するアセスメントと看護計画を立案する。

事例紹介

　Aさんは55歳、男性。半年前より時々心窩部痛があったが、仕事が忙しく市販の胃薬を服用して放置していた。今回職場の定期健康診断で胃透視を受け異常陰影を指摘された。1か月前より食欲が低下し胃がむかつくような感じがあるため、外来を受診し胃内視鏡検査、腹部エコー、腹部CTなどの検査から、胃上部（U領域）に進行性の胃がんが認められた。胃がんは肉眼的分類で3型（潰瘍浸潤型）、病期分類でT2N1M0（ステージⅡA）、他臓器への転移所見はない。手術目的で入院となる。

　妻（48歳）と長女（22歳、大学生）、長男（20歳、大学生）の4人暮らしである。大手電機メーカーの課長で営業を担当し、仕事中心の生活をしてきた。キーパーソンは妻である。経済的には、本人の収入と妻のパートによる収入で生活している。家は持ち家であるが、住宅ローンが10年残っている。

　普段の生活として、食事は1日3食であるが、毎日忙しく食事時間も不規則で早食いの傾向がある。昼・夕食は外食のことが多く、アルコールは付き合い程度（350mL缶ビール3、4本）である。喫煙歴は長く、22歳頃から30本/日で、手術決定後から禁煙を守っている（2週間程度）。睡眠時間は平均6時間程度で、寝つきはよいほうである。排尿は5～6回/日、排便は1回/日である（下剤の服用はない）。健康への関心はあるが、病気らしい病気をしたことがないことと仕事が忙しいことから、何もしていなかった。運動は、付き合いで時々ゴルフをするぐらいである。性格は、本人によると人に対して気を遣いすぎるところがある。妻によると神経質で、とてもまじめな仕事一筋の人である。

　医師の説明では、腫瘍が胃の粘膜を越えて筋層にまで達しており進行性のがんであ

ること、胃の上部から噴門部に近いところに腫瘍ができており、領域リンパ節にわずかな転移があるため胃の全摘術とリンパ節郭清を行うこと、手術時間は5～6時間程度になること、手術の際、採取した細胞を組織検査に出すが、その結果で再発予防のために抗がん剤治療（術後補助化学療法）を考えていることなどが伝えられた。

今回の入院に際して本人から、「初めての入院で、手術も初めてなので怖い気もするが、主治医の先生にお任せするしかない。痛いのは我慢できないから。ちゃんと治るかな。早く仕事に戻れるといいが」という言葉があり、妻からは、「何より手術が無事に終わって、早く元気になってほしい。子どももこれからで、夫だけが頼りです」との言葉が聞かれた。

入院後、術前の呼吸訓練や術前処置、術後の治療過程などパンフレットで説明したが、「まだピンとこない。手術がうまくいけばいいが……。胃が全部なくなったらどうなるのだろう？」と不安そうな表情である。入院後も上腹部の不快感やむかつきが続き、食欲も低下したままである。嘔吐や下痢、下血はない。身長170cm、体重は3か月で64kgから60kgに減少、BMI20.76である。

入院時のバイタルサインは、体温36.5℃、呼吸18回/分、リズム規則的、呼吸音異常なし、脈拍72回/分、整脈、血圧128/70mmHg、胸部X線および心電図に異常はみられない。肺機能検査は、%VC（％肺活量）95％、%FEV$_{1.0}$（1秒率）90％、SpO$_2$98％、血液検査の結果は**表8-1**のとおりである。

表8-1　血液検査結果

項　目	値（術前）	項　目	値（術前）	項　目	値（術前）
WBC	5,200/μL	総ビリルビン	0.5mg/L	Na	143mEq/L
RBC	430万/μL	LDH	220IU/L	K	3.6mEq/L
Hb	14.5g/dL	ALP	116IU/L	Cl	100mEq/L
Ht	40.3％	γ-GTP	20IU/L	空腹時血糖	98mg/dL
Plt	32.8万/μL	総コレステロール	195mg/dL	血清アミラーゼ	106IU/L
TP	6.6g/dL	中性脂肪	153mg/dL	PT活性	115％
Alb	4.2g/dL	HDLコレステロール	80mg/dL	CRP	0.2mg/dL
AST	18IU/L	BUN	10.0mg/dL	出血時間	3分
ALT	14IU/L	Cr	0.9mg/dL		

アセスメント

クラス	情報	関連情報	アセスメント	基礎知識
領域1		ヘルスプロモーション		
1. 健康自覚	【気分転換活動】 ●付き合いで時々ゴルフをする	●健康志向 ＜理　由＞ 考えや気持ちが健康に向いているかどうかを明らかにする	日常的に仕事が忙しく、気分転換活動もほとんどしていない。活動として、時々付き合いでゴルフをするぐらいであり、健康的な生活とはいいがたい。健康についてしっかりとした考えが必要である。	●胃がん：胃の粘膜上皮から発生する悪性腫瘍である。わが国における胃がん罹患者の男女比は約2：1で、50～60歳代が最も多い。発生原因は不明な部分

8 【胃がん①術前】初めての入院・手術で不安を感じている患者が胃全摘術を受けるまでの看護過程

クラス	情報	関連情報	アセスメント	基礎知識
2. 健康管理	【健康維持】 ・半年前より時々心窩部痛があったが、仕事が忙しく、時々市販の胃薬を服用していた ・1か月前より食欲低下があり、胃がむかつくことがあった ・外来を受診し、胃内視鏡検査、腹部エコー、腹部CTなどの検査を受け、進行性の胃がんと診断され肉眼的分類で3型（潰瘍浸潤型）、病期分類でT2N1M0（ステージⅡA）と診断された ・他臓器への転移所見はない 【自己健康管理】 ・22歳頃から30本/日の喫煙歴。手術決定後から禁煙（2週間程度） ・アルコールは付き合い程度（350mL缶ビール3、4本程度） ・痛みのあるときは胃薬を服用	・入院までの経過 ＜理由＞ 入院前の健康管理に対するAさんの行動を知る必要がある ・現病歴 ＜理由＞ 今回の入院に至る経緯がわかることで、健康管理に対する考えがわかる ・家族の受け止め方 ＜理由＞ 健康管理を行う際に、サポート体制の状況を見きわめる	健康に関心があると言っているが、今まで病気をしたことがなく、術後の生活の受け入れが難しいことが考えられる。半年前より、時々心窩部痛があったにもかかわらず、仕事が忙しく、市販の胃薬を服用し放置しており、健康意識が高いとはいえない。 入院後に禁煙はしたが、22歳頃から今まで1日30本喫煙しており、手術後の呼吸器合併症に注意する必要がある。アルコールは付き合い程度であり、飲酒の習慣はない。 以上より、術後合併症を防止するための指導と社会復帰の際に禁煙が継続し、健康を増進させる活動を指導する必要がある。	が多いが、食生活、喫煙、アルコール、がん関連遺伝子などが関連しているといわれている。また、最近では、ヘリコバクター・ピロリ感染との関連も示唆されている。症状には必ずしも特有なものはない。一般に自覚症状としては、上腹部痛、上腹部不快感、腹部膨満感、背部痛、悪心・嘔吐、胸焼け、食欲不振、口臭など、進行すると、体重減少、嚥下困難、易疲労感などが現れる。 ・胃の解剖：図8-1参照。 ・胃がんの肉眼的分類（ボールマン分類）：図8-2参照。
領域2		栄養		
1. 摂取	【栄養】 ・1か月前より食欲低下があり、胃がむかつくことがあった ・昼・夕食は外食のことが多く、アルコールは付き合い程度（350mL缶ビール3、4本程度） ・身長170cm、体重64kg→60kg（3か月）、BMI20.76 ・食事は、1日3食であるが、食事時間が不規則で、早食いの傾向がある ・TP6.6g/dL、Alb4.2g/dL、Hb14.5g/dL、Ht40.3%、中性脂肪153mg/dL、HDLコレステロール80mg/dL、空腹時血糖98mg/dL	・胃全摘術が予定されている ＜理由＞ 手術の侵襲により、現在正常範囲内にある検査結果が低下するおそれがある	Aさんは入院前の食生活が不規則で外食が多いことから、食事内容が偏っていたと思われる。また、早食いの傾向があることから、術後の食事摂取時に観察する必要がある。 自覚症状として、食欲低下とむかつきがあり、3か月で4kgの体重減少を示している。BMIは20.76で標準的な体格である。 栄養状態を示すTP、Albは正常範囲内であり、手術の適応である。Hb、Htもほぼ正常範囲内であるが、手術により術後絶食状態が続けば低栄養状態になることも考えられる。 以上のことから、術後、手術の侵襲と食事摂取の関連性、栄養状態についてアセスメントする必要がある。	・臨床的分類：①早期胃がん（がんが粘膜下層にとどまるものをいい、リンパ節転移の有無は問わない）、②進行胃がん（浸潤が固有筋層以下に達しているもの）。 ・TNM分類：表8-2〜8-4参照。 ・リンパ節郭清：図8-3, 8-4参照。 ・胃壁：胃壁の層は基本的に粘膜（M）、粘膜下層（SM）、固有筋層（MP）、漿膜下層（SS）、漿膜（S）に区分される。 ・BMI (body mass index)：BMI＝体重(kg)÷〔身長(m)〕²
4. 代謝	【血糖】 ・空腹時血糖98mg/dL 【黄疸】 ・総ビリルビン0.5mg/L 【肝機能】 ・AST18IU/L、ALT14IU/L、γ-GTP20IU/L	・食事摂取量 ＜理由＞ 正常な代謝機能には、必要なエネルギー確保が必要である	術後は、一般的に肝血流量の低下と低酸素血症、麻酔など薬物投与により肝機能の低下をきたしやすいため、術前の肝機能が正常であることが重要である。 肝機能の指標となるAST、ALT、γ-GTP、総ビリルビンは正常範囲内であることから特に問題はないと思われる。 血糖値も術後耐糖能が低下するため、正常範囲内であることが重要であることから、特に問題はない。	・代謝：糖質、脂質、タンパク質は3大栄養素であり、体内でのエネルギー生成に重要な役割を担っている。これらの栄養素を消化・吸収し、体内で身体の構成成分やエネルギーを生成することを代謝という。
5. 水化	【電解質平衡】 ・Na143mEq/L、K3.6mEq/L、Cl100mEq/L	・イン・アウトバランス ＜理由＞ 入院前より悪心が	術前のNa、K、Clは正常範囲内であるため、電解質は特に問題はない。	

第Ⅲ章　事例をとおして学ぶ看護過程

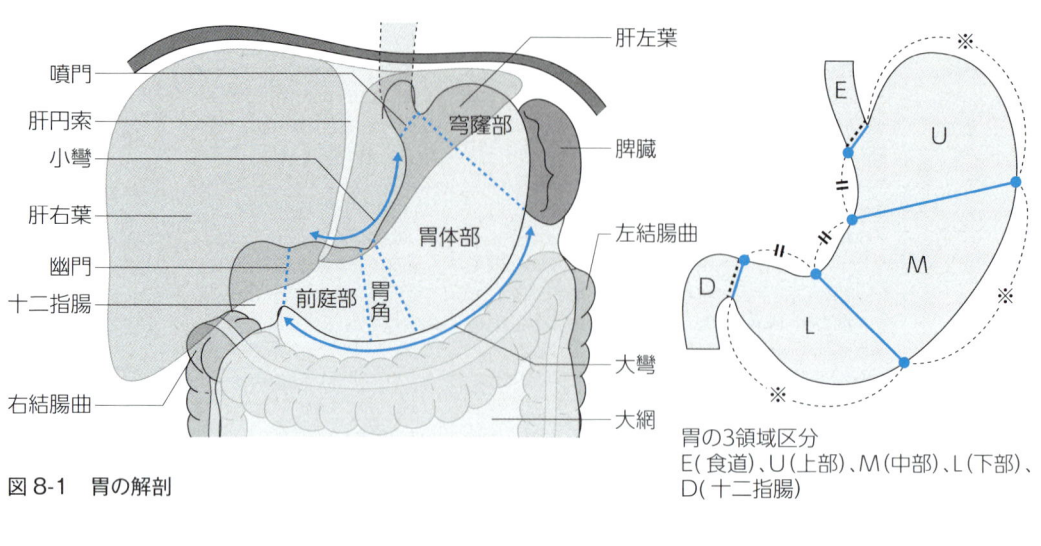

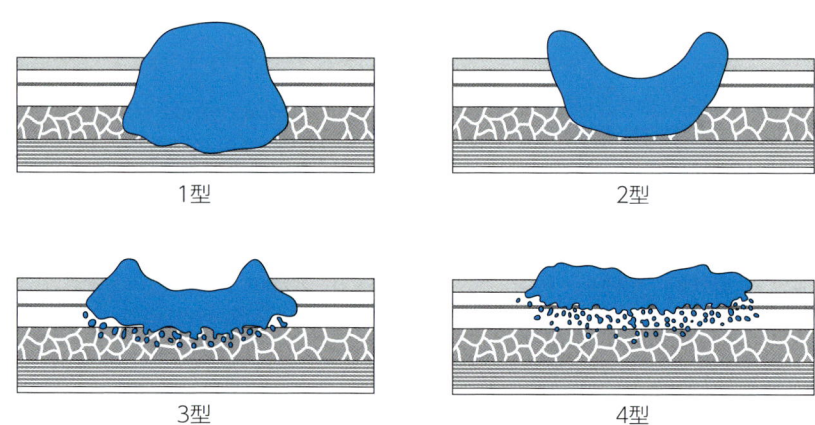

図 8-1　胃の解剖

胃の3領域区分
E(食道)、U(上部)、M(中部)、L(下部)、D(十二指腸)

0型(表在型)：病変の肉眼的形態が、軽度な隆起や陥凹を示すにすぎないもの
1型(腫瘤型)：明らかに隆起した形態を示し、周囲粘膜との境界が明瞭なもの
2型(潰瘍限局型)：潰瘍を形成し、潰瘍を取り巻く胃壁が肥厚し、周堤を形成するが、周堤と周囲粘膜との境界が比較的明瞭なもの
3型(潰瘍浸潤型)：潰瘍を形成し、潰瘍を取り巻く胃壁が肥厚し、周堤を形成するが、周堤と周囲粘膜との境界が不明瞭なもの
4型(びまん浸潤型)：著明な潰瘍形成も周堤もなく、胃壁の肥厚・硬化を特徴とし、病巣と周囲粘膜との境界が不明瞭なもの
5型(分類不能)：上記0〜4型のいずれにも分類しがたいもの

図 8-2　胃がんの肉眼的分類(ボールマン分類)

8 【胃がん①術前】初めての入院・手術で不安を感じている患者が胃全摘術を受けるまでの看護過程

表8-2 日常診療で推奨される進行度別治療法の適応

	N0	N1（1〜2個）	N2（3〜6個）	N3（7個以上）
T1a(M)	IA ESD/EMR（一括切除） 〔分化型、2cm以下、UL(−)〕 胃切除D1（上記以外）	IB 定型手術	IIA 定型手術	IIB 定型手術
T1b(SM)	IA 胃切除D1 （分化型、1.5cm以下） 胃切除D1+ （上記以外）			
T2(MP)	IB 定型手術	IIA 定型手術 補助化療（pStage IIA）	IIB 定型手術 補助化療（pStage IIB）	IIIA 定型手術 補助化療（pStage IIIA）
T3(SS)	IIA 定型手術	IIB 定型手術 補助化療（pStage IIB）	IIIA 定型手術 補助化療（pStage IIIA）	IIIB 定型手術 補助化療（pStage IIIB）
T4a(SE)	IIB 定型手術 補助化療（pStage IIB）	IIIA 定型手術 補助化療（pStage IIIA）	IIIB 定型手術 補助化療（pStage IIIB）	IIIC 定型手術 補助化療（pStage IIIC）
T4b(SI)	IIIB 定型手術+合併切除 補助化療（pStage IIIB）	定型手術+合併切除 補助化療（pStage IIIB）	定型手術+合併切除 補助化療（pStage IIIC）	定型手術+合併切除 補助化療（pStage IIIC）
Any T/N、M1	IV　化学療法、放射線治療、緩和手術、対症療法			

N：転移個数をカウントする領域リンパ節は、No.1〜12、14vであり、それ以外のリンパ節転移はM1とする。
日本胃癌学会編：胃癌治療ガイドライン、医師用2010年10月改訂、第3版、金原出版、2010、p.7より引用

表8-3 壁深達度（T）

```
TX：がんの浸潤の深さが不明なもの
T0：がんがない
T ：がんの居在が粘膜（M）または粘膜下組織（SM）にとどまるもの
  T1a：がんが粘膜にとどまるもの（M）
  T1b：がんの浸潤が粘膜下組織にとどまるもの（SM）
T2：がんの浸潤が粘膜下組織を越えているが、固有筋層にとどまるもの（MP）
T3：がんの浸潤が固有筋層を越えているが、漿膜下組織にとどまるもの（SS）
T4：がんの浸潤が漿膜表面に接しているかまたは露出、あるいは他臓器に及ぶもの
  T4a：がんの浸潤が漿膜表面に接しているか、またはこれを破って遊離腹腔に露出しているもの（SE）
  T4b：がんの浸潤が直接他臓器まで及ぶもの（SI）
```

日本胃癌学会編：胃癌取扱い規約、2010年3月改訂、第14版、金原出版、2010、p.10より作成

表8-4 リンパ節転移の程度（N）

```
NX：領域リンパ節転移の有無が不明である
N0：領域リンパ節に転移を認めない
N1：領域リンパ節に1〜2個の転移を認める
N2：領域リンパ節に3〜6個の転移を認める
N3：領域リンパ節に7個以上の転移を認める
  N3a：7〜15個の転移を認める
  N3b：16個以上の転移を認める
（Nの決定には16個以上のリンパ節検索が推奨されるが、足りない場合でもNを決定してよい）
```

日本胃癌学会編：胃癌取扱い規約、2010年3月改訂、第14版、金原出版、2010、p.12より作成

第Ⅲ章　事例をとおして学ぶ看護過程

D0：D1 に満たない郭清
D1：No.1～7
D1+：D1+No.8a、9、11p
D2：D1+No.8a、9、10、
　　11p、11d、12a

ただし、食道浸潤がんでは
D1+に No.110 を、
D2 には No.19、20、110、111
を追加する

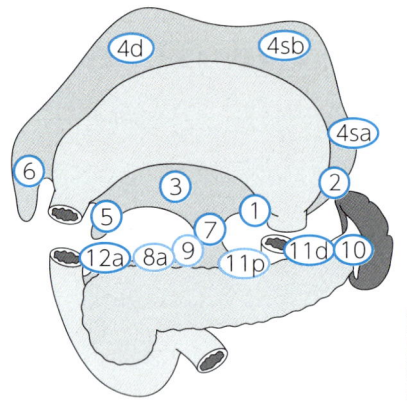

図 8-3　胃全摘術の郭清
日本胃癌学会編：胃癌治療ガイドライン，医師用 2010 年 10 月改訂，第 3 版，金原出版，2010，p.13 より引用

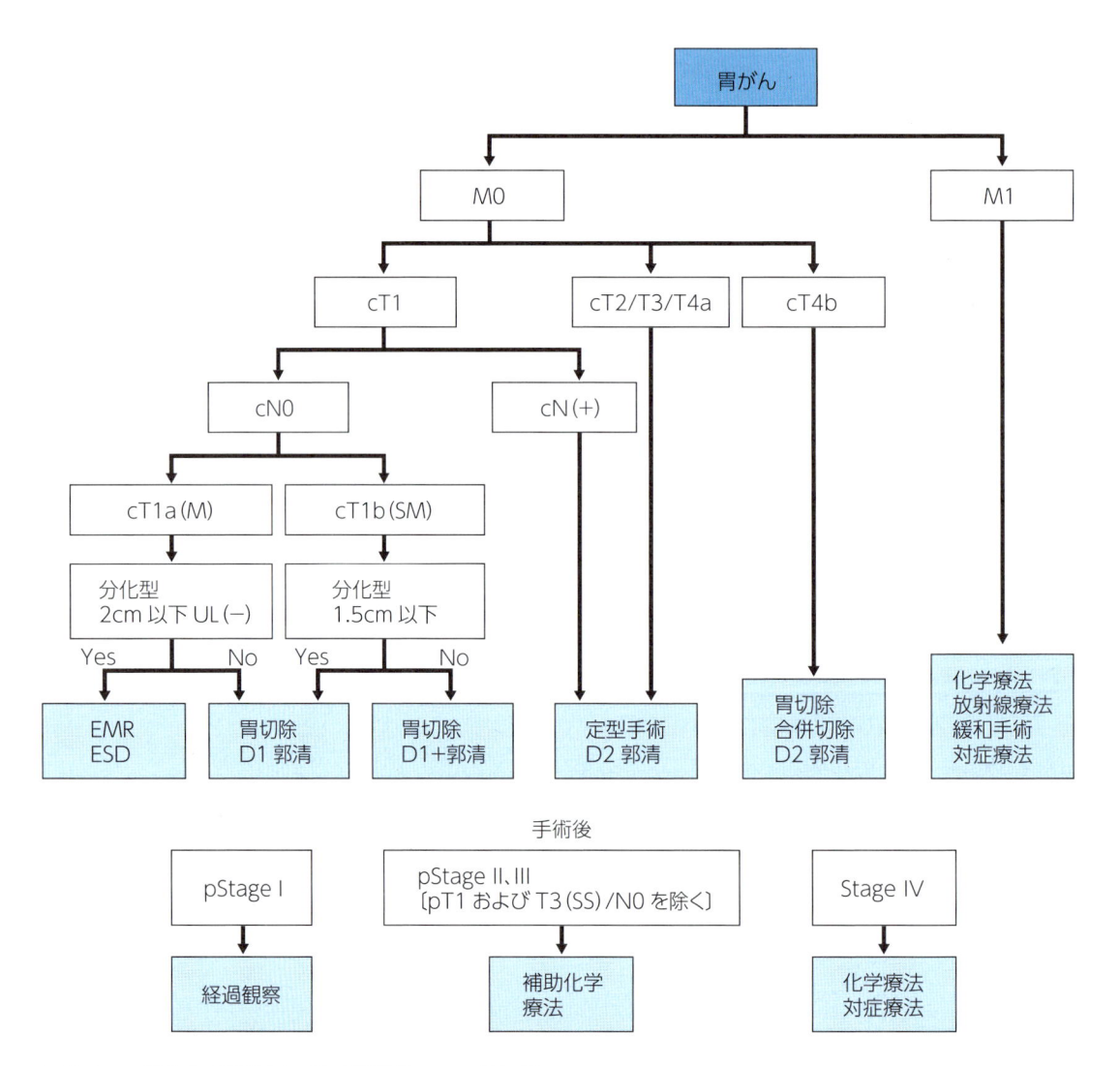

図 8-4　日常診療で推奨される治療法選択のアルゴリズム
ただし、T/N/M および Stage の定義は胃がん取扱い規約第 14 版による
日本胃癌学会編：胃癌治療ガイドライン，医師用 2010 年 10 月改訂，第 3 版，金原出版，2010，p.6 より引用

8 【胃がん①術前】初めての入院・手術で不安を感じている患者が胃全摘術を受けるまでの看護過程

クラス	情報	関連情報	アセスメント	基礎知識
		続いており、嘔吐が起こると電解質バランスが崩れる可能性がある		
領域3	排泄と交換			
1. 泌尿器系機能	【排尿】 ●排尿5～6回/日 ●Cr0.9mg/dL、BUN10mg/dL		正常な排尿回数は4～6回/日であり、特に問題はない。検査結果も正常範囲内であり、泌尿器系機能に問題はない。	
2. 消化器系機能	【便秘】 ●排便1回/日		排便回数は1回/日あり、入院後に便秘や残便感などの訴えもなく、特に問題はない。	
4. 呼吸器系機能	【ガス交換】 ●喫煙歴が長い(22歳頃から30本/日) ●手術決定後からは禁煙 ●%VC95％、%FEV$_{1.0}$90％ SpO$_2$98％	●喫煙に対する知識 ＜理 由＞ 喫煙の身体に及ぼす影響を理解したうえで喫煙をしているのか、それともあまり考えずに長年喫煙しているのか、今後の指導に必要である	肺は酸素と二酸化炭素のガス交換を行う重要な機能があるが、長期間の喫煙によりガス交換が効率よく行えなくなる。たばこには、発がん性物質と発がん促進物質の両方が含まれているため、がんの発生に影響を与える可能性がある。 Aさんは33年間喫煙習慣があるが、手術決定後から禁煙している。検査結果も術前は特に問題となる結果は示されていない。	●ガス交換：肺胞内の空気と肺胞を取り囲む毛細血管内の血液との間で酸素や二酸化炭素をやり取りすることが肺におけるガス交換である。
領域4	活動/休息			
1. 睡眠/休息	【睡眠】 ●平均6時間/日 ●寝つきはよい ●睡眠薬は使用していない		性格的に人に気をつかい神経質なほうとのことであるが、もともと寝つきがよく、不眠などの訴えはない。睡眠時間も特に変化はないことから、術前の睡眠に問題はない。	
2. 活動/運動	【可動性】 ●ADL、食事、入浴、更衣、排泄は自立 【歩行】 ●自立 ●道具は使用していない		現在、安静度はフリーで、食事、入浴、更衣、排泄、道具の使用などはすべて自立できている。 日常生活、歩行に特に問題はない。	
4. 循環/呼吸反応	【呼吸パターン】 ●呼吸18回/分、リズム規則的、呼吸音異常なし ●%VC95％、%FEV$_{1.0}$90％ 【心拍出量】 ●脈拍72回/分、整脈 【組織循環】 ●心電図異常なし ●22歳頃から30本/日の喫煙歴がある。手術決定後からは禁煙 ●PT活性115％ ●血圧128/70mmHg	●呼吸訓練の必要性 ＜理 由＞ 喀痰の排出を容易にし、肺活量を増加させ、術後の肺炎や無気肺を防止する	Aさんは心疾患の既往はなく、心電図上も異常は認められない。 呼吸、脈拍、血圧も特に異常は認められない。 手術決定後から禁煙しており、気道粘膜の清浄化を図っているが、22歳頃から喫煙歴があり、ブリンクマン指数990と呼吸器合併症の危険がある。 術後合併症の発生は%FEV$_{1.0}$とよく相関し、50～70％で要注意、50％以下で高率に発生、特に30％以下では必発といわれている。 Aさんは肺疾患の既往はなく、肺	●喫煙の身体への影響：健康に対して有害性が高いのがタール、ニコチン、一酸化炭素である。タールは発がん性物質を多く含んでいる。ニコチンは末梢血管の収縮、血圧の上昇、心拍数を増加させる。一酸化炭素は血液中のHbと結合することで体内の酸素欠乏の状態を起こす。 ●ブリンクマン指数：1日の喫煙本数×喫煙年数。数値が400を超

189

クラス	情報	関連情報	アセスメント
			機能検査の結果より、手術適応ではあるが、術後の呼吸器合併症の発症の確率が高いことから、術前に喀痰喀出の訓練や呼吸訓練の必要性がある。
5．セルフケア	【セルフケア】 ●術前は安静度フリーで、食事、入浴、更衣、排泄など自立している	●術後の安静度 ＜理　由＞ 術前に術後の安静度を説明しておくことで術後の状況がイメージできる	術前は安静度フリーであることから、特に問題はない。 術後は、創部、各種ドレーンやチューブ類の挿入により、不足したセルフケアのサポートが必要になると考えられる。
領域5		知覚／認知	
2．見当識	●「初めての入院で、手術も初めてなので怖い気もするが、主治医の先生にお任せするしかない」と発言		初めての手術であるが、病気の状況は理解でき、手術を受容していることから、特に問題はない。
4．認　知	【知　識】 ●「初めての入院で、手術も初めてなので怖い気もするが、主治医の先生にお任せするしかない」と発言		主治医の説明を理解しており、認知能力に問題ないと考える。 初めての入院・手術のために術後の生活について、説明・指導する必要がある。
5．コミュニケーション	【コミュニケーション】 ●大手電機メーカーの課長で営業担当 ●医師や看護師とのコミュニケーションはとれている		特に問題はない。
領域6		自己知覚	
3．ボディイメージ	【ボディイメージ】 ●胃全摘術の予定 ●「胃が全部なくなったら、どうなるのだろう？」と発言		一般的に悪性腫瘍で手術を受ける患者は、治療に対する期待の一方で、転移や予後に対する不安、臓器の摘出や除去による機能低下・機能障害の不安をもっている。Aさんは、「胃が全部なくなったら、どうなるのだろう？」といった発言があるが、ボディイメージの混乱までには至っていない。
領域7		役割関係	
2．家族関係	【家族機能】 ●妻（48歳）、長女（22歳、大学生）、長男（20歳、大学生）の4人暮らし ●経済的にはAさんの収入と妻のパート収入	●家族の協力体制 ＜理　由＞ 家族の協力は、回復意欲につながる	キーパーソンは妻である。 家庭内では父親役割、夫役割があり、家庭の中心的存在である。 長女も長男も大学生であり、Aさんの療養が長期化すると、経済的な心配が今後出てくる可能性がある。
3．役割遂行	【役割葛藤】 ●仕事中心の生活 ●「早く仕事に戻れるといいが」と発言 【役割遂行】 ●55歳、男性、大手電機メーカーの課長	●1日の生活スケジュール ＜理　由＞ 社会復帰に向けて生活の改善のために今までの生活スケジュールを把握する必要がある	仕事中心の生活をしてきたので、今回の入院により仕事ができないことからストレスを感じる可能性がある。

> **基礎知識**
>
> えるとがんが発生する危険性が高くなるとされる。

8 【胃がん①術前】初めての入院・手術で不安を感じている患者が胃全摘術を受けるまでの看護過程

クラス	情報	関連情報	アセスメント
領域8		セクシュアリティ	
2. 性的機能	【性的機能障害】 ●55歳、男性、結婚して子どもが2人いる		特に問題はない。
領域9		コーピング/ストレス耐性	
2. コーピング反応	【不 安】 ●これまで病気らしい病気をしたことがない ●「初めての入院で、手術も初めてなので怖い気もする」と発言 ●「痛いのは我慢できないから」と発言 ●「手術がうまくいけばいいが」「ちゃんと治るかな。早く仕事に戻れるといいが」と発言 ●「胃が全部なくなったら、どうなるのだろう?」と発言 ●妻「子どももこれからで、夫だけが頼りです」と発言	●胃全摘術の術前 <理 由> 術前の心身のコントロールが必要である	健康には関心をもっており病気らしい病気をしたことがなかったことから、手術への不安や術後の疼痛のこと、社会復帰後の仕事、家族のことなど不安を訴えている。不安が続くと、心身の安静が保てず、不眠を招いたり、手術に対する緊張が高まり、手術に支障をきたすおそれがある。 　医師からの説明の内容をどのように受け止めているのか確認し、Aさんの訴えを傾聴する。 　初めての入院・手術のため、入院・手術のオリエンテーションを徹底する必要がある。 　以上より、仮診断は不安とする。
領域10		生活原理	
3. 価値観/信念/行動の一致	【意思決定】 ●仕事中心の生活 ●「主治医の先生にお任せするしかない」と発言		半年前より症状があったにもかかわらず、市販の胃薬を服用し放置して仕事中心の生活を送ってきていることから、仕事を優先する傾向にある。術後は、その傾向を変更もしくは改善する必要がある。
領域11		安全/防御	
1. 感 染	●WBC5,200/μL、CRP0.2mg/dL	●体温、心窩部痛や悪心の状況 <理 由> 術前の身体的状況を把握する	術後は術創ができること、手術侵襲により免疫力が低下し、感染を起こす可能性があるため、術前の免疫機能が正常であることが重要である。 　免疫機能の指標となるWBCやCRPの値は正常範囲内であるため、特に問題はない。
6. 体温調節	【体 温】 ●体温36.5℃		特に問題はない。
領域12		安楽	
1. 身体的安楽	【疼 痛】 ●「痛いのは我慢できないから」と発言 【悪 心】 ●肉眼的分類3型（潰瘍浸潤型） ●病期分類T2N1M0（ステージⅡA） ●上腹部の不快感やむかつきが続き、食欲が減退している ●3か月間で4kg体重減少	●食事摂取量、食欲の有無、嘔吐の有無 ●睡眠状況 <理 由> 手術が順調に行われるためにも、現在の体調を管理する	現在は特に痛みを訴えていないが、術後の疼痛を心配しており、術後疼痛に留意する。 　がんの浸潤が粘膜下を越えて固有筋層まで浸潤しており、胃酸による刺激や胃の機能低下により上腹部の不快やむかつきが続いていると思われる。 　3か月間に4kgの体重減少があり、入院後も上腹部の不快感やむかつきが続いていることから、術前の安静が保てず、睡眠にも影響を及ぼす可

基礎知識

・不安の程度：軽度、中等度、重度、パニックがある。
・軽度：日々の生活の緊張と関係がある。用心深くなり、知覚領域では見ること、聞くこと、理解することが以前よりも鋭くなる。
・中等度：当面の心配に焦点を合わせ、ほかのことに無関心になる。見ること、聞くこと、理解することが低下する。
・重度：知覚領域が大幅に低下している。ほかのことはほとんど考えられない。ほかのことに目を向けるためには強い指示を必要とする。
・パニック：知覚領域が重度よりもさらに低下し、思考は混乱する。

・悪心：心窩部から前胸部、咽頭にかけて感じられる不快な感覚である。「むかむかする」「吐き気がある」などの不快感がそれにあたる。多くは、嘔吐の前兆として現れることが多いが、嘔吐を伴わない場合もある。

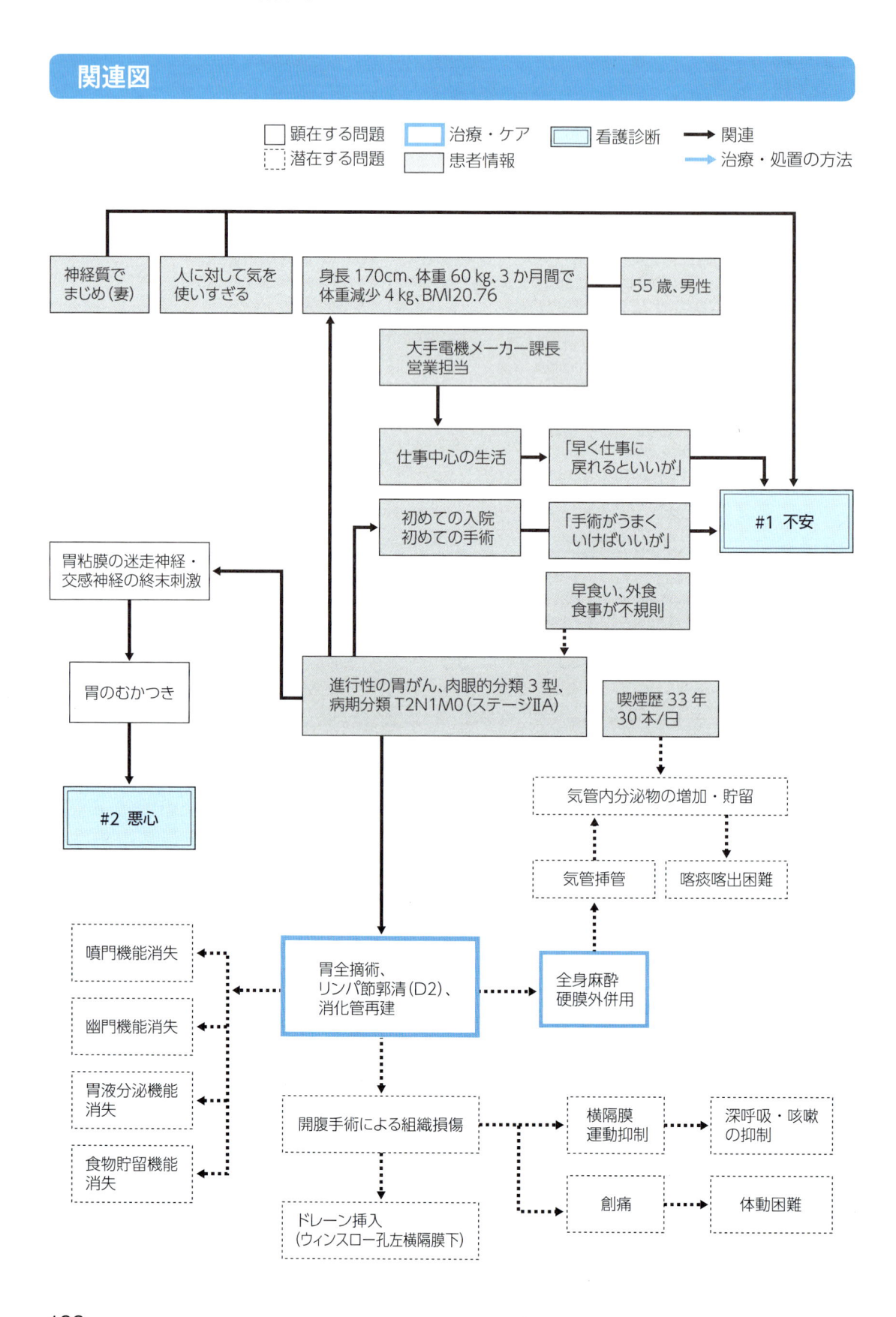

関連図

凡例:
- □ 顕在する問題
- ⬚ 潜在する問題（点線）
- ▢ 治療・ケア
- ▣ 看護診断
- ■ 患者情報
- → 関連
- ⇒ 治療・処置の方法

患者情報

- 神経質でまじめ（妻）
- 人に対して気を使いすぎる
- 身長170cm、体重60kg、3か月間で体重減少4kg、BMI20.76
- 55歳、男性
- 大手電機メーカー課長 営業担当
- 仕事中心の生活 →「早く仕事に戻れるといいが」
- 初めての入院 初めての手術 →「手術がうまくいけばいいが」
- 早食い、外食 食事が不規則
- 喫煙歴33年 30本/日

診断・症状

- 進行性の胃がん、肉眼的分類3型、病期分類T2N1M0（ステージⅡA）
- 胃粘膜の迷走神経・交感神経の終末刺激 → 胃のむかつき

看護診断

- #1 不安
- #2 悪心

治療・ケア

- 胃全摘術、リンパ節郭清（D2）、消化管再建
- 全身麻酔 硬膜外併用

術後の潜在する問題

- 噴門機能消失
- 幽門機能消失
- 胃液分泌機能消失
- 食物貯留機能消失
- 気管内分泌物の増加・貯留
- 気管挿管
- 喀痰喀出困難
- 開腹手術による組織損傷
- 横隔膜運動抑制 → 深呼吸・咳嗽の抑制
- 創痛 → 体動困難
- ドレーン挿入（ウィンスロー孔左横隔膜下）

8 【胃がん①術前】初めての入院・手術で不安を感じている患者が胃全摘術を受けるまでの看護過程

クラス	情報	関連情報	アセスメント	基礎知識
			能性がある。また、胃部の不快感が続けば、不安が増し、手術への準備状態に支障をきたすおそれがある。 　以上より、仮診断は悪心とする。	
領域13		成長/発達		
1．成　長	【成　長】 ●身長170cm、体重64kg→60kg（3か月） ●BMI20.76		この3か月間で4kgの体重減少があるが、BMIの値から年齢に応じた成長といえる。特に問題はない。	
2．発　達	●55歳、男性 ●2人の子どもがいる		55歳、壮年期では、心身は成熟に達し、生涯のうち最も安定した状態である。社会的にも充実し、活動性の盛んな時期であり特に問題はない。	

統合のアセスメント

　Aさんは、55歳の男性である。半年前より心窩部痛があり、1か月前より食欲が低下し胃がむかつくような感じがあるため、胃内視鏡検査、腹部エコー、腹部CTなどの検査を受けた結果、胃上部に進行性の胃がんが認められ、手術目的で入院となった。肉眼的分類で3型（潰瘍浸潤型）、病期分類でT2N1M0（ステージⅡA）である。他臓器への転移所見はない。初めて入院・手術を受けることから、胃全摘への不安や術後の生活への不安、治癒するかどうかの不安、術後の痛み、仕事に対する不安を訴えていた。検査結果からは手術適応ではあるが、このまま不安が続けば心身の安寧が保てず、手術に支障をきたすことも考えられる。

　また、入院前から悪心が続き食欲も低下したままである。症状の改善が図られていないことも、心理的な面に影響してくると考えられる。

　喫煙歴が長いこともあり、術前の呼吸訓練や術後の合併症などについて説明する必要がある。

看護診断リスト

#	月日	健康問題（看護診断）	E：関連因子、リスク因子 S：診断指標（症状や徴候）
1		不安	E：初めての入院で胃全摘術を受ける、術後の生活・仕事の変化、術後疼痛 S：本人「初めての入院で、手術も初めてなので怖い気もするが、主治医の先生にお任せするしかない。痛いのは我慢できないから。ちゃんと治るかな。早く仕事に戻れるといいが」 　妻「子どももこれからで、夫だけが頼りです」
2		悪心	E：潰瘍の浸潤による粘膜の刺激 S：胃の不快感、むかつき、食欲の減退

第Ⅲ章　事例をとおして学ぶ看護過程

看護計画

「＃1　不安」の看護診断に対する看護計画を示す。

看護診断
P：不安 E：初めての入院で胃全摘術を受ける、術後の生活・仕事の変化、術後疼痛 S：本人「初めての入院で、手術も初めてなので怖い気もするが、主治医の先生にお任せするしかない。痛いのは我慢できないから。ちゃんと治るかな。早く仕事に戻れるといいが」 　　妻「子どももこれからで、夫だけが頼りです」

期待される結果	達成予定日
＜長期目標＞ 病気や手術、それに伴い変化する事象に対して、不安が軽減したと言える。 ＜短期目標＞ 1）不安を表出できる。 2）入院生活や手術の説明に納得して、術前の検査や処置、訓練に臨める。 3）術後の状況につて知識が増えたと言える。	

介　　入
OP ①手術や疾病、仕事に対する思いや言動。 ②手術や予後に対する情報量と理解度。 ③検査・処置・訓練の際の表情、緊張の有無。 ④疾病に対するAさんの受け止め方。 ⑤睡眠状況。 ⑥家族の理解度とサポート体制の有無。 TP ①Aさんの思いや考えを表出しやすい環境をつくる。 　・家族を交えて、不安や疑問を表出できるようにする。 　・訴えに対して、傾聴・受容・共感の態度と雰囲気で対応する。 ②医師からの病状説明に同席し、Aさんと家族のサポートをする。 ③不眠の訴えに対しては、入眠薬や精神安定薬の指示を受ける。 ④医師の説明が必要な場合は連絡し、サポートする。 EP ①Aさんと家族に術前オリエンテーションを行う。 　・手術、麻酔、疼痛緩和。 　・術後合併症、防止対策（呼吸訓練、インセンティブ・スパイロメトリー）。 ②手術後の経過や看護について説明する。 ③Aさんと家族に不安なことや疑問に思っていることがあれば、何でも相談するように説明する。 ④家族に必要な情報を提供し、Aさんをサポートするように説明する。

「＃2　悪心」の看護診断に対する看護計画を示す。

看護診断

8 【胃がん①術前】初めての入院・手術で不安を感じている患者が胃全摘術を受けるまでの看護過程

P：悪心 E：潰瘍の浸潤による粘膜の刺激 S：胃の不快感、むかつき、食欲の減退	
期待される結果	達成予定日
＜長期目標＞ 悪心が改善し、食事摂取量が増加する。	
＜短期目標＞ 1）体位の工夫や呼吸調整を自ら実施することができる。 2）悪心に伴う随伴症状が出現せず、食欲が出てきたと言える。	
介　　入	
OP ①悪心・嘔吐の有無、時間、回数、間隔。 ②嘔吐があった場合、吐物の量、性状。 ③悪心に伴う随伴症状の観察（唾液の分泌、冷汗、顔色など）。 ④食欲、食事摂取量。 ⑤食事摂取時間と悪心との関連。 ⑥バイタルサイン（血圧の変動、徐脈、頻脈、呼吸状態）。 ⑦腹部膨満感・腹痛の有無。 ⑧検査結果（血液検査：TP、Alb、AST、ALT、総ビリルビン、Na、K、Clなど）。 TP ①体位の工夫（Aさんにとって安楽な体位、腹圧を避ける体位など）。 ②呼吸の調整（意識的に深呼吸をさせる）。 ③バイタルサインの測定（2回／日；6時・19時、必要時）。 ④環境整備。 ⑤悪心が強いとき、指示に従って薬物投与を行う。 ⑥胃部の冷罨法（術前、必要時）。 EP ①悪心がある場合、すぐにナースコールするように説明する。 ②悪心を軽減するための方法について説明する。 　・体位の工夫や呼吸調整。 ③食事摂取の必要性について説明する。	

学習の課題

1．胃の構造と機能を理解し、病態による変化を調べてみよう。
2．胃がんの症状について考えよう。
3．術後合併症について調べてみよう。
4．麻酔の種類と薬剤について調べてみよう。

●文　献

1）日本胃癌学会編：胃がん治療ガイドライン，医師用2010年10月改訂，第3版，金原出版，2010.
2）日本胃癌学会編：胃癌取扱い規約，第14版，金原出版，2010.
3）井廻道夫・菅原スミ編：新体系看護学全書　成人看護学5消化器，第2版，メヂカルフレンド社，2012.
4）北島政樹・櫻井健司編：外科手術と術前・術後の看護ケア，南江堂，2004.
5）松野正紀監：標準外科学，第11版，医学書院，2007.
6）中原一彦監：パーフェクトガイド検査値事典，総合医学社，2011.
7）オトゥールAW，ウェルトSR編，池田明子・他訳：ペプロウ看護論―看護実践における対人関係理論，医学書院，1996.

8 【胃がん②術直後】
胃全摘術後、術後合併症を予防し食事が開始になるまでの患者の看護過程

学習のポイント

1. 胃全摘術後の消化吸収機能障害に関する基本的知識、アセスメントと援助

2. 胃全摘術や麻酔の侵襲による合併症の予防と早期発見、創痛の軽減を図るための援助

＊看護診断【急性疼痛】【感染リスク状態】に関するアセスメントと看護計画を立案する。

事例紹介

　Aさんは55歳、男性。進行性の胃がんが認められ、肉眼的分類で3型（潰瘍浸潤型）、病期分類でT2N1M0（ステージⅡA）、他臓器への転移所見はない。入院前は喫煙歴が長く、22歳頃から30本／日で、手術決定後から禁煙を守っている。

　手術は、胃全摘術、リンパ節郭清（D2郭清）、消化管再建Roux-en-Y法が施行された。

　麻酔は、全身麻酔、硬膜外麻酔（硬膜外チューブ留置）で、手術時間は4時間50分（麻酔時間5時間30分）であった。左横隔膜下、ウィンスロー孔にJ-VACドレーンが挿入され、酸素吸入（3L／分）が術後1日目の午前中まで実施された。

　術中輸液量2,000mL、輸血は施行せず、術中尿量800mL、術中出血量350mL、術直後のバイタルサインは140／84mmHg、脈拍86回／分、呼吸数20回／分、体温36.0℃で、$SpO_2$96％、血液ガス$PaO_2$90mmHg、$PaCO_2$40mmHgであった。

　麻酔覚醒は良好であるが、術後疼痛の訴えが強いため、硬膜外チューブより持続的に鎮痛薬（0.2％アナペイン®6mL／時）が投与されている。医師から、疼痛増強時は「①ボルタレン®坐薬50mg挿入、②ペンタジン®15mg筋肉注射」の指示が出ている。ドレーンから淡血性の排液がある。尿道留置カテーテル挿入中である。

　術後に主治医より「予定どおり、胃の全摘術と周囲のリンパ節を郭清しました。疑わしい部分はすべて切除しました。採取した細胞を組織検査に出しています。それによって、再発予防のために抗がん剤治療（術後補助化学療法）を実施する予定です」と本人と妻に対して説明があった。本人、妻共にほっとした表情である。

　術後1日目の血圧144～130／86～70mmHg、脈拍72～90回／分、呼吸数16～20回／分、

体温37.2〜37.8℃、SpO₂96％であった。ドレーンからの排液は60mL/日であった。尿道留置カテーテルより1,000mLの排尿があった。

術後2日目の血圧146〜130/86〜70mmHg、脈拍および呼吸数は術後1日目と変動なし、体温37.0〜37.8℃であった。排尿は1,100mLであった。

術後3日目の体温は36.8〜37.4℃であった。

術創からの出血はなく、ドレーンからの排液も特に異常は認められない。術直後は淡血性であったが、術後4日目には漿液性になり術後5日目にドレーンを抜去した。

創痛が強く、喀痰喀出が思うようにできず、3回/日ネブライザー吸入が行われている。創痛のため同一体位をとりがちであり、肺塞栓症の原因となる下肢静脈血栓症の予防に、弾性ストッキングの着用と下肢の間欠的空気圧迫装置を術後1日目まで装着していた。清潔の保持は、毎日清拭が行われ、更衣についても一部介助で実施されている。末梢静脈からの24時間持続輸液は術後4日目まで続行され、抗菌薬は術後3日間（朝・夕）投与されている。

術後2日目に尿道留置カテーテルが抜去され、病室内のトイレを使用して自尿があった。腸蠕動音は術後1日目から時々かすかに聴取でき、3日目に排ガスがあった。腹部膨満感はない。翌日から飲水が許可されるため、その後の食事摂取について再度説明が行われた。創痛が強いせいで「食事が食べられるだろうか」と不安な様子がみられた。夜間は特に疼痛の訴えが強く、ボルタレン®坐薬を使用している。硬膜外チューブからの持続的な鎮痛薬投与は、術後4日目まで継続とした。

表8-6　血液検査結果

項目	値（術後1日目）	値（術後3日目）	項目	値（術後1日目）	値（術後3日目）
WBC	10,300/μL	9,200/μL	総コレステロール	180mg/dL	
RBC	360万/μL	382万/μL	中性脂肪	146mg/dL	
Hb	11.5g/dL	12.7g/dL	HDLコレステロール	72mg/dL	
Ht	32.0%	34.5%	BUN	14.5mg/dL	
TP	5.3g/dL	5.5g/dL	Cr	1.0mg/dL	
Alb	3.1g/dL	3.5g/dL	Na	130mEq/L	
AST	20IU/L		K	4.0mEq/L	
ALT	15IU/L		Cl	102mEq/L	
総ビリルビン	0.8mg/L		空腹時血糖	78mg/dL	
LDH	229IU/L		血清アミラーゼ	110IU/L	
ALP	122IU/L		CRP	2.0mg/dL	2.5mg/dL
γ-GTP	30IU/L				

アセスメント

クラス	情報	関連情報	アセスメント	基礎知識
領域1	ヘルスプロモーション			
2.健康管理	【健康行動】 ●硬膜外併用全身麻酔下で胃全摘	●バイタルサイン ●術後合併症	Aさんは胃がんに対する手術を受容しており、健康問題を予防する行	●術後合併症：術後出血、縫合不全、膵炎・

8 【胃がん②術直後】胃全摘術後、術後合併症を予防し食事が開始になるまでの患者の看護過程

クラス	情報	関連情報	アセスメント	基礎知識
	術、リンパ節郭清、消化管再建Roux-en-Y法 ●手術時間は4時間50分（麻酔時間5時間30分） ●夜間は特に疼痛の訴えが強く、鎮痛薬を希望 ●痛みにより動きが悪い		動はとれている。胃切除後、手術や麻酔の侵襲により様々な生体反応がみられるため、術直後は状態が不安定で頻回なバイタルサインの測定やモニタリングが必要である。 　Aさんは、術前から痛みのことを気にしていたが、創痛に対しては鎮痛薬を希望し、痛みに対する対処行動はとれている。 　体位変換や深呼吸などの予防行動がとれていないのは疼痛によるものと考えられる。	膵液瘻、創感染、イレウス、ダンピング症候群、貧血、逆流性食道炎、下肢静脈血栓症、肺炎・無気肺、骨代謝障害、胆嚢炎などがある。
領域2	栄養			
1. 摂取	【栄養】 ●硬膜外併用全身麻酔下で胃全摘術、リンパ節郭清、消化管再建Roux-en-Y法 ●術中輸液量2,000mL、術中尿量800mL、術中出血量350mL、輸血は施行せず ●術後1日目：TP5.3g/dL、Alb3.1g/dL、Hb11.5g/dL、Ht32%、中性脂肪146mg/dL、HDLコレステロール72mg/dL、空腹時血糖78mg/dL ●術後3日目：TP5.5g/dL、Alb3.5g/dL、Hb12.7g/dL、Ht34.5% ●末梢持続輸液：術後1〜4日目までは24時間持続、2,000mL	●全摘術による胃の機能の変化 ＜理由＞ 胃全摘術は食物や栄養素の摂取に影響する 手術の侵襲により現在正常範囲内にある検査結果が低下するおそれがある	胃を全摘し、消化管の再建にRoux-en-Yが実施され食道空腸吻合が行われた。 　食道は血流が乏しい臓器のため術後の縫合不全を生じやすい。また、手術による血管損傷から後出血などの合併症に注意する必要がある。 　胃全摘術を実施したことで、胃酸や消化酵素の分泌消失と消化機能の低下や食物の消化吸収能力が低下するため、体重減少や小腸の働きが不十分になり下痢を起こすこともある。 　手術による侵襲に伴い栄養状態の指標であるTPやAlbの低下がみられる。絶食などによる脱水状態、手術による出血などで循環血液量の減少を考慮し、電解質を持続的に投与する必要があるため、末梢から持続的に輸液が行われている。	●胃全摘術後の栄養評価：胃の全摘により、胃酸やペプシンの分泌機能低下が起こり、摂取量の低下やタンパク質、鉄分、ビタミンB_{12}の吸収低下が起こる。また、胃の喪失により食事の1回量を減らして、回数を増やす必要がある。
2. 消化 3. 吸収	●胃全摘術後で絶食中 ●術後24時間で腸蠕動は回復し、術後3日目に排ガスがあり、明日から飲水が許可される予定	●腹部症状 ●創痛の状況 ●創部の状態	術直後は絶食であるが、今後順調にいけば食事が開始になることから、ダンピング症候群に注意しなければならない。 　術後合併症に注意する。	●ダンピング症候群：食後30分前後で起こる早期症状と、食後2〜3時間で起こる後期症状がある。 ・早期症状：全身倦怠感、めまい、頻脈、発汗、動悸、腸蠕動亢進、腹部膨満感、腹痛、悪心・嘔吐、下痢がある。胃切除患者の10〜20％に発生する。食物が急速に胃から腸内に入ることで循環血漿量の減少、末梢血液量の増加という不均衡、種々の体液因子（セロトニン、ヒスタミンなど）の増加によって腸蠕動亢進、血管運動障害が起こり発症するといわれている。1回の食事量を減
4. 代謝	【血糖】 ●術後1日目：空腹時血糖78mg/dL 【黄疸】 ●術後1日目：総ビリルビン0.8mg/L 【肝機能】 ●術後1日目：AST20IU/L、ALT15IU/L、γ-GTP30IU/L、ALP122IU/L		手術による侵襲では脳への十分なエネルギー供給と損傷した組織への修復エネルギーにより血糖上昇という生体反応が起こる。また、術後数時間は、カテコラミンの影響を受けて、インスリンの分泌が抑制されるため、血糖が上昇すると一過性に外科的糖尿病状態になる。手術侵襲が治まってくると正常化していく。 　術後1日目で絶食中であり、血糖が術前より少し下がっているが正常範囲内であるため、現在のところ問題はない。また、黄疸や肝機能の値も正常範囲内であり、特に問題はない。	

第Ⅲ章　事例をとおして学ぶ看護過程

クラス	情　　報	関連情報	アセスメント	基礎知識
5．水　化	【電解質平衡】 ●術後1日目：Na130mEq/L、K4.0mEq/L、Cl102mEq/L		体液・電解質のアンバランスは酸塩基平衡の障害を引き起こし、体力を消耗させ生命危機をもたらす。手術後の1〜2日間は神経・内分泌系の変化が著しい。副腎皮質ホルモンや抗利尿ホルモンの影響により尿量が減少する。術後数日間は経口的に摂取できないことから、電解質バランスが崩れるおそれがある。 現在、Na、K、Clの値は正常範囲内であるため問題はない。 イン・アウトバランス、検査値に注意する。	らして、食事回数を多くし、過度に甘いものや温度差の大きいものを控えるなど、食事の摂取方法に気をつけると軽快することが多い。 ・後期症状：胃貯留能の低下・消失によって起こる一過性の高血糖に続く低血糖のために食後2〜3時間に起こる全身倦怠感、めまい、心悸亢進、発汗、悪心などの症状である。術後の胃排出時間の短縮により大量の食物が急激に十二指腸・空腸に排出されることでグルコースの急激な吸収による高血糖をきたし、これに反応して、インスリンの放出が始まる。インスリンの放出が過剰なために、低血糖となるが、これに拮抗するグルカゴンの分泌が間に合わず、低血糖症状が出現すると考えられる。安静を保ち、速やかに、血糖を補い得る糖類を摂取させ、症状を軽減するか、食事の際に単糖類への分解を阻害する薬剤を同時に内服することで、高血糖を抑制する試みもある。 ●イン・アウトバランス：体内の水分出納。「イン＝水分摂取量＋代謝水」など身体に入る水分、「アウト＝尿量＋不感蒸泄量＋便中水分＋排液量」など身体から排出される水分。 ・1日の代謝水（mL/日）＝5mL×体重（kg）（簡易法） ・不感蒸泄量（mL/日）＝約15mL/kg／日 ・体温が1℃上がるごとに約15%上昇 ●早期離床の効用：無気肺の予防、術後回復の実感、肺への酸素取り込みの増加、不眠の緩和、腰背部痛の予防、腸管の蠕動運動の促進、自尿の促進、深
領域3		排泄と交換		
1．泌尿器系機能	【排　尿】 ●尿道留置カテーテル挿入 ●術後1日目：1,000mL ●術後2日目：1,100mL ●Cr1.0mg/dL、BUN14.5mg/dL	●イン・アウトバランス ＜理　由＞ 循環血液量の維持、輸液量の決定に関与する	術中は尿道留置カテーテルより800mLの排尿があった。術後1〜2日目も1,000mL、1,100mL尿量が排泄されている。 腎機能障害の病態評価としてBUN/Cr比が用いられ、通常10程度であるが、術後1〜2日目は尿細管での再吸収亢進時のため、やや高値になっていると思われる。BUN、Crの術後の検査結果は基準値内のため特に問題はない。	
2．消化器系機能	【消化管運動】 ●術後1日目より腸蠕動音があり、術後3日目に排ガスがあった		全身麻酔や筋弛緩薬の影響、開腹手術の侵襲により、腸管の蠕動運動が低下し、術後イレウスを起こすことがあるので、腸蠕動音、排ガス、腹部膨満感、吐き気などの観察が重要である。 腸蠕動音、排ガスともにあり、腸管機能は問題ないと思われる。	
4．呼吸器系機能	【ガス交換】 ●全身麻酔で手術時間4時間50分、同一体位であった ●PaO₂90mmHg、PaCO₂40mmHg、SpO₂96〜98%	●喫煙歴	全身麻酔下で長時間同一体位であったことや喫煙歴が長く1日30本煙草を吸っていたことから、無気肺などの呼吸器合併症を起こしやすい状況であるが、術直後の血液ガスや酸素飽和度に問題はない。	
領域4		活動／休息		
1．睡眠／休息	【不　眠】 ●痛みが強くて眠れない ●夜間疼痛が強く痛み止めを希望、ボルタレン®坐薬を使用	●睡眠時間 ●持続硬膜外鎮痛法の効果 ●鎮痛薬の使用とその効果	術後疼痛が強いため睡眠が十分とれていない。硬膜外チューブからの持続的な鎮痛薬の投与に加え坐薬も使用している。 疼痛のため不眠が続けば、今後の離床、創治癒の促進に影響する可能性がある。 疼痛コントロールを図りながら、離床に際しては、起立性低血圧や転倒に留意する必要がある。	

8 【胃がん②術直後】胃全摘術後、術後合併症を予防し食事が開始になるまでの患者の看護過程

クラス	情報	関連情報	アセスメント	基礎知識
2．活動/運動	【可動性】 ●術直後は痛みにより思うように動けない ●術後1日目：ベッド上座位可 ●術後2日目：自力で座位可、起立可	●胃全摘術、リンパ節郭清、胃再建術の術直後 ●全身麻酔の影響	術後疼痛が強く、活動性が思うように進んでいない。早期離床の必要性を再度説明する。	部静脈血栓症の予防、褥瘡の予防、喀痰喀出の助長などがある。
4．循環/呼吸反応	【呼吸パターン】 ●術直後：呼吸数20回/分 ●術後1日目：呼吸数16～20回/分　WBC10,300/μL、RBC360万/μL、Hb11.5g/dL、Ht32.0% 【心拍出量】 ●術直後：脈拍86回/分 ●術後1日目：脈拍72～90回/分 【組織循環】 ●術直後：血圧140/84mmHg、SpO₂96% ●術後1日目：血圧144～130/86～70mmHg、SpO₂96% ●弾性ストッキングの着用 ●間欠的空気圧迫装置の着用	●体液、電解質のバランスチェック ●喫煙歴	胃全摘という広範囲な手術と手術時間が長いことから、術直後は、血管壁の破壊や血管の透過性が亢進し、体液が血管内からサードスペースに移動することで、循環血液量が減少する。そのため体液バランスに変化がみられ、血圧や循環動態の観察が重要になる。 　血圧やSpO₂は特に問題はない。 　術直後は、麻酔や創部痛、長期にわたる喫煙習慣により、呼吸抑制がみられ、喀痰が増加することから、ネブライザー吸入が行われている。 　Aさんは創部痛が強く同一体位をとりがちであり、深部静脈血栓症の予防のため、弾性ストッキングの着用や間欠的空気圧迫装置を装着している。 　深部静脈血栓症の原因となる血栓は、臨床においては主に周術期の術中に下腿部に形成されやすい。形成された血栓は、致死性の高い肺血栓塞栓症の原因にもなることから、できるだけ体位変換や早期離床を促す必要がある。 　以上より、仮診断を非効果的末梢組織循環リスク状態とする。	●サードスペース：手術操作により血管壁の破壊や血管透過性が亢進するため、水分、ナトリウムが細胞外に漏れ、細胞と細胞の間に移行して形成された腫脹がサードスペース（非機能相）である。 ・サードスペースに貯留した体液は有効な循環血液量としては使用することができない。そのため手術直後〜1日目までは尿量の減少が起こる（乏尿期）。 ・サードスペースに貯留した体液は、手術後2〜3日後にはリンパ系を介して血管内に戻り、尿として排泄されるため、この時期は多くなる（利尿期）。
5．セルフケア	【セルフケア】 ●硬膜外チューブ挿入（術後4日目まで継続） ●左横隔膜下、ウィンスロー孔にJ-VACドレーン挿入 ●末梢静脈より輸液継続 ●尿道留置カテーテル抜去（術後2日目）、ベッドサイドで尿器を使用し、2日目午後より病室内のトイレ使用 ●毎日清拭		術後、末梢ライン、尿道留置カテーテル、ドレーン、硬膜外麻酔ライン、創部があることから、清潔の保持については毎日清拭を実施している。その際、寝衣の交換も適宜行っている。今後、状態に合わせてセルフケアのサポートを実施する。 　以上より、仮診断は入浴セルフケア不足、更衣セルフケア不足、排泄セルフケア不足とする。	
領域5		知覚/認知		
4．認知	【混乱】 ●主治医より手術について術後説明があった ●ほっとした表情		予定どおり胃の全摘術とリンパ節郭清が行われた状況を理解している。	
領域6		自己知覚		
3．ボディイメージ	【ボディイメージ】 ●胃を全摘		進行性の胃がんで手術により胃を全摘したことは、受容できており問題	

クラス	情報	関連情報	アセスメント	基礎知識
			はない。	
領域7		**役割関係**		
3. 役割遂行	【役割遂行】 ●手術により仕事が中断している ●家庭では経済的な支柱、父親	●家族の状況、役割 <理　由> 家族の役割遂行に変化が起こっていないか、現状が受容できているかを確認する	今後治療がスムーズにいかず経過が長期化した場合、役割の遂行ができなくなるため、今後の回復状況が重要になる。	
領域11		**安全／防御**		●麻酔の種類と作用：全身麻酔（意識消失、鎮痛を得る）、局所麻酔（手術部位に無痛域をつくる。患者の意識はある）の2通りがある。 ●麻酔の合併症：全身麻酔では、①呼吸器系合併症；気道狭窄・閉塞、呼吸抑制、無呼吸、低酸素症、二酸化炭素蓄積、肺水腫、②循環器系合併症；低血圧、高血圧、不整脈、頻脈、徐脈、心筋虚血、心筋梗塞、心停止、③神経系合併症（脳梗塞、脳出血、脊髄損傷など）、末梢神経合併症、精神運動機能低下（一過性に健忘や見当識の低下）、悪心・嘔吐、不穏、シバリング（悪寒戦慄）、④悪性高熱など。一方、硬膜外麻酔では、①呼吸器系合併症；低換気、無呼吸、低酸素症、②循環器系合併症；血圧低下、徐脈、③神経系合併症：悪心・嘔吐、頭痛などがある。
1. 感　染	【感　染】 ●ドレーン挿入（左横隔膜下、ウィンスロー孔） ●尿道留置カテーテル挿入（術後2日目抜去） ●硬膜外チューブ挿入（術後4日目抜去） ●末梢持続点滴施行 ●術後3日目：CRP2.5mg/dL、WBC9,200/μL ●ドレーンからの排液量は日々減少 ●術直後は淡血性であったが、術後4日目には漿液性になり術後5日目ドレーン抜去	●炎症の全身・局所反応の観察 ●創部の腫脹、発赤、疼痛の観察	胃全摘術により腹部に切開創があり、術後にドレーンが留置されている。術中から尿道留置カテーテル、硬膜外チューブ、末梢静脈より輸液も施行されていることから、感染を起こしやすい状況である。 　感染の指標であるCRPやWBCはやや上昇傾向にあるが、術後の生体反応の範疇であると考えられる。 　絶食中で、Alb、TPがやや低いことから、栄養状態の検査結果に注目しながら症状の経過を観察する。 　以上より、仮診断を<u>感染リスク状態</u>とする。	
2. 身体損傷	【気道浄化】 ●創痛が強く喀痰喀出が思うようにできない ●ネブライザー吸入3回/日 ●長年の喫煙習慣（22歳から30本/日） 【出　血】 ●術創からの新出血はなくドレーンからの排液も特に異常はない ●術後1日目：RBC360万/μL、Hb11.5g/dL、Ht32.0% 　ドレーンからの排液60mL/日 ●術後3日目：RBC382万/μL、Hb12.7g/dL、Ht34.5%	●創痛の程度、部位、持続時間 <理　由> 創痛の状況を把握することで、痛みのない時間帯にできるだけ喀痰喀出や咳嗽を促す	全身麻酔の手術では麻酔薬や気管挿管による刺激、術後創痛などにより喀痰喀出がスムーズにいかず、痰が気道内に貯留しやすいため、術後無気肺や肺炎などの呼吸器合併症を起こしやすい。 　Aさんの場合、喫煙歴が長いことから呼吸器合併症を併発する頻度が高い。 　以上より、仮診断を<u>非効果的気道浄化</u>とする。 　Aさんの術中出血は350mLであったが、輸血はしていない。Hbは術前14.5g/dLから術後1日目に11.5g/dL、術後3日目12.7g/dLへ減少がみられている。これは術中の出血の影響が考えられるが、術後24時間以内は術後出血の可能性が高く、創部出血およびドレーンからの出血が100mL/時を超える場合は注意が必要である。 　以上より仮診断を<u>出血リスク状態</u>とする。	
6. 体温調節	【体　温】 ●術直後：36.0℃	●栄養状態に関連する検査結果	体温の上昇がみられるが、これは手術侵襲に伴う術後の吸収熱であ	●吸収熱：組織内の出血あるいは組織破壊の

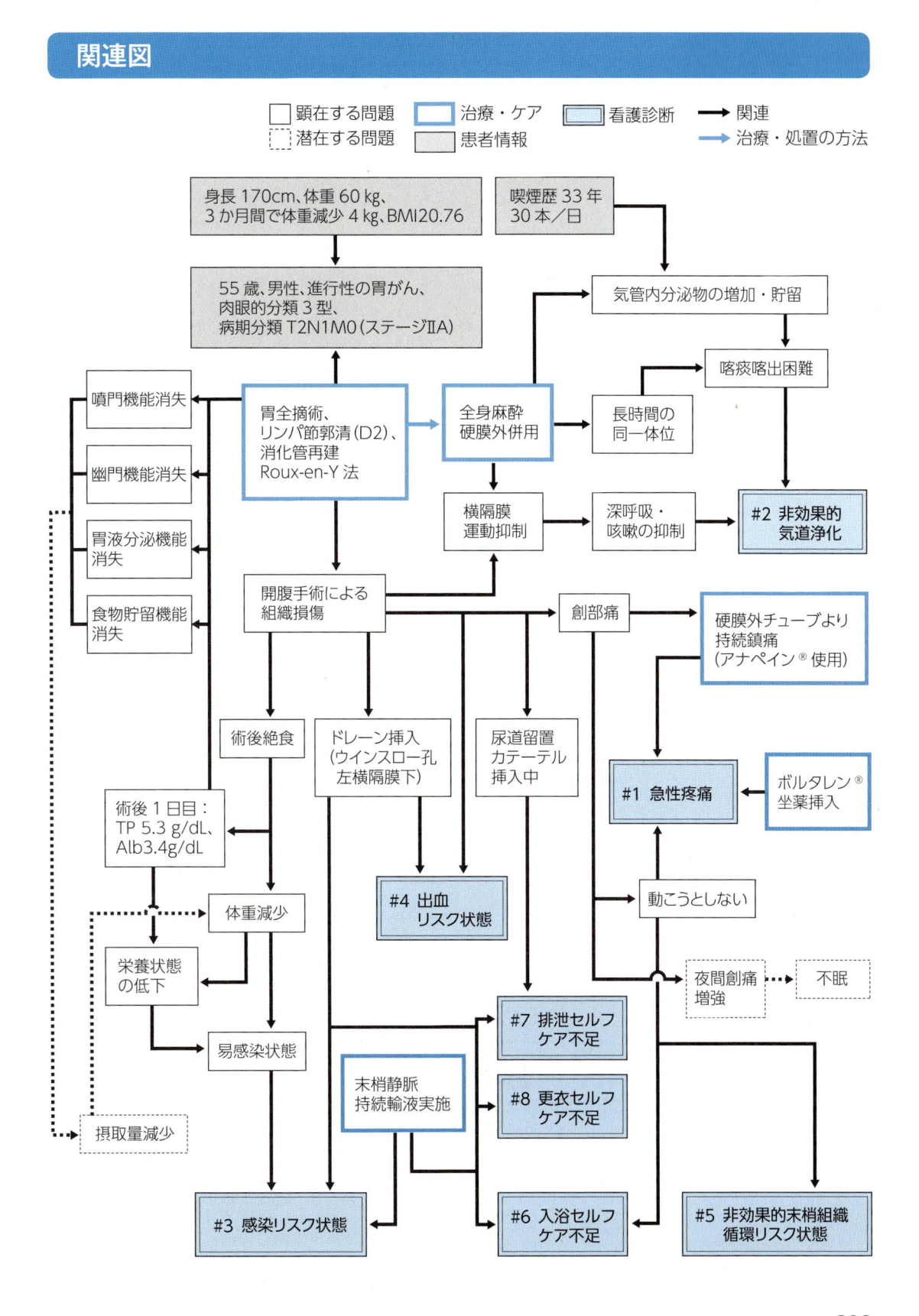

8 【胃がん②術直後】胃全摘術後、術後合併症を予防し食事が開始になるまでの患者の看護過程

関連図

凡例:
- □ 顕在する問題
- ┌┄┐ 潜在する問題
- □（青枠） 治療・ケア
- □（灰色） 患者情報
- □（青塗り） 看護診断
- → 関連
- → 治療・処置の方法

患者情報
- 身長170cm、体重60kg、3か月間で体重減少4kg、BMI20.76
- 喫煙歴33年 30本/日
- 55歳、男性、進行性の胃がん、肉眼的分類3型、病期分類T2N1M0（ステージⅡA）

治療
- 胃全摘術、リンパ節郭清(D2)、消化管再建 Roux-en-Y法
- 全身麻酔 硬膜外併用

関連する問題・状態
- 噴門機能消失
- 幽門機能消失
- 胃液分泌機能消失
- 食物貯留機能消失
- 気管内分泌物の増加・貯留
- 喀痰喀出困難
- 長時間の同一体位
- 横隔膜運動抑制
- 深呼吸・咳嗽の抑制
- 開腹手術による組織損傷
- 創部痛
- 術後絶食
- ドレーン挿入（ウインスロー孔左横隔膜下）
- 尿道留置カテーテル挿入中
- 術後1日目：TP 5.3 g/dL、Alb 3.4 g/dL
- 体重減少
- 栄養状態の低下
- 易感染状態
- 摂取量減少
- 末梢静脈持続輸液実施
- 硬膜外チューブより持続鎮痛（アナペイン®使用）
- ボルタレン®坐薬挿入
- 動こうとしない
- 夜間創痛増強
- 不眠

看護診断
- #1 急性疼痛
- #2 非効果的気道浄化
- #3 感染リスク状態
- #4 出血リスク状態
- #5 非効果的末梢組織循環リスク状態
- #6 入浴セルフケア不足
- #7 排泄セルフケア不足
- #8 更衣セルフケア不足

203

クラス	情報	関連情報	アセスメント	基礎知識
	●術後1日目：37.2〜37.8℃ ●術後2日目：37.0〜37.8℃ ●術後3日目：36.8〜37.4℃		る。発熱は、術後48時間以内にピークに達し、それ以後は解熱の傾向をたどる。術後3日目以降38.5℃以上の発熱を認めた場合は、感染などを考慮する。 　術後3日目には36℃台になっていることから徐々に解熱傾向をたどっている。	場合に起こる発熱。
領域12	安　楽			
1．身体的安楽	【疼　痛】 ●術後疼痛の訴えが強い ●硬膜外腔へ0.2%アナペイン®6mL／時持続投与 ●夜間疼痛が強く痛み止めを希望、ボルタレン®坐薬を使用 ●創痛が強く喀痰の喀出が思うようにできない ●創痛のため、同一体位をとりがち	●胃全摘術の術創 ●各種ドレーン、チューブ類の挿入 ＜理　由＞ ベッド上から起座位、立位と回復するなかで、体動時の状況から疼痛の程度を把握する	術後の疼痛は、ある部位に加えられた侵害刺激により生じる感覚であるため、その人の感受性、性格、情緒、知識や過去に基づいた記憶に左右され、個人差が大きい。 　胃全摘術による術創と各種ドレーンやチューブ挿入のため、体動時に痛みや不快感が考えられる。また、喀痰喀出時、創部痛が増すおそれがある。 　Aさんは、痛みに対して敏感であり、家族も神経質なところがあると言っており、疼痛閾値が低いことが考えられる。 　術後の疼痛は一般的に24時間以内が最も強く、その後2〜3日間痛みが継続し、徐々に軽減する。 　Aさんは、硬膜外チューブより局所麻酔薬が持続的に投与されている。夜間は特に創痛が強く、ボルタレン®坐薬の挿入が必要である。術前の不安の原因の一つに痛みがあったことから、十分な疼痛コントロールが必要である。 　以上より、仮診断は急性疼痛とする。	●痛みの評価スケールの種類：VAS（Visual Analogue Scale）、NRS（Numerical Rating Scale）、VRS（Verbal Rating Scale）、フェイススケールなどがある。 ●疼痛閾値：痛み刺激を次第に強めていった際に、初めて痛みを訴えたときの刺激強度。

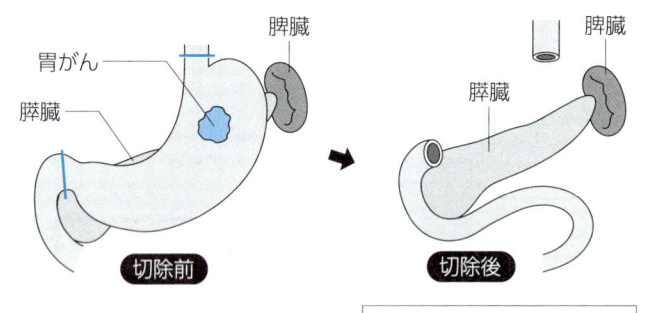

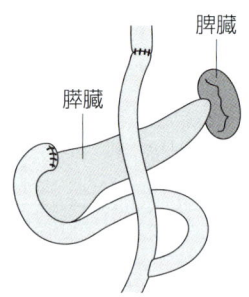

図8-5　胃全摘術および再建

8 【胃がん②術直後】胃全摘術後、術後合併症を予防し食事が開始になるまでの患者の看護過程

統合のアセスメント

　手術は、硬膜外麻酔併用全身麻酔下で、胃全摘術、リンパ節郭清、消化管再建Roux-en-Y法が行われた。術中出血量350mL、術中輸液量2,000mL、輸血は施行していない。

　麻酔覚醒は良好であり、術直後のバイタルサインは、血圧140/84mmHg、脈拍86回/分、呼吸数20回/分、体温36.0℃で、SpO₂96％であった。

　胃全摘術後では、全身麻酔に伴う呼吸機能の低下、喫煙歴が長いことや創部痛（急性疼痛）による深呼吸や咳嗽の抑制、喀痰喀出がスムーズに行えず、痰が気道内に貯留しやすく非効果的気道浄化の状態にある。

　また、術後24時間以内は出血の可能性が高く、創部出血およびドレーンからの出血の観察が必要な出血リスク状態であると考えられる。

　術直後から創部痛（急性疼痛）の訴えが強く、硬膜外チューブより0.2％アナペイン®6mL/時が持続投与されている。夜間は特に疼痛の訴えが強く、ボルタレン®坐薬が使用されている。Aさんは、痛みに対して敏感であり、家族も神経質なところがあると言っており、疼痛閾値が低いことが考えられる。術後の疼痛は一般的に24時間以内が最も強く、その後2～3日間痛みが継続し、徐々に軽減する。

　深部静脈血栓症を予防するために術前に弾性ストッキングを着用した。深部静脈血栓症の原因となる血栓は、主に周術期の術中に下腿部に形成されやすい。形成された血栓は、致死性の高い肺血栓塞栓症の原因にもなることからできるだけ体位変換や早期離床を促す。しかし、手術時間が長かったことや創部痛が強く同一体位をとりがちなことから、非効果的末梢組織循環リスク状態であると考えられる。

　術創や各種ドレーンやチューブ類が挿入されており、絶食状態が続いていることや血液検査の結果、炎症反応を示すCRPやWBCが上昇傾向にあり、また、TPやAlbが低下していることから感染リスク状態が考えられる。

　術後、末梢ライン、尿道留置カテーテル、ドレーン、硬膜外麻酔チューブ、創部があることから、入浴、更衣、排泄が自分で行えない状態であるため、入浴セルフケア不足、更衣セルフケア不足、排泄セルフケア不足であると考えられる。

看護診断リスト

#	月日	健康問題（看護診断）	E：関連因子、リスク因子 S：診断指標（症状、徴候）
1		急性疼痛	E：手術による損傷、痰の喀出や体動による創・ドレーン挿入部への刺激 S：術後疼痛の訴えが強い。（特に夜間）創痛により動こうとしない。硬膜外腔へ持続的に0.2％アナペイン®6mL/時が投与されている
2		非効果的気道浄化	E：長年の喫煙歴、全身麻酔による痰の増加、創部痛 S：喀痰喀出がスムーズに行えない

3	感染リスク状態	E：術創、末梢輸液、チューブ・各種ドレーン類の挿入、栄養状態低下
4	出血リスク状態	E：手術による損傷、ドレーン挿入
5	非効果的末梢組織循環リスク状態	E：長時間の手術による同一体位、創痛で活動性が低下
6	入浴セルフケア不足	E：術後創痛や末梢輸液・ドレーン類挿入 S：身体を洗えない、入浴できない
7	排泄セルフケア不足	E：術後創痛や末梢輸液・ドレーン類挿入
8	更衣セルフケア不足	E：術後創痛や末梢輸液・ドレーン類挿入

看護計画

「＃1　急性疼痛」の看護診断に対する看護計画を示す。

看護診断

P：急性疼痛
E：手術による損傷、痰の喀出や体動による創・ドレーン挿入部への刺激
S：術後疼痛の訴えが強い。（特に夜間）創痛により動こうとしない。硬膜外腔へ持続的に0.2％アナペイン®6mL/時が投与されている。

期待される結果 / 達成予定日

＜長期目標＞
鎮痛薬を使用せず、自制内で行動することができる。

＜短期目標＞
1）疼痛軽減のための処置後に、疼痛が軽減したと言える。
2）疼痛の軽減により、体動がスムーズにできる。
3）疼痛による不安の訴えがない。

介　入

OP
①痛みの部位、程度、持続時間。
②痛みによる体動制限の有無。
③痛みの訴え、表情、態度。
④睡眠時間、熟眠感の有無。
⑤バイタルサイン。
⑥創痛と創部の状況、ドレーン挿入部の腫脹、発赤、疼痛、滲出液の性状。
⑦硬膜外チューブからの薬液投与および鎮痛薬使用時の効果、持続時間。
⑧痛みの評価スケールの変化。
⑨腸蠕動音・腹部膨満感の有無（イレウス、縫合不全などの徴候はないか）。
⑩離床状況（ADLの拡大状況）。
・痛みに対する保護的行動（創部を押さえる、姿勢、歩行状態）。

TP
①安楽な体位の工夫。

②医師の指示のもとで疼痛対策。
・疼痛が強いとき：①ボルタレン®坐薬50mg挿入、②ペンタジン®15mg筋肉注射。
・痛みが発生しやすい時間、効果持続時間に合わせて鎮痛薬投与を促す。
・離床前もしくは入眠前（21時）に、必要時予防的に鎮痛薬を使用する。
③咳嗽や体動時は創部の上に手や枕を置き、創部を保護する。
④痛みの軽いときに足浴などの日常生活援助を行い、リラクゼーションを促す。
⑤腰部や背部の温罨法やマッサージを行う。
⑥良眠が得られるよう環境を整える。
⑦食事の内容や今後の見通しなど、患者が不安に思っていることを傾聴し共感的な態度で接し安心感を与える。
⑧痛みが少ないときには離床、自立を促し日常生活行動の拡大を図る。
EP
①痛みは我慢するのではなく積極的に除去することが必要であることを説明する。
②痛みは時間の経過とともに軽減することを説明する。
③痛みを誘発する咳嗽時や体動時は、創部を保護するよう説明する。
④患者が不安に思っていることなどの情報を提供する。

「#3 感染リスク状態」の看護診断に対する看護計画を示す。

看護診断	
P：感染リスク状態 E：術創、末梢輸液、チューブ・各種ドレーン類の挿入、栄養状態低下	
期待される結果	達成予定日
＜長期目標＞ 感染防止の必要性について理解し、創部やバイタルサイン、検査結果から感染の徴候が出現しない。	
＜短期目標＞ 1）感染防止の予防行動がとれる。 2）ドレーンからの滲出液が減少し、予定どおり抜去できる。 3）創部やチューブ・ドレーン挿入部に発赤、腫脹、熱感などの症状がない。 4）感染の指標となる検査結果が異常値を示さない。	
介　　入	

OP
①創部・ドレーン挿入部・静脈内点滴刺入部の発赤・腫脹・熱感・疼痛の有無。
②ガーゼ汚染の有無、程度、性状。
③各ドレーン・チューブからの排液の量、性状。
④尿道留置カテーテル挿入中の尿の量、性状。
⑤咽頭痛、悪寒、倦怠感、発汗、関節痛、頭痛などの全身症状。
⑥栄養状態検査データ（TP、Alb、RBC、Ht）。
⑦炎症反応検査データ（CRP、WBC、好中球）。
⑧バイタルサイン（体温、脈拍、呼吸、血圧、SpO$_2$）。
⑨腹部症状の有無（腹部膨満感・腹痛・腹壁緊張の有無）。
⑩上気道感染徴候の有無（呼吸音聴取、咳嗽・喀痰の有無、痰の量、性状）。

TP
①抗菌薬などの輸液管理を確実に行い、静脈内点滴刺入部位の清潔、消毒を徹底する。
②必要時、創部のガーゼ交換、血性の滲出液、出血などの量について医師へ報告する。
・創部、ドレーン刺入部の無菌操作の徹底。
・処置前後の施行者、介助者の手洗い。
・ガーゼ・ドレッシング材により創部やドレーンの保護を徹底する。
③清潔の保持。
・清拭：硬膜外チューブ・挿入部の確認、創部やドレーン周囲は強くこすらない。
・陰部洗浄：尿道留置カテーテル接続部の確認。
・洗髪：洗髪台で前かがみになって行う。
・シャワー浴：医師の許可後に実施、創部・ドレーン抜去部の確認（必要時消毒を行う）。
④手洗いを促す（トイレ前後、食事前後、検査などで帰室時）。
⑤環境整備。
⑥バイタルサインの測定。

EP
①抗菌薬の作用や輸液の必要性を説明する。
②感染の症状や徴候、感染に対する治療法を説明する。
③創部やドレーン、チューブ類の取り扱いについて説明する。
・自己抜去しないように、創部やドレーン・チューブ類の刺入部に触れたりしないように説明する。
④感染の予防行動（手洗い、うがい）が必要なことを説明する。

学習の課題

1. 胃全摘術後の全身状態の管理について考えてみよう。
2. 創部のドレッシング材とドレナージの挿入部位・目的・種類について調べてみよう。

●文　献

1) 日本胃癌学会編：胃がん治療ガイドライン，医師用2010年10月改訂，第3版，金原出版，2010.
2) 日本胃癌学会編：胃癌取扱い規約，第14版，金原出版，2010.
3) 井廻道夫・菅原スミ編：新体系看護学全書　成人看護学5消化器，第2版，メヂカルフレンド社，2012.
4) Herdman TH編、日本看護診断学会監訳：NANDA-I看護診断　定義と分類2012-2014，医学書院，2012.
5) 北島政樹・櫻井健司編：外科手術と術前・術後の看護ケア，南江堂，2004.
6) 松野正紀監：標準外科学，第11版，医学書院，2007.
7) 中原一彦監：パーフェクトガイド検査値事典，総合医学社，2011.
8) 浦部晶夫・島田和幸・川合眞一編：今日の治療薬2013，南江堂，2013.
9) 古橋洋子編著：New実践！看護診断を導く情報収集・アセスメント2nd，改訂2版，学研メディカル秀潤社，2011.
10) 山村義孝・伊藤誠二・望月能成：胃全摘術の適応と手技，外科治療，93（5）：527-533，2005.

11）野口美和子監，塚越フミエ・小島善和編：事例で学ぶ成人看護学2消化・吸収機能障害をもつ成人の看護／栄養代謝機能障害をもつ成人の看護，メヂカルフレンド社，2003．
12）安田是和監：消化・吸収・排泄イラストレイテッド―病態生理とアセスメント，学研メディカル秀潤社，2010．
13）佐藤憲明編：ドレナージ管理＆ケアガイド，中山書店，2008．

8 【胃がん③術後回復期】
胃全摘術後、食事や仕事、日常生活を再構築していく患者の看護過程

学習のポイント

1. 術後回復期の食事摂取状態をアセスメントし、食事摂取に伴う合併症を予防するための援助

2. 体力の回復に伴い、退院・社会復帰を視野に入れた援助

＊看護診断【栄養摂取消費バランス異常：必要量以下】【非効果的自己健康管理】に関するアセスメントと看護計画を立案する。

事例紹介

　Aさんは55歳、男性。進行性の胃がんが認められ、肉眼的分類で3型（潰瘍浸潤型）、病期分類でT2N1M0（ステージⅡA）、他臓器への転移所見はない。入院前は喫煙歴が長く、22歳頃から30本／日で、手術決定後から禁煙を守っている。また、入院前は仕事中心の生活であり、毎日忙しく、食事時間も不規則で、早食いの傾向があった。

　手術は胃全摘術が行われ、麻酔は全身麻酔、硬膜外麻酔（硬膜外チューブ留置）で、手術時間は4時間50分（麻酔時間5時間30分）であった。左横隔膜下、ウィンスロー孔にJ-VACドレーンが挿入されていた。

　術後3日目に排ガスがあり、造影後に水分摂取が許可され、術後5日目から流動食が開始された。食事は術後6日目に3分粥となり以後2日おきに5分粥、7分粥、全粥とアップしている。胃全摘により5回の分割食が実施されているが、もともと早食いの傾向があり、1回量も少ないことから、ゆっくり食べることができない。特に流動食、3分粥の際は、咀嚼せずに流し込むような摂取状況であった。7分粥（術後10日目）になって、少し時間をかけて咀嚼するようになった。食後に腹痛や腹部膨満感を訴えることがあり、食欲がないこともある。末梢輸液は術後5日目から8日目まで朝夕（500mL×2回）実施された。術後6日目にドレーンが抜去され、術後7日目に部分抜糸、8日目に全抜糸された。その日、シャワー浴が開始になった。シャワー室まで、創部を押さえながら歩いていくことができ、歩行状態もよくなっている。術後4日目に硬膜外チューブが抜去された際は少し不安そうであったが、夜間鎮痛薬を使用せず、入眠できている。

8 【胃がん③術後回復期】胃全摘術後、食事や仕事、日常生活を再構築していく患者の看護過程

初めての入院・手術だったこともあり、退院後の食生活や日常の活動、仕事についての疑問や質問が増えている。「食べたいと思うが、食べるとお腹が張ってきて少し怖い」「このまま禁煙を続けたいが、できるだろうか」「退院後、職場でも今のような食事ができるだろうか。仕事が元どおりできればいいが」などの発言があった。仕事に対して焦りはみられないが、「今まで同様に仕事をしっかり頑張りたい」との思いが強い。

面会時に妻から「今までのような食事でいいのか、お父さんの食事が心配。家には子どもが2人いるが、同じような食事では無理かもしれない」「病人の世話の経験がないから不安」「子どもたちは大学生で頼りにならないし、お父さんにはまだまだ頑張ってもらわないと」と発言があった。

Aさんと妻に対して、退院前に栄養士と看護師から栄養指導を実施する予定である。

術後5～10日目の血圧140～128/80～70mmHg、脈拍74～90回/分、呼吸数16～21回/分、体温36.0～37.3℃、SpO₂96～98%であった。

術後7日目のTP6.0g/dL、Alb3.8g/dLであった。

状態は安定してきており、今後は退院を視野に入れて、退院後に予測される合併症の予防について指導する必要がある。そのためには、鉄分やビタミンB₁₂を多く含む食品、CaやビタミンDの摂取について家族を含めて指導し、Aさんの入院前の生活を考慮して、社会復帰に向けて指導していくことが重要である。

表8-6 血液検査結果

項　目	値（術後7日目）	項　目	値（術後7日目）
WBC	7,000/μL	AST	22IU/L
RBC	400万/μL	ALT	16IU/L
Hb	13.5g/dL	総ビリルビン	0.6mg/L
Ht	38.0%	γ-GTP	26IU/L
Plt	30.0万/μL	空腹時血糖	84mg/dL
TP	6.0g/dL	CRP	0.8mg/dL
Alb	3.8g/dL		

アセスメント

クラス	情　報	関連情報	アセスメント	基礎知識
領域1	ヘルスプロモーション			
2. 健康管理	【自己健康管理】 ・術後5日目から食事が開始された ・もともと早食いの傾向がある ・胃全摘術により5回の分割食であるため、1回量が少なく、ゆっくり食べることができない ・食後に腹痛や腹部膨満感を訴えることがある	・入院前の生活習慣 ＜理由＞ 手術したことにより、入院前の生活習慣を改善する必要がある	退院後社会復帰する予定であるが、退院後の生活に対する知識が乏しい。早食いで外食が多いことから、退院後、仕事をしながら適切な食生活ができるよう指導する必要がある。 今まで、仕事中心であったため、仕事内容や勤務時間などの条件を	・ヘルスプロモーション：WHO（世界保健機関）が1986年のオタワ憲章において提唱した新しい健康観に基づく21世紀の健康戦略で、「人々が自らの健康とその決定要因をコントロールし、改善

第Ⅲ章　事例をとおして学ぶ看護過程

クラス	情報	関連情報	アセスメント	基礎知識
	● 「食べたいと思うが、食べるとお腹が張ってきて少し怖い」と発言 ● 「このまま禁煙を続けたいが、できるだろうか」と発言 ● 「退院後、職場でも今のような食事ができるだろうか」と発言 ● 退院後の食生活や日常の活動、仕事についての質問が増えている		踏まえてAさんと共に検討する。 　食事に関する知識の提供と理解度を確認し、確実な知識習得を指導することが重要である。 　今まで、健康に対して興味はあったが、行動に移すまでには至っていない。運動習慣や余暇の過ごし方など、自己管理できるように指導する。 　今回の入院により禁煙行動がとれているが、退院後も継続したいというAさんの意思を考慮して指導する。 　以上より、仮診断を非効果的自己健康管理とする。	することができるようにするプロセス」と定義されている。
領域2		栄養		
1. 摂取	【栄養】 ● 術後5日目から食事が開始された ● 5回の分割食であるため、1回量が少ない ● 腹痛や腹部膨満感により食欲がないこともある。また、全量摂取できていない ● もともと早食いの傾向があり、ゆっくり食べることができない ● 胃全摘術、リンパ節郭清 ● 術後5〜8日目：末梢輸液（朝・夕）1,000mL ● 術後7日目：TP6.0g/dL、Alb3.8g/dL、Hb13.5g/dL、Ht38%	● 胃全摘術、リンパ節郭清 <理由> 胃切除術による胃容量の減少、消化吸収能力の低下、食物の逆流防止機能の消失など、胃の機能が低下している	胃全摘術後は、胃液分泌機能の消失による胃の消化機能の消失、食物貯留機能の消失による胃内容量の減少が起こり、食物摂取量の低下やタンパク質、鉄分、ビタミンB12吸収障害による貧血などを起こすおそれがある。そのため、1日の食事を5回の分割食とし、1回量を減らして1口ずつをよくかんで少なくとも30分以上をかけてゆっくり食べることが重要である。 　栄養状態の指標であるTP、Albが術後7日目には6.0g/dL、3.8g/dLと改善傾向にはあるが、低栄養状態が続いていることから、創治癒が遅延するおそれがある。筋力回復期になり体力が徐々に回復する時期であるため、十分な栄養とエネルギーが必要である。 　胃に食物を貯留することができず、腸管内へ急激に流入することでダンピング症候群を起こす可能性も高い。早食いはダンピング症候群が起こりやすくなるため、腹痛や腹部膨満感などの症状から、食欲が減退したり、全量摂取できていない現状がある。 　以上より、仮診断を栄養摂取消費バランス異常：必要量以下とする。	
2. 消化 3. 吸収	● 胃全摘術 ● 消化管再建 ● 分割食の実施（5回分割）		胃全摘術によって胃液分泌機能の消失による胃の消化機能の消失、胃の貯留機能の低下と食物が小腸に通過する時間が早くなることに伴う消化吸収能力の低下をきたしている。そのため、分割食が実施されており、胃の代わりに口で撹拌するように少しずつよくかんで食べることが重要である。	
4. 代謝	【血糖】		術後7日目の検査値からは特に問	

8 【胃がん③術後回復期】胃全摘術後、食事や仕事、日常生活を再構築していく患者の看護過程

クラス	情　報	関連情報	アセスメント
	●術後7日目：空腹時血糖84mg/dL 【黄疸】 ●術後7日目：総ビリルビン0.6mg/L 【肝機能】 ●術後7日目：AST22IU/L、ALT16IU/L、γ-GTP26IU/L		題はない。
領域3	排泄と交換		
2. 消化器系機能	【下　痢】 ●食後の腹痛	●食事摂取の状況 ●食事量 ●腹部症状	胃全摘により、幽門機能消失による食物の腸管内への急激な流入で下痢を起こすおそれがある。現在分割食を実施しており、食事摂取量も全量摂取できていない。下痢を起こすと、より体重減少や栄養状態の低下を招くことになることから、食事摂取状況、食後の体調などを観察する必要がある。
領域4	活動/休息		
1. 睡眠/休息	【睡　眠】 ●術後4日目に硬膜外チューブ抜去 ●鎮痛薬を使用せず入眠		鎮痛薬を使用せず入眠できるようになったことは、安心感や満足感につながると思われる。
2. 活動/運動	【歩　行】 ●シャワー室まで歩いている ●歩行状態もよくなっている		術後2日目に病室内のトイレまで歩行しており、疼痛の軽減とともに、歩行状態もよくなってきていることから、ADLの拡大が図れている。
5. セルフケア	【セルフケア】 ●術後6日目にドレーン抜去、術後7日目に部分抜糸、8日目に全抜糸 ●全抜糸後、シャワー浴が開始になり、日常生活動作が拡大の傾向にある		シャワー浴が開始になり、清潔の保持ができるようになったことは、生活に対する自信につながると思われる。
領域5	知覚/認知		
4. 認　知	【知　識】 ●退院後の食生活について、妻と共に、栄養士から栄養指導を受ける予定		食事指導については、看護師に質問するなど興味や関心が高く意欲がみられる。
領域7	役割関係		
3. 役割遂行	【役割遂行】 ●退院後の食生活や日常の活動、仕事についての疑問や質問が増えている		今まで患者役割を遂行してきたが、回復期に入り、社会復帰への準備段階を受け入れようとしている。そのことは、退院後の食生活や日常の活動、仕事に対して疑問や質問が増えていることからうかがえる。
領域10	生活原理		
2. 信　念	【希　望】 ●現在、禁煙は守られているが、退院後も継続したいとの意向がある ●仕事に対して焦りはみられないが、「今まで同様に仕事をしっかり頑張りたい」との思いが強い	●家族のサポート ●会社の対応	退院後も禁煙を継続したいとの意向があり、禁煙の必要性は理解できていると思われる。今後は、退院後の生活を十分考慮して実践可能な取り組みを一緒に考えていくことが必要である。 　もともと仕事中心の生活であり、

基礎知識

213

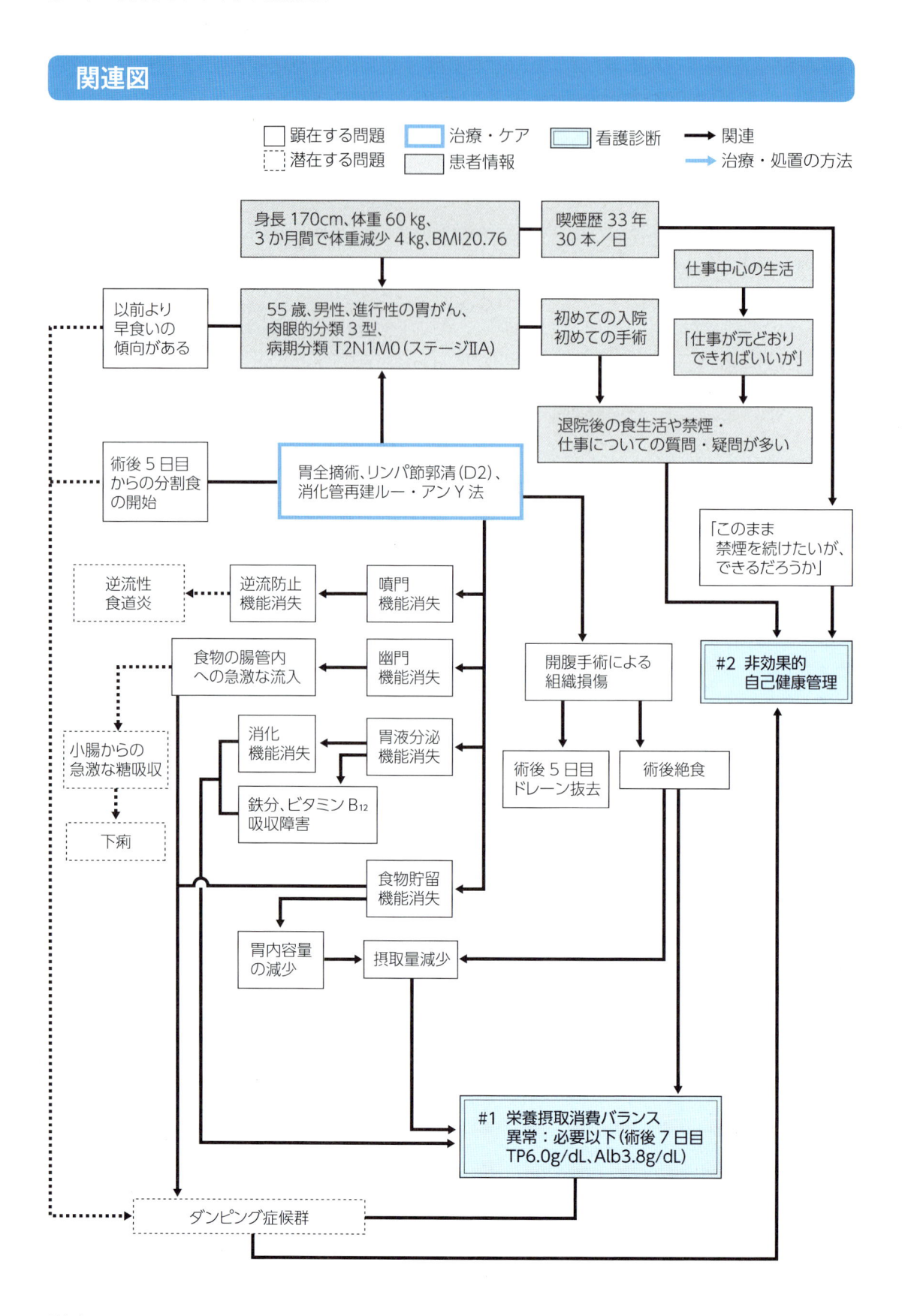

第Ⅲ章　事例をとおして学ぶ看護過程

関連図

凡例：
- □ 顕在する問題
- ┆ ┆ 潜在する問題
- □（青枠）治療・ケア
- □（灰）患者情報
- □（水色）看護診断
- → 関連
- → 治療・処置の方法

- 身長170cm、体重60kg、3か月間で体重減少4kg、BMI20.76
- 喫煙歴33年 30本/日
- 仕事中心の生活
- 「仕事が元どおりできればいいが」
- 以前より早食いの傾向がある
- 55歳、男性、進行性の胃がん、肉眼的分類3型、病期分類T2N1M0（ステージⅡA）
- 初めての入院 初めての手術
- 退院後の食生活や禁煙・仕事についての質問・疑問が多い
- 術後5日目からの分割食の開始
- 胃全摘術、リンパ節郭清（D2）、消化管再建ルー・アンY法
- 「このまま禁煙を続けたいが、できるだろうか」
- 逆流性食道炎
- 逆流防止機能消失 ← 噴門機能消失
- 食物の腸管内への急激な流入 ← 幽門機能消失
- 開腹手術による組織損傷
- #2 非効果的自己健康管理
- 小腸からの急激な糖吸収
- 消化機能消失
- 胃液分泌機能消失
- 鉄分、ビタミンB₁₂吸収障害
- 術後5日目ドレーン抜去
- 術後絶食
- 下痢
- 食物貯留機能消失
- 胃内容量の減少
- 摂取量減少
- #1 栄養摂取消費バランス異常：必要以下（術後7日目 TP6.0g/dL、Alb3.8g/dL）
- ダンピング症候群

8 【胃がん③術後回復期】胃全摘術後、食事や仕事、日常生活を再構築していく患者の看護過程

クラス	情報	関連情報	アセスメント	基礎知識
			社会復帰後も仕事を頑張りたいとの思いが強いことは、回復への強みになっている。	
領域11	安全／防御			
1．感染	●術後7日目：CRP0.8mg/dL、WBC7,000/μL ●術後6日目にドレーン抜去 ●術後7日部分抜糸 ●術後8日目全抜糸		WBCは基準値内で、CRPはやや高いが術後3日目より改善していることから、経過とともに改善すると思われる。 ドレーン抜去、創部の抜糸も終わり、特に問題はない。	
6．体温調節	【体温】 ●術後5～10日目：体温36.0～37.3℃		術後7日目の抜糸までは37℃を超えることがあったが、その後は36℃台で推移している。 頭痛などもなく、特に問題はない。	

統合のアセスメント

　　Aさんは、55歳の男性である。進行性の胃がんが認められ、肉眼的分類で3型（潰瘍浸潤型）、病期分類でT2N1M0（ステージⅡA）、他臓器への転移所見はなく、胃全摘術が行われた。

　　麻酔は、全身麻酔、硬膜外麻酔（硬膜外チューブ留置）で、手術時間は4時間50分（麻酔時間5時間30分）であった。左横隔膜下、ウィンスロー孔にJ-VACドレーンが挿入されていた。

　　術後3日目に排ガスがあり、造影後に水分摂取が許可され、術後5日目から流動食が開始された。2日おきに食事内容がアップされ、分割食が実施されているが、1回量が少ないことや、もともと早食いの傾向があることで食事摂取時間が早く、食後に腹痛や腹部膨満感を訴えることがある。腹痛や腹部膨満感などの症状から、食欲が減退したり、全量摂取ができていない現状であり、**栄養摂取消費バランス異常：必要量以下**が考えられる。体力が徐々に回復する時期であり、十分な栄養とエネルギーが必要である。

　　退院後社会復帰する予定であるが、退院後の生活に対する知識が乏しい。食習慣は早食いで外食が多いことから、退院後、仕事をしながら適切な食生活ができるように指導する必要がある。今まで仕事中心であったことから、仕事内容や勤務時間などの条件を踏まえてAさん、妻と共に検討する。食事に関する知識の提供と理解度を確認し、確実な知識習得を指導することが重要である。

　　食事がアップするにつれ、退院後の食生活や仕事のこと、禁煙を継続したいができるだろうかなど質問や疑問が増えている。退院後の生活を中心に健康管理が円滑に行えるよう指導する必要があることから、**非効果的自己健康管理**があげられる。

第Ⅲ章 事例をとおして学ぶ看護過程

看護診断リスト

#	月日	健康問題（看護診断）	E：関連因子、リスク因子 S：診断指標（症状・徴候）
1		栄養摂取消費バランス異常：必要量以下	E：胃全摘術後の胃内容量の減少、消化吸収機能の低下、摂取量の減少 S：早食いの傾向がある、食後腹痛や腹部膨満感の訴え、体重減少、栄養状態の低下（TP6.0g/dL、Alb3.8g/dL）
2		非効果的自己健康管理	E：初めての手術で、退院後の生活の再構築の必要性や知識が不十分 S：1日のライフスタイルの修正（食事時間、運動、余暇の過ごし方など）、禁煙指導が必要 「退院後、職場でも今のような食事ができるだろうか」「このまま禁煙を続けたいが、できるだろうか」

看護計画

「＃1　栄養摂取消費バランス異常：必要量以下」の看護診断に対する看護計画を示す。

看護診断
P：栄養摂取消費バランス異常：必要量以下 E：胃全摘術後の胃内容量の減少、消化吸収機能の低下、摂取量の減少 S：早食いの傾向がある、食後腹痛や腹部膨満感の訴え、体重減少、栄養状態の低下（TP6.0g/dL、Alb3.8g/dL）

期待される結果	達成予定日
＜長期目標＞ 入院中に食事摂取の必要性・方法を習得し、必要量の栄養が摂取できる。	
＜短期目標＞ 1）術後の胃の機能の説明に対して、理解できたと言える。 2）胃切除後の分割食の必要性や方法が理解できたと言える。 3）必要な食事量を分食することができる。	

介　入

OP
①食事摂取量、摂取の時間、咀嚼状況。
②食欲の有無、食後の状態。
③食事に関する言動（Aさん、家族）。
④早期・後期ダンピング症候群の出現の有無。
⑤血液データ（TP、Alb、Na、K、RBC、Hb）。
⑥体重の変化。

TP
①食事摂取時の環境調整を図る。
②食後の安静、体位の工夫を行う。
③ダンピング症候群出現時は安静を促し、不安感を軽減する。

・バイタルサインの測定、必要時医師への報告。
④食事摂取に対する思いを傾聴する機会を定期的にもつ。
⑤定期的な体重測定の実施（自己管理できるようにする）。

EP
①術後の胃の機能の変化とその影響について説明する。
　・胃の逆流防止機能の消失、胃の内容量の減少、消化吸収能力の低下など。
　・早期・後期ダンピング症候群の原因、症状。
②胃切除術に伴う食事摂取の方法を説明する。
　・胃内容量が減少するため1回の食事量を少なくする。
　・分割食（6回／日）について説明する。
　・もともと早食いの傾向があったことを考慮し、咀嚼回数を増やし、ゆっくり時間をかけて摂取するように指導する。

「#2　非効果的自己健康管理」の看護診断に対する看護計画を示す。

看護診断
P：非効果的自己健康管理 E：初めての手術で、退院後の生活の再構築の必要性や知識が不十分 S：1日のライフスタイルの修正（食事時間、運動、余暇の過ごし方など）、禁煙指導が必要 　「退院後、職場でも今のような食事ができるだろうか」「このまま禁煙を続けたいが、できるだろうか」

期待される結果	達成予定日
＜長期目標＞ 退院後の生活に関する必要な知識が習得でき、社会復帰に対する自信ができたと言える。	
＜短期目標＞ 1）食事に関する知識が増え、食事時間や食事摂取の方法を自己管理する自信ができたと言える。 2）禁煙を持続でき、健康的な生活のあり方を体得できたと言える。	

介　　入
OP ①食生活についての思いや考え。 　・入院前の食事時間、回数、食事内容、食事摂取量、間食の有無、嗜好など。 　・術後の食事摂取の方法、食事にかける時間、食事内容・回数など。 ②退院後の社会生活の状況。 　・職場復帰の時期、仕事時間、職場環境。 　・禁煙持続可能な家庭・職場環境。 ③家族のサポート状況。 　・食習慣の変更に関する家族の理解、協力。 ④指導時のAさんの態度、表情、疲労感の有無、理解度。 **TP** ①Aさんの話をじっくり聞ける時間と場所を調整する。 ②社会復帰後の仕事や食事、禁煙に関する問題点を確認し、できる限り改善できる方法を一緒に考える。 ③術後の食事摂取状況を踏まえ、退院後の食生活をイメージできるように、家族を含めて話し合う。 ④必要時、禁煙外来を勧める。 ⑤定期的な運動や余暇の過ごし方について家族を含めて話し合う。

> **EP**
> ①退院に向けて、食事指導を徹底する。
> 　・分割食をどのように家庭、職場で実施するか。
> 　・外食の改善策。
> 　・食事の調理方法や食材。
> 　・分割食に伴う体重減少やダンピング症候群などに対する対処。
> ②栄養士が直接、Aさんと家族に説明・指導する。
> ③退院後の禁煙持続の方法を説明する。

学習の課題

1．退院後の合併症について調べてみよう。
2．胃全摘術後の食事に適した食品、献立について調べてみよう。

● 文　献

1）井廻道夫・菅原スミ編：新体系看護学全書　成人看護学5消化器，第2版，メヂカルフレンド社，2012.
2）Herdman TH編、日本看護診断学会監訳：NANDA-I看護診断　定義と分類2012-2014，医学書院，2012.
3）北島政樹・櫻井健司編：外科手術と術前・術後の看護ケア，南江堂，2004.
4）中原一彦監：パーフェクトガイド検査値事典，総合医学社，2011.
5）古橋洋子編著：New実践！看護診断を導く情報収集・アセスメント2nd，改訂2版，学研メディカル秀潤社，2011.
6）山村義孝・伊藤誠二・望月能成：胃全摘術の適応と手技，外科治療，93（5）：527-533，2005.
7）野口美和子監，塚越フミエ・小島善和編：事例で学ぶ成人看護学2消化・吸収機能障害をもつ成人の看護／栄養代謝機能障害をもつ成人の看護，メヂカルフレンド社，2003.
8）安田是和監：消化・吸収・排泄イラストレイテッド―病態生理とアセスメント，学研メディカル秀潤社，2010.
9）中島恵美子・山崎智子・竹内佐智恵編：ナーシング・グラフィカ成人看護学5周手術期看護，第2版，メディカ出版，2013.
10）井上智子・佐藤千史編：病期・病態・重症度からみた疾患別看護過程＋病態関連図，医学書院，2008.
11）甲田英一・菊地京子監，前谷　容・遠藤敏子編：消化器疾患―疾患の理解と看護計画，学研メディカル秀潤社，2011.

9 急性心筋梗塞を発症し、経皮的冠動脈形成術を受けた患者の心臓リハビリテーション開始時の看護過程

学習のポイント

1. **急性心筋梗塞による心負荷の観察とアセスメント**

2. **心負荷を軽減するために行う日常生活動作の援助**

    ＊看護診断【心拍出量減少】【急性疼痛】に関するアセスメントと看護計画を立案する。

事例紹介

　Aさんは55歳、男性。1月頃から胸がむかむかする感じがあった。5月下旬、出勤途中で立ち止まるほどの胸の痛みを感じたがすぐに痛みは消失した。その後は胸の痛みはなかったが、念のため近くの医院を受診した結果、心臓カテーテル検査を勧められ、ニトログリセリン（ニトロペン®）を処方された。

　8月、夕食後に胸に重苦しい感じがあったため、ニトロペン®を1錠服用したところ症状は軽減した。2日後の夜、胸に今までにない激痛が走り自宅で倒れ、ニトロペン®を使用したが症状は消失しなかった。救急車にて搬送され、即日入院となった。

　入院時のバイタルサインは、体温36.6℃、脈拍60回/分、血圧150/76mmHg、意識は声かけにて反応するが、苦悶表情を呈し、冷や汗で全身びしょ濡れである。心電図検査ではV_1〜V_5にST上昇がみられ、胸部X線でCTR（心胸比）52.9％、EF（駆出率）40％であった。緊急心臓カテーテル検査が施行され、梗塞部位は＃6 100％、＃7 25％、＃9-1 50％であった。＃6に対し経皮的冠動脈形成術（PTCA）、ステント術が施行され、14％に改善した。血液検査結果を**表9-1**に示す。

　治療後はICU入室となり、心臓リハビリテーションが開始となる予定である。持続点滴（1,000mL/日）が開始され、シリンジポンプにて冠拡張薬、抗血栓薬が投与されている。モニターを装着しているが、現在のところ不整脈はみられていない。血圧の上昇もない。

　入院1日目、2日目の安静度はファーラー位までであり、食事はクレアチンキナーゼ（CK）がピークアウト後の2日目夕食より開始される予定である。排泄については、排尿は尿器介助、排便はベッド上にて便器使用で可能との指示が出ている。

第Ⅲ章　事例をとおして学ぶ看護過程

　Aさんは胸痛のことを「今までに味わったことのない痛みだった。雷が落ちたかと思うような感じだった。死ぬかと思った。もう二度と味わいたくない」と話している。
　Aさんは身長160cm、体重67kg。妻（50歳）と２人暮らし、職業は事務職でデスクワークが主である。50歳から高血圧症を指摘されたが、内服などはなかった。喫煙歴は20歳から現在まで20本／日程度であり、飲酒はしていない。23時には就寝し、朝まで起きることはなかった。もともと便秘傾向で、排便習慣は１回／３日程度であった。

表9-1　血液検査結果

項　目	入院１日目19時	入院１日目20時	入院１日目21時	入院２日目６時	入院２日目12時
WBC				9,000/μL	
Hb				13.4g/dL	
Plt				14.8万/μL	
AST	14IU/mL	33IU/mL	51IU/mL	326IU/mL	363IU/mL
ALT				52IU/mL	
LDH	115IU/mL	216IU/mL	210IU/mL	788IU/mL	918IU/mL
CK	80IU/mL	248IU/mL	569IU/mL	3,255IU/mL	3,057IU/mL
CK-MB	11IU/L	26IU/L	54IU/L	259IU/L	187IU/L

アセスメント

クラス	情　報	関連情報	アセスメント	基礎知識
領域2		栄　養		
1．摂　取	【栄養】 ・入院1日目：絶食 ・入院2日目：夕食より食事開始 ・身長160cm、体重：67kg ・飲酒歴なし		食事を摂取することで、消化吸収のための血流が増加し心負荷を招くため、食事が制限されている。心臓リハビリテーションの一環として行う食事制限のため問題はない。 　BMI26.17で肥満傾向である。現在食事制限があるため、今後体重は減少する可能性があり、問題はない。	●心臓リハビリテーション：心臓病患者が良好な身体的・精神的・社会的状態を確保できるよう、運動療法や食事療法、禁煙などの生活面や精神面など多方面からサポートする。社会や職場に復帰し、心臓病の再発を予防することを目的としている。
4．代　謝	【肝機能】 ●AST 入院1日目：19時14IU/mL、 　　　　　20時33IU/mL、 　　　　　21時51IU/mL 入院2日目：6時326IU/mL、 　　　　　12時363IU/mL ●LDH 入院1日目：19時115IU/mL、 　　　　　20時216IU/mL、 　　　　　21時210IU/mL 入院2日目：6時788IU/mL、 　　　　　12時918IU/mL		ASTは心臓に多く存在し臓器細胞が障害されると上昇し、LDHは炎症や虚血により上昇するため、徐々に正常化すると考えられる。	
5．水　化	【体液量】	・入院1日目：絶食	消化吸収による血流増加を防ぐた	

9 急性心筋梗塞を発症し、経皮的冠動脈形成術を受けた患者の心臓リハビリテーション開始時の看護過程

クラス	情　報	関連情報	アセスメント	基礎知識
	●入院1日目：持続点滴（1,000mL/日）開始	●入院2日目：夕食より食事開始 ＜理由＞ 口腔からの摂取状況の情報が必要である	め食事制限がされている。水分は持続点滴により保持されているため、問題はない。	
領域3	排泄と交換			
1．泌尿器系機能	【排　尿】 ●排尿は尿器介助	●安静度はファーラー位まで ●梗塞部位 #6 100%⇒14% #7 25% #9-1 50% ＜理由＞ 心負荷がかかり活動範囲が制限されているため、活動範囲の情報が必要である	排尿時の体動で血流が増加し、心負荷を招くため、心臓リハビリテーションの一環として排尿介助が必要である。 　排尿障害はないため、問題はない。	●冠動脈の走行：図9-1参照。冠動脈の部位は、AHA（米国心臓協会）の分類で次のようになっている。①右冠動脈（1～4）、左冠動脈主幹部（5）、左冠動脈前下行枝（6～10）、左冠動脈回旋枝（11～15）。
2．消化器系機能	【便　秘】 ●排便はベッド上で便器を使用して可能 ●もともと便秘傾向 ●排便習慣は1回/3日程度	●入院2日目：夕食より食事開始 ●CK 入院1日目：21時 569IU/mL 入院2日目：6時 3,255IU/mL、12時 3,057IU/mL ●CK-MB 入院1日目：21時 54IU/L 入院2日目：6時 259IU/L、12時 187IU/L ●モニター装着 ●不整脈なし	検査データ上はピークアウトしており、超急性期は脱したと考えられる。モニター上も不整脈はみられず、現在の安静度での心負荷には耐えられる状態であると思われる。 　食事が開始されたことにより、便意を感じる機会が増えることが予測され、羞恥心で排便行動を我慢することも考えられる。便秘になると、努責による心負荷により胸痛を起こす危険性もあるため、排便状況を観察する。もともと便秘傾向であることから、便秘になるリスクが高い。 　以上より、仮診断は便秘リスク状態とする。	

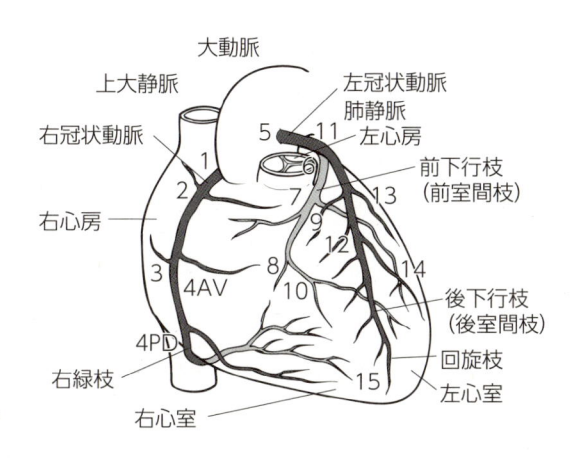

図9-1　冠動脈の走行

第Ⅲ章　事例をとおして学ぶ看護過程

クラス	情　報	関連情報	アセスメント	基礎知識
領域4		活動/休息		
1．睡眠/休息	【睡　眠】 ●入院前は23時には就寝し、朝まで起きることはなかった	●入院 ●ICU入室 ＜理　由＞ 睡眠は環境の変化に左右される	ICUという特殊な環境への入院であり、睡眠が障害される可能性がある。不眠は、自律神経に影響することで動悸や血圧の変化を招くおそれがある。今後睡眠状態を観察することが必要であるが、今は問題ない。	●左前下行枝：心臓の壁に動脈血を供給する一分枝である。左冠状動脈から分かれて心臓前面の前室間溝に沿って下降する枝で両心室の前壁、心室中隔の一部に分布する[1]。 ●経皮的冠動脈形成術（PTCA）：バルーンカテーテルを用いて狭窄部位の血管内腔を拡張し、血流予備能の増大を図る治療法。 ●ステント：金属などを素材にした筒状の形態をしており、内腔の保持・拡張目的で使用される医療器具である。冠動脈狭窄の改善に広く用いられている。 ●心筋梗塞：冠動脈からの血液が途絶し、心筋の一部は酸素欠乏により壊死に陥ったものをいう。壊死巣の範囲により予後は異なるが、一般に致命率の高い重篤な疾患である。冠動脈のアテローム性動脈硬化（合併する血栓を含む）による閉塞が主要な病因であるため、中年以後の、ことに男性に多くみられる。冠動脈の攣縮や塞栓が原因となることもある。臨床症状は、激しい、持続する狭心症様疼痛発作を呈し、血圧が下降、時にはショック状態となることがあるが、ほとんど症状なく経過することもある。臨床所見は、心電図上STの上昇とQ波の出現があり（梗塞が心内膜下に限局した場合はSTは下降しQ波はない—心内膜下梗塞）、白血球増多、血清酵素値（CPK、GOT、LDH）やトロポニンT、H-FABPの上昇が現れる[1]。
4．循環/呼吸反応	【心拍出量】 ●胸に今までにない激痛が走り自宅で倒れ、救急車にて搬送 ●体温36.6℃、脈拍60回/分、血圧150/76mmHg ●V_1～V_5にST上昇 ●CTR52.9％、EF40％ ●緊急心臓カテーテル検査結果、梗塞部位は＃6 100％、＃7 25％、＃9-1 50％ ●6番にPTCA、ステント術が施行され、14％へ ●シリンジポンプにて冠拡張薬、抗血栓薬投与 ●モニター装着 ●不整脈なし ●血圧の上昇なし ●CK 入院1日目：21時569IU/mL 入院2日目：6時3,255IU/mL、12時3,057IU/mL ●CK-MB 入院1日目：21時54IU/L 入院2日目：6時259IU/L、12時187IU/L ●AST 入院1日目：21時51IU/mL 入院2日目：6時326IU/mL、12時363IU/mL ●LDH 入院1日目：21時210IU/mL 入院2日目：6時788IU/mL、12時918IU/mL ●Hb 入院2日目：6時13.4g/dL	●絶食 ●入院2日目夕食より食事開始 ●安静度はファーラー位まで ●50歳から高血圧（内服なし） ●喫煙歴20歳から現在 ＜理　由＞ 食事や体動など心負荷がかかる 動脈硬化に対する情報が必要である	既往歴の高血圧や喫煙歴から動脈硬化が進行していたと推測される。 心電図の変化、心臓カテーテル検査より、梗塞部位はいずれも冠動脈の左前下行枝であることがわかる。また、EFの低下から左前下行枝の梗塞により左室収縮機能が低下していることがわかる。 CTRの結果から、心筋組織が破壊されたことでやや心肥大傾向があることがわかる。 治療により梗塞部位の改善はみられるが、心筋障害が起こるとポンプ機能の低下から心拍出量の低下を招くこともあり、モニターや血圧の変動に注意する。 心筋梗塞後は重症不整脈をきたすおそれがあるため、常にモニター観察をする。 現在、冠拡張薬が持続的に投与されており症状が改善されているが、血管拡張により頭痛などの症状が出現するおそれがあるため自覚症状を観察する。 ステント術が施行され血栓による再梗塞予防のために抗血栓薬が投与されており、確実に与薬されているか観察する。 心筋梗塞特有の検査データはピークアウトしているが、いまだ高値であるため観察する。 以上より、仮診断は**心拍出量減少**とする。	
領域7		役割関係		
1．介護役割	【介護者役割緊張】 ●妻（50歳）との2人暮らし		入院が長期になることで負担が増えることが予測されるが、今は問題ない。	
3．役割遂行	【社会的相互作用】 ●職業は事務職でデスクワークが主		発達段階上、問題はない。	
領域9		コーピング/ストレス耐性		
2．コーピング反応	【恐　怖】 ●「今までに味わったことのない痛み	●胸に今までにない激痛	今までに経験したことのない痛みであることから、恐怖を感じたと考えら	

222

9 急性心筋梗塞を発症し、経皮的冠動脈形成術を受けた患者の心臓リハビリテーション開始時の看護過程

関連図

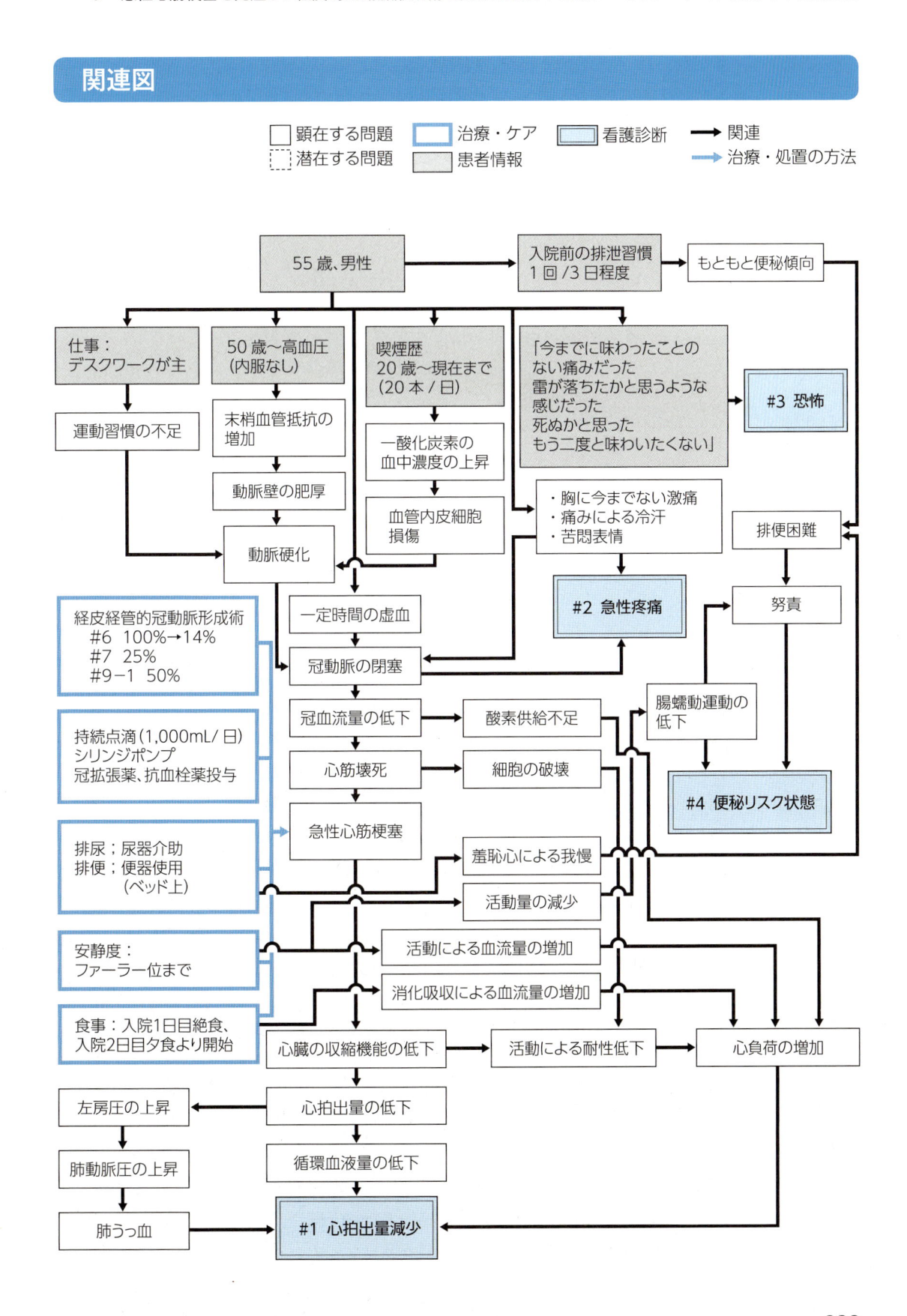

凡例:
- □ 顕在する問題
- ┆ 潜在する問題
- □ 治療・ケア
- ■ 患者情報
- ■ 看護診断
- → 関連
- ⇒ 治療・処置の方法

【患者情報】
- 55歳、男性
- 入院前の排泄習慣 1回/3日程度 → もともと便秘傾向
- 仕事：デスクワークが主 → 運動習慣の不足
- 50歳〜高血圧（内服なし）→ 末梢血管抵抗の増加 → 動脈壁の肥厚 → 動脈硬化
- 喫煙歴 20歳〜現在まで（20本/日）→ 一酸化炭素の血中濃度の上昇／血管内皮細胞損傷
- 「今までに味わったことのない痛みだった　雷が落ちたかと思うような感じだった　死ぬかと思った　もう二度と味わいたくない」→ #3 恐怖
- ・胸に今までない激痛
- ・痛みによる冷汗
- ・苦悶表情
  → #2 急性疼痛

【病態の流れ】
動脈硬化 → 一定時間の虚血 → 冠動脈の閉塞 → 冠血流量の低下 → 酸素供給不足／心筋壊死 → 細胞の破壊 → 急性心筋梗塞

排便困難 → 努責 → 腸蠕動運動の低下 → #4 便秘リスク状態

羞恥心による我慢 → 活動量の減少
活動による血流量の増加
消化吸収による血流量の増加
→ 心臓の収縮機能の低下 → 活動による耐性低下 → 心負荷の増加
→ 心拍出量の低下 → 循環血液量の低下 → #1 心拍出量減少
左房圧の上昇 → 肺動脈圧の上昇 → 肺うっ血

【治療・ケア】
- 経皮経管的冠動脈形成術
  - #6 100%→14%
  - #7 25%
  - #9-1 50%
- 持続点滴（1,000mL/日）シリンジポンプ　冠拡張薬、抗血栓薬投与
- 排尿；尿器介助　排便；便器使用（ベッド上）
- 安静度：ファーラー位まで
- 食事：入院1日目絶食、入院2日目夕食より開始

223

第Ⅲ章　事例をとおして学ぶ看護過程

クラス	情報	関連情報	アセスメント	基礎知識
	だった。雷が落ちたかと思うような感じだった。死ぬかと思った。もう二度と味わいたくない」と発言	●意識は声かけにて反応するが、苦悶表情で痛みによる多量の発汗 ●シリンジポンプにて冠拡張薬 ＜理　由＞ 痛みを観察した結果と痛みが治まっている情報が必要である	れる。今は治療（PTCAやステント術、冠拡張薬の点滴）により、痛みは出現していないが痛みに対する恐怖があると考えられる。 　以上より、仮診断は恐怖とする。	
領域11	安全/防御			
6. 体温調節	【体　温】 ●入院時：体温36.6℃		基準値内であり問題はない。	
領域12	安　楽			
1. 身体的安楽	【疼　痛】 ●胸に今までにない激痛 ●「今までに味わったことのない痛みだった。雷が落ちたかと思うような感じだった。死ぬかと思った。もう二度と味わいたくない」と発言	●意識は声かけにて反応するが、苦悶表情で痛みによる多量の発汗 ＜理　由＞ 痛みに対する観察項目が必要である	急性心筋梗塞による胸の激痛を経験している。声かけには反応し、意識レベルの低下はみられないが、苦悶症状、冷汗があり、急性疼痛を経験していると思われる。 　治療により冠動脈は拡張され、また持続的な冠拡張薬の輸液により、症状は改善している。しかし、体動による循環血液量の増加、酸素需要の増加による胸痛が出現する可能性がある。 　以上より、仮診断は急性疼痛とする。	

総合のアセスメント

　Aさんは、55歳の男性で、胸に雷を受けたような激痛が走り自宅で倒れ、急性心筋梗塞のため緊急入院した。心電図検査ではV_1〜V_5にST上昇がみられ、緊急心臓カテーテル検査が施行された。梗塞部位は＃6 100%、＃7 25%、＃9-1 50%であった。＃6に対し、PTCA、ステント術が施行され、＃6は14%に改善したが、心拍出量減少の状態である。

　心電図の変化、心臓カテーテル検査により、梗塞部位はいずれも冠動脈の左前下行枝であった。この部位の障害は心筋障害によりポンプ機能が低下し、心拍出量の低下を招くことがある。また、生活におけるすべての行動が心負荷につながり、循環血液量の増加、酸素需要の増加により胸痛発作が起こる可能性があり、活動の制限が必要となる。急性期では特に重症不整脈をきたす可能性があり、モニターの観察、血圧の変動に注意する。

　急性心筋梗塞は、今までに経験したことのない激痛を伴って発症することが多く、急性疼痛に対する恐怖を感じる。PTCAやステント術により血管が拡張され、また冠拡張薬の持続的投与により症状の出現はみられないが、体動による心負荷がかかるこ

9 急性心筋梗塞を発症し、経皮的冠動脈形成術を受けた患者の心臓リハビリテーション開始時の看護過程

とでいつ症状が出現するか不明であり、自覚症状の観察が必要である。

　生活におけるすべての行動が心臓リハビリテーションの一環であり、食事、排泄、体動などすべてが心負荷につながることから、ADL全般の援助が必要であり患者に理解を求めることが必要となる。特に排泄では、食事や活動制限があることやさらに羞恥心により排便行動を我慢することから便秘リスク状態が考えられる。便秘になると、努責による心負荷により胸痛をきたす危険性があるため、排便状況を観察し、排便コントロールができるよう援助する。

　今までにない痛みを経験したことにより胸痛に対する恐怖があると考えられる。治療により血管は拡張されているが、また起こるのではないかという気持ちがあると考えられ、精神面での援助が必要である。

看護診断リスト

#	月日	健康問題（看護診断）	E：関連因子、リスク因子　S：診断指標（症状や徴候）
1		心拍出量減少	E：心臓へのダメージによる心室の機能低下、広範囲心筋梗塞による収縮力の低下 S：心電図上 V_1〜V_5 にST上昇、EFの低下、CTRの悪化
2		急性疼痛	E：血管の閉塞による胸痛 S：胸に今までにない激痛、苦悶表情、痛みによる多量の発汗、冠拡張薬の持続的な投与
3		恐　怖	E：胸の激痛の経験 S：苦悶表情、痛みによる多量の発汗
4		便秘リスク状態	E：絶食、持続点滴（1,000mL／日）、便秘傾向（1回／3日）

看護計画

「＃1　心拍出量減少」の看護診断に対する看護計画を示す。

看護診断
P：心拍出量減少 E：心臓へのダメージによる心室の機能低下、広範囲心筋梗塞による収縮力の低下 S：心電図上 V_1〜V_5 にST上昇、EFの低下、CTRの悪化

期待される結果	達成予定日
＜長期目標＞ 再梗塞なく活動量が増加する。	
＜短期目標＞ 1）安静を守ることができる。 2）自覚症状出現時はすぐに知らせることができる。 3）危険な不整脈が出現しない	

介　　入
OP ①自覚症状の有無（胸痛、呼吸困難感、呼吸苦、背部痛、冷汗の有無）。 ②心電図モニター（ST変化、不整脈の有無・程度、心拍数）。 ③心臓リハビリテーション前後の脈拍、血圧。 ④バイタルサイン。 ⑤心不全症状の有無（尿量、水分量、浮腫など）。 ⑥胸部X線検査。 ⑦検査データ。 ⑧安静が守れているか。 ⑨出血傾向の有無。 TP ①毎日安静度の確認をする。 ②自覚症状出現時は、「血圧測定、十二誘導心電図→ニトロペン®→5分後血圧測定、十二誘導心電図」を症状消失時まで3回繰り返す。 ③医師に報告する。 ④心電図モニターの観察を定期的に行う。 EP ①安静度の必要性を説明する。 ②症状出現時は、すぐに知らせるように説明する。

「#2　急性疼痛」の看護診断に対する看護計画を示す。

看護診断	
P：急性疼痛 E：血管の閉塞による胸痛 S：胸に今までにない激痛、苦悶表情、痛みによる多量の発汗、冠拡張薬の持続的な投与	
期待される結果	達成予定日
<長期目標> 胸痛が消失する。	
<短期目標> 1）痛み出現時、訴えることができる。	
介　　入	
OP ①自覚症状の有無（胸痛、呼吸困難感、呼吸苦、背部痛、冷汗の有無）。 ②心電図モニター（ST変化、不整脈の有無、心拍数）。 ③表情。 ④バイタルサイン。 ⑤検査データ。 ⑥睡眠状況。 ⑦輸液量、輸液速度。 TP	

9 急性心筋梗塞を発症し、経皮的冠動脈形成術を受けた患者の心臓リハビリテーション開始時の看護過程

①頻繁に声かけをする。
②環境を整える。
EP
①症状出現時は、訴えるように説明する。

学習の課題

1. 心臓リハビリテーションにおける看護を考えてみよう。
2. 退院後の生活における留意点を考えてみよう。
3. 心臓カテーテル検査における看護を調べてみよう

●文　献
1）永井良三・田村やよひ監修：看護学大辞典・第6版，メヂカルフレンド社，2013，p.1298.
2）前掲書，p.1108.

10 血液透析療法が必要になりシャント造設術を受ける慢性腎不全患者の看護過程

学習のポイント

1. 腎機能のアセスメントと、症状の緩和に向けた援助

2. 透析導入に向けて日常生活行動を整える援助

3. シャント造設後のトラブル予防のための援助

＊看護診断【体液量平衡異常リスク状態】【消耗性疲労】に関するアセスメントと看護計画を立案する

1．事例紹介

　Tさんは50歳、男性。今年8月、内シャント造設および透析導入の目的で入院した。42歳のときに高血圧を指摘され、45歳で2型糖尿病、3年前に慢性腎不全と診断され、食事療法（透析食、塩分7g、1,800kcal）と利尿薬のフロセミド（ラシックス®、40mg、朝食後）を内服している。その他、食後過血糖改善薬のボグリボース（ベイスン®、0.6mg、分3、食前）、降圧薬のカンデサルタンシレキセチル（ブロプレス®、4mg、朝食後）が処方され、内服できている。

　3日後に内シャント造設術を受ける予定である。入院時のバイタルサインは、体温36.3℃、脈拍70回/分、リズム整、血圧170/68mmHg、SpO_2 98％。軽度の全身倦怠感を訴えており、「最近、体が疲れやすくなったように感じていたが、年齢のせいだとばかり思っていた」と話している。排尿回数は3〜4回/日で、1回の尿量が減少してきた。平均睡眠時間は約5時間で、夜間排尿が1回あり、睡眠が不十分であると感じている。排便回数は1回/2〜3日、腹部膨満感はない。最近は体重変化がないと話しているが、10年前に比べると5kg増加している。両下腿と両足背に軽度の浮腫がみられ、全身に軽度の瘙痒感がある。「腎臓が悪いとは知っていたが、あまり気にしていなかった」「入院、手術は仕方がないが、会社に勤め続けられるのか」と不安を訴えている。シャントについては、「何となくイメージができているが、今回初めての手術なので緊張している」と話している。

10 血液透析療法が必要になりシャント造設術を受ける慢性腎不全患者の看護過程

入院時の検査結果を表10-1に示す。

Tさんは、IT関係の会社のエンジニアで、パソコン業務が中心である。同居している妻は同じ会社の営業職として働いている。息子は数年前に独立し、他県に住んでいる。ずっと共働きで、家計には余裕がある。夫婦共に社会保険に加入しており、民間生命保険にも加入している。

妻からの情報では、Tさんの性格は「穏やかでやや内向的で自分からはあまり発言しない、何でも自分で調べてじっくり考えるのが好きなタイプ」である。

身長170cm、体重73kg、感染症やアレルギーなどはない。近視で大学時代から眼鏡を使用しているが、車の運転は問題なくできる。利き手は右手で、左手に腕時計をしている。

5年前に新築マンションを購入し、7階に住んでいる。自宅から会社へは電車で1時間30分かかる。毎日残業があり、帰宅は夜10時頃である。昼は会社の食堂で食事をとるが、夜は会社の同僚と外食することが多く、揚げ物や焼き肉が多い。夕食時に500mLのビールを1本、帰宅後350mLを1本飲むのが習慣になっている。20歳から喫煙歴があり、1日20本吸っている。妻は、自分で健康と食事管理がしっかりできるようになってほしいと希望している。

趣味はパソコンと読書で、週1回の休日は家で寝ていることが多いが、時々妻と買い物に出かける。年に数回、会社の同僚との登山を楽しみにしている。

表10-1 検査結果

	項　目	値		項　目	値
血液検査	WBC	14,300/μL	血液検査	UA	7.1mg/dL
	RBC	290万/μL		BUN	44.5mg/dL
	Hb	8.4g/dL		Cr	5.43mg/dL
	Ht	25.8%		LDH	216IU/L
	Plt	24.5万/μL		ALP	176IU/L
	BT（出血時間、Duke法）	2分30秒		アミラーゼ	132IU/L
	PT	11秒		CK	66IU/L
	Na	137mEq/L		AST	28IU/L
	K	4.2mEq/L		ALT	20IU/L
	Cl	99mEq/L		γ-GTP	14IU/L
	Ca	8.0mg/dL		空腹時血糖	126mg/dL
	P	2.3mg/dL	尿検査	尿タンパク*	160mg/dL（2+）
	TP	6.7g/dL		尿糖**	55mg/dL（±）
	Alb	3.6g/dL	胸部X線		異常なし
	CRP	2.2mg/dL	心電図		異常なし

* （±）：10〜20、（1+）：30、（2+）：100、（3+）：は300、（4+）：1,000mg/dL。3倍ずつ濃度が濃くなる。（2+）だから大丈夫と思っていても、量としては正常の10倍、（4+）では100倍のタンパクが出ていることになる。
** （±）：〜50、（1+）：50、（2+）：100、（3+）：150、（4+）：200mg/dL

第Ⅲ章　事例をとおして学ぶ看護過程

アセスメント

クラス	情　報	関連情報	アセスメント	基礎知識
領域1		ヘルスプロモーション		
2．健康管理	【自己健康管理】 ●高血圧、2型糖尿病、慢性腎不全の診断 ●夜は外食が多く、揚げ物、焼き肉が多い ●毎日ビールを850mL摂取している ●毎日残業があり、夜10時頃に帰宅 ●休日は家で寝ていることが多い ●内服薬は処方に従って内服している ●共働き ●妻は同じ会社の営業職	●「最近体が疲れやすくなったように感じていたが、年齢のせいだとばかり思っていた」と発言 ●「腎臓が悪いとは知っていたが、あまり気にしていなかった」と発言 ＜理　由＞ 糖尿病や腎不全の治療に対する理解が不足しており、症状の悪化につながっている	内服は自分で管理できていたものの、高血圧や腎不全に対する食事管理の必要性について理解が乏しく、適切な行動にむすびついていなかったと考えられる。 夫婦共に多忙な生活状況ゆえ、思うように生活習慣を改善できなかった可能性もある。 高血圧、糖尿病、慢性腎不全はいずれも毎日の生活管理が大切である。 透析導入後は、さらに食事・水分制限が必要となり、シャント造設によりライフスタイルも大きく変化するため、家族の協力が不可欠である。 どの程度妻の協力を得ることができるかについて家族を交えて話し合っていく必要がある。 以上より、仮診断は非効果的自己健康管理とする。	●慢性腎不全の症状：全身倦怠感、食欲不振、浮腫、悪心・嘔吐、呼吸困難感などがある。腎機能低下が進むことにより、夜間多尿、貧血、電解質異常、高血圧、浮腫などが出現するが、さらに進行して尿毒症症状が出現するようになると、全身性に多くの症状がみられるようになる（「尿毒症症状」参照）。 ●慢性腎不全の病期分類：セルジン（Seldin DW）の分類がよく使われる。判断指標は、①糸球体濾過値（GFR）が50mL/分以下、②Crが正常値（0.8～1.3mg/dL）以上。
領域2		栄　養		・第1期（腎予備力低下期）：① GFR50以上、②Cr正常範囲。ネフロン数が減少するが代償されている。自覚症状がないことも多い。
1．摂　取	【栄　養】 ●最近の体重変化はないが、10年前から5kg増加している ●夜は外食が多く、揚げ物、焼き肉が多い ●毎日ビールを850mL摂取している ●身長170cm、体重73kg ●入院時血圧170/68mmHg ●TP6.7g/dL、Alb3.6g/dL、BUN44.5mg/dL、Cr5.43mg/dL、RBC290万/μL、Hb8.4g/dL、Ht25.8％、Plt24.5万/μL、空腹時血糖126mg/dL、尿タンパク160mg/dL（2+）、尿糖55mg/dL（±）	●毎日残業があり、夜10時頃に帰宅 ●休日は家で寝ていることが多い ●通勤は電車で1時間30分 ●会社ではパソコン業務が中心 ＜理　由＞ 座位中心のライフスタイルで、摂取量に対して消費エネルギーが少ない	外食中心の生活および運動不足により、摂取エネルギー過多の状態である。BMIは25.2で肥満1度に該当するが、腎不全による体液貯留、2型糖尿病による糖質代謝異常が体重変化に影響していると思われる。 2型糖尿病は過食、運動不足、肥満、ストレス、加齢などの環境要因が大きく影響する。内服治療を継続しているが、生活習慣の乱れによりエネルギー摂取と消費のバランスが崩れ、血糖コントロール不良になっているものと考えられる。 仕事による過労やストレスが飲酒などにつながり、症状悪化に影響している可能性もある。 慢性腎不全治療にはバランスのとれた栄養摂取が欠かせないが、高血圧、高血糖、貧血、低タンパク血症を認めることから、腎機能低下が進んでいると思われる。入院後は食事療法が開始され、症状が徐々に改善していくものと思われる。 以上より、仮診断は栄養摂取消費バランス異常：必要量以上とする。	・第2期（腎機能障害期）：① GFR30～50、②Cr2.0未満。増悪因子などの影響で、急性憎悪することがある。血圧上昇、夜間尿など。 ・第3期（腎不全期）：① GFR10～30、②Cr2.0～8.0。様々な症状、検査値の異常が明らかになる。腎性貧血、高リン血症、低カルシウム血症など。 ・第4期（尿毒症期）：① GFR10未満、②Cr8.0以上。尿毒症症状が出現する（「尿毒症症状」参照）。
5．水　化	【体液量】 ●高血圧、糖尿病で内服治療中 ●慢性腎不全で食事療法中	●排尿回数は3～4回/日 ●1回尿量の減少	排尿量および排便量は基準よりも少ない。勤務や日常生活活動により失われる水分量と、不感蒸泄量を合	●慢性腎不全の食事療法[1) 2)]：摂取エネルギー量、タンパク質、食塩、水分、カリウム、リンのバランスに注意する。

230

10 血液透析療法が必要になりシャント造設術を受ける慢性腎不全患者の看護過程

クラス	情報	関連情報	アセスメント	基礎知識
	●最近の体重変化はないが、10年前から5kg増加している ●両下腿と両足背に軽度の浮腫 ●入院時血圧170/68mmHg ●TP6.7g/dL、Alb3.6g/dL、Na137mEq/L、K4.2mEq/L、Ca8.0mg/dL、P2.3mg/dL、UA7.1mg/dL、BUN44.5mg/dL、Cr5.43mg/dL、RBC290万/μL、Hb8.4g/dL、Ht25.8%、Plt24.5万/μL、空腹時血糖126mg/dL	<理由> 慢性腎不全により腎機能が低下した状態である。水分バランスをみるために、尿量の測定が必要である	わせても、水分出納バランスはインが多く、排尿量が低下して体液が貯留している状態である。 　高度の尿タンパクと低タンパク血症より、全身性の浮腫が出現していると考えられる。 　高血圧、高血糖が腎不全症状を悪化させ、結果として浮腫を増強させる可能性もある。 　入院後は規則的な生活と適切な食事療法、薬物療法を行い、腎不全進行の抑制とともに浮腫をはじめとした症状の改善が必要である。 　以上より、仮診断は、体液量平衡異常リスク状態とする。	・慢性腎不全患者の腎機能低下の最大の要因は、高度の尿タンパク持続である。肥満も腎障害やタンパク尿を悪化させる。このため、低タンパク食が食事療法の中心となるほか、エネルギー制限、高血圧に対する食塩制限、高カリウム血症に対するカリウム制限などが行われる。 ●慢性腎不全における浮腫：浮腫には全身性のものと局所性のものがある。腎不全では、全身性の浮腫が生じる。腎臓は大きな予備力をもっている。慢性腎不全は、腎機能（GFRなど）が低下し続け、腎予備力が間に合わなくなる状態である（ネフロン数の減少）。これに伴い、排泄、濾過、再吸収と分泌という腎臓の機能がうまく働かなくなり、体液（細胞外液）が貯留して浮腫を生じる。
領域3	排泄と交換			
1. 泌尿器系機能	【排　尿】 ●フロセミドを内服（朝食後） ●排尿回数は3〜4回/日 ●1回尿量の減少 ●夜間排尿が1回 ●入眠困難 ●毎日ビールを850mL摂取している	●ADLは自立している <理由> トイレに行くための運動機能に問題はない	利尿薬を内服しているが、尿回数が少ない。シャントを造設しなければならない状態であり、腎機能低下による乏尿状態である。 　入院後は尿量を測定するほか、水分制限や薬によるコントロールを行い、適切な水分バランスを保って心負担をかけないようにする必要がある。 　排尿障害の状態であるが、体液量平衡異常リスク状態、非効果的腎臓組織循環リスク状態と統合する。 　以上より、仮診断はない。	●浮腫の原因：腎臓性のほかに、心臓性、肝臓性、低栄養性、内分泌性、薬剤性などがある。 ●尿量異常：成人の1日平均尿量は1,000〜1,500mL。通常は最低でも400〜500mLの尿量が必要であり、これを下回ると体内に代謝産物が蓄積する。尿量が減少する疾患には、脱水、急性腎炎、腎不全などがある。1日に3〜5Lなど極端に尿量が多い場合もある（原因となる疾患は、糖尿病、腎不全、尿崩症など）。 ・100mL以下が無尿、400mL以下が乏尿、2,000mL以上が多尿である。
2. 消化器系機能	【便　秘】【消化管運動】 ●排便回数は1回/2〜3日 ●腹部膨満感なし			
領域4	活動/休息			
1. 睡眠/休息	【不眠】 ●入眠困難 ●夜間排尿が1回 ●慢性腎不全 ●軽度の倦怠感	●毎日残業があり、夜10時頃に帰宅 <理由> 不規則なライフスタイル	毎日残業があり、十分な睡眠時間が確保できていない。夜間排尿が睡眠に影響している可能性もある。 　今後は、入院生活で安静を保ち、睡眠リズムが整うことが期待できる。 　以上より、仮診断は不眠とする。	●慢性腎不全の増悪因子：循環血液量の低下、血圧の変化、ストレス、腎毒性物質、腎血管性病変、尿路閉塞
3. エネルギー平衡	【消耗性疲労】 ●最近体が疲れやすいと感じている ●休日は家で寝ていることが多い	●高血圧、糖尿病、慢性腎不全で内服治療中 ●両下腿と両足背に軽度の浮腫がある ●TP6.7g/dL、Alb3.6g/dL、Na137mEq/L、K4.2mEq/L、Ca8.0mg/dL、P2.3mg/dL、UA7.1mg/dL、BUN44.5mg/dL、Cr	慢性腎不全の病期分類では第3期の腎不全期である。疾病の状態悪化により倦怠感を生じている状態である。 　腎臓から分泌されるエリスロポエチンが不足し、造血機能が低下して腎性貧血を招いている。 　電解質異常、高血圧、浮腫が認められており、さらに倦怠感が増す要因となっている。 　今後は、入院して安静を保ち、治療することで倦怠感が緩和される可能性がある。	

231

第Ⅲ章　事例をとおして学ぶ看護過程

クラス	情報	関連情報	アセスメント	基礎知識
		5.43mg/dL、RBC290万/μL、Hb8.4g/dL、Ht25.8%、Plt24.5万/μL <理　由> 慢性腎不全により腎機能が低下し、腎性貧血を招いている状態である。酸素運搬能が低下している	将来的には透析導入で腎臓の濾過機能が代替されることにより、倦怠感をはじめとする全身症状が緩和されることが期待される。 以上より、仮診断は消耗性疲労とする。	などが。運動は腎血流を低下させる。急激な血糖低下および血圧低下も腎血流量の低下を招き、さらに腎機能を悪化させる可能性がある。 ●慢性腎臓病（CKD）および腎障害進行のリスクファクター[3]：高血圧、耐糖能異常、糖尿病、肥満、脂質異常症、メタボリックシンドローム、膠原病、全身性感染症、尿路結石、尿路感染症、前立腺肥大、慢性腎臓病の家族歴、低体重出産、過去の健診での尿所見の異常や腎機能異常、腎の形態異常の指摘、常用薬（特にNSAIDs）・サプリメントなどの服用歴、急性腎不全の既往、喫煙、高齢、片腎、萎縮腎。
4. 循環/呼吸反応	【腎臓組織循環】 ●50歳、男性 ●残業が多い ●高血圧 ●糖尿病 ●慢性腎不全 ●内シャント造設および透析導入の目的で入院 ●両下腿と両足背に軽度の浮腫がある ●入院時血圧170/68mmHg ●TP6.7g/dL、Alb3.6g/dL、Na137mEq/L、K4.2mEq/L、Ca8.0mg/dL、P2.3mg/dL、UA7.1mg/dL、BUN44.5mg/dL、Cr5.43mg/dL、RBC290万/μL、Hb8.4g/dL、Ht25.8%、Plt24.5万/μL ●20歳から1日20本喫煙		サラリーマンとして働きざかりの年齢である。残業が多く、慢性的に疲労が重なっているうえ、現在は透析導入の段階まで腎機能の低下が進行した状態である。 腎機能が障害されると、Na貯留、体液量増加をきたし、その結果さらに高血圧を招く。症状が悪化することで、さらに腎機能が低下する。腎への循環血流量を増加させ、老廃物産生、蓄積を抑止する必要がある。 今後は入院により生活リズムが整い、安静が保持されることで症状が緩和されることが期待される。 以上より、仮診断は非効果的腎臓組織循環リスク状態とする。	●尿毒症症状：腎臓の高度機能低下により、全身に広範にわたって症状が出現する。 ・中枢神経症状：傾眠、振戦、頭痛など ・精神症状：不安、うつなど ・眼症状：尿毒症性網膜症など ・循環器症状：高血圧、浮腫、心不全、心肥大、不整脈、心膜炎など ・呼吸器症状：肺うっ血、肺水腫、肺炎など ・消化器症状：食欲不振、嘔吐、消化管出血など ・血液・凝固異常：腎性貧血、出血傾向など ・内分泌・代謝障害：耐糖能異常、生殖能低下など ・電解質異常：高リン血症、高カリウム血症、高カルシウム血症など ・酸塩基平衡異常：代謝性アシドーシス ・皮膚・粘膜症状：色素沈着、瘙痒感など ・末梢神経症状：知覚異常、尿毒性汗症、麻
領域5		知覚/認知		
4. コミュニケーション	【言語的コミュニケーション】 ●IT関係の会社のエンジニア ●会社ではパソコン業務が中心 ●妻「穏やかでやや内向的で自分からはあまり発言しない、何でも自分で調べてじっくり考えるのが好きなタイプ」と発言	●慢性腎不全でシャント造設・透析導入目的で入院 ●妻は同じ会社の営業職 ●休日は時々妻と買い物に行く ●「腎臓が悪いとは知っていたが、あまり気にしていなかった」と発言 ●シャントについて「何となくイメージができているが、今回初めての手術なので緊張している」と発言 <理　由> 疾患を理解し、治療を行うには本人と家族の理解とコミュニケーション能力が必	性格的にあまり自分から発言しないタイプであるが、今回の入院に関する疑問や不安を言葉で表現することができている。 透析導入後の日常生活管理には本人と家族の理解および協力が欠かせないが、夫婦間のコミュニケーションはとれており、問題はないと考えられる。	

10 血液透析療法が必要になりシャント造設術を受ける慢性腎不全患者の看護過程

クラス	情報	関連情報	アセスメント	基礎知識
		要である		痺など ・骨・関節症状：骨・関節痛、骨折、筋萎縮、脱力感など
領域6		自己知覚		
3．ボディイメージ	【ボディイメージ】 ●シャントについて「何となくイメージができているが、今回初めての手術なので緊張している」と発言	●慢性腎不全でシャント造設・透析導入目的で入院 ●「入院、手術は仕方がないが、会社に勤め続けられるのか」と発言 ●利き手は右手で、左手に腕時計 ●IT関係の会社のエンジニア ●会社ではパソコン業務が中心	透析導入について「仕方がない」と話しているものの、具体的なイメージができていない。シャントを造設することにより生じる身体的変化について、どの程度理解しているのか不明であるが、自分でも調べて何となくイメージができていると話している。 不安の訴えを表現することができているので、仮診断は立てない。	●シャント造設後のトラブル：シャントは、静脈と動脈を吻合する（縫い合わせる）ことで、血管をつなぎあわせる。この部分に針を刺し、透析を行う。シャント造設後のトラブルとしては、血管の閉塞、シャントの感染などがある。シャントトラブルを防ぎ、血管を良好な状態に保つためには、シャント側の腕に負担をかけないようにする。
領域7		役割関係		・シャント側の腕に重い荷物を持たない、腕時計をしない、血圧を測らない、電車の吊り革を強く握らない、など。 ・利き手が右手の場合、普段の作業を右手で行う、左手に腕時計をしている人が多いことなどにも気をつける。
2．家族関係	【家族機能】 ●内服薬は処方に従って内服している ●IT関係の会社のエンジニア ●妻は同じ会社の営業職 ●共働きで家計に余裕がある ●妻「穏やかでやや内向的で自分からはあまり発言しない、何でも自分で調べてじっくり考えるのが好きなタイプ」と発言 ●妻「自分で健康と食事管理がしっかりできるようになってほしい」と発言 ●休日は時々妻と買い物に行く ●息子は数年前に独立し他県に住んでいる		共働きで夫婦共に多忙な毎日であるが、コミュニケーションはとれている。 妻は本人が自分で健康管理、食事管理ができるようになってほしいと考えている。本人は何でも自分で調べて考えるタイプであることから、協力しあいながら、自己管理することが可能であると予測できる。 透析導入にあたって、シャント部位を管理しながら、長期にわたって透析を継続するためには、患者本人および家族の理解と協力が不可欠である。 症状悪化のためシャント造設を目的とした入院であるが、これまで処方に従って内服してきたこと、夫婦共に理解力が高いことから、本人および家族の継続的な学習と積極的な治療参加が可能であると考えられる。 以上より、仮診断は家族機能促進準備状態とする。	
領域8		セクシュアリティ		
3．生　殖		●50歳、男性 ●息子は数年前に独立し他県に住んでいる ●妻は同じ会社の営業職 ●慢性腎不全でシャント造設・透析導入目的で入院	透析導入後は、週2〜3回透析に通うことになり、生活パターンが大きく変化する。 シャント部位の管理が必要になり、性行動で気をつけなければならないことが増える。 セクシュアリティに関する思いなどの情報は不足しているが、妻との関係は良好であるため、仮診断は立てない。	
領域9		コーピング/ストレス耐性		
2．コーピング反応	【不　安】 ●「今回初めての手術なので緊張し	●毎日残業があり、夜10時頃に帰宅	これまでのように仕事ができるのか不安を感じている。シャント造設術お	

233

クラス	情 報	関連情報	アセスメント	基礎知識
	ている」と発言 ● 「会社に勤め続けられるのか」と発言 ● 入眠困難 ● 消耗性疲労	● 毎日ビールを850mL摂取している ● 20歳から1日20本喫煙 ● 慢性腎不全でシャント造設・透析導入目的で入院 ● 利き手は右手、左手に腕時計をしている ● 年に数回の登山が楽しみ ＜理　由＞ 毎日の生活パターンと余暇の過ごし方は、不安感とその対処方法に影響する	よび透析導入後の生活の変化について、具体的なイメージができないことが不安につながっていると考えられる。 　今後、シャント造設により、視覚的にも身体的変化がある。実際にどれくらい生活に支障をきたすか具体的にイメージできていないため、これまでのように仕事を継続できるかどうかという不安も大きいと考えられる。 　仕事上で人とかかわることもあるため、身体的なイメージや仕事上の制限は自尊心の低下や挫折感、絶望感につながる可能性がある。今後の治療継続意欲に大きくかかわる問題であるため、今後の心理的変化に注意する。 　以上より、仮診断は不安とする。	
領域10		生活原理		
3．価値観/信念/行動の一致	【意思決定】 ● 慢性腎不全でシャント造設・透析導入目的で入院 ● 「入院、手術は仕方がないが、会社に勤め続けられるのか」と発言		透析導入が必要な段階まで腎機能が低下したことについてある程度理解し、受け入れることができていると考えられるため、仮診断は立てない。	
領域11		安全/防御		
2．身体損傷	【皮膚統合性】 ● 全身に軽度の瘙痒感 ● 高血圧 ● 糖尿病 ● 慢性腎不全 ● 慢性腎不全でシャント造設・透析導入目的で入院 ● 両下腿と両足背に軽度の浮腫		慢性腎不全により電解質バランス異常が生じており、これが主な原因となって皮膚乾燥と瘙痒感が生じている。過労によるストレス、栄養の偏り、水分摂取不足など食生活が影響している可能性もある。 　今後、腎機能がさらに低下することで瘙痒感が増強し、栄養摂取不足を招くと皮膚乾燥が悪化することが予想される。 　尿毒症症状が著明になると、乾燥、瘙痒感、色素沈着といった皮膚障害が増強する。 　シャント造設、透析導入が予定されているが、透析維持期には電解質バランスの崩れによって瘙痒感が出現するほか、体温上昇、アレルギー、高カルシウムおよびリン蓄積による石灰沈着なども起こりうる。 　持続的に透析を行うことで生じるシャント部の湿疹、接触皮膚炎なども原因となる。 　以上より、仮診断は皮膚統合性障害リスク状態とする。	
領域12		安　楽		
1．身体的安楽	【安　楽】 ● 慢性腎不全でシャント造設・透析	● 「最近体が疲れやすくなったように	慢性腎不全による腎機能低下のために倦怠感などが出現している。	

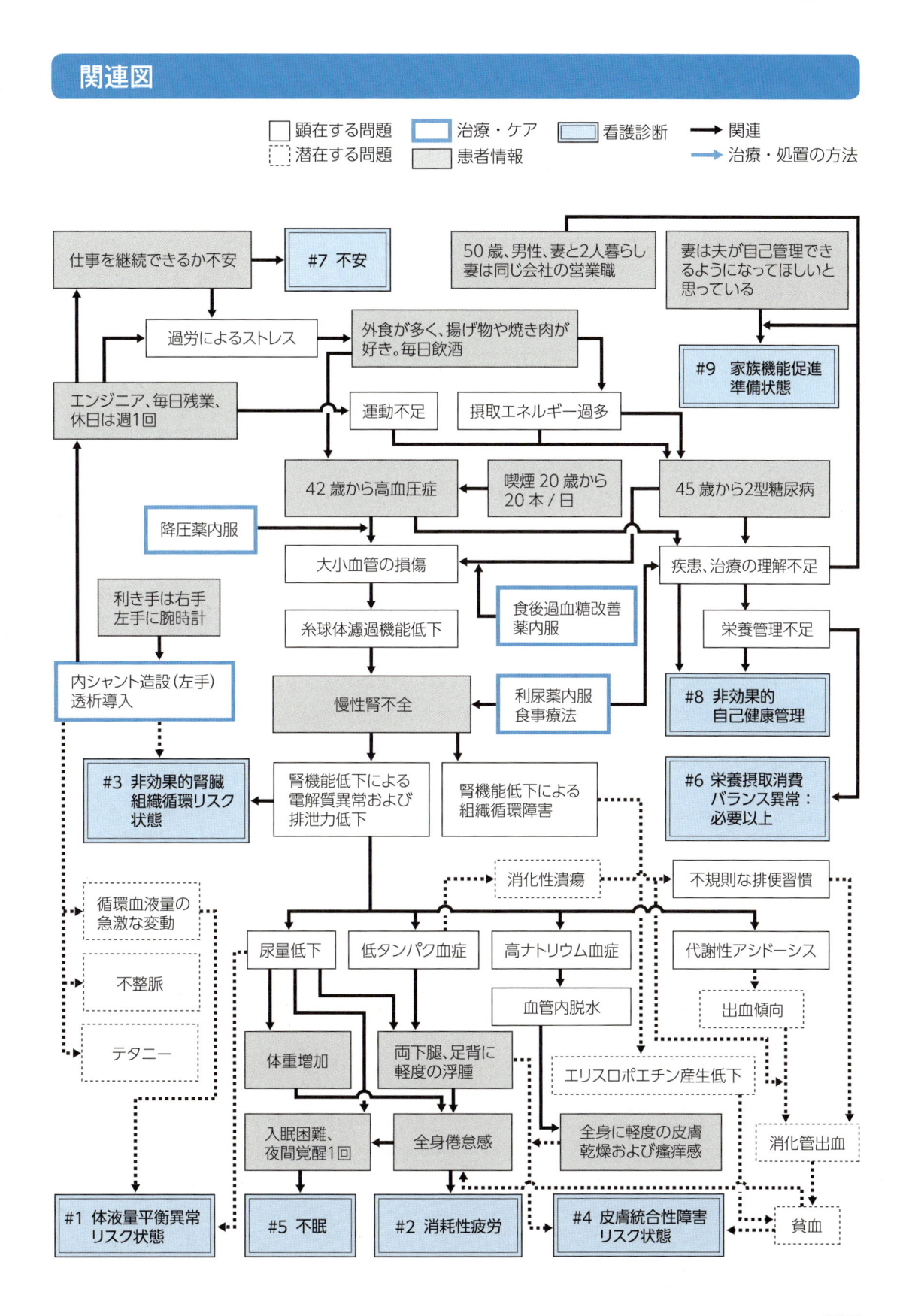

10 血液透析療法が必要になりシャント造設術を受ける慢性腎不全患者の看護過程

関連図

凡例：
- □ 顕在する問題
- ┌╌┐ 潜在する問題
- □（青枠）治療・ケア
- ■（灰色）患者情報
- ■（水色）看護診断
- → 関連
- ⇒（青）治療・処置の方法

- 仕事を継続できるか不安 → **#7 不安**
- 50歳、男性、妻と2人暮らし 妻は同じ会社の営業職
- 妻は夫が自己管理できるようになってほしいと思っている → **#9 家族機能促進準備状態**
- 過労によるストレス
- 外食が多く、揚げ物や焼き肉が好き。毎日飲酒
- エンジニア、毎日残業、休日は週1回
- 運動不足
- 摂取エネルギー過多
- 42歳から高血圧症
- 喫煙 20歳から 20本/日
- 45歳から2型糖尿病
- 降圧薬内服
- 大小血管の損傷
- 疾患、治療の理解不足
- 利き手は右手 左手に腕時計
- 糸球体濾過機能低下
- 食後過血糖改善薬内服
- 栄養管理不足
- 内シャント造設（左手）透析導入
- 慢性腎不全
- 利尿薬内服 食事療法
- **#8 非効果的自己健康管理**
- **#3 非効果的腎臓組織循環リスク状態**
- 腎機能低下による電解質異常および排泄力低下
- 腎機能低下による組織循環障害
- **#6 栄養摂取消費バランス異常：必要以上**
- 循環血液量の急激な変動
- 消化性潰瘍
- 不規則な排便習慣
- 不整脈
- 尿量低下
- 低タンパク血症
- 高ナトリウム血症
- 代謝性アシドーシス
- テタニー
- 血管内脱水
- 出血傾向
- 体重増加
- 両下腿、足背に軽度の浮腫
- エリスロポエチン産生低下
- 入眠困難、夜間覚醒1回
- 全身倦怠感
- 全身に軽度の皮膚乾燥および瘙痒感
- 消化管出血
- **#1 体液量平衡異常リスク状態**
- **#5 不眠**
- **#2 消耗性疲労**
- **#4 皮膚統合性障害リスク状態**
- 貧血

235

クラス	情　報	関連情報	アセスメント	基礎知識
	導入目的で入院 ● 軽度の倦怠感 ● 入眠困難 ●「入院、手術は仕方がないが、会社に勤め続けられるのか」と発言	感じていたが、年齢のせいだとばかり思っていた」と発言 「腎臓が悪いとは知っていたが、あまり気にしていなかった」と発言	透析導入の段階まで進んでいる状況であるにもかかわらず、苦痛の自覚があまりないことから、仮診断は立てない。	
領域13	\multicolumn{3}{c|}{成長／発達}	
2．発　達	【成長発達】 ● 50歳、男性 ● 息子は数年前に独立し他県に住んでいる	● 共働き ● 妻は同じ会社の営業職	50代男性として身体的成長に問題はない。夫婦共に会社勤務であり、社会的発達も問題ないと考えられるため、仮診断は立てない。	

総合のアセスメント

　Tさんは、50歳の男性である。45歳で2型糖尿病と診断され、3年前には慢性腎不全と診断された。糖尿病が進行することで慢性腎不全が悪化し、透析導入のためにシャント造設をする段階にある。腎機能が障害され、ナトリウム貯留、体液量増加をきたし、その結果さらに高血圧を招いている。症状が悪化することで、さらに腎機能が低下するという悪循環に陥るため、**非効果的腎臓組織循環リスク状態**にある。排尿量が低下し、体液が貯留することで、全身性の浮腫が出現しているほか、高度の尿タンパクを認めており、低タンパク血症によって浮腫が増強している**体液量平衡異常リスク状態**である。高血圧と高血糖が腎不全症状を悪化させるため、原因疾患に対する治療と、規則的かつ適切な食事療法が必要である。

　慢性腎不全による電解質異常、高血圧、浮腫が認められており、**消耗性疲労**の状態にある。さらに腎臓から分泌されるエリスロポエチンが不足し、造血機能が低下して腎性貧血を招いていることも、倦怠感が増す要因となっている。また、電解質バランス異常が生じており、これが主な原因となって皮膚乾燥と瘙痒感が生じている**皮膚統合性障害リスク状態**にある。

　普段は残業で忙しく、夜間排尿も関係して**不眠**の状態にあったことや、外食中心の生活で栄養バランスが崩れていたことも皮膚乾燥に影響していた可能性がある。また、過労やストレスからか、帰宅後は毎日飲酒するという生活を続けており、**栄養摂取消費バランス異常：必要量以上**の状態であった。内服管理は自分でできていたものの、高血圧や腎不全に対する食事管理の必要性について理解が乏しく、適切な行動に結びついておらず、**非効果的自己健康管理**であったといえる。シャント造設および透析導入後は、食事、運動をはじめとして生活が大きく変化するが、具体的なイメージができず、仕事を継続できるかどうかと悩んでおり、**不安**が大きいと考えられる。

　今後は疾患を悪化させないように生活を整えながら、週3回の透析を長期にわたって継続する必要がある。患者本人および妻は理解力があり、コミュニケーションがとれている**家族機能促進準備状態**にあると考えられることから、本人および家族の継続

的な学習と積極的な治療参加を促すようなかかわりが不可欠であると考えられる。

看護診断リスト

#	月日	健康問題（看護診断）	E：関連因子、リスク因子 S：診断指標（症状や徴候）
1		体液量平衡異常リスク状態	E：腎機能低下、栄養管理不足、透析導入
2		消耗性疲労	E：慢性腎不全による電解質異常、高血圧、浮腫 S：全身倦怠感、貧血
3		非効果的腎臓組織循環リスク状態	E：高血圧、糖尿病、慢性腎不全 S：両下腿と足背の浮腫、TP6.7g/dL、Alb3.6g/dL、Na137mEq/L
4		皮膚統合性障害リスク状態	E：慢性腎不全、浮腫、貧血
5		不眠	E：慢性腎不全、不規則なライフスタイル S：入眠困難、倦怠感
6		栄養摂取消費バランス異常：必要量以上	E：過剰な栄養摂取 S：BMI25.2、座位中心のライフスタイル、1日2度の外食、アルコール（水分）摂取過多
7		不安	E：初めての手術、透析導入 S：「今回初めての手術なので緊張している」「会社に勤め続けられるのか」
8		非効果的自己健康管理	E：知識不足 S：外食の多い食生活、アルコール摂取過多
9		家族機能促進準備状態	E：シャント管理と長期にわたる透析

看護計画

「＃1　体液量平衡異常リスク状態」の看護診断に対する看護計画を示す。

看護診断	
P：体液量平衡異常リスク状態 E：腎機能低下、栄養管理不足、透析導入	
期待される結果	達成予定日
＜長期目標＞ 1）体液量の平衡が保たれ、症状が悪化しない。 2）疾患と透析療法について理解し、適切な日常生活管理を行うことができる。	
＜短期目標＞ 1）水分出納管理、食事療法、薬物療法の必要性を理解できる。 2）具体的な管理方法について理解できる。 3）適切な日常生活管理のための行動がとれる。 4）透析療法について理解し、今後の変化を肯定的に受け止められる。	

介入

OP
①食事摂取状況（透析食）。
②嗜好品などの摂取状況。
③排泄状況。
④禁煙が守られているかどうか。
⑤体重の変化。
⑥バイタルサイン（血圧、血糖値）。
⑦検査データ（電解質、血糖）。
⑧現在の状態（疾患、治療）に対する知識。
⑨入院後の心理的変化、治療に対する思い。
⑩家族との関係、コミュニケーション。
⑪疾患の受容過程。
⑫学習意欲、学習方法。
⑬性格、理解力、対処力。
⑭会社側の理解、受け入れ状況。
⑮家族の透析に対する理解、今後の協力。
⑯社会資源活用状況。

TP
①体重測定（毎日）。
②尿量、尿回数、尿の性状測定（毎日）。
③水分出納管理（毎日）。
④浮腫、脱水など症状の出現または悪化があれば安静を促す。
⑤日常生活管理に関する患者、家族の理解度を確認し、疑問や不安があれば相談にのる。
⑥疾患、透析について、イメージしやすいパンフレットなどを用いて理解を促す。
⑦必要があれば、医師や栄養士などと話し合う機会がもてるよう調整する。

EP
①腎臓の機能について説明する。
②日常生活の制限を守ることの重要性と方法について説明する。
③体重、血圧のコントロールについて指導する。
④食事指導を行う。
⑤内服指導を行う。
⑥可能な運動方法を指導する。
⑦便秘対策について指導する。
⑧透析の日程、時間、方法、透析導入後の生活などについて具体的に指導する。
⑨透析中および透析維持期の合併症に関する指導を行う。
⑩わからないこと、不安なことなどがあれば、いつでも相談するよう説明する。

「＃2　消耗性疲労」の看護診断に対する看護計画を示す。

看護診断

P：消耗性疲労
E：慢性腎不全による電解質異常、高血圧、浮腫
S：全身倦怠感、貧血

期待される結果	達成予定日
＜長期目標＞ 1）安静保持により腎機能の低下が最小限に抑えられる。 2）疾患により活動が低下した理由が理解でき、安静を守ることができる。	
＜短期目標＞ 1）安静の必要性を理解できる。 2）入院生活での安静を守ることができる。	

介　入
OP ①自覚症状の有無（倦怠感）。 ②バイタルサイン（体温、血圧、血糖値）。 ③浮腫。 ④貧血症状。 ⑤呼吸状態。 ⑥食事摂取状況。 ⑦排泄（尿量、尿性状、排便状況）。 ⑧内服管理状況。 ⑨検査データ（腎機能、電解質バランス）。 ⑩入院後の心理的変化（不安）。 **TP** ①治療（安静、薬物）を正確に行えるよう援助する。 ②食事管理。 ③精神的援助。 ④倦怠感が強い場合、安全のための環境整備。 **EP** ①安静の必要性について説明する。 ②不安なこと、気になることなどがあれば相談するよう説明する。

学習の課題

1. 慢性腎不全により尿量が減少している患者への看護について調べてみよう。
2. 腎機能低下を防ぎ、症状を悪化させないための日常生活管理の指導を考えてみよう。
3. 透析導入に向けた精神面の看護について考えてみよう。

●文　献

1）日本腎臓学会：腎疾患患者の生活指導・食事療法ガイドライン，日本腎臓学会誌，39，1997.
2）日本腎臓学会：慢性腎臓病に対する食事療法基準2007年版，日本腎臓学会誌，49：871-878，2007.
3）日本腎臓学会：CKD診療ガイド2009，東京医学社，2009，p.38.

11 闘病意欲が低く血糖コントロールに向けた生活改善が必要な患者の看護過程

学習のポイント

1. **闘病意欲が低い患者への血糖コントロールに向けた援助**

2. **慢性合併症がこれ以上進行しないための援助**

   ＊看護診断【血糖不安定リスク状態】に関するアセスメントと看護計画を立案する。

事例紹介

　Bさん、57歳、男性。2型糖尿病歴は28年である。糖尿病足病変、シャルコー関節で当科に入院歴があった。現在、インスリン治療中であるが、HbA1c（NGSP）11～13％と高値が続いており、血糖コントロール目的で入院となった。糖尿病神経障害、糖尿病腎症の第3期B（表11-1）、単純網膜症を合併しているが、視力は1.0で視力障害はない。看護師が見守りのもと、超速効型・混合型を朝食前44単位、昼食前14単位、夕食前33単位のインスリン注射を行い、食前血糖値が150mg/dL前後、食後2時間血糖値が200mg/dLである。自宅では時々インスリン注射を忘れて食事を摂り、食事途中で気がついても、そのままインスリンを打たないことが多い。インスリン注射の際、5～10秒以内で針を抜いてしまうことがあり、手技が確実ではなかった。

　入院時の状態は、随時血糖値230mg/dLと高値で、口渇をよく訴えており、水分を頻回に摂取している。口腔内の状態は歯垢が多く存在しており、う歯もみられる。身長163cm、体重73kg、BMI 27.5。血圧は160～180/90～100mmHgと高く、1日1回朝食後にアンジオテンシンⅡ受容体拮抗薬を服用している。呼吸苦はないが、湿性の咳をしていることがある。呼吸状態に異常はみられず、室内気でSpO$_2$ 96％である。胸部X線上、異常像はみられない。入院時の検査値を表11-2に示す。また、足が寒いと訴え、湯たんぽを要求した。以前、湯たんぽで低温熱傷を起こしていたため、毛布などで対応した。入院後、食事療法とインスリン注射を看護師の見守りのもとで確実に行い、血糖コントロールが改善してきている。看護師は糖尿病教室への参加を促すが、「どうせ同じ内容でしょう」と言って拒否している。排尿は360～555mL/日である。残尿感や排尿障害はみられない。排便は2～3日に1回で、硬い便である。

11 闘病意欲が低く血糖コントロールに向けた生活改善が必要な患者の看護過程

Bさんは妻と次男との3人暮らしであり、居酒屋を経営している。居酒屋は、妻と社員、アルバイトに任せているが、多忙な際は厨房に出て調理を手伝っている。現在、居酒屋経営をすべて妻に任せており、入院中も妻とは電話連絡で状況を確認し合っている。早く退院して、仕事を手伝いたいと話している。性格は明るく、物事に深く執着しないタイプである。没頭できる趣味や生きがいは、仕事をすることである。妻は居酒屋の仕事が多忙で、入院や医師からの説明の際も同席していない。子どもは長男、長女と次男で、次男以外はそれぞれ独立して生活している。次男も仕事で多忙であり、朝早く出かけて夜遅く帰宅しており、Bさんとの会話はほとんどない。

食事は、妻が作った食事と居酒屋でのまかない料理を食べることも多く、塩分摂取は多い。入院前と入院後をとおして、食欲は減ることなく、食事は全量摂取できている。妻が持ってくるお菓子などの間食を食べていることがある。味覚に関する異常はないが、病院の食事は「薄くて食べられない」と言っている。自宅での食習慣は、1日3回であるが、夜は仕事が終わってから寝る前に食べることがあり、夕食が0時過ぎになることもある。十分なジュースやお酒などの糖分を多く摂取しているが、水分量は飲めている。咀嚼・嚥下状態に問題ないが、義歯を使用している。歯磨きは夜に忘れることが多く、う歯を治療中である。飲酒と喫煙習慣があり、今まで禁煙や禁酒を行ったことがない。皮膚は乾燥があるが、かゆみはない。弾力、張り、滑らかさに問題はなく、皮膚色もチアノーゼなどはみられない。また発汗が著しく多いことはな

表11-1 糖尿病腎症の病期分類

項目	臨床的特徴 尿タンパク（アルブミン）	臨床的特徴 GFR（Ccr）	病理学的特徴（糸球体病変）	備考（主な治療法）
第1期（腎症前期）	正常	正常〜高値	びまん性病変：なし〜軽度	血糖コントロール
第2期（早期腎症）	微量アルブミン尿	正常〜高値	びまん性病変：軽度〜中等度 結節性病変：時に存在	厳格な血糖コントロール降圧治療
第3期A（顕性腎症前期）	持続性蛋白尿	ほぼ正常	びまん性病変：中等度 結節性病変：多くは存在	厳格な血糖コントロール降圧治療・タンパク制限食
第3期B（顕性腎症後期）	持続性蛋白尿	低下	びまん性病変：高度 結節性病変：多くは存在	厳格な降圧治療・タンパク制限食
第4期（腎不全期）	持続性蛋白尿	著明低下（血清Cr上昇）	荒廃糸球体	厳格な降圧治療・低タンパク食・透析療法導入
第5期（透析療法期）	透析療法中			移植

日本腎臓学会：糖尿病性腎症に関する合同委員会報告，日本腎臓学会誌，44（1），2002より引用

表11-2 血液検査結果

項目	値	項目	値
HbA1c（NGSP）	13.2%	K	5.0mEq/L
BUN	46mg/dL	Cl	100mEq/L
Cr	1.34mg/dL	TP	7.0g/dL
Na	137mEq/L	Alb	3.6g/dL

い。

　糖尿病足病変、シャルコー関節によって、トイレ移動や入浴は自力で可能であるが、長距離の移動は車椅子を使用している。これまで、知り合いに車椅子を使っている姿を見られたくなく、自宅でもほとんど使用していなかった。入院中はトイレなどの目的がない限りはベッド上で過ごしており、運動習慣はない。両足先には爪白癬があり、治療していなかった。また、モノフィラメント5.07のタッチテストでは、足の感覚低下が軽度みられる。長時間座位でいると、下肢、特に足先に浮腫がみられる。ADLは自立しているが、移動時は介助と見守りが必要である。歩行障害や合併症はみられるが、その状態に対して無力感やストレスと感じている発言はない。ただし、入院によって仕事ができないことにストレスを感じている。入院中、同室の患者との会話は少ないが、挨拶などをしている。2～3日に1回は妻が面会に来ており、妻以外には居酒屋の客の面会も多い。残薬があり、今までに、何度も糖尿病の教育入院歴がある。

アセスメント

クラス	情　報	関連情報	アセスメント	基礎知識
領域1	ヘルスプロモーション			●インスリン注射の用量：インスリン開始時のインスリン用量は実測体重1kg当たり1日0.2～0.3単位（8～12単位）である。所要量は同0.4～0.5単位（20～30単位）まで増量することが多い。 ●インスリン用量の調整は、測定した血糖値に最も影響するインスリン（責任インスリン）の用量を調整する[1]。 ●シャルコー関節（神経障害性骨関節症）：神経障害性の骨や関節の変形で、糖尿病における最も重度な足病変である。症状は通常、局所の熱感、紅斑、腫脹で、疼痛を伴うこともあり、皮膚の症状は認めず、X線上の変化もないことが多い。足の内側の縦アーチの扁平化が一般的で、典型的な「扁平足」変形に至り、大きな潰瘍を形成しやすい。足関節にまで症状が進行した場合には、予後が好ましくない[2]。
1. 健康自覚	【ライフスタイル】 ●糖尿病足病変、シャルコー関節によって、トイレ移動や入浴は自力で可能であるが、長距離の移動は車椅子を使用している ●入院中はトイレなどの目的がない限りはベッド上で過ごしており、運動習慣はない		糖尿病足病変、シャルコー関節によって、入院中もベッド上で過ごすことが多く、臥位または座位がほとんどである。	
2. 健康管理	【健康行動】 ●入院中に看護師が糖尿病教室への受講を促すが、患者は拒否する 【健康維持】 ●食事は、妻が作った食事と居酒屋でのまかない料理を食べている 【自己健康管理】 ●インスリン注射が食前に必要であるが、自宅では時々インスリン注射を忘れて食事を摂り、食事途中で気がついても、そのままインスリンを打たないことが多い ●インスリン注射の手技は、5～10秒以内で針を抜くなど確実ではなかった 【治療計画管理】 ●家族は妻と次男との3人暮らしである	●上肢の麻痺はみられない <理　由> インスリン注射を打つにあたり、麻痺の有無は、自己注射が行えるかどうかの判断の際に重要となる。	自分自身の健康問題を改善したいという発言がなく、食事は妻に任せている状態である。 妻は居酒屋経営で多忙であり、患者の健康管理にまで手が回っていない。 以上より、仮診断は、リスク傾斜健康行動とする。	
領域2	栄　養			
1. 摂　取	【栄養】【嚥下】 ●入院前と入院後をとおして、食欲は減ることなく、食事は全量摂取でき	●TP、Albなどの栄養状態のデータは低くない（表11-2参	BMIが27.5であることから1度肥満である。腹囲は87cmであることからメタボリックシンドロームもある。	

11 闘病意欲が低く血糖コントロールに向けた生活改善が必要な患者の看護過程

クラス	情　報	関連情報	アセスメント
	ている。妻が持ってくるお菓子などの間食を食べていることがある ● 味覚に関する異常はないが、病院の食事は「薄くて食べられない」という発言がある ● 自宅での食習慣は、1日3回であるが、夜は仕事が終わってから寝る前に食べることがあり、夕食が0時過ぎになることもある。水分はジュースやお酒などの糖分を多く摂取しているが、水分量は飲めている ● 咀嚼・嚥下状態に問題ないが、義歯を使用している。歯磨きは夜に忘れることが多く、う歯を治療中である ● 身長163cm、体重73kg、BMI 27.5	照) <理　由> 浮腫は低栄養状態の人に起こりやすいため、栄養状態の確認は必要である。	食事は薄味のため、病院食は全量摂取ではないが、栄養状態のデータは問題ないため、経過をみる。
4．代　謝	【血　糖】 ● 入院時は、随時血糖値230mg/dL、HbA1c（NGSP）が11～13%であった ● 看護師が見守りのもと、超速効型・混合型を朝食前44単位、昼食前14単位、夕食前33単位のインスリン注射を行い、食前血糖値が150mg/dL前後、食後2時間血糖値が200mg/dLである		入院時は高血糖状態が続いていたが、インスリン注射の使用により低下している。ただ、今後も血糖の変動には注意する必要がある。
5．水　化	【電解質平衡】【体液量平衡】【体液量】 ● 長時間座位でいると、下肢、特に足先に浮腫がみられる ● 食事は居酒屋でのまかない料理を食べることも多く、塩分摂取は多い ● 血圧は160～180/90～100mmHgと高く、1日1回朝食後にアンジオテンシンⅡ受容体拮抗薬を服用している ● 呼吸苦はないが、湿性の咳をしていることがある ● カリウムが高値である		尿量は360～555mL/日であり、浮腫が出現しており、電解質や腎機能データが高い。腎症は第3期Bであり、腎症が進行していないかを確認する必要がある。 　以上より、仮診断は電解質平衡異常リスク状態、血糖不安定リスク状態である。
領域3		排泄と交換	
1．泌尿器系機能	【尿　閉】 ● 排尿は360～555mL/日である。残尿感や排尿障害はみられない		糖尿病神経障害による自律神経障害により、無力性膀胱、排尿障害、残尿などが起こるが、みられていない。 　腎泌尿器系の自律神経障害がみられないが、今後、観察は必要である。
2．消化器系機能	【便　秘】 ● 排便は2～3日に1回で、硬い便である ● 食事は全量摂取できている		便秘はあるが、糖尿病神経障害による胃部膨満感や嘔吐、便秘、下痢を起こすような症状がみられていない。

基礎知識

● 無力性膀胱：膀胱に尿がたまっても尿意がなく、尿が出ない。症状は潜在的に進行し、尿路感染症を起こしやすい。
● 糖尿病腎症の病期分類：表11-1参照。

クラス	情　報	関連情報	アセスメント	基礎知識
3.　外皮系機能	●皮膚は乾燥があるが、かゆみはない ●弾力、張り、滑らかさに問題はなく、皮膚色もチアノーゼなどはみられない ●発汗が著しく多いことはない ●両足先に爪白癬があるが、治療していない		外皮系機能の看護診断は現在開発されていないが、爪白癬があることから、感覚・運動神経障害の進行により足病変が起こる可能性があるため、注意が必要である。 　足病変は、領域11で「転倒転落リスク状態」の仮診断と統合する。	
4.　呼吸器系機能	【ガス交換】 ●呼吸状態に異常はみられず、室内気でSpO$_2$96%である ●呼吸苦はないが、湿性の咳をしていることがある。胸部X線上、異常像はみられない	●痰が出ているが、熱の上昇や検査データ（WBC、CRP）の上昇はみられない ＜理　由＞ 糖尿病患者、特に血糖コントロールが悪い患者は感染への抵抗力が弱くなる。痰が出ている場合、呼吸器感染症の有無を検討する。		
領域4		活動/休息		
2.　活動/運動	【歩行】 ●トイレ移動や入浴は自力で可能であるが、糖尿病足病変、シャルコー関節によって、長距離の移動は車椅子を使用している ●ADLは自立しているが、移動時は介助と見守りが必要である	●糖尿病腎症は第3期B ＜理　由＞ 糖尿病腎症第3期Bでは積極的な運動療法は制限されるが、ゆっくり散歩するなど体力を維持する程度の運動は重要になる。 腎機能データに注意する。	移動に関して、足病変により制限がある状態であるため、ベッド上での活動には問題はないが、ベッド上からの移動や車椅子動作の際に障害をきたすおそれがある。 　糖尿病神経障害の自律神経障害で、起立性低血圧がみられることがあるが、臥位と立位時の収縮期血圧の違いが50mmHgであるため、起立性低血圧である。活動時の低血圧で障害をきたす可能性がある。 　以上より、領域11で「転倒転落リスク状態」と統合する。	●糖尿病神経障害の治療：血糖管理が基本で、HbA1c（NGSP）6.9％未満を目指す。喫煙・高血圧などの危険因子に注意する[3]。
領域5		知覚/認知		
1.　注　意	【半側無視】 ●視力は1.0で視力障害はない		単純網膜症を合併しているが、視力は1.0で視力障害はない。 　糖尿病教室へ出席せず、学習意欲は低いが、知識不足や記憶障害を認めないため、今ある知識を日常生活に生かしていくケアが重要である。	
3.　感覚/知覚	●モノフィラメント5.07のタッチテストでは、足の感覚低下が軽度みられる	●麻痺や構音障害はない ＜理　由＞ 高血糖患者は、アテローム動脈硬化から脳卒中をきたしやすいため注意が必要である[3]。		
4.　認　知	【知識】【記憶】 ●糖尿病に対する学習意欲が低く、糖尿病教室へ出席していない ●「どうせ同じ内容でしょう」という発言がある			

11 闘病意欲が低く血糖コントロールに向けた生活改善が必要な患者の看護過程

クラス	情報	関連情報	アセスメント	基礎知識
領域6		自己知覚		
1．自己概念	【人間の尊厳】【自己同一性】【自己概念】 ●性格は明るく、物事に深く執着しないタイプである ●今まで禁煙や禁酒を行ったことがない		合併症が進行し、日常生活行動に制限があるが、明るい性格によって、自己概念や自尊感情の低下にまでは至っていない。 車椅子を使用する自分を見られなくないとの発言から、自己概念や自尊感情の低下につながっている可能性はある。	
3．ボディイメージ	【ボディイメージ】 ●自分自身のボディイメージについて、悲観的な言葉は聞かれない ●知り合いに車椅子を使っている姿を見られたくなく、自宅でもほとんど使用していなかった			
領域7		役割関係		
2．家族関係	【愛着】【家族機能】 ●妻との仲は良好であり、子ども3人はそれぞれ仕事をしており、次男と同居している ●2～3日に1回は妻が面会に来ている		入院が長期に及ぶと、仕事ができないことによる焦りや無力感を感じる可能性がある。 現在は、妻との会話もあり、思いを表出できていることで、焦りと無力感を感じていないと考える。 50歳代で壮年期としての必要な役割を遂行できないことで、混乱や葛藤を生じる可能性がある。 以上より、仮診断は非効果的役割遂行とする。	
3．役割遂行	【パートナーシップ】【役割葛藤】【役割遂行】 ●現在、居酒屋経営をすべて妻に任せており、入院中も妻とは電話連絡で状況を確認し合っている ●早く退院して、仕事を手伝いたいと話している 【社会的相互作用】 ●同室の患者との会話は少ないが、挨拶などはしている ●妻以外にも居酒屋の客の面会も多い			
領域9		コーピング／ストレス耐性		
1．身体的／心的外傷後反応	【心的外傷後シンドローム】 ●心理的トラウマ（外傷）につながる反応はみられない ●今回の入院や合併症による、心理的トラウマに至る発言はない		50歳代の壮年期で、入院により仕事ができないことで、ストレスを感じている。血糖コントロールを適切に行うことは、仕事を続けることにつながることを伝え、仕事と血糖コントロールをつなげて考えることが効果的であると考える。 糖尿病神経障害に伴う障害が軽度みられており、今後の血糖コントロールによっては神経障害が進行する可能性があるため、知識を提供する 心理的に混乱を示す言動がないため、非効果的コーピングは確定診断として立案しない。	
2．コーピング反応	【不安】【コーピング】【無力感】【ストレス】 ●歩行障害や合併症がみられるが、その状態に対して無力感やストレスと感じている発言はない ●入院によって仕事ができないことにストレスを感じている			
3．神経行動ストレス	【自律神経反射異常亢進】 ●モノフィラメント5.07のタッチテストでは、足の感覚低下が軽度みられる			

クラス	情報	関連情報	アセスメント	基礎知識
領域10		生活原理		
2. 信 念	【希望】【スピリチュアルウェルビーイング】 ●没頭できる趣味や生きがいは、仕事をすることである		生きがいなどに対して、特に大きな問題は生じていない。今後、血糖コントロールのために生活習慣の変容を検討するうえで、生きがいと結びつけて考えていくことは効果的である。	
3. 価値観/信念/行動の一致	【信仰心】【スピリチュアルペイン】 ●宗教に関する情報はない ●今、患者にとって最も重要なことは、仕事のことである			
領域11		安全/防御		
1. 感 染	【感 染】 ●感染を示す徴候はない ●入院時より平熱で、検査データ(WBC、CRP)は正常である			
2. 身体損傷	【歯生障害】【口腔粘膜】 ●歯垢が多く存在しており、う歯もみられる 【転倒転落】 ●単純網膜症で視力が1.0であり、視力障害はない ●トイレ移動や入浴は自力で可能であるが、糖尿病足病変、シャルコー関節によって長距離の移動は車椅子を使用している ●ADLは自立しているが、移動時は介助と見守りが必要である 【末梢性神経血管性機能障害】 ●モノフィラメント5.07のタッチテストで、足の感覚低下が軽度みられる 【皮膚統合性】 ●両足先の爪白癬があるが、治療していない		糖尿病患者は高血糖から免疫力が低下し、口腔内細菌の増殖が促進され歯周炎が拡大する。また、歯垢やう歯がみられるため、口腔内の状態が悪化する可能性がある。 糖尿病足病変、シャルコー関節があり、移動時は介助と見守りが必要であるため、転倒転落の危険が高いと考える。 以上より、仮診断は転倒転落リスク状態とする。 皮膚統合性は、未治療の爪白癬があり、また糖尿病神経障害があることから進行する可能性がある。 以上より、仮診断は皮膚統合性障害リスク状態である。	●糖尿病患者の口腔衛生：唾液および歯肉滲出液中のブトウ糖の上昇と唾液分泌量の減少により、歯垢形成が助長されるとともに、歯の自浄性も低下する[4]。
6. 体温調節	【体 温】 ●入院時より35〜36℃台の平熱で経過している			
領域12		安楽		
1. 身体的安楽	【安楽】【悪心】【疼痛】 ●不眠の訴えはなく、その他に不快感を訴える発言はない ●疼痛や悪心の訴えもない			
3. 社会的安楽	【社会的孤立】 ●重要他者として、妻が心理的な支えで、面会もある ●経済的な問題の訴えはない ●同室の患者とも挨拶ができており、店のお客の面会もある			
領域13		成長/発達		
1. 成 長	【成 長】			

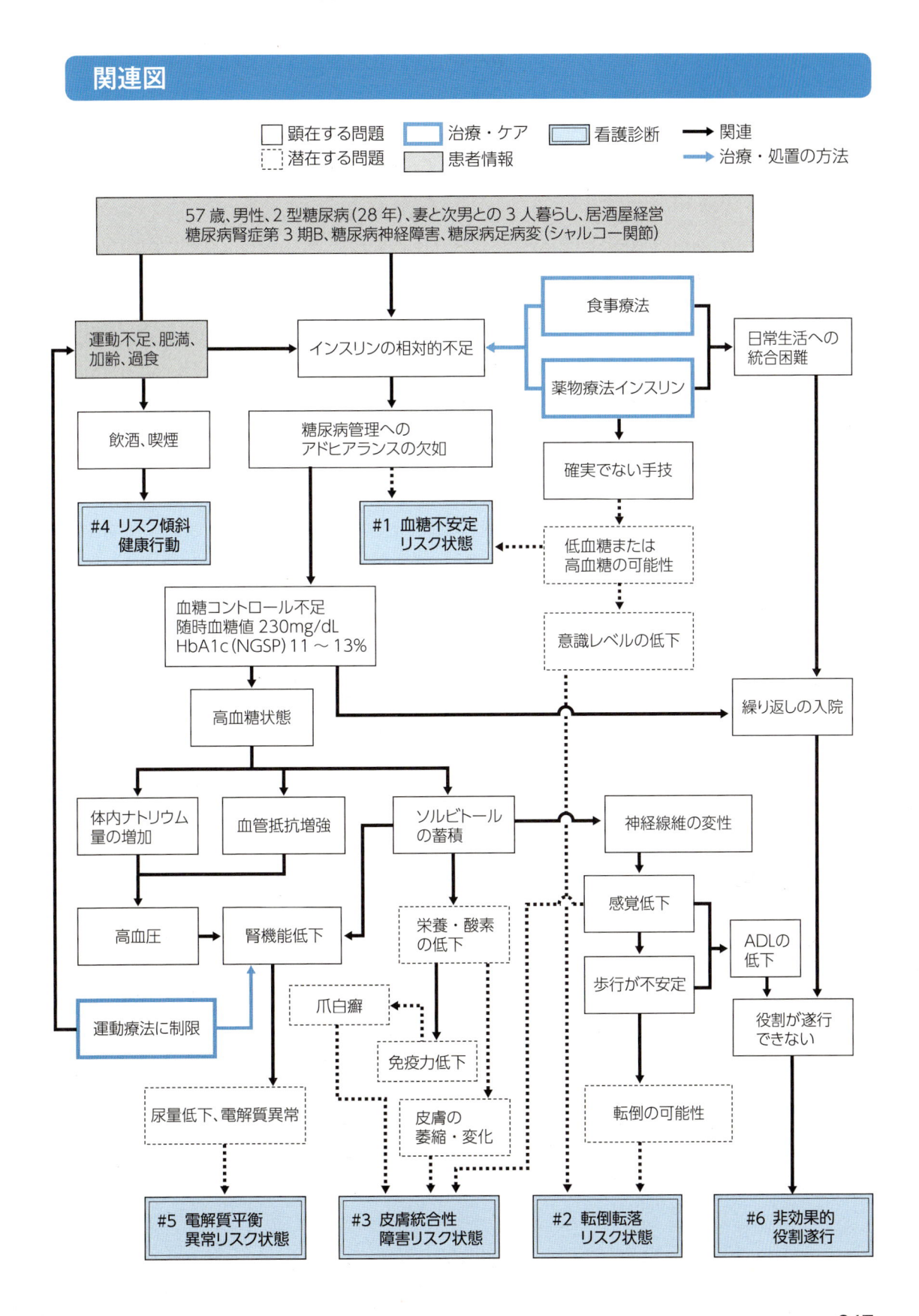

11 闘病意欲が低く血糖コントロールに向けた生活改善が必要な患者の看護過程

関連図

凡例：
- □ 顕在する問題
- ┈ 潜在する問題
- □（青枠）治療・ケア
- ■（灰）患者情報
- ■（水色）看護診断
- → 関連
- → 治療・処置の方法

患者情報： 57歳，男性，2型糖尿病（28年），妻と次男との3人暮らし，居酒屋経営 糖尿病腎症第3期B，糖尿病神経障害，糖尿病足病変（シャルコー関節）

主な関連：
- 運動不足，肥満，加齢，過食 → 飲酒，喫煙 → **#4 リスク傾斜健康行動**
- インスリンの相対的不足 ← 食事療法／薬物療法インスリン
- 糖尿病管理へのアドヒアランスの欠如 → **#1 血糖不安定リスク状態**
- 確実でない手技 ┈→ 低血糖または高血糖の可能性 ┈→ 意識レベルの低下
- 日常生活への統合困難 → 繰り返しの入院
- 血糖コントロール不足 随時血糖値 230mg/dL HbA1c（NGSP）11〜13％ → 高血糖状態
  - → 体内ナトリウム量の増加 → 高血圧
  - → 血管抵抗増強 → 腎機能低下
  - → ソルビトールの蓄積 → 栄養・酸素の低下／神経線維の変性
- 運動療法に制限 → 腎機能低下
- 腎機能低下 ┈→ 尿量低下，電解質異常 → **#5 電解質平衡異常リスク状態**
- 栄養・酸素の低下 ┈→ 爪白癬／免疫力低下／皮膚の萎縮・変化 → **#3 皮膚統合性障害リスク状態**
- 神経線維の変性 → 感覚低下 → 歩行が不安定 ┈→ 転倒の可能性 → **#2 転倒転落リスク状態**
- 感覚低下 → ADLの低下 → 役割が遂行できない → **#6 非効果的役割遂行**

247

クラス	情報	関連情報	アセスメント	基礎知識
	●体力や意欲が減退しているという言動はみられない			
2．発達	【発達】 ●壮年期になるが、体格や体力などで著しく低下しているデータはみられない			

統合のアセスメント

　Bさんは57歳の男性で、血糖コントロールが不良のため、血糖コントロール目的で入院となった。入院時は随時血糖値230mg/dL、HbA1c（NGSP）11〜13％と高値であったが、インスリン注射を看護師見守りのうえで確実に行うことで、血糖値は安定してきた。しかし、インスリン注射の調整をしつつ血糖値の経過をみていく必要があり、血糖が不安定となる可能性もあるため、血糖不安定リスク状態とする。また、現在は糖尿病に伴う慢性合併症（神経障害、腎症、網膜症）を発症しており、血糖値が不安定な状態が続くと、合併症が進行する可能性があるため、血糖コントロールが重要となる。患者は今後も仕事を続けていきたい思いが強く、仕事の継続と血糖コントロールを結びつけ、行動変容の動機づけをしていきたいと考える。しかし、患者は自分自身の生活習慣の改善を望んでおらず、適切な療養行動がとれていないため、リスク傾斜健康行動の看護計画を立案し、血糖コントロールの改善に向けて、禁煙、禁酒、食生活の改善に向けて検討していくことが重要である。

　特に検査データ上、腎機能および電解質に異常がみられ、浮腫も出現している。血糖コントロールも不良のため、今後はさらに腎機能および電解質に異常を認める可能性がある。電解質平衡異常リスク状態の看護計画を立案し、腎機能および電解質データを注意深く観察し、慢性合併症の進行を確認する。

　Bさんは入院を望んでおらず、早く退院して仕事に復帰したいと考えている。入院が続くことで、仕事ができないという葛藤が生じる可能性があり、非効果的役割遂行についても考慮する必要がある。

　足の爪白癬があり、現在未治療である。今後フットケアができないと、足病変が進行する可能性があるため、皮膚統合性障害リスク状態として、観察を継続しつつ、フットケアに対する指導を行う。

　Bさんは糖尿病足病変、シャルコー関節があり、移動時は介助と見守りが必要である。また、今のインスリン量では低血糖を起こす可能性がある。糖尿病足病変、シャルコー関節、インスリン注射による低血糖により、転倒転落リスク状態が高い。歩行時と意識状態に異常を感じたときはすぐに知らせるよう伝える。

看護診断リスト

#	月日	健康問題（看護診断）	E：関連因子、リスク因子 S：診断指標（症状や徴候）
1		血糖不安定リスク状態	E：インスリン注射の手技の不徹底、必要な生活習慣の改善ができず、高血糖状態が続く
2		転倒転落リスク状態	E：入院、糖尿病足病変やシャルコー関節に伴うADL低下、血糖値変化（低血糖）
3		皮膚統合性障害リスク状態	E：血糖コントロールの不良、白癬症の未治療
4		リスク傾斜健康行動	E：健康状態を保とうとする思いをもっていない S：喫煙や飲酒をやめようと思わない、糖尿病教室に行っても変わらないと思っている
5		電解質平衡異常リスク状態	E：血糖コントロールの不良に伴う糖尿病腎症による腎機能低下
6		非効果的役割遂行	E：入院、糖尿病足病変やシャルコー関節に伴うADL低下 S：妻に店を任せている

看護計画

「＃1　血糖不安定リスク状態」の看護診断に対する看護計画を示す。

看護診断

P：血糖不安定リスク状態
E：インスリン注射の手技の不徹底、必要な生活習慣の改善ができず、高血糖状態が続く

期待される結果　　　達成予定日

＜長期目標＞
血糖が目標値で推移できるために、必要な療養行動をとることができる。

＜短期目標＞
1）インスリン注射の手技を確実に行うことができる（針を刺してから10秒間は皮膚から針を抜かない）。
2）食前に3回、確実にインスリン注射することができる。

介　入

OP
①血糖値（7回／日）。
②食事摂取量と内容、食欲の有無、水分量。
③検査データ。
④インスリン注射の手技（針を刺してから10秒間は皮膚から針を抜かない）。
⑤精神状態（ストレス、不安）。
⑥食事管理に対する理解度。
⑦家族の理解度と協力体制。
⑧インスリン注射を1日3回行えているか。

TP
①インスリン注射の際は、必ず看護師が見守る。
②7回の血糖測定値を確認し、振り返りを行う。
③配膳時に、食事やインスリン注射に対する思いや知識を確認する。
④糖尿病やインスリン注射に対する思いと受け止めの状況を確認し、必要であれば患者の話をゆっくり傾聴する。
⑤今までのライフスタイルを尊重しつつ、糖尿病治療をどのように統合していくのかについて共に検討する。

EP
①インスリン注射の確実な手技についての知識を確認し、知識不足や間違った認識の部分は知識を追加・修正する。
②食事に対する課題を明確にし、改善に必要な知識を伝える。

学習の課題

1. 糖尿病患者の慢性合併症の進行予防に対する援助について考えてみよう。
2. 治療に対して意欲が低下している患者への援助について考えてみよう。

●文　献
1）日本糖尿病学会編：糖尿病治療ガイド2012-2013，文光堂，2012．
2）日本腎臓学会：糖尿病性腎症に関する合同委員会報告，日本腎臓学会誌，44（1），2002．
3）日本糖尿病学会編：糖尿病療養指導の手びき，改訂第4版，南江堂，2012．
4）日本糖尿病療養指導士認定機構編：糖尿病療養指導ガイドブック2012—糖尿病療養指導士の学習目標と課題，メディカルレビュー社，2012．

12 急性骨髄性白血病と診断され、化学療法目的で入院した患者の看護過程

学習のポイント

1. 疾患と化学療法の副作用である骨髄抑制により、貧血、易感染状態、易出血状態にある患者への援助

2. 突然、悪性の疾患であると診断され、初めて化学療法を受ける患者の不安への援助

＊看護診断【非効果的抵抗力】に関するアセスメントと看護計画を立案する。

事例紹介

　Oさんは42歳、女性。1か月ほど前から倦怠感が持続し徐々に増悪するため、近医を受診した。血液検査にて異常が認められ当院に紹介され急性白血病の疑いで即日入院となった。

　入院後の血液検査、骨髄穿刺の結果、WBC52,000/μL（芽球65.5%）、骨髄芽球36.8%であり、急性骨髄性白血病（M2）と診断された。早急な化学療法が必要であると説明を受け、寛解導入療法としてイダルビシン・シタラビン（IDR/Ara-C）療法の1クール目が開始されることになった。今後は、その治療への反応をみて地固め療法、造血幹細胞移植などの治療を検討する予定である。

　入院時は、「まさか自分が白血病なんて信じられない」「急な入院で、家のなかがめちゃくちゃ。長男の受験もあるし、長女は土日も吹奏楽部のイベントがあって、準備を手伝ってあげなきゃいけないのに」と混乱している様子がみられた。

　入院時の身体所見は、身長154.5cm、体重51.7kg（普段の体重は53.0kg）、体温36.8℃、脈拍74回/分、リズム規則的、血圧108/64mmHgである。SpO₂は常に95～96%であるが、体動時に息苦しさの訴えがあり、脈拍・呼吸数の増加がみられる。月経は1回/月。入院時の血液検査結果を表12-1に示す。

　「だるさがずっと続いて食欲はない」と話しており、食事をベッドサイドへ運んでも、「もう食事時間ですか。そこに置いておいてください」と食欲がない様子である。摂取量は、常食を主食・副食ともに1/2程度、水分は食事のお茶をコップ1杯と500mLペットボトルのお茶を1/2程度飲んでいる。う歯は治療済みである。

　顔色が悪く眼瞼結膜は蒼白、四肢末端の冷感を認める。「少し動くのもしんどい」と

日中もベッドで寝ていることが多く、起き上がる際にふらっとする感覚があるが、歩行時のふらつきはなくトイレへは自分で行くことができる。検査など病棟外へは車椅子で移動している。

シャワー浴は「今はしんどいから」と希望せず、蒸しタオルで体を拭き足浴をすると「気持ちいいです。ありがとうございます」と笑顔がみられた。

もともと便秘であるが1回／3日は排便がみられ、腸蠕動音は聴取でき、腹部膨満感はない。痔疾患はない。排尿は5～6回／日であったが、化学療法の副作用予防のため、入院時より持続点滴（2,000mL／日）と24時間蓄尿が始まり、尿量は1,800～1,900mL／日、夜間2～3回トイレに行くため「あまり眠れていない」と訴えているが、睡眠薬は使用していない。

感染予防について、パンフレットを用いて説明をすると、「よくわからないうちにどんどん進んでいくが、とにかく今は治療を受けるしかない」と話す。

入院2日目より、IDR/Ara-C療法がスタートし「抗がん剤はどんな感じでしょうか。大丈夫かな。効かなかったらどうしようと考えてしまう」と緊張している様子だった。入院3日目より、下肢に浮腫が出現し利尿薬が開始となり、「トイレで夜起きると、いろいろ考えて寝つくのに時間がかかる」と訴えている。検温時「ついつい、すぐベッドに横になりたくてうがいを忘れる」と話す。主治医も毎日ベッドサイドへ行き、薬剤などの説明をしているが、「わからないことはないかと言われても……」と戸惑う様子がみられた。副作用の悪心・嘔吐は制吐薬の投与で予防でき、薬液漏れなどのトラブルもなく1クール目の化学療法が終了した。

Oさんは夫と中学生の長男と長女の4人家族である。既往歴はなく、健康のために朝、柔軟体操をしていた。保育士として、非常勤で近所の児童館に2～3回／週勤務しており、夫はOさんのことを「子どもが好きで、自分の子どもは手が離れてきたからと、児童館で初めて子育てをするお母さんの相談にのっていた。職場の人たちにも頼りにされ、楽しそうだったが、入院をするし、退職手続をしたほうがよいか本人も迷っている」と話している。趣味のフラダンスに1回／週通い、友人も多い。特定の宗教はない。

表12-1　血液検査結果

項　目	値	項　目	値
RBC	256万／μL	TP	7.5g/dL
Hb	8.6g/dL	Alb	4.0g/dL
Ht	26.4%	A/G比	1.2
Plt	2.9万／μL	Na	141mEq/L
WBC	52,000／μL	K	4.2mEq/L
好中球	4.5%	BUN	15.0mg/dL
桿状核球（Stab）	0.5%	Cr	0.7mg/dL
分葉核球（Seg）	4.0%	LDH	188IU/L
芽球（blast）	65.5%	CRP	0.1mg/dL

12 急性骨髄性白血病と診断され、化学療法目的で入院した患者の看護過程

　近くに実母と実姉家族が住んでおり、入院に際して家事の手伝いなどを頼んでいるが、「母も年だし、姉夫婦にばかりお願いするのも」と遠慮している様子がみられる。子どもたちのことを話すときは、「子どもたちも心配している感じで、今後のことを考えると、やっていけるのか心配になる」と涙ぐむ姿がみられた。夫は会社員だが、夕食後に面会があり主治医の説明に対して、黙ってうなずくのみの本人に代わり、質問する姿がみられた。「だるいとは言っていたが、まさか白血病だったなんて。とにかく、治療をするしかないですよね。子どもも待っているし、あまり付き添えないが」「僕には言いたい放題なのに、周りを気にしてため込むところがあるから心配」と話している。

アセスメント

クラス	情報	関連情報	アセスメント	基礎知識
領域1	ヘルスプロモーション			
1. 健康自覚	【気分転換活動】 ● 趣味のフラダンスに1回/週通い、友人も多い 【ライフスタイル】 ● 既往歴、入院経験なし ● 健康のために朝は柔軟体操をしている			
2. 健康管理	【抵抗力】 ● WBC52,000/μL、好中球4.5%、芽球65.5%、Hb8.6g/dL、Plt2.9万/μL ● IDR/Ara-C療法1クール目終了 【自己健康管理】 ●「よくわからないうちにどんどん進んでいくが、とにかく今は治療を受けるしかない」 ●「ついつい、すぐベッドに横になりたくてうがいを忘れる」 ●「わからないことはないかと言われても」と戸惑う様子 【治療計画管理】 ● 急性骨髄性白血病と診断され、寛解導入療法を開始 ● 治療への反応をみて、地固め療法、移植などの治療を実施予定 ● 夫は面会時、説明を一緒に受けている	● 感染徴候 ＜理　由＞ 血液検査からわかる易感染状態と同時に、発熱、疼痛、腫脹などの症状を、口腔、皮膚、陰部の観察が重要となる。カテーテル類の挿入状況が、重篤な有害事象の発生リスクに関係する	急性骨髄性白血病により、末梢血中の白血球は、芽球が65.5%を占めており、好中球も4.5%と、正常に働く白血球が少ない易感染状態である。強力な化学療法の施行により骨髄抑制が起こり、さらに感染や出血への危険が高まることが予測される。 以上より、仮診断は非効果的抵抗力とする。 治療しない場合の予後は、きわめて悪く、進行も速いため即入院治療が始まっており、今後も治療のために入退院を繰り返しながら、完全寛解を目指すことが予測される。 長期間の治療では、本人や家族が疾患や治療、副作用への対処行動などの正しい知識をもち、自己管理が求められる部分も大きい。 今回は初回の入院治療であり、現在、倦怠感が強くうがいを忘れがちであるため、感染予防のための必要性を理解し、行動がとれるようにしていく必要がある。	● 白血球分画：抵抗力については、末梢血中の白血球数のみをみても易感染状態のレベルの判断はできない。白血病では、白血球分画における芽球（blast）の割合で、正常に機能していない細胞の割合を確認するとともに、細菌や真菌からの感染に対応する好中球の割合を確認する必要がある。通常、芽球は末梢血中に0%、好中球の比率は36〜73%、1,500〜6,600/μLである[1]。
領域2	栄　養			
1. 摂取	【栄　養】 ● 倦怠感による食欲不振が続いてい	● 化学療法による副作用	BMIは21.7であり、正常値の範囲内（18.5〜25）であるが、悪性	● 栄養評価：体重は現時点の値だけでなく、

253

第Ⅲ章　事例をとおして学ぶ看護過程

クラス	情　報	関連情報	アセスメント	基礎知識
	る。 ●常食を主食、副食ともに1/2程度摂取 ●身長154.5cm、体重51.7kg（普段の体重は53.0kg） ●RBC256万/μL、Hb8.6g/dL、Ht26.4%、TP7.5g/dL、Alb4.0g/dL、A/G比1.2	<理　由> 悪心・嘔吐、下痢があり、栄養状態を悪化させる危険がある 電解質バランスを崩すリスクも高まる	腫瘍による倦怠感により食事摂取量が減少しているため、一定期間の体重変化率を確認する。 この場合、1.3kg/53.0kg×100＝2.4%と1か月での減少率は5%以内におさまっており、今のところ問題はないものの、今後の治療による副作用で、さらに食事量の低下が推測される。 血液検査データは、TP、Alb共に正常範囲内。RBC、Hbは低く、貧血が認められる。	理想体重や健常時の体重に比べての変化を評価する。 ・6か月にわたる体重減少は慢性的進行性症状か食生活の変化が原因で、2週間という短期間での体重減少は栄養不良の危険性が高い[2]。 ・1週間で1〜2%、1か月で5%、6か月で10%以上の増減が有意な変化の目安となる[3]。
5．水　化	【体液量】 ●水分摂取は食事時にお茶をコップ1杯、500mLペットボトル1/2程度 ●尿量確保のため、2,000mL/日の持続点滴中、下肢に浮腫あり ●Na141mEq/L、K4.2mEq/L	●食事摂取状況 <理　由> 低栄養状態では血液中の蛋白濃度が低下し、血漿膠質浸透圧が低下し水分が血管外へ移行する浮腫が生じる	副作用予防の持続点滴の水分負荷によると思われる浮腫が下肢にみられる。 ほかの症状はみられないため一時的なものと考えられる。	
領域3		排泄と交換		
1．泌尿器系機能	【排　尿】 ●排尿は普段5〜6回/日だったが、2,000mL/日の持続点滴が開始し、夜間も2〜3回トイレへ行く ●尿量1,800〜1,900mL/日 ●BUN15.0mg/dL、Cr0.7mg/dL	●睡眠 <理　由> 大量輸液、利尿薬の使用による夜間の排泄は睡眠を障害することが予測される	腫瘍崩壊症候群の予防のため尿流出確保に大量の輸液が実施されているが、尿量は確保できている。 血液検査データも正常範囲内であるが、今後もモニタリングが必要である。 夜間の睡眠不足や蓄尿の負担も予測される。	●腫瘍崩壊症候群：悪性腫瘍の治療時、腫瘍が大量に崩壊する際に生じ、体内の尿酸が増え、腎臓の尿産生が減少するなどの異常が出現する。通常、治療開始後12〜72時間以内に起きる。急性骨髄性白血病は出現リスクが高い疾患であり、大量輸液による尿流量確保や腎機能のモニタリングが必要である[4]。
2．消化器系機能	【便　秘】 ●もともと便秘がち ●排便1回/3日 ●腸蠕動音は聴取可、腹部膨満感なし	●食事量の低下 ●入院による環境変化への適応 ●活動量 <理　由> 腸の蠕動運動には食事量、活動状況、ストレス、生活環境、排泄習慣などが関係する	排便は定期的にあるものの、もともと排便回数が少ないことや、入院による環境変化、食事量低下、活動低下によりさらに便秘のリスクが高まっている。 便秘により便が硬くなることで肛門が傷つくと感染のリスクにもなる。 以上より、仮診断は便秘リスク状態とする。 同時に、化学療法の有害作用による下痢が出現することも考慮する。	
領域4		活動/休息		
1．睡眠/休息	【睡眠パターン】 ●夜間2〜3回の排尿により起きている。 ●「あまり眠れていない」と熟眠感なし。睡眠薬は使用なし		夜間の排尿により睡眠が妨げられ、不眠の訴えがみられる。治療による一時的なものと考えられる。 以上より、仮診断は睡眠パターン混乱とする。 急性骨髄性白血病と診断されて即日入院となっていることから、様々な不安を抱えていることも想定され、心理面との関連性も考慮する。	●睡眠障害：新たにがんと診断された患者や治療中の患者の30〜50%が睡眠障害を経験するといわれており、倦怠感、入院、排泄回数の増加はリスクファクターとなる。通常の睡眠パターン、睡眠環境、就寝時の日課、不眠が日常生活に与える影響などをアセスメントする[5]。

254

12 急性骨髄性白血病と診断され、化学療法目的で入院した患者の看護過程

クラス	情 報	関連情報	アセスメント	基礎知識
2. 活動/運動	【歩 行】 ●起き上がる際にふらっとする感覚があるが、歩行時のふらつきはなく、トイレへは自分で行くことができる			
3. エネルギー平衡	【消耗性疲労】 ●RBC256万/μL、Hb8.6g/dL、Ht26.4%、WBC 52,000/μL、好中球4.5%、芽球65.5%、Plt2.9万/μL ●SpO₂は常に95～96%あるが、体動時に息苦しさの訴えあり、脈拍・呼吸数の増加がみられる ●検査など病棟外へは車椅子で移動 ●排泄、食事はゆっくり自力で行う ●倦怠感と息苦しさにより「少し動くのもしんどい」と寝ていることが多い ●シャワー浴は「今はしんどいから」と希望せず、蒸しタオルで体を拭き足浴をすると「気持ちいいです。ありがとうございます」と発言	●自己知覚 ＜理由＞ 疾患による社会的・身体的側面の変化は患者の価値基準にもよるが、自己知覚へ影響を及ぼす。	急性骨髄性白血病による貧血で、正常に機能する赤血球の減少から活動に必要とされる酸素を十分に供給することが難しい状況である。 そのため、排泄と食事という最低限の生理的ニーズは自力で行えているものの、ベッドに臥床していることが多い状況である。 急性期であり、化学療法の効果により改善することが予測され、一時的な活動の縮小と考えられる。 Pltも低く、転倒時の重篤な出血のリスクも高い。 以上より、仮診断は消耗性疲労とする。	
5. セルフケア	【セルフケア】 ●食事、排泄は自立 ●清潔は、見守りや適宜足浴を実施 ●移動は自室のトイレは自立。その他は車椅子移動			
領域5	知覚/認知			
4. 認 知	【知 識】 ●医師からの説明にうなずくのみで質問はない。「わからないことはないかと言われても……」と戸惑う様子がみられる ●感染予防の説明を受けるが、倦怠感があり、うがいを忘れることも多い	●発達段階 ●理解力 ＜理 由＞ 知識をどのように伝えるかは、患者の発達段階や理解力に合わせて考える必要がある	診断直後に治療が始まり、混乱もみられるが、認知的に障害のない成人期の女性であり、医療知識はもっていないものの、説明を理解し行動に移すことは可能と考えられる。	●知識：外界から取り入れた情報を意味づけることによって獲得されるもので、日常生活での体験から得るものも含む。学習を経て得られた知識は人の行動を決定づける重要な要因であり、健康問題に対して適切に対処していくために不可欠である。医療の進歩により、患者は新たに獲得しなくてはならない知識が必ず存在する[6]。
5. コミュニケーション	【コミュニケーション】 ●言語、非言語ともに障害はみられない			
領域6	自己知覚			
1. 自己概念	【自己概念】 ●看護師に対し、病気や治療への思いを話すことがある ●「とにかく今は治療を受けるしかない」と発言 ●夫「僕には言いたい放題なのに、周りを気にしてため込むところがあるから心配」と発言	●活動範囲 ●役割 ＜理 由＞ 活動や役割の変化は自分の性格や能力、価値への受け止めに影響することが予測される。	急性骨髄性白血病と診断され、考える間もなく入院し治療が始まっているが、取り乱す姿はあまりみられず、混乱も少ない印象がある。 今後は化学療法による副作用や、再発のリスクと向き合うなど、様々なストレスが予測される。	●自己概念：自分の性格や能力、身体的特徴など自分に関する多種多様な情報をまとめて形成する自己イメージである。アセスメントするために必要な情報としては、自分の性格や能力、価値をどう受け止めているか、困難に立ち向かう際の自己評価や受け止め、どのような信念をもっているかなどである[7]。
領域7	役割関係			
1. 介護役割	●家族は夫と中学生の長男と長女の4人家族 ●近くに実母と実姉家族が住んでいる	●ソーシャルサポート ＜理 由＞ 患者と家族がどのよ	母親の病気と入院という事態が生じ、夫と未成年の子どもたちで日常生活をやりくりし、余裕のない状態で	

第Ⅲ章　事例をとおして学ぶ看護過程

クラス	情　報	関連情報	アセスメント	基礎知識
	●夫は夕食後に面会し、病状説明に参加 ●「だるいとは言っていたが、まさか白血病だったなんて。とにかく、治療をするしかないですよね。子どもも待っているし、あまり付き添えないが」と発言 ●「急な入院で、家のなかがめちゃくちゃ。長男の受験もあるし、長女は土日も吹奏楽部のイベントがあって、準備を手伝ってあげなきゃいけないのに」「母も年だし、姉夫婦にばかりお願いするのも」と話し、子どもや夫、実母、姉夫婦に遠慮している	うな社会的関係のなかで情緒的・手段的・情報的・評価的支援を受けられるか、その質と量を把握する	あるが、近くに住む実母や姉夫婦の助けもあり、何とかやり過ごしている状況である。 　仕事、思春期を迎える未成年の子どもの子育てと家事、入院中の妻のフォローと夫の役割が増大しているが、治療も長期にわたることが予測され様々なリスクを抱えている。 　今後は生活を長期的に維持できるような形へ変化させていく必要性がある。	●家族アセスメント：家族を多面的にとらえるための指針として、カルガリー家族アセスメントモデルがある。家族構造、家族発達段階、家族機能の3つの大項目と、それらから分岐した26の小項目から構成される。家族構成だけでなく、家族としての発達段階、日常生活機能やコミュニケーションといった幅広い視点からのアプローチが可能となる[8]。
3．役割遂行	【役割葛藤】 ●妻・母親、娘という役割を担っていた ●保育士であり、今まで非常勤で週に2〜3日近くの児童館に勤務していたが、入院に伴い退職するか迷っている		入院により、家事や未成年の子どもの世話など実質的な役割を担うことが難しく、夫や実母、姉夫婦がフォローしているものの、本人も迷惑をかけていると感じている。 　以上より、仮診断は親役割葛藤とする。	
領域8		セクシュアリティ		
3．生　殖	●既婚、2児の母 ●月経は1回/月		化学療法は卵巣機能に影響を及ぼすことがあり、出産予定はないと考えられるが、説明しておく必要がある。 　月経がある場合、さらに貧血のリスクがある。	●化学療法による性腺機能への影響：年齢や治療期間により様々だが、場合によっては卵子や精子を保存しておくこともできるため、情報収集する[9]。
領域9		コーピング/ストレス耐性		
2．コーピング反応	【不　安】 ●「子どもたちも心配している感じで、今後のことを考えると、やっていけるのか心配になる」と涙ぐむ ●「抗がん剤はどんな感じでしょうか。大丈夫かな。効かなかったらどうしようと考えてしまう」と緊張している様子 ●「トイレで夜起きると、いろいろ考えて寝つくのに時間がかかる」と発言		今まで特に健康を害した経験がなく、突然の発症に戸惑うと同時に、家族の生活も変化を余儀なくされ、今後の生活への漠然とした不安を感じている。 　初めて化学療法を受けるにあたり、副作用や治療の効果など、様々な原因による不安を抱えていることがうかがえる。 　不安は危機や脅威に対する人間の正常な反応であるものの、不眠という影響がみられている。 　以上より、仮診断は不安とする。	●不安：不安は人がもつ自己保存や生物的生存欲求が脅かされたと自我が察知したときに生じる。適応的な機能も含まれるため、不安の程度に応じた援助が必要となる。不安は、生じている出来事そのものではなく、出来事の受け取り方や考え方によりもたらされるため、患者の性格特性や行動との関連をみながら評価する[10]。
領域10		生活原理		
2．信　念	●夫「子どもが好きで、自分の子どもは手が離れてきたからと、児童館で初めて子育てをするお母さんの相談にのっていた。職場の人たちにも頼りにされ、楽しそうだったが、入院をするし、退職手続をしたほうがよいか本人も迷っている」と発言			
3．価値観/信念/行動の一致	●特定の宗教はなし ●治療や予防行動へ不十分であって		今のところ、治療に関する方針は、医師から説明を受け、夫や姉と相談	

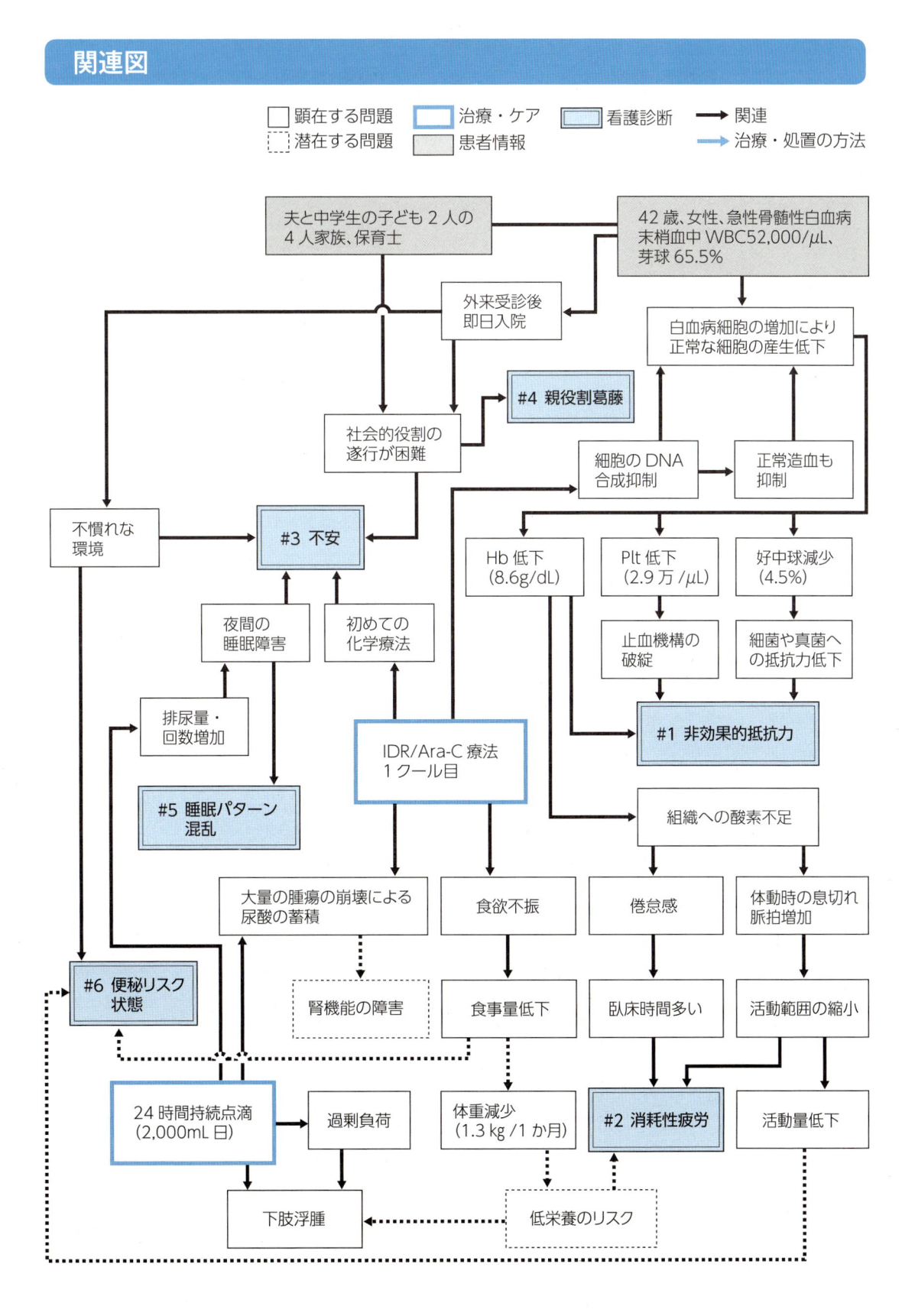

12 急性骨髄性白血病と診断され、化学療法目的で入院した患者の看護過程

関連図

凡例:
- □ 顕在する問題
- ┆┆ 潜在する問題
- □(青枠) 治療・ケア
- □(灰色) 患者情報
- □(水色) 看護診断
- → 関連
- ⇒ 治療・処置の方法

【患者情報】
- 夫と中学生の子ども2人の4人家族、保育士
- 42歳、女性、急性骨髄性白血病 末梢血中 WBC 52,000/μL、芽球 65.5%

外来受診後即日入院 → 社会的役割の遂行が困難 → #4 親役割葛藤

白血病細胞の増加により正常な細胞の産生低下 → 細胞のDNA合成抑制 → 正常造血も抑制

不慣れな環境 → #3 不安 ← 夜間の睡眠障害、初めての化学療法

- Hb 低下（8.6g/dL）
- Plt 低下（2.9万/μL）→ 止血機構の破綻
- 好中球減少（4.5%）→ 細菌や真菌への抵抗力低下

→ #1 非効果的抵抗力

排尿量・回数増加 → #5 睡眠パターン混乱

IDR/Ara-C療法 1クール目

組織への酸素不足

大量の腫瘍の崩壊による尿酸の蓄積 → 腎機能の障害（潜在）

食欲不振 → 食事量低下 → 体重減少（1.3kg/1か月） → 低栄養のリスク（潜在）

倦怠感 → 臥床時間多い → #2 消耗性疲労

体動時の息切れ 脈拍増加 → 活動範囲の縮小 → 活動量低下

#6 便秘リスク状態

24時間持続点滴（2,000mL/日）→ 過剰負荷 → 下肢浮腫

257

第Ⅲ章　事例をとおして学ぶ看護過程

クラス	情　報	関連情報	アセスメント	基礎知識
	も取り組む姿勢がみられる		して決定できている。 　今後も様々な難しい決断をしていくことが予測され、本人の思考や行動の基礎をなすものの情報収集が必要となる。	
領域11		安全/防御		● IDR（イダルビシン）：血管外漏出における皮膚障害のリスクが高く、投与開始から終了後24時間以内はもちろん、2～3日の観察と対応が特に重要である。 ・ IDRの悪心・嘔吐リスクは30～90％の中等度リスク群、Ara-C（シタラビン）は10～30％の低リスク群の薬剤であるため、十分に予防する[11]。
1．感　染	【感染】 ● WBC52,000/μL、好中球4.5％、芽球65.5％、CRP0.1mg/dL ● 体温36.8℃ ● う歯や痔疾患はなし ● その他感染徴候なし ● 急性骨髄性白血病の治療でIDR/Ara-C療法		もともと白血病細胞が増殖し、有効な免疫機能が働いていない状態に加え、化学療法を実施しさらに免疫機能が低下することが予測され非常にリスクが高い。 　致死的な感染を引き起こす可能性がある。 　以上より、仮診断は感染リスク状態とする。	
2．身体損傷	【口腔粘膜】 ● 粘膜障害なし 【出血】 ● 血液検査データPlt2.9万/μL 【血管外傷】 ● 化学療法時の血管外漏出なし		化学療法の副作用として粘膜障害があり、口腔や陰部を観察する。 　Pltが低く、出血傾向がみられ3万以下では、脳出血などを起こす危険がある。	
領域12		安　楽		
1．身体的安楽	● 倦怠感が続いており、臥床していることが多い ● 化学療法中に悪心や嘔吐はみられず		倦怠感が続いており、睡眠障害や化学療法の副作用など様々なリスクがあるが、疼痛、悪心・嘔吐はみられていない。	
3．社会的安楽	● 夫、実姉、実母が療養を支えている			
領域13		成長/発達		
2．発　達	【発達】 ● 42歳、女性 ● 夫と子ども2人の4人家族 ● 保育士として勤務		成人期の女性であり、次の世代と積極的にかかわりをもちながら家庭内でも社会的にも役割をもって生活している。	

統合のアセスメント

　Oさんは、42歳の女性である。倦怠感が増強し受診した結果、急性骨髄性白血病と診断された。早急な治療の必要性から即日入院となり、化学療法が開始された。現病による好中球の減少、Pltの減少、Hbの減少が著しく、容易に細菌や真菌への感染や臓器からの出血を起こしやすい状況であり、化学療法による骨髄抑制も加わることで、今後はさらにリスクが高まることが推測される。そのため、輸血などの支持療法を行いながら、非効果的抵抗力に対して、感染や転倒などの予防を確実に本人が実施できることが重要であり、環境を整え便秘リスク状態や口内炎など出血や感染のリスクとなる因子を取り除いていく必要がある。現在、突然の入院で混乱し、疾患を十分に理解できておらず、感染予防行動を忘れるなどの非効果的自己健康管理もみられ、

状況に合わせて本人への説明、指導が求められる。

　Hbの減少は、体内組織の酸素不足を引き起こし、強い倦怠感や労作時の息切れ、脈拍の増加をもたらしOさんの活動範囲を狭めており、睡眠不足や食事量の低下など日常生活へも影響を及ぼしている。臥床時間が長くなり、筋力低下などの悪循環を起こさないことが必要な一方で、体力の消耗の著しいこの時期を、なるべく安楽に過ごし、身体的・心理的エネルギーの<u>消耗性疲労</u>を最小限にする。

　即日入院で初回の化学療法を受けること、疾患や治療への知識不足や不慣れな環境により<u>不安</u>もあり、また、中学生の子どもの世話をすることができない<u>親役割葛藤</u>、さらに持続点滴のため排尿回数が増えることなどが重なり、<u>睡眠パターン混乱</u>が起こっている。不安は脅威に対する適応として正常な反応であり、本人が感情や考えを表現できる環境を整えながら、行動や生理的指標を含めてその重症度を観察していく必要がある。

看護診断リスト

#	月日	健康問題（看護診断）	E：関連因子、リスク因子 S：診断指標（症状や徴候）
1		非効果的抵抗力	E：急性骨髄性白血病による血液像の異常、抗がん剤の投与 S：好中球4.5%、Hb8.6g/dL、Plt2.9万/μL、消耗性疲労
2		消耗性疲労	E：貧血、夜間の中途覚醒、急性骨髄性白血病と診断、初回の化学療法 S：疲労感の訴え、臥床時間が長い、シャワー浴ができない、車椅子移動など日常生活動作の縮小
3		不　安	E：急性骨髄性白血病や化学療法による健康状態への脅威、入院による役割機能の変化 S：不眠、化学療法への心配を訴える、治療効果の不確かさ、入院による家族の心配
4		親役割葛藤	E：急性骨髄性白血病による入院 S：未成年の子どもの世話の中断
5		睡眠パターン混乱	E：夜間に起きて、寝つけないという訴え S：不慣れな環境、治療による排尿回数の増加
6		便秘リスク状態	E：もともと不規則な排便習慣、運動不足、食事量低下、環境の変化

看護計画

「＃1　非効果的抵抗力」の看護診断に対する看護計画を示す。

看護診断

P：非効果的抵抗力
E：急性骨髄性白血病による血液像の異常、抗がん剤の投与
S：好中球4.5%、Hb8.6g/dL、Plt2.9万/μL、消耗性疲労

期待される結果	達成予定日
＜長期目標＞ 重篤な感染、出血を起こすことなく化学療法を安全に終了することができる。	
＜短期目標＞ 1）感染の誘因を回避することができる。 2）感染予防行動がとれる。 3）出血の誘因を回避することができる。 4）出血を予防する行動がとれる。	

介　入

OP
①血液検査データ（WBC、芽球、好中球、Plt、RBC、Hb、CRP）。
②口腔の状態（発赤・腫脹・疼痛・潰瘍・出血の有無）。
③呼吸器の状態（咳、鼻汁、咽頭発赤）。
④肛門、陰部の皮膚状態（保清状態、発赤・腫脹・疼痛・出血の有無）。
⑤出血しやすい皮膚、鼻、口腔、気道、消化管、眼、性器などの状態。
⑥カテーテルの刺入部（発赤・腫脹・疼痛・出血の有無）。
⑦便や尿の回数、性状。
⑧バイタルサイン（発熱・血圧・脈拍の変動）。
⑨活動時の自覚症状。
⑩感染予防への理解度。
⑪出血予防への理解度。

TP
①バイタルサインを測定する（3回/日）。
②自覚症状を把握する（悪寒、倦怠感、動悸、息切れ、めまい、頭痛、ふらつき）。
③環境を整備する。
④骨髄抑制の程度により、行動範囲や面会、食事内容を調整する。
⑤皮膚や粘膜の損傷を防ぎ、清潔を保つ。
　・口腔ケア。
　・排泄後は温水洗浄便座を使用し陰部の清潔を保つ。
⑥血圧測定や採血時の駆血帯の使用は短時間にし、止血の確認を確実にする。
⑦感染徴候がみられたら、血液培養、X線検査などにて迅速に対応し、冷罨法や転倒予防を強化する。
⑧出血時は速やかに圧迫、冷却などの対応をする。

EP
①感染予防の必要性、血液検査データの見方を説明する。
②感染徴候を早期発見できるよう、部位や症状、対応を説明する。
③手洗い、マスク、うがい、面会、活動制限など感染予防行動を説明する。
④出血予防の必要性、血液検査データの見方を説明する。
⑤致命的な出血に迅速に対応するため、出血しやすい部位、症状、対応を説明する。
⑥粘膜を傷つけない、打撲や転倒を予防するなどの出血予防行動を説明する。
⑦便秘による硬便や努責は出血のリスクとなり、皮膚の損傷による感染リスクになるため、排便コントロールの必要性を説明する。

> **学習の課題**
> 1．骨髄抑制により、自己を守る機能が低下している患者の看護援助を考えてみよう。
> 2．突然、重篤な疾患と診断され、初めて化学療法を受ける患者の心理について考えてみよう。
> 3．感染予防行動や出血予防行動を患者が実行できるための工夫を調べてみよう。

●文　献
1）岡田　定：誰も教えてくれなかった血算の読み方・考え方，医学書院，2011，p.60-65.
2）大村健二編：栄養塾—症例で学ぶクリニカルパール，医学書院，2010，p.51-53.
3）東口髙志編：実践！臨床栄養—「治る力」を引き出す＜JJNスペシャル＞，医学書院，2009，p.96.
4）厚生労働省：重篤副作用疾患別対応マニュアル—腫瘍崩壊症候群，厚生労働省，2011.
5）Itano JK, Taoka KN編，小島操子・佐藤禮子監訳：がん看護コアカリキュラム，医学書院，2007，p.18-20.
6）松木光子・小笠原知枝・久米弥寿子編：看護理論—理論と実践のリンケージ，ヌーヴェルヒロカワ，2006，p.385-390.
7）黒田裕子編：看護診断のためのよくわかる中範囲理論，学研マーケティング，2009，p.98-110.
8）前掲書7），p.270-282.
9）木崎昌弘編：医療スタッフのための白血病ハンドブック，中外医学社，2009，p.210-211.
10）前掲書7），p.172-187.
11）飯野京子・森　文子編：安全・確実・安楽ながん化学療法ナーシングマニュアル＜JJNスペシャルNo.85＞，医学書院，2009，p.259-266.

13 日常生活動作の向上を目指したパーキンソン病患者の看護過程

学習のポイント

1. オン・オフ現象による日常生活動作（ADL）低下のアセスメントとADLの向上を目指した援助

2. 嚥下障害のアセスメントと誤嚥防止のための援助

＊看護診断【嚥下障害】【転倒転落リスク状態】に関するアセスメントと看護計画を立案する。

事例紹介

　Aさんは80歳、女性。68歳でパーキンソン病を発症し、入退院を繰り返している。今回、転倒や動きの緩慢さを認めたため内服薬の調整、リハビリテーション目的で入院となった。ホーン・ヤールの重症度分類ではステージⅣである。

　本日、入院2日目。身長150.0cm、体重49.2kg。血圧124/47mmHg、脈拍80回/分、体温36.0℃。血液検査データは、RBC（赤血球数）335万/μL、Hb（ヘモグロビン）11.1g/dL、Ht（ヘマトクリット）35.7％、TP（総タンパク）6.9g/dL、Alb（アルブミン）3.8g/dLである。レボドパ・ベンセラジド塩酸塩（イーシー・ドパール®）を1日4錠分4で服用している。1日2回（11時、16時）オン・オフ現象のオフ症状が出現し、振戦や筋固縮を認める。

　オフ症状出現時以外は、ベッド柵に設置したひもを利用して自力で寝返りが可能である。介護バーを設置しており、看護師の見守りや支えでベッドから車椅子への移動ができる。また、車椅子を押しながら歩行可能で、トイレや食堂までゆっくりと移動できる。姿勢が右に傾くため、座位時は右側に枕を挟み姿勢を調整している。食事は、セッティングや姿勢の調整をすれば自力摂取できる。時々むせや飲み込みづらさがある。更衣は、時間はかかるが可能である。入浴は、背中以外は看護師の見守りのもとで体を洗うことが可能である。状態のよいときには洗濯などを行っている。また、ベッド柵にひもを設置するなど、自分なりに工夫して生活している。しかし、オフ症状出現時は体位変換や移動、食事、排泄、入浴、更衣が自力で行えない。毎日、理学療法および作業療法を実施している。

　排便は1回/3日、性状は硬便～泥状便、腸蠕動音は減退している。眠前に酸化マ

13 日常生活動作の向上を目指したパーキンソン病患者の看護過程

グネシウム（マグラックス®）1日600mg分1、ピコスルファートナトリウム水和物（ラキソベロン®）1日7.5mg分1を服用している。排尿は10回/日（夜間2回）、神経因性膀胱に対してプロピベリン塩酸塩（バップフォー®）を1日20mg分1で服用している。日中はトイレ、夜間はベッドサイドのポータブルトイレを使用している。睡眠時間は6時間/日、夜間覚醒が2回あるが熟睡感はある。「入院前は、死んだ人が寝ている幻覚を見た」「あそこに誰か寝ていると思って、毛布をかけようと立ち上がったところで気がついた」などの発言がある。

今後の生活について、本人は「最近、調子が悪いので、施設でお世話になるのもいいかと思っている。施設が合わないようなら、また自宅に帰ったらいい」と発言している。

Aさんは、73歳で変形性膝関節症、骨粗鬆症と診断され近医に通院していた。趣味は園芸である。性格は、本人は「マイペース」、家族は「楽観的だがこだわりをもっている」と語っている。独居だが、長男家族が棟続きで隣に住んでおり、長男の嫁が世話をしている。次男家族は他県に住んでいる。長男の嫁は「入院前は目が離せない状態だったので、退院したら心配です」と発言している。入院前は訪問看護・訪問介護を利用していた。

アセスメント

クラス	情報	関連情報	アセスメント	基礎知識
領域1	ヘルスプロモーション			
2. 健康管理	【健康行動】 ・68歳でパーキンソン病を発症、入退院を繰り返す ・今回、内服薬の調整、リハビリテーション目的で入院となる。ホーン・ヤールの重症度分類ではステージⅣ。イーシー・ドパール®を1日4錠分4で服用 ・73歳で変形性膝関節症、骨粗鬆症にて近医通院 【自己健康管理】 ・ベッド柵にひもを設置するなど、自分なりに工夫して生活している		既往歴があるが、通院行動もとれている。 また、パーキンソン病の症状により自由に身体を動かすことができない状態であるが、そのなかでも生活しやすいように自分なりに工夫していることから、自己管理の意識は高いと考える。	・ホーン・ヤール（Hoehn & Yahr）の重症度分類：パーキンソン病の症状重症度を判定する際に広く用いられている評価尺度である。公費負担が受けられる基準として用いられ、認定の対象はステージⅢ以上である。 ・ステージⅠ：片側の振戦、固縮がみられる ・ステージⅡ：両側に振戦、固縮、無動がみられ、日常生活がやや不便となる ・ステージⅢ：明らかな歩行障害がみられ、方向転換が不安定などの立ち直り反射の障害、突進現象がみられる。ADLの低下が進んだ状態である ・ステージⅣ：起立や歩行など、ADLの低下が著しく、労働能力が失われる ・ステージⅤ：完全に動作不能状態であり、車椅子移動や寝たきり
領域2	栄養			
1. 摂取	【栄養】 ・身長：150.0cm ・体重：49.2kg ・RBC：335万/μL ・Hb：11.1g/dL ・Ht：35.7% ・TP：6.9g/dL ・Alb：3.8g/dL 【嚥下】 ・時々むせや飲み込みづらさがある	・1日2回（11時、16時）、オフ症状が出現し、振戦や筋固縮を認める ＜理由＞ 口周囲および舌の筋などの固縮や無動により嚥下に必要な共同性反射運動が障害される	BMIは21.8であり、普通体重である。 RBC、Hb、Htは基準値よりやや低く、貧血傾向にあるが、症状はなく、検査データの基準値からの逸脱も軽度であるため現段階で経過観察とする。 TP、Albは基準値範囲内である。1日2回オフ症状が現れ、振戦や筋固縮を認める。筋固縮により嚥下に必要な口唇や舌、下顎などの動きが障害されるため、むせや食塊の飲み	

263

第Ⅲ章　事例をとおして学ぶ看護過程

クラス	情　報	関連情報	アセスメント	基礎知識
			込みづらさが生じていると考える。 　以上より、仮診断は嚥下障害とする。	状態になる ●オン・オフ現象：薬の服用時間に関係なく、突然スイッチが入ったように動けなくなるオフ症状、突然動けるようになるオン症状がある。長期間の薬物療法で生じやすい。 ●神経因性膀胱：膀胱の神経支配機能に異常をきたし、排尿あるいは蓄尿機能に障害をきたした状態をいう。頻尿や尿失禁、排尿困難といった症状が出現する。
領域3		排泄と交換		
1．泌尿器系機能	【排　尿】 ●排尿回数：10回／日（夜間排尿2回／日） ●日中はトイレ、夜間はベッドサイドのポータブルトイレを使用 ●神経因性膀胱に対してバップフォー®1日20mg分1で服用		1日の排尿回数が多く頻尿である。パーキンソン病による神経因性膀胱（膀胱平滑筋の過反射）や加齢に伴う生理的変化によるものと考える。現在、バップフォー®を内服しており、ほかに問題となる症状を認めないため頻尿については様子観察とする。	
2．消化器系機能	【便　秘】 ●排便回数：1回／3日 ●便の性状：硬便～泥状便 ●腸蠕動音：減退 ●マグラックス®1日0.6g分1、ラキソベロン®1日7.5mg分1で服用	●イーシー・ドパール®を1日4錠分4で服用 ＜理　由＞ レボドパの副作用に便秘がある ●1日2回（11時、16時）、オフ症状が出現し、振戦や筋固縮を認める ＜理　由＞ 1日2回のオフ症状の出現により、活動量が著しく低下 ●姿勢が右に傾く ＜理　由＞ 姿勢反射障害による腹部の圧迫により消化吸収機能が障害されやすい	毎晩、緩下剤を服用しているにもかかわらず、排便が1回／3日であることから、便秘であると考える。抗パーキンソン病薬イーシー・ドパール®の副作用である自律神経障害による腸蠕動運動の低下が原因だと考える。さらに、オフ症状による活動量の低下、加齢による筋力の低下が便秘を助長していると考える。また、姿勢反射障害は腹部・消化管を圧迫し消化吸収能の低下を招きやすく、それも一因である可能性がある。 　以上より、仮診断は便秘とする。	
領域4		活動／休息		
1．睡眠／休息	【睡　眠】 ●睡眠時間：6時間／日（夜間覚醒：2回／日） ●熟睡感はある		睡眠時間が短く、夜間覚醒が2回あるが、熟睡感はあり不眠の訴えもない。高齢者という特徴も加味すると睡眠に問題はないと考える。	
2．活動／運動	【移動／可動性】 ●ベッド柵のひもを利用し、寝返りは可能 ●介護バーを使用し、看護師の見守りや支えのもとベッドから車椅子への移動は可能 ●車椅子を押しトイレや食堂までゆっくり歩行できる ●姿勢が右に傾くため、座位時は右側に枕を挟んで姿勢を調整 ●理学療法、作業療法を毎日実施 ●オフ症状出現時は、体位変換・移動は自力で行えない	●ホーン・ヤールの重症度分類：ステージⅣ ＜理　由＞ ステージⅣはADLが著しく低下し、介助が必要な状態を示している ●1日2回（11時、16時頃）、オフ症状が出現し、振戦や筋固縮を認める ＜理　由＞	オフ症状出現時以外は、看護師の見守りや少しの援助でADLはほぼ自立している。しかし、オフ症状出現時は、体位変換も行えず、日常生活全般において援助が必要な状態である。また、オン状態であっても、ゆっくりとしか活動できない。姿勢反射障害によるバランスの悪さ、変形性膝関節症による下肢運動の制限もあり、転倒の危険性がある。 　以上より、仮診断は転倒転落リスク状態とする。	

264

13 日常生活動作の向上を目指したパーキンソン病患者の看護過程

クラス	情報	関連情報	アセスメント
		オフ症状の出現がADLの低下を招いている ●変形性膝関節症の既往がある ＜理由＞ 関節可動域が制限されやすい	
4. 循環/呼吸反応	【心拍出量】 ●血圧：124/47mmHg ●脈拍：80回/分		血圧値は正常であり、脈拍も基準値範囲内である。
5. セルフケア	【セルフケア】 ●食事摂取はセッティング、姿勢調整をすれば自力で可能 ●更衣動作は時間がかかるが自力で可能 ●入浴時の清拭は、背中以外看護師の見守りのもと自力で可能 ●状態のよいときに洗濯などを行う ●オフ症状出現時は食事、排泄、入浴、更衣など自力で行えない		オン・オフ現象により、1日のなかでもセルフケア能力に差がある。オン状態ではほぼ自立して日常生活を送っているが、オフ症状出現時では食事、排泄、更衣、入浴など、日常生活全般において自力では行えない。 　また、抗パーキンソン病薬の長期服用により、不随意運動もみられており、さらにADLの低下を招いている。 　以上より、仮診断は排泄セルフケア不足、摂食セルフケア不足、更衣セルフケア不足、入浴セルフケア不足とする。
領域5		知覚/認知	
4. 認知	【混乱】 ●「入院前は、死んだ人が寝ている幻覚を見た」と発言 ●「あそこに誰か寝ていると思って毛布をかけようと立ち上がったところで気がついた」と発言	●イーシー・ドパール®を1日4錠分4で服用 ＜理由＞ レボドパの副作用に幻覚などの精神症状がある	幻覚の訴えがある。抗パーキンソン病薬の副作用、環境の変化による混乱、認知機能障害が原因として考えられるが、入院前から幻覚を見ていたこと、幻覚を見ているという自覚があることから、抗パーキンソン病薬の副作用の可能性が高いと考える。 　現在、特に日常生活に問題はないが、全身状態も含めた観察が必要である。
領域6		自己知覚	
1. 自己概念	【自己概念】 ●自分の性格を「マイペース」と語る ●家族はAさんの性格を「楽観的だが、こだわりをもっている」と語る		家族は、Aさんをこだわりもった性格ととらえている。見方を変えれば、Aさんがいうマイペースな性格ともとれる。本人と他者からみた性格に一貫性がある。
領域7		役割関係	
1. 介護役割	【介護者役割緊張】 ●独居だが長男家族が棟続きで隣に住んでいる ●長男の嫁が世話をしている ●次男家族は他県に住んでいる ●長男の嫁から「入院前は目が離せ		今までは訪問看護や訪問介護、嫁の介助により何とか在宅生活を送ってきた。しかし、身体状況や年齢を考えると、独居での在宅生活は難しい状況である。 　次男家族は遠方にいるため、サ

基礎知識

265

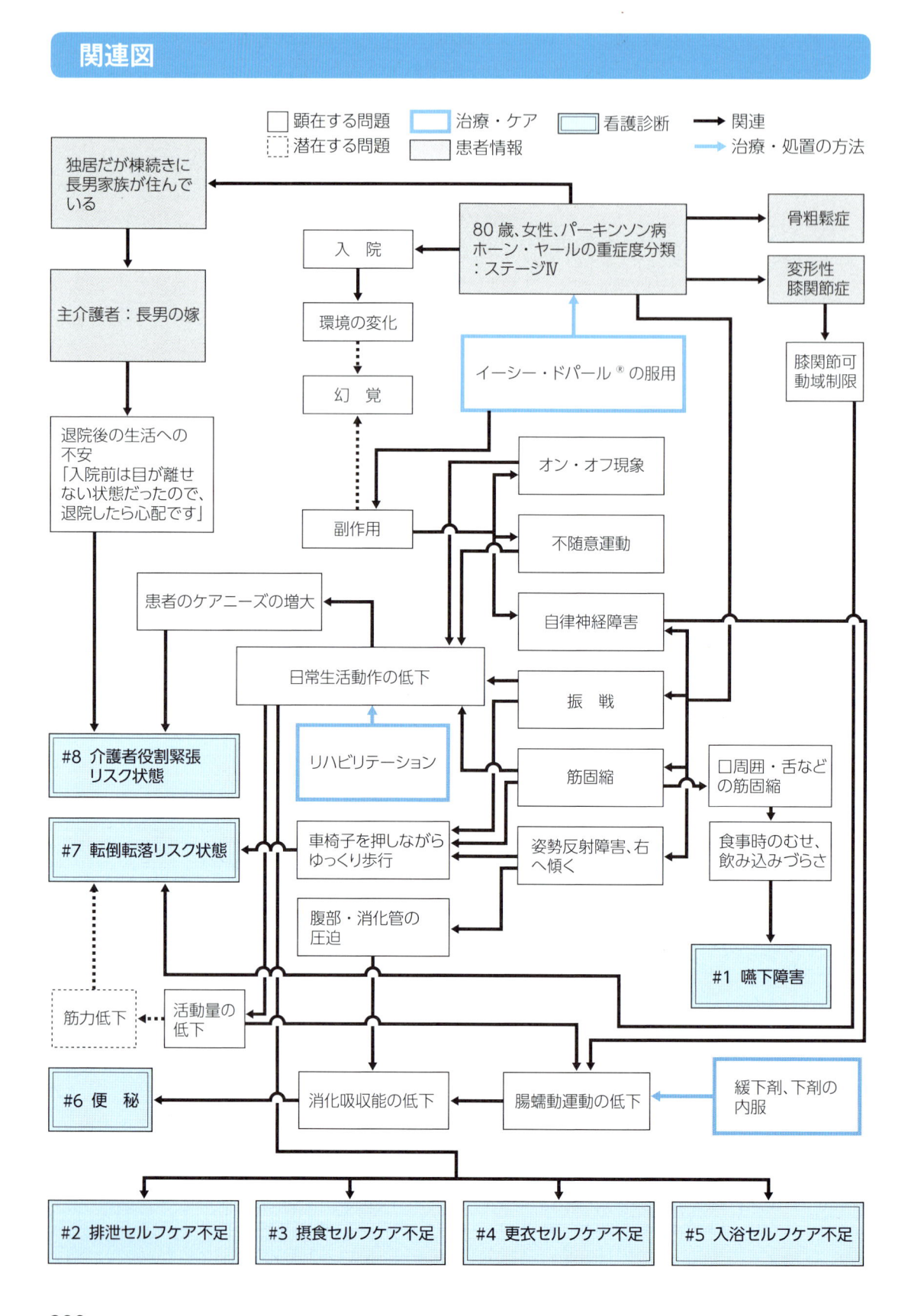

第Ⅲ章　事例をとおして学ぶ看護過程

関連図

凡例
- □ 顕在する問題
- ┌┈┐ 潜在する問題
- □ 治療・ケア
- □ 患者情報
- □ 看護診断
- → 関連
- → 治療・処置の方法

患者情報
- 独居だが棟続きに長男家族が住んでいる
- 主介護者：長男の嫁
- 退院後の生活への不安「入院前は目が離せない状態だったので、退院したら心配です」
- 80歳、女性、パーキンソン病 ホーン・ヤールの重症度分類：ステージⅣ
- 骨粗鬆症
- 変形性膝関節症
- 膝関節可動域制限

経過・症状
- 入院 → 環境の変化 ┈→ 幻覚
- イーシー・ドパール®の服用
- 副作用：オン・オフ現象、不随意運動、自律神経障害、振戦、筋固縮
- 口周囲・舌などの筋固縮 → 食事時のむせ、飲み込みづらさ
- 姿勢反射障害、右へ傾く
- 車椅子を押しながらゆっくり歩行
- 患者のケアニーズの増大
- 日常生活動作の低下
- リハビリテーション
- 腹部・消化管の圧迫
- 筋力低下 ┈→ 活動量の低下
- 消化吸収能の低下
- 腸蠕動運動の低下
- 緩下剤、下剤の内服

看護診断
- #1 嚥下障害
- #2 排泄セルフケア不足
- #3 摂食セルフケア不足
- #4 更衣セルフケア不足
- #5 入浴セルフケア不足
- #6 便秘
- #7 転倒転落リスク状態
- #8 介護者役割緊張リスク状態

266

クラス	情報	関連情報	アセスメント	基礎知識
	ない状態だったので、退院したら心配です」と発言 ●入院前は、訪問看護、訪問介護を利用していた		ポートを受けるのは難しいため、退院し独居生活となれば、介護する嫁の身体的・精神的負担が大きくなる。 　現段階において、嫁から退院後の生活に対する不安の訴えもある。 　以上より、仮診断は介護者役割緊張リスク状態とする。	
領域10		生活原理		
2．信念	【希望】 ●「最近、調子が悪いので、施設でお世話になるのもいいかと思っている。施設が合わないようなら、また自宅に帰ったらいい」と発言 ●趣味は園芸		現在の身体状況をよく理解しており、思いの表出もできている。今後の生活について、Aさんの意志を尊重しながら、家族も含め検討が必要である。	
領域11		安全/防御		
6．体温調節	【体温】 ●体温：36.0℃		●体温は基準値内である。	

統合のアセスメント

　Aさんは、80歳の女性である。パーキンソン病が悪化したため、内服薬の調整、リハビリテーションを目的に入院した。現在、振戦や筋固縮のほか、抗パーキンソン病薬長期服用の副作用とみられるオン・オフ現象が出現している。オフ症状が出現していないときは、時間はかかるものの、自分のペースで日常生活を行えている。しかし、オフ症状出現時は、自分で体位変換が行えず、摂食・排泄・更衣・入浴セルフケア不足が生じる。そのため、Aさんの身体状況を確認しながら、適宜、ADLを提供する必要がある。歩行は、車椅子を押しながらゆっくりなら可能である。しかし、姿勢反射障害により姿勢が右側に傾きやすく、不安定な状況である。罹患歴が12年と長いため自分なりの方法を見つけながら行動はできているが、変形性膝関節症があり、下肢の運動が制限されやすく転倒転落リスク状態である。高齢であり、骨粗鬆症があることから、転倒すると骨折の危険性も高い。骨折により安静を強いられた場合、身体状態のさらなる悪化を招きやすく、転倒予防が重要となる。

　食事の際は、時々むせや食塊の飲み込みづらさを訴えている。口周囲や舌、下顎などの筋の固縮が原因の嚥下障害だと考える。高齢でもあり、誤嚥性肺炎を発症すると重篤な状態を招きかねないため、嚥下機能を正しく判断するとともに、誤嚥予防のための援助が必要となる。

　自律神経障害による便秘がみられ、現在、緩下剤などの内服により3日に1回のペースで排便がある。便秘による苦痛の訴えがないため、現在のペースを維持できるよう排便コントロールを継続していく必要がある。

　キーパーソンである長男の嫁から退院後の生活に対する不安の訴えが聞かれ、自宅に戻った場合、嫁の介護者役割緊張リスク状態が考えられる。Aさんから、今の状況

では在宅生活は難しいと考えている発言もあり、Aさんの意志を尊重しながら、家族を含め今後の生活について検討していく必要がある。

看護診断リスト

#	月日	健康問題（看護診断）	E：関連因子、リスク因子 S：診断指標（症状や徴候）
1		嚥下障害	E：咀嚼や嚥下にかかわる筋の障害 S：むせ、飲み込みづらさ
2		排泄セルフケア不足	E：パーキンソン病のオフ症状出現による運動機能障害 S：自分で排泄行動がとれない
3		摂食セルフケア不足	E：パーキンソン病のオフ症状出現による運動機能障害 S：自分で摂食行動がとれない
4		更衣セルフケア不足	E：パーキンソン病のオフ症状出現による運動機能障害 S：自分で更衣行動がとれない
5		入浴セルフケア不足	E：パーキンソン病のオフ症状出現による運動機能障害 S：自分で入浴行動がとれない
6		便秘	E：パーキンソン病や薬の副作用による自律神経障害に伴う腸蠕動運動の低下 S：自分で排泄行動がとれない、腸蠕動音の減弱
7		転倒転落リスク状態	E：パーキンソン病のオフ症状による運動機能障害、姿勢反射障害
8		介護者役割緊張リスク状態	E：主介護者が長男の嫁1人、患者のケアニーズの増大

看護計画

「♯1　嚥下障害」の看護診断に対する看護計画を示す。

看護診断	
P：嚥下障害 E：咀嚼や嚥下にかかわる筋の障害 S：むせ、飲み込みづらさ	
期待される結果	**達成予定日**
＜長期目標＞ 誤嚥を起こさない。	
＜短期目標＞ 1）嚥下しやすい姿勢（頸部前屈姿勢）をとる。 2）少量ずつ摂取する。 3）よく咀嚼することができる。 4）口唇を閉鎖し飲み込むことができる。	

介　　入
OP
①咀嚼・嚥下状態、口唇の閉じ具合。
②口腔内の食物残渣の有無。
③食事摂取時のむせや飲み込みづらさなどの症状。
④食事摂取時の姿勢。
⑤食事内容、食事形態。
⑥オフ症状の有無、振戦・筋固縮の有無・程度。
⑦抗パーキンソン病薬の内服時間、薬効。
⑧感染徴候（体温、血液検査データなど）。
⑨肺音。
TP
①薬効のある時間帯に食事摂取を促す。
②食事時間にオフ状態であれば、食事時間を変更する。
③咀嚼・嚥下状態に合わせ、食事内容や食事形態を変える（軟食、きざみ食、ペースト状など）。
④嚥下しやすい姿勢をとる（座位、頸部前屈姿勢）。
⑤食事の場には吸引器を設置する。
⑥口腔内を清潔にする（毎食後のうがいなど）。
EP
①嚥下しやすい姿勢や食事内容・形態について説明する。
②食事時の注意点について説明する（少量ずつよく噛み、口唇を閉じて飲み込むなど）。

「♯7　転倒転落リスク状態」の看護診断に対する看護計画を示す。

看護診断
P：転倒転落リスク状態
E：パーキンソン病のオフ症状による運動機能障害、姿勢反射障害

期待される結果	達成予定日
＜長期目標＞
転倒することなく活動できる。	
＜短期目標＞
1）転倒予防の行動がとれる（姿勢を整える、ゆっくりと歩行するなど）。
2）薬効を把握し、活動できる。	

介　　入
OP
①振戦、筋固縮、姿勢反射障害、不随意運動の有無・程度。
②オフ症状出現時間とそのときの活動状況。
③服薬状況・薬効。
④ADL状況、活動状況。
⑤関節可動域、筋力。
⑥変形性膝関節症の状況。
⑦環境（ベッドサイド、トイレ、浴室）。

第Ⅲ章　事例をとおして学ぶ看護過程

⑧患者の安全に対する理解度。
⑨患者の身体状況に対する理解度。
TP
①環境整備（ベッドサイドに必要以上に物を置かないなど）。
②補助具の使用。
③移動介助（身体状況に合わせて移動介助、姿勢の調整）。
EP
①適切な履物を選択するよう説明する。
②薬効を把握し、活動するよう説明する。
③環境整備の必要性について説明する。
④転倒予防行動について説明する。

学習の課題

1. パーキンソン病の症状の特徴と抗パーキンソン病薬の副作用を調べてみよう。
2. パーキンソン病の特徴を踏まえ、運動機能障害に対する援助方法を考えてみよう。
3. 嚥下の仕組みを調べ、嚥下障害のある患者への援助方法を考えてみよう。
4. 入退院を繰り返しながら生活する難病患者・家族の心理社会的状況について考えてみよう。

14 症状の進行に不安を抱える筋萎縮性側索硬化症患者の看護過程

学習のポイント

1. 呼吸筋の萎縮による換気障害のアセスメントと呼吸困難への援助

2. 身体機能の喪失に対する不安や葛藤とそれを支えるかかわり

＊看護診断【非効果的呼吸パターン】【悲嘆】に関するアセスメントと看護計画を立案する。

事例紹介

　Bさん、52歳、女性。昨年、筋萎縮性側索硬化症（amyotrophic lateral sclerosis：ALS）と診断され、誤嚥性肺炎の再発のため入院となる。3か月前にも誤嚥性肺炎を発症している。

　1か月が経過し症状が改善したため、退院に向けての調整段階である。身長165cm、体重35kg、血圧118/60mmHg、脈拍96回／分、体温36.5℃、呼吸回数14回／分、SpO₂は85～96％と変動が大きく、「少し息がしにくい」「苦しいほどではない」などの発言がある。血液検査結果は**表14-1**のとおりである。

　入院直後は絶食で、その後食事が再開されるが、誤嚥を繰り返したため現在は絶食である。内服時のみ少量の水分を摂取している。1,400kcal／日の経鼻経管栄養を行っている。

　排泄は、緩下剤の内服と1日1回の浣腸により1回／日の軟便を認める。排尿回数は7回／日である。尿意・便意はあり、ベッド上排泄である。

　全身の筋力低下のためほとんど自力では動けず、体位変換、更衣、入浴、排泄など、すべての日常生活動作に介助が必要である。手・足関節には軽度拘縮がみられ、毎日、理学療法を実施している。エアマットを使用し、2時間ごとの体位変換を行っているが、仙骨部に軽度発赤を認める。睡眠時間は7時間（夜間覚醒2回）であり、「眠れている」と発言がある。眠前にクアゼパム（ドラール®）を内服している。

　現在、かろうじて言語的コミュニケーションが図れるが、内容が聞き取りにくく、文字盤も使用している。言語聴覚士によるリハビリテーションを毎日実施しているが、「もっと練習したい」と自己練習もしている。また、新たなコミュニケーション手

段の獲得とストレス発散目的でパソコンを練習している。しかし、「最近、言っていることが伝わらない」「何度も話さないといけない」と話している。

数日前、主治医より、今後は少しずつ症状が悪化していくことが説明された。また、呼吸困難が生じた場合の呼吸器装着の有無について家族と相談するようにと説明があった。Bさんは、「進行しているのはわかっているけど、どうなるのか不安」「先のことはイメージできない。呼吸器をつけてまで生きようとは思わない。今を精いっぱい生きられればいい」と涙ながらに語っている。

夫と子ども2人（共に社会人）の4人家族である。自宅では、家族や訪問看護・訪問介護のケアを受けながら生活していた。入院中は2～3回/週、家族の面会がある。家族からは、「本人からは呼吸器をつけないでと言われたが、どうしたらいいのかわからない。本人の意思を尊重したい」「家に連れて帰りたい」「家で急変したときはどうしたらよいのか」などの訴えがある。

表14-1 血液検査結果

項　目	値	項　目	値
WBC	7,000/μL	$PaCO_2$	45.9mmHg
TP	6.3g/dL	PaO_2	94.6mmHg
Alb	3.5g/dL	SaO_2	96.5%

アセスメント

クラス	情　報	関連情報	アセスメント	基礎知識
領域1	ヘルスプロモーション			
2.健康管理	【健康行動】 ●リハビリテーション以外でも言語訓練をしている 【治療計画管理】 ●入院から1か月が経過。症状が改善し、退院に向け調整段階 ●主治医より、今後少しずつ症状が悪化すること、呼吸困難時の人工呼吸器装着の有無について家族と話し合うよう説明があった	●新たなコミュニケーション手段の獲得とストレス発散目的でパソコンを練習している ＜理　由＞ 病状の進行を予測した行動がとれている	身体機能の維持と新たなコミュニケーション方法の獲得に向け、前向きで積極的に取り組んでいる。	
領域2	栄　養			
1.摂　取	【栄養】 ●身長165cm ●体重35kg ●1,400Kcal/日の経鼻経管栄養を実施 ●TP6.3g/dL ●Alb3.5g/dL 【嚥下】 ●食事を再開したが誤嚥を繰り返すため絶食	●誤嚥性肺炎で入院。 ●3か月前にも誤嚥	BMIは12.9であり、やせ状態である。 TP、Albともに基準値範囲よりもやや低く、低栄養状態にある。経管栄養のみでの栄養摂取であることが影響していると考える。 球麻痺による嚥下障害のため、誤嚥を繰り返している。進行性の疾患であり、嚥下障害を改善することは難しい。誤嚥性肺炎を併発すると、さらに呼吸状態の悪化を招くため、	●球麻痺：延髄より派出する運動性神経（第9、第10の一部と第11、第12脳神経）に支配される筋の麻痺をいう。症状は構音障

14 症状の進行に不安を抱える筋萎縮性側索硬化症患者の看護過程

クラス	情報	関連情報	アセスメント	基礎知識
		性肺炎で入院している。 <理 由> 誤嚥による肺炎であり、嚥下障害があることを示している。3か月前にも入院しており、長期間にわたり嚥下障害があることがわかる	注意が必要である。現在は絶食中であるが、内服時の水分や唾液を誤嚥する可能性もあり、誤嚥防止に向けたかかわりが必要である。 　以上より、仮診断は栄養摂取消費バランス異常：必要量以下、嚥下障害とする。	害、軟口蓋、咽頭、喉頭の麻痺、咽頭反射消失、舌の麻痺などである。病変が橋まで広がるとさらに顔面筋や咀嚼筋の麻痺が加わる[1]。
領域3	排泄と交換			
1.泌尿器系機能	【排 尿】 ●排尿回数7回/日 ●尿意はあり、ベッド上排泄		尿意はあり、尿回数も問題なく、排尿には異常を認めない。	
2.消化器系機能	【便 秘】 ●排便1回/日（軟便） ●緩下剤を内服 ●浣腸1回/日	●全身の筋力低下 ●すべての日常生活動作に介助が必要な状態 <理 由> 筋力低下や活動量低下は、腸蠕動運動の減弱や腹圧低下を生じる	緩下剤や浣腸により1日1回の排便はあるが、薬剤に頼らなければならず、便秘状態である。腹圧の低下、活動量の低下に伴う腸蠕動運動の減弱が原因と考える。 　以上より、仮診断は便秘とする。	
領域4	活動/休息			
1.睡眠/休息	【睡 眠】 ●睡眠時間7時間/日 ●夜間覚醒2回 ●眠前にドラール®を服用 ●「眠れている」との発言		内服薬を服用しており、夜間覚醒があるものの、眠れているという発言から、睡眠に関しては問題ないと考える。	
2.活動/運動	【移動/可動性】 ●全身の筋力低下があり、ほとんど自力で動けない ●手・足関節に軽度拘縮がある ●毎日、理学療法を実施 ●エアマットを使用。2時間おきの体位変換		ALSでは、上位運動ニューロン障害により筋力低下、深部反射の亢進、痙縮が生じ、下位運動ニューロン障害により筋萎縮、筋線維束性収縮、筋力低下が生じる。 　ALSが進行しているため、全身の筋力低下が顕著であり、寝たきり状態である。手・足関節の拘縮もあり、さらに動作が制限されやすい。 　以上より、仮診断は身体可動性障害とする。	
4.循環/呼吸反応	【組織循環】 ●血圧118/60mmHg ●脈拍96回/分 【呼吸パターン】 ●呼吸回数14回/分 ●SpO$_2$ 85〜96% ●PaO$_2$ 94.6mmHg ●PaCO$_2$ 45.9mmHg ●SaO$_2$ 96.5% ●「少し息がしにくい」「苦しいほどで	●主治医より呼吸困難が生じた場合の呼吸器装着の有無について家族と相談するよう説明がある <理 由> 呼吸器装着の如何により、換気状態が大きく変わり、余	脈拍が基準値より多いのは、換気障害に伴う代償反応である。呼吸状態の悪化は循環動態に影響を及ぼすため観察が必要である。 　呼吸回数は基準値範囲内であるが、SpO$_2$の低下やPaCO$_2$の上昇を認め、換気が不十分な状態である。これは下位運動ニューロンの障害による呼吸筋・肋間筋の麻痺が原因である。進行性の疾患であり、今後	●人工呼吸器の装着：血液中の酸素濃度の低下あるいは二酸化炭素濃度の上昇により呼吸困難が増強した場合、人工呼吸器を装着する以外に患者の延命を期待できる治療はない。

273

第Ⅲ章 事例をとおして学ぶ看護過程

クラス	情報	関連情報	アセスメント
	はない」の発言がある ●誤嚥性肺炎で入院 ●3か月前にも誤嚥性肺炎で入院している	命にも影響する	はますます換気障害、呼吸困難感の増強が予測される。主治医から、呼吸器の装着について説明されており、今後、最終的な判断が下されるが、まずは呼吸困難感に対する援助が重要となる。 　以上より、仮診断は非効果的呼吸パターンとする。
5．セルフケア	【セルフケア】 ●筋力低下を認め、体位変換、食事、更衣、入浴、排泄などのすべての日常生活動作に介助が必要な状態である		症状の進行に伴う全身の筋力低下によりADLが障害され、日常生活全般において介助が必要である。筋力が低下しているため、少しの動作でも疲労が強い。また、SpO₂の変動も大きく、換気不足に伴う倦怠感が、活動をさらに制限している。 　以上より、仮診断は排泄セルフケア不足、更衣セルフケア不足、入浴セルフケア不足とする。
領域5		知覚/認知	
5．コミュニケーション	【コミュニケーション】 ●かろうじて言語的コミュニケーションが図れるが、内容が聴き取りにくい ●文字盤も使用している ●新たなコミュニケーション手段の獲得のためパソコンの練習をしている ●「最近、言っていることが伝わらない」「何度も話さないといけない」と語る		球麻痺による構音障害で言語的コミュニケーションに障害をきたしている。相手にうまく伝わらないことへのいら立ちや不安を訴えている。進行している状況を認識しており、新たなコミュニケーション手段獲得のため積極的にパソコンの練習をしている。 　今後、構音障害、運動機能障害が進行するため、コミュニケーション手段が縮小する。呼吸器装着を決定した場合、言語的コミュニケーションは不可能となる。 　以上より、仮診断は言語的コミュニケーション障害とする。
領域6		自己知覚	
1．自己概念	【自己概念】 ●主治医の説明後、「進行しているのはわかっているけど、どうなるのか不安」「先のことはイメージできない。呼吸器をつけてまで生きようとは思わない。今を精いっぱい生きられればいい」と涙ながらに語る		人工呼吸器をつけずに最期を迎えたいという発言もみられ、今、自分がおかれている状況をしっかりと認識している。しかし、様々な機能が失われていくBさんの恐怖、不安は計りしれない。Bさんが抱える苦悩については、領域9でアセスメントする。
領域7		役割関係	
1．介護役割	【介護者役割緊張】 ●夫と子ども2人の4人家族 ●「本人に呼吸器をつけないでと言われたが、どうしたらいいのかわからない。本人の意思を尊重したい」「家に連れて帰りたい」「家で急変したときはどうしたらよいのか」などの訴えがある ●2～3回/週、家族の面会がある ●自宅では、家族や、訪問看護・訪		家族との関係は良好であり、家族に支えられながら在宅生活を送ってきたことがうかがえる。家族は、在宅移行への意思を示しており、急変時の対応などの不安を抱えている。 　今後、介護による身体的・心理的負担感が増大するおそれはあるが、現段階では、医療者に表出しながら家族としての行動がとれており、仮

基礎知識

14 症状の進行に不安を抱える筋萎縮性側索硬化症患者の看護過程

関連図

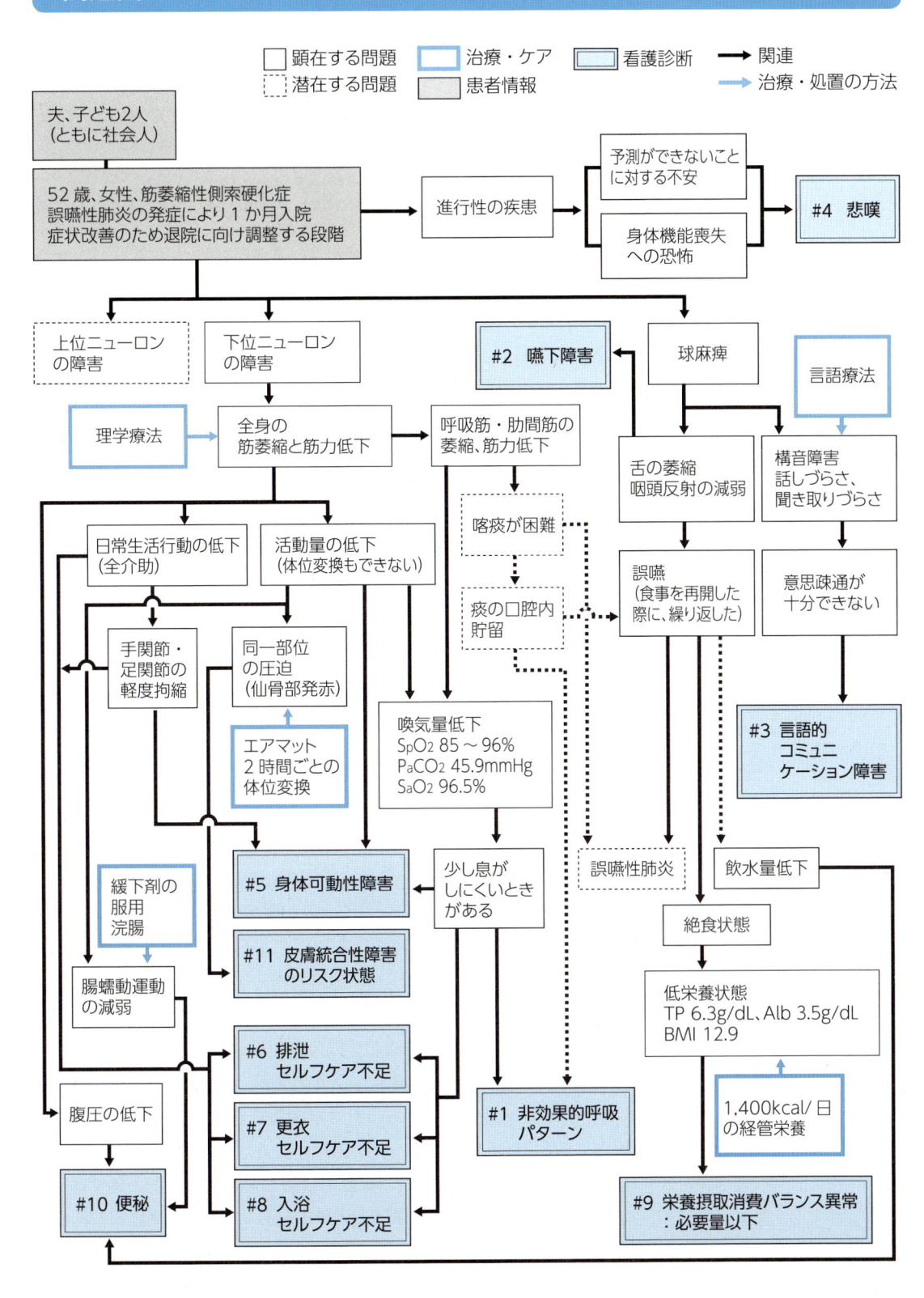

凡例:
- □ 顕在する問題
- ┌┄┐ 潜在する問題
- □ 治療・ケア
- ■ 看護診断
- ■ 患者情報
- → 関連
- → 治療・処置の方法

患者情報:
- 夫、子ども2人（ともに社会人）
- 52歳、女性、筋萎縮性側索硬化症　誤嚥性肺炎の発症により1か月入院　症状改善のため退院に向け調整する段階

進行性の疾患
- 予測ができないことに対する不安
- 身体機能喪失への恐怖
- #4 悲嘆

上位ニューロンの障害（潜在）

下位ニューロンの障害
- 理学療法
- 全身の筋萎縮と筋力低下
- 呼吸筋・肋間筋の萎縮、筋力低下
  - 喀痰が困難（潜在）
  - 痰の口腔内貯留（潜在）
  - 換気量低下　SpO₂ 85〜96%　PaCO₂ 45.9mmHg　SaO₂ 96.5%
  - 少し息がしにくいときがある
  - #1 非効果的呼吸パターン

球麻痺
- #2 嚥下障害
- 舌の萎縮　咽頭反射の減弱
- 構音障害　話しづらさ、聞き取りづらさ
- 言語療法
- 誤嚥（食事を再開した際に、繰り返した）
- 意思疎通が十分できない
- #3 言語的コミュニケーション障害
- 誤嚥性肺炎（潜在）
- 飲水量低下
- 絶食状態
- 低栄養状態　TP 6.3g/dL、Alb 3.5g/dL　BMI 12.9
- 1,400kcal/日の経管栄養
- #9 栄養摂取消費バランス異常：必要量以下

日常生活行動の低下（全介助）
活動量の低下（体位変換もできない）
- 手関節・足関節の軽度拘縮
- 同一部位の圧迫（仙骨部発赤）
- エアマット　2時間ごとの体位変換
- #5 身体可動性障害
- #11 皮膚統合性障害のリスク状態

- 緩下剤の服用　浣腸
- 腸蠕動運動の減弱
- 腹圧の低下
- #10 便秘

- #6 排泄セルフケア不足
- #7 更衣セルフケア不足
- #8 入浴セルフケア不足

275

クラス	情報	関連情報	アセスメント	基礎知識
	問介護のケアを受けていた		診断はなしとする。	
領域9		コーピング/ストレス耐性		
2. コーピング反応	【悲嘆】 ●主治医の説明の後、「進行しているのはわかっているけど、どうなるのか不安」「先のことはイメージできない」「呼吸器をつけてまで生きようとは思わない。今を精一杯生きられればいい」と涙ながらに語る ●言語訓練の自己練習をしている ●新たなコミュニケーション手段の獲得のためパソコンの練習をしている		運動機能障害、嚥下障害、構音障害により、様々な機能が失われていくのを目の当たりにしながら、日々生活を送っているBさんの不安、恐怖は計りしれない。また、声を失うことは、家族や他者との意思疎通を阻害するだけでなく、情緒的なかかわりにも影響するため、声を失うことに対する恐怖は大きいと考える。今できることを精一杯しようとする姿、前向きに生きようとする姿がみられるが、今後も機能低下は進み、本人の苦悩は増大していくと思われる。 以上より、仮診断は悲嘆とする。	
領域11		安全/防御		
1. 感染	【感染】 ●WBC 7,000/μL		基準値内である。	
2. 身体損傷	【皮膚統合性】 ●仙骨部に軽度発赤を認める	●TP6.3g/dL ●Alb3.5g/dL ●全身の筋力低下があり、ほとんど自力で動けない <理由> 低栄養状態や、長時間の同一部位の圧迫は褥瘡の要因となる	仙骨部に発赤を認めるが、ALSでは感覚障害はなく、褥瘡は生じにくいといわれている。栄養状態がやや不良であり、自力での体位変換ができないため、継続した観察が必要である。 以上より、仮診断は皮膚統合性障害リスク状態とする。	●陰性徴候：ALSで変性が起こるのは、運動ニューロンと一部の脳神経（Ⅸ、Ⅹ、Ⅻ）が主であるため、眼球運動障害、感覚障害、膀胱直腸障害、褥瘡は生じにくい。
6. 体温調節	【体温】 ●体温36.5℃		発熱は認めない。	

統合のアセスメント

　　Bさんは52歳の女性である。1年前に筋萎縮性側索硬化症（ALS）と診断された。今回、誤嚥性肺炎再発のため入院となった。現在、退院に向けての準備段階である。

　　SpO₂の変動が激しく、PaCO₂の上昇がみられる。時々息苦しさを自覚しており、**非効果的呼吸パターン**であると考えられ、症状緩和に向けた援助が必要である。また、球麻痺による**嚥下障害**があり、誤嚥性肺炎を発症したと考える。今後も誤嚥を繰り返す可能性が高く、誤嚥予防の援助が必要となる。やせが顕著で低栄養状態であり、**栄養摂取消費バランス異常：必要量以下**を認める。経口摂取ができず栄養管理は難しいが、栄養状態の悪化はQOL低下につながるため、状態に合わせた栄養管理が必要である。また、全身の筋力低下・筋萎縮により、**身体可動性障害**があり、**排泄・更衣・入浴セルフケア不足**である。残存機能が維持できるような工夫をしつつ、状態に合わせた援助

を提供する。ALSの場合は、末梢神経障害を認めないため末梢の循環障害は生じにくい。しかし、やせや低栄養があり、仙骨部の発赤を認めていることから皮膚統合性障害リスク状態と考える。同一部位を長時間圧迫しないよう、除圧と皮膚の保護を行う。活動量の低下などにより便秘を生じており、引き続き排便コントロールが必要である。

　現在、言葉が伝わりにくくなってきており、言語的コミュニケーション障害をきたし始めている。言語的コミュニケーション障害は、意志疎通を困難にするだけでなく、情緒的なかかわりにも影響するため、Bさんおよび家族にとって大きな苦しみとなる。構音障害はさらに進行するため、言語以外のコミュニケーション手段を検討する。まずはパソコンの練習がしっかりと行えるよう環境を調整する。また、Bさんは様々な身体機能が奪われ、今後もそれを目の当たりにしていくことになる。身体機能の喪失、ボディイメージの変化など、様々な苦しみを抱え、悲嘆過程のただ中にある。そのような状況で、人工呼吸器の装着という余命を左右する難しい判断を迫られ、他者には計り知れないほどの苦悩を抱えている。Bさんの気持ちを尊重し、家族を支えながら、その人らしい意思決定ができるようなかかわりが必要である。

看護診断リスト

#	月日	健康問題（看護診断）	E：関連因子、リスク因子 S：診断指標（症状や徴候）
1		非効果的呼吸パターン	E：呼吸筋の萎縮、筋力低下 S：呼吸がしにくいときがある（PaCO$_2$ 45.9mmHg、SaO$_2$ 96.5%）
2		嚥下障害	E：舌の萎縮、咽頭反射の減弱 S：誤嚥性肺炎を繰り返す
3		言語的コミュニケーション障害	E：構音障害 S：言葉が伝わりにくい
4		悲　嘆	E：身体機能の喪失、予測できない疾患の進行 S：予測できない状況への不安の表出（「どうなるのか不安」「先のことはイメージできない」）
5		身体可動性障害	E：全身の筋力低下、筋萎縮 S：体位変換ができない
6		排泄セルフケア不足	E：全身の筋力低下、筋萎縮 S：排泄動作を行えない
7		更衣セルフケア不足	E：全身の筋力低下、筋萎縮 S：更衣動作を行えない
8		入浴セルフケア不足	E：全身の筋力低下、筋萎縮 S：入浴動作を行えない
9		栄養摂取消費バランス異常：必要量以下	E：口腔から食事摂取ができない S：BMI 12.9
10		便　秘	E：筋力低下や筋萎縮による腸蠕動運動の減弱、腹圧の低下 S：排便回数の減少
11		皮膚統合性障害リスク状態	E：るいそう、低栄養状態、自力での体動不能

看護計画

「#1　非効果的呼吸パターン」の看護診断に対する看護計画を示す。

看護診断
P：非効果的呼吸パターン E：呼吸筋の萎縮、筋力低下 S：呼吸がしにくいときがある（PaCO$_2$ 45.9mmHg、SaO$_2$ 96.5％）

期待される結果	達成予定日
<長期目標> 呼吸困難が出現せず、日常生活を送ることができる。	
<短期目標> 1）呼吸筋の筋力維持に有効な呼吸法（深呼吸、腹式呼吸、口すぼめ呼吸）について実践できる。	

介　入
OP ①自覚症状（息苦しさ、胸部の重苦しさなど）。 ②喀痰の貯留の有無・程度、喀痰の量や性状。 ③バイタルサイン（脈拍、血圧、呼吸数、呼吸の深さ・リズムなど）。 ④胸郭の動き。 ⑤呼吸音。 ⑥随伴症状（喘鳴、咳嗽、顔色、チアノーゼなど）。 ⑦意識レベル。 ⑧嚥下状態。 TP ①呼吸しやすい体位（ファーラー位、セミファーラー位）。 ②排痰援助。 ・体位ドレナージ。 ・含嗽。 ・必要時、吸入や吸引。 ・加湿器の設置。 ・水分摂取（誤嚥に注意する）。 ③主治医に相談のもと呼吸訓練（腹式呼吸、口すぼめ呼吸、深呼吸）。 EP ①排痰を促す方法について説明する。 ②呼吸困難が出現した場合は、早急に報告するよう説明する。 ③肺炎防止の必要性を説明する。

「#4　悲嘆」の看護診断に対する看護計画を示す。

看護診断
P：悲　嘆 E：身体機能の喪失、予測できない疾患の進行

S：予測できない状況への不安の表出（「どうなるのか不安」「先のことはイメージできない」）	
期待される結果	達成予定日
＜長期目標＞ 身体機能喪失への思いを整理し、自身の存在の意味を見出すことができる。	
＜短期目標＞ 1）思いや考えなどを表出することができる。	
介　　入	
OP ①疾患や予後についてのとらえ方、喪失に対する訴え。 ②疾患の進行と経過。 ③表情、口調など。 ④信念、価値観。 ⑤睡眠状況。 ⑥他者とのコミュニケーション状況。 ⑦医師からの病状説明の内容と理解度。 ⑧家族のサポート状況。 TP ①コミュニケーションをよくとり、支持的態度で接する。 ②医療者間で、病状・予後に関して共通認識を図る（対応が異なることによる患者の混乱を避けるため）。 ③意思決定への支援。 ・延命処置に対して納得いくまでの説明。 ・選択肢の提示。 ・患者・家族・医療者で話し合いの場の設定。 ④患者に合わせたコミュニケーションツールの検討。 ⑤患者会などの紹介。 ⑥患者を支える家族への支援（相談しやすい環境づくりなど）。	

学習の課題

1．呼吸困難を緩和する看護援助について考えてみよう。
2．患者・家族の意思決定を支える看護師のかかわりについて考えてみよう。

●文　献
1）永井良三・田村やよひ監修：看護学大辞典・第6版, メヂカルフレンド社, 2013, p.490.

15 肺がん（小細胞がん）による骨転移を発症し、終末期を迎えている高齢患者の看護過程

学習のポイント

1. 終末期を迎えた患者の全身状態に対するアセスメント
2. 骨転移による痛みに対する援助
3. 終末期を迎えた患者・家族の心理面に対する援助

＊看護診断【非効果的呼吸パターン】【皮膚統合性障害リスク状態】に関するアセスメントと看護計画を立案する。

事例紹介

　Nさんは72歳、男性。昨年、検診の胸部X線にて肺の異常陰影を指摘され、気管支鏡検査の結果、肺門部の小細胞がんと診断された。化学療法のため入院し、シスプラチンとエトポシドを使用した化学療法を4コース（3週で1コース）と放射線療法を行った。入院中、かねてから痛みを感じていた右大腿骨の検査を行うため、陽電子放射断層撮影（positron emission tomography：PET）を行った結果、骨転移を認めた。現在、転移部への放射線療法を行っている。

　Nさんは身長170cm、体重50kg、入院中のバイタルサインは、体温36.5℃、呼吸16回/分（リズム規則的）、呼吸音異常なし、SpO$_2$93％、脈拍82回/分（整）、血圧118/62mmHgである。入院2日目の検査結果を表15-1に示す。

　トイレまでは歩行できるが、「動くと息があがる」と呼吸苦を訴え、声もかすれている。排尿回数は7〜8回/日程度である。夜間は睡眠薬を使用し、眠ることができている。乾性咳嗽が続くと呼吸苦が出現するが、それ以外は呼吸苦の訴えはない。気分のいいときは自力で入浴できる。痛みに対しては、オキシコドン塩酸塩（オキシコンチン®）20mgを毎食後に内服し、痛みが強い場合は1日2回程度アンペック®坐剤10mgを使用している。その他の内服は、便秘に対し、重質酸化マグネシウム200mgを毎食後服用している。排便は4日に1回程度である。

　妻（70歳）と2人暮らしで子どもはいない。病院食にはほとんど手をつけず、毎日面会にくる妻が作った煮物や惣菜を摂取している。「最近は食事をすると飲み込みづらい感じがする」「足の痛みさえなければ気分がいい」と話している。

　喫煙歴は1日40本を50年、肺がんと診断されてからは禁煙している。入院前は、趣

15 肺がん（小細胞がん）による骨転移を発症し、終末期を迎えている高齢患者の看護過程

表15-1 検査結果（入院2日目）

項　目	値	項　目	値	項　目	値
WBC	7,200/μL	Alb	3.5g/dL	Cl	102mEq/L
RBC	380万/μL	AST	31IU/mL	Ca	9.4mEq/L
Hb	12.1g/dL	ALT	41IU/mL	BUN	16.9mg/dL
Ht	38.5%	Na	136mEq/L	Cr	0.86mg/dL
TP	6.4g/dL	K	4.1mEq/L		

味の釣りによく行っていた。

　治療開始時、Nさんは告知を受けており、「がんだって。仕方ないよね」「治療を終えて早く帰りたい。元気になって家に帰れるかな」と話している。妻はNさんに対して「我慢強い性格なので心配です」「足の転移のときにあと3か月もつか、と言われています。治療が終われば一度家に連れて帰りたい」と話している。

アセスメント

クラス	情　報	関連情報	アセスメント	基礎知識
領域2	栄　養			
1. 摂取	【栄養】 ・身長170cm ・体重50kg ・BMI17.3 ・TP6.4g/dL ・Alb3.5g/dL ・肺がんに対する放射線療法終了 ・病院食にはほとんど手をつけず、毎日妻が作った煮物や惣菜を摂取 【嚥下】 ・「最近は食事をすると飲み込みづらい感じがする」と発言	・声がかすれている ＜理　由＞ 反回神経ならびに食道に浸潤していることが予測でき、そのために嚥下障害を起こしている	BMI、TP、Alb値はともに低値を示しており、低栄養状態といえる。食事は妻の作ったものを摂取しているが、十分な栄養が確保できているとはいえない。 　肺がんに対する放射線療法は終了しており、その副作用の放射線食道炎を起こしている。 　自覚症状の飲み込みづらさや嗄声は、腫瘍が周囲へ浸潤し反回神経ならびに食道を圧迫していること、放射線治療の副作用であることが推測される。 　嚥下障害は、反回神経が圧迫され声門が閉鎖できず食物が気管に入りやすいこと、食道の圧迫による通過障害により生じていると考えられる。これらは原疾患の進行により悪化が予測され、嚥下障害により食事摂取量が低下し、さらに栄養状態が悪化するおそれがある。 　以上より、仮診断は栄養摂取消費バランス異常:必要量以下、嚥下障害とする。	・放射線食道炎：放射線治療の影響で起こる食道炎。照射量30Gy程度で生じ、照射終了後2週間程度で消失する。
5. 水化	【体液量】 ・Na136mEq/L ・K4.1mEq/L ・Cl102mEq/L		電解質は基準値以内であり問題ない。	
領域3	排泄と交換			
1. 泌尿器系機能	【排尿】	・トイレまでの歩行	排尿回数は若干多いが、高齢者	

281

クラス	情報	関連情報	アセスメント	基礎知識
	●排尿回数7〜8回/日 ●トイレ歩行可	で呼吸苦がある ＜理由＞ 呼吸苦が悪化することによりトイレ歩行が困難となる	の生理的変化と考えられるため問題ない。 　今後呼吸苦の悪化により、トイレ歩行が自力でできず援助が必要となることが予測されるが、現在は問題ない。	
2．消化器系機能	【便　秘】 ●排便は4日に1回程度 ●重質酸化マグネシウム200mgを毎食後服用	●病院食にはほとんど手をつけず、毎日妻が作った煮物や物菜を摂取 ●オキシコドン塩酸塩（オキシコンチン®）20mgを毎食後内服 ●痛みが強い場合は1日2回程度アンペック®坐剤10mg使用 ＜理由＞ 便は食物の消化残渣であり、食事量の情報が必要である 内服薬の副作用に便秘がある	緩下剤を使用し、4日に1回程度の排便状況から便秘を起こしていると考えられる。 　毎食後に内服している鎮痛薬の副作用、大腿骨への骨転移による活動量の低下、腸蠕動運動の低下、食事量の低下などが便秘の要因であると推察できる。今後、さらなる悪化が予測されるため、排便コントロールを継続して行う。 　以上より、仮診断は便秘とする。	
領域4		活動/休息		
1．睡眠/休息	【睡　眠】 ●睡眠薬の使用で入眠できている	●オキシコドン塩酸塩（オキシコンチン®）20mgを毎食後内服 ●痛みが強い場合は1日2回程度アンペック®坐剤10mg使用 ＜理由＞ 疼痛の出現により睡眠が妨げられる	Nさんは高齢であり、環境の変化や疼痛の増強により不眠を起こしやすい状態である。十分な睡眠は日中の身体活動に必要であり、免疫力を高める効果がある。 　現在は、薬剤使用により夜間の睡眠を確保できており問題ないが、疼痛の増強時は坐薬を使用し夜間の睡眠が確保できるよう援助する。	
2．活動/運動	【歩　行】 ●トイレ歩行可 ●右大腿骨に骨転移 ●骨転移に対し放射線療法を施行		右大腿骨転移があり、起立や歩行など転移部に負荷をかけることは病的骨折を招く原因となる。 　Nさんは高齢であり、加齢による骨量の低下も加わり骨折を起こしやすく、骨転移もあるため治癒は困難となることが予測される。 　歩行時は骨折を防ぐために、手すりを使用するなど説明し、歩行状態を見守る。	
4．循環/呼吸反応	【心拍出量】 ●脈拍82回/分（整） ●血圧118/62mmHg 【呼吸パターン】	●シスプラチンとエトポシドを使用した化学療法を4コース ＜理由＞	脈拍、血圧はともに標準であり問題ない。 　喫煙量や喫煙歴は肺がん発症リスクに関係する。	●ブリンクマン指数：喫煙量を算定する指数。喫煙年数×1日喫煙本数で計算する。400以上が肺がんが発

15 肺がん（小細胞がん）による骨転移を発症し、終末期を迎えている高齢患者の看護過程

クラス	情　報	関連情報	アセスメント	基礎知識
	●呼吸16回/分（リズム規則的） ●呼吸音異常なし ●SpO₂93% ●トイレまでの歩行で呼吸苦がある ●乾性咳嗽が続くと呼吸苦が出現 ●喫煙歴は1日40本を50年 ●肺がんと診断されてからは禁煙 ●RBC380万/μL ●Hb12.1g/dL	治療による副作用の情報が必要である	Nさんのブリンクマン指数は2,000であり、喫煙が肺がんを発症した原因の一つであると考えられる。現在は禁煙しているため、禁煙を継続できるよう支援する。 　肺に対する化学療法は終了しているが、副作用に骨髄抑制がある。骨髄抑制が起こると造血機能が抑制され、貧血から血色素の不足が起こり、ガス運搬が障害される。 　NさんはRBC、Hbともに基準値よりもやや低値を示しており、活動による呼吸苦が生じやすい状況である。トイレに行くだけでも呼吸苦を自覚していることやSpO₂値の低下からも活動による酸素消費量の増加による呼吸苦が生じていると考えられる。 　腫瘍の浸潤によって気道への刺激が高まることで咳嗽が生じ、咳嗽の持続により呼吸苦が増強している。 　今後、原疾患の進行により、呼吸状態が悪化することが予測され、呼吸に対する援助が必要である。 　以上より、仮診断は<u>非効果的呼吸パターン</u>とする。	生しやすい状態、600以上が肺がんのハイリスクを表す。
5. セルフケア	【セルフケア】 ●入浴は自立 ●排泄は自立	●トイレまでの歩行で呼吸苦がある ＜理　由＞ 活動による呼吸の増強により、セルフケアができなくなる可能性がある	セルフケアは現在自立しているが、活動により呼吸苦を感じていることから、原疾患の進行に伴い呼吸苦が増強することで援助が必要になってくると考えられるが、現在は問題ない。	
領域7		役割関係		
1. 介護役割	【介護役割】 ●妻「我慢強い性格なので心配です」「足の転移のときにあと3か月もつか、と言われています。治療が終われば一度家に連れて帰りたい」と発言 ●毎日妻の面会がある ●面会時、煮物や惣菜を持参		妻は毎日面会に来ており、Nさんのために食事を作って持参していることから、良好な夫婦関係であることが推測できる。 　治療後は家に連れて帰りたいなどの発言から、2人で過ごす時間を大切にしようとする気持ちがうかがえる。入院中も2人で過ごす時間が確保できるよう環境を整える。 　妻も高齢であり、必要時社会資源の活用など情報を提供し、サポート体制を整える。	
領域9		コーピング/ストレス耐性		
2. コーピング反応	【不　安】 ●「足の痛みさえなければ気分がいい」と発言 ●「がんだって。仕方ないよね」と発言 ●「治療を終えて早く帰りたい。元気		原疾患に対する治療終了後に骨転移が発見され、退院が延期されたことで予後への不安が強くなったと推測できる。 　疼痛があるため、転移を実感せざるを得ない状況から、予後への不安	

283

第Ⅲ章 事例をとおして学ぶ看護過程

クラス	情　報	関連情報	アセスメント	基礎知識
	になって家に帰れるかな」と発言		もあると推測できる。 　日中はできるだけ妻との時間を確保し安心感を与え、夜間は十分な睡眠が得られるよう援助する。訴えに耳を傾け、穏やかに過ごせるよう環境を整えていく。 　以上より、仮診断は不安とする。	
領域11		安全／防御		
1．感　染	【感　染】 ・WBC7,200/μL ・体温36.5℃		WBCは基準値内であり、体温も標準であり、感染徴候はみられないため、問題ない。	
2．身体損傷	【誤　嚥】 ●病院食にはほとんど手をつけず、毎日妻が作った煮物や惣菜を摂取 ●「最近は食事をすると飲み込みづらい感じがする」と発言 ●肺がんに対する放射線療法終了 【皮膚統合性】 ●右大腿骨に骨転移 ●骨転移に対し放射線療法を施行	●声がかすれている ＜理　由＞ 嗄声を起こしており、反回神経への浸潤が予測できる	自覚症状の飲み込みづらい感じや嗄声は、腫瘍が周囲へ浸潤し反回神経ならびに食道を圧迫していること、放射線治療の副作用であることが推測される。食事中誤嚥を起こす可能性が高いため、嚥下状態の観察が必要である。 　現在、骨転移に対し放射線療法を行っているため皮膚炎が生じやすい。発赤や皮膚の乾燥による瘙痒感などの症状が出現するおそれもあり、悪化すると感染のリスクもあるため、皮膚を十分観察する。 　以上より、仮診断は誤嚥リスク状態、皮膚統合性障害リスク状態とする。	
6．体温調節	【体　温】 体温36.5℃		体温は標準であり、問題ない。	
領域12		安　楽		
1．身体的安楽	【疼　痛】 ●右大腿骨に骨転移 ●骨転移に対し放射線療法を施行 ●「足の痛みさえなければ気分がいい」と発言 ●オキシコドン塩酸塩（オキシコンチン®）20mgを毎食後内服 ●痛みが強い場合は1日2回程度アンペック®坐剤10mg使用		現在の疼痛は、右大腿骨転移による痛みであり、この痛みは骨膜に分布する感覚受容器を機械的に刺激したことによって生じている。 　骨転移に対し、放射線療法を行っているが、がん組織は縮小しても損傷した骨膜が治癒したわけではなく、痛みは慢性的に存在する可能性がある。 　疼痛は身体的苦痛だけでなく、気分が滅入るなど精神的苦痛も伴う。QOL保持のためにも適切な疼痛コントロールが必要である。 　以上より、仮診断は慢性疼痛とする。	

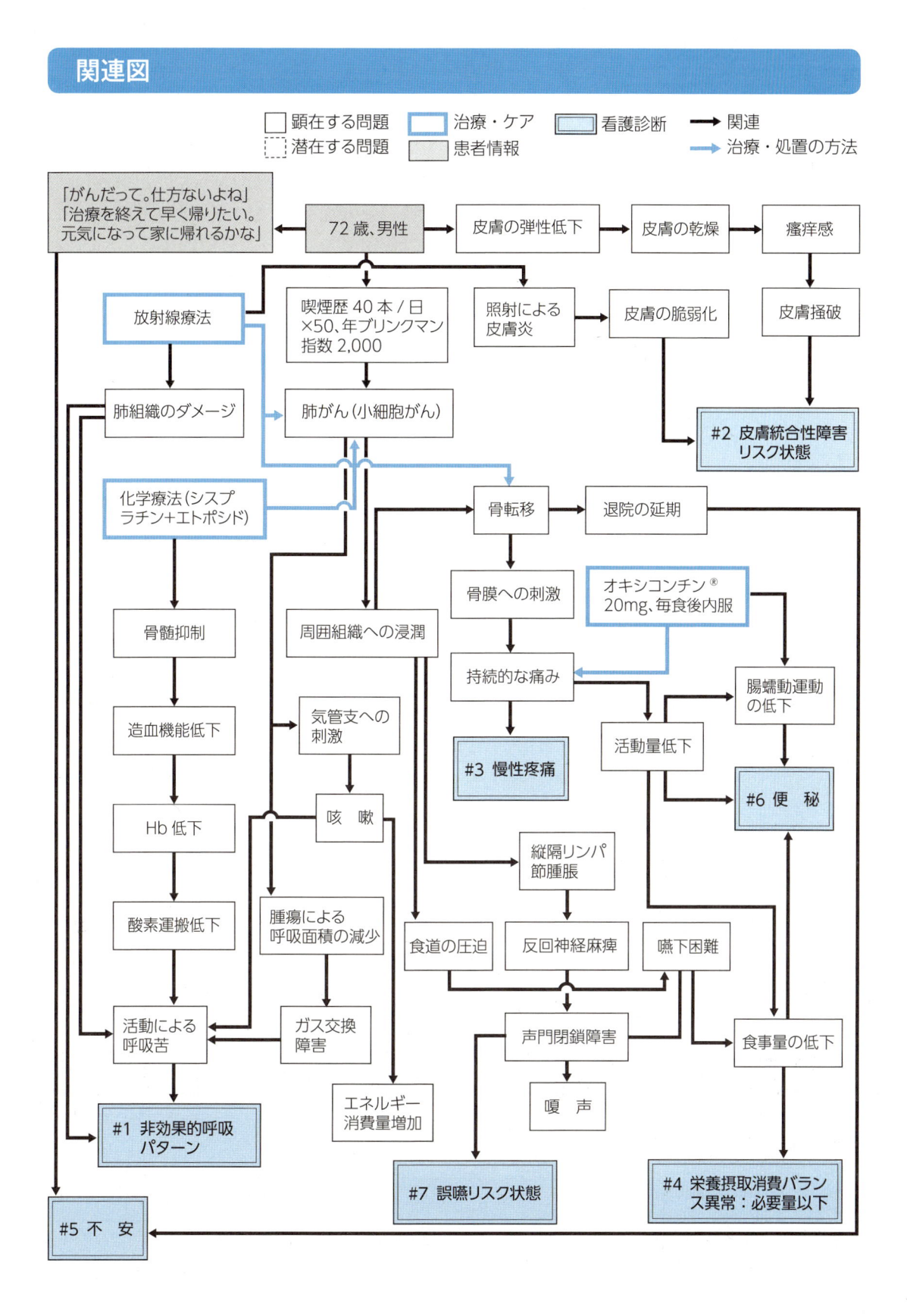

15 肺がん（小細胞がん）による骨転移を発症し、終末期を迎えている高齢患者の看護過程

関連図

凡例:
- □ 顕在する問題
- ⬚ 潜在する問題（破線）
- ■ 治療・ケア（青）
- ■ 患者情報（灰）
- ■ 看護診断（青枠）
- → 関連
- → 治療・処置の方法（青矢印）

患者情報： 72歳、男性
「がんだって。仕方ないよね」
「治療を終えて早く帰りたい。元気になって家に帰れるかな」

関連フロー：

- 72歳、男性 → 皮膚の弾性低下 → 皮膚の乾燥 → 瘙痒感 → 皮膚掻破 → #2 皮膚統合性障害リスク状態
- 皮膚の脆弱化 → #2 皮膚統合性障害リスク状態
- 照射による皮膚炎 → 皮膚の脆弱化
- 喫煙歴 40本/日 × 50年 ブリンクマン指数 2,000 → 肺がん（小細胞がん）
- 放射線療法 → 肺組織のダメージ → 肺がん（小細胞がん）
- 化学療法（シスプラチン＋エトポシド） → 肺がん（小細胞がん）
- 化学療法 → 骨髄抑制 → 造血機能低下 → Hb低下 → 酸素運搬低下 → 活動による呼吸苦 → #1 非効果的呼吸パターン
- 肺がん → 周囲組織への浸潤 → 気管支への刺激 → 咳嗽
- 腫瘍による呼吸面積の減少 → ガス交換障害 → 活動による呼吸苦
- 肺がん → 骨転移 → 退院の延期
- 骨転移 → 骨膜への刺激 → 持続的な痛み → #3 慢性疼痛
- オキシコンチン® 20mg、毎食後内服 → 持続的な痛み
- 持続的な痛み → 活動量低下 → 腸蠕動運動の低下 → #6 便秘
- オキシコンチン → 腸蠕動運動の低下
- 縦隔リンパ節腫脹 → 食道の圧迫 → 嚥下困難
- 縦隔リンパ節腫脹 → 反回神経麻痺 → 声門閉鎖障害 → 嗄声
- 声門閉鎖障害 → #7 誤嚥リスク状態
- 嚥下困難 → 食事量の低下 → #4 栄養摂取消費バランス異常：必要量以下
- エネルギー消費量増加
- #5 不安

統合のアセスメント

　Nさんは、72歳の男性である。肺がんと診断され、化学療法、放射線療法を行ってきたが、治療の甲斐なく終末期を迎えている。老年期であることから加齢に伴う身体機能の低下も加わり、全身状態の観察が必要である。Nさんは肺がんによる呼吸面積の減少や化学療法の副作用である骨髄抑制などが加わり、酸素運搬能力が低下しており、少しの活動でも呼吸苦を感じている状態である。トイレは自力で歩行できているが、呼吸苦を感じていることから、**非効果的呼吸パターン**の状態である。今後車椅子などで援助する必要が出てくると考えられる。Nさんの自尊心に配慮し、現時点では見守ることが必要である。

　肺がんの進行による周囲組織への浸潤に伴い、嗄声や嚥下障害、骨転移が起こっている。また嚥下困難により食事量が低下、十分な栄養が摂れないことから反回神経麻痺により嚥下困難となり、**誤嚥リスク状態**となっている。**栄養摂取消費バランス異常：必要量以下**の状態である。高齢であるNさんは予備能力が低いため、誤嚥性肺炎を起こすと重篤な状態になることが推測できるため、嚥下状態の観察が必要である。加齢に伴う骨量の低下に加え、骨転移を伴うNさんは、活動による病的骨折を起こす可能性も高く、骨折を起こすと回復には時間を要すため、周囲の環境整備などに十分配慮する。

　骨転移による**慢性疼痛**には鎮痛薬で対応できている。疼痛の増強は活動量の低下や睡眠不足、精神的苦痛へとつながるため、疼痛コントロールを図る。鎮痛薬の副作用や食事摂取量の低下は、**便秘**の原因となる。便秘を起こすと、努責による呼吸苦が生じるおそれもあり、排便コントロールが必要となる。

　放射線療法では、照射部位に皮膚炎を起こすことが多い。皮膚炎が出現すると、高齢であるNさんの皮膚は損傷しやすく（**皮膚統合性障害リスク状態**）、皮膚状態の観察と保護が必要となる。

　妻の面会は毎日あり、夫婦関係は良好である。Nさん自身も自宅に帰りたいという欲求があること、妻も自宅に連れて帰りたいという思いがあることから、病院内でも妻と過ごせるよう配慮し、外泊などが可能であれば医師に相談し調整する。Nさん自身は、骨転移があることから予後に対する**不安**があると推測できる。Nさんの訴えに耳を傾け、不安な思いに配慮することが重要である。

看護診断リスト

#	月日	健康問題（看護診断）	E：関連因子、リスク因子 S：診断指標（症状や徴候）
1		非効果的呼吸パターン	E：原疾患の進行、呼吸面積の減少、骨髄抑制 S：SpO₂の低下、咳嗽、活動時の呼吸苦
2		皮膚統合性障害リスク状態	E：右大腿骨転移部位の放射線治療による皮膚炎

3	慢性疼痛	E：右大腿骨の骨転移、損傷した骨膜 S：骨転移による歩行時の疼痛
4	栄養摂取消費バランス異常：必要量以下	E：嚥下困難による食事摂取量の低下 S：BMI17.3、TP6.4g/dL、Alb3.5g/dL
5	不　安	E：大腿骨への転移、予後 S：「がんだって。仕方ないよね」「治療を終えて早く帰りたい。元気になって家に帰れるかな」
6	便　秘	E：オキシコドン塩酸塩（オキシコンチン®）を毎食後内服、活動量低下による腸蠕動運動の低下、嚥下困難による水分摂取量の低下 S：排便は4日に1回
7	誤嚥リスク状態	E：腫瘍浸潤による反回神経麻痺 S：「食事をすると飲み込みづらい感じがする」

看護計画

「#1　非効果的呼吸パターン」の看護診断に対する看護計画を示す。

看護診断

P：非効果的呼吸パターン
E：原疾患の進行、呼吸面積の減少、骨髄抑制
S：SpO₂の低下、咳嗽、活動時の呼吸苦

期待される結果　　　　　　　　　　　　　　　　　　　　　　達成予定日

＜長期目標＞
呼吸状態が悪化しない。

＜短期目標＞
1）呼吸困難時、知らせることができる。

介　入

OP
①バイタルサイン：体温、脈拍数・リズム、呼吸数・リズム・深さ、血圧。
②呼吸状態：胸郭の動き、喘鳴の有無、咳嗽の回数・強さ、呼吸困難感の有無・程度。
③喀痰の有無と量、性状（色、臭気、混入物の有無、粘稠度）。
④チアノーゼの有無。
⑤意識レベル。
⑥顔色、疲労感・倦怠感の有無・程度。
⑦血液ガスデータ、検査データ。

TP
①体位の工夫：安楽な体位、上半身挙上（ファーラー位、セミファーラー位）。
②呼吸困難時、医師の指示に基づき酸素吸入を実施する。
③状態によって入浴、シャワー浴、全身清拭、洗髪など援助する。

EP
①苦痛があるときは知らせるよう伝える。

②喫煙は痰を増加させ咳嗽を誘発するため、禁煙の継続を説明する。
③手洗い、うがいの必要性について説明する。

「#2　皮膚統合性障害リスク状態」の看護診断に対する看護計画を示す。

看護診断
P：皮膚統合性障害リスク状態 E：右大腿骨転移部位の放射線治療による皮膚炎

期待される結果	達成予定日
＜長期目標＞ 照射部位の皮膚の悪化徴候がない。	
＜短期目標＞ 1）照射部位の保護ができる。 2）発熱・熱感出現時、知らせることができる。	

介　入
OP ①照射部の皮膚の状態：発赤、皮膚剥離、びらん、乾燥、色素沈着など。 ②照射部位のマーキング。 ③熱感、ひりひり感など不快感の有無。 ④感染徴候の有無。 TP ①軟らかい衣類を着用し、皮膚を保護する。 ②皮膚の清潔を保つ（状態に応じて、入浴、シャワー浴、清拭）。 ③石けんは刺激の少ないものを使用し、こすらないで押えるようにして拭く。 ④ローション、クリームなどの使用は避ける。 ⑤照射部位にテープ、湿布薬は使用しない。 ⑥皮膚の不快感に対しては、医師の指示に基づき、ステロイド軟膏を塗布する。 ⑦発熱、皮膚炎など感染徴候の出現時、速やかに医師に報告し適切な指示を受ける。 EP ①放射線治療による副作用症状について説明する。 ②発熱・熱感があるときは知らせるよう伝える。 ③照射部位のラインは消さず残しておくよう説明する。

学習の課題

1. 非小細胞がんの治療、看護について調べてみよう。
2. 化学療法の副作用に対する援助を考えてみよう。
3. 放射線療法の副作用に対する援助を考えてみよう。
4. 外科的治療の場合の看護を考えてみよう。

15 肺がん（小細胞がん）による骨転移を発症し、終末期を迎えている高齢患者の看護過程

●文　献

1）大橋優美子・吉野肇一・相川直樹・菅原スミ監：看護学学習辞典，第3版，学研マーケティング，2008.
2）和田　攻・南　裕子・小峰光博総編集：看護大事典，第2版，医学書院，2010.
3）中島紀恵子・他：系統看護学講座専門分野20老年看護学，第6版，医学書院，2005.
4）奥野茂代・大西和子編：老年看護学―概論と看護の実践，第4版，ヌーヴェルヒロカワ，2009.
5）辻井博彦監：がん放射線治療とケア・マニュアル―放射線治療の基礎知識から腫瘍部位別の治療法とケアまで，医学芸術社，2003.

16 病気や治療に対する理解が不十分な回復期前期の統合失調症患者の看護過程

学習のポイント

1. 病気や治療に対する理解を得ることを目指した看護援助

2. 自己同一性の混乱に対する看護援助

＊看護診断【ノンコンプライアンス】【自己同一性混乱】に関するアセスメントと看護計画を立案する。

事例紹介

　Aさんは27歳、男性。母親によると、3年前に職場を退職した頃から、「人の話し声、天から指示される声が聞こえる。人影が見える。見られている感じが常にする」と、か細い声でキョロキョロと辺りを見回しながら話し始めたとのことである。家族は夢の話であると思っていた。Aさんは次第に不眠になっていった。Aさんは仕事を続けていたが、今年5月、交通事故を起こした際に、実際には同乗していないにもかかわらず、興奮して「車内に母が、車外に子どもがいた」と訴えたことから、精神科受診を勧められ、統合失調症と診断された。治療に対する本人の同意は得られなかったが、家族の同意を得て入院となった。

　入院後、薬物療法（表16-1）と集団精神療法が開始された。服薬については、「病気じゃないから飲まなくてもいいでしょう」という発言が時々聞かれるが、看護師が「あなたのことを心配しているから」と勧めると、「そうですか」と言って内服している。集団精神療法については、「疲れるから行きたくない」と参加しないことがある。入院後、「腹にムカデがいる」「黒い影が体から出てきた」などと言っていたが、その回数は減っている。不眠時は、レンドルミン®を頓用で服用しているが効くときと効かないときがあり、「家に帰ることを考えると心配」「そろそろ頑張らないといけない」と話す。

　昼間は自室のベッドで過ごすことが多い。排便は、入院前は1回/日あったが、入院後は1回/1～3日と不規則で、頓服薬（プルゼニド®）を服用している。Aさんから看護師に話しかけることはほとんどないが、隣の患者と話している姿をみかけることもある。

16 病気や治療に対する理解が不十分な回復期前期の統合失調症患者の看護過程

Aさんは両親（父親60歳、母親55歳）との3人暮らし。母親は「苦労をさせることなく育てた」「親の言うことをよく聞く」「中学、高校と公立に行かせて、大学は落ちたので専門学校に入れた」と話していた。Aさんは、中学時代、いじめにあっていたが両親には話さず我慢していた。学生時代、親しい友人はいなかった。高校卒業後は、母親の勧めでビジネス専門学校（3年間）を経て、商事会社に就職した。3年前、職場でのいじめがあり退職し、その後はアルバイトを転々としていた。

父親は、家具を製造する会社で職人として定年まで勤めた。Aさんに「しっかりしろ」と頻繁に言っている。Aさんが入院後は父親は日曜日ごとに面会し、Aさんと外出するが、父親といるときのAさんの表情は硬い。母親も、父親については何も言わない。母親は、専業主婦で毎日面会に来ている。「看護師さんにきちんと言いなさい」「ほら、顔をあげて話しなさい」と、やや過保護気味である。母親が面会に来ると、Aさんは嬉しそうである。

表16-1　薬物療法

定期薬（／日）	リスペリドン（リスパダール®）2mg　3T　分3（毎食後） ブロムペリドール（インプロメン®）1mg　2T　分2（朝食後、夕食後） ビペリデン（アキネトン®）1mg　4T　分2（朝食後、夕食後） ブロチゾラム（レンドルミン®）0.25mg　1T　分1（眠前）
頓服薬	不眠時：ブロチゾラム（レンドルミン®）0.25mg　1T/回 イライラしたとき：ロラゼパム（ワイパックス®）1mg　1T/回 便秘時：センノシド（プルゼニド®）12mg　2T/回

アセスメント

クラス	情報	関連情報	アセスメント
領域3	排泄と交換		
2.消化器系機能	【便秘】 ●排便は、入院前は1回/日、入院後は1回/1～3日と不規則 ●プルゼニド®を内服 ●昼間も自室のベッドで過ごすことが多い	●リスパダール®、インプロメン®を内服<理由>抗精神病薬の副作用で、便秘を生じることがある	活動量が少なく、入院前と比べて、入院後は排泄パターンの変化がみられ、1回/1～3日と不規則であり、プルゼニド®を服用している。 以上より、仮診断は便秘とする。
領域4	活動/休息		
1.睡眠/休息	【不眠】 ●入院前も不眠 ●レンドルミン®を服用しても効くときと効かないときがある ●「家に帰ることを考えると心配」「そろそろ頑張らないといけない」と発言 ●昼間も自室のベッドで過ごすことが多い ●「疲れるから行きたくない」と集団精神療法に参加しないことがある ●治療に対する本人の同意は得られなかったが、家族の同意を得て入院	●入院前「人の話し声、天から指示される声が聞こえる。人影が見える。見られている感じが常にする」と発言 ●回数は減っているが「腹にムカデがいる」「黒い影が体から出てきた」と発言 <理由>幻覚（幻聴、幻視、体感幻覚）、注察	同意していないなかでの入院生活という環境の変化、幻覚や妄想に対する恐怖心、症状が軽減しつつあり、現実検討力が改善してきたことによる葛藤や不安（就職、父親との関係性など）に起因すると考えられる睡眠困難がある。 昼間も自室のベッドで過ごす姿がみられたり、集団精神療法に参加しなかったりと、活動性の低下を認めている。 以上より、仮診断は不眠とする。

基礎知識

●便秘とイレウス：抗精神病薬の抗コリン作用の副交感神経の抑制により、腸管の運動機能が低下して便秘となる。便秘が慢性化すると、恒常的に糞塊により腸管壁が伸展され続け、それによって腸管神経の変性が起こり、イレウスを生じる。

●統合失調症の回復期に求められる看護：回復期は、病的体験も残っているが、少しずつ自分が病気になる前の状況を思い出せるようになってくるので、看護師は患者の話を傾聴して、思い出してきた現実に対する葛藤や不安を和らげるよう接する。

291

第Ⅲ章　事例をとおして学ぶ看護過程

クラス	情報	関連情報	アセスメント	基礎知識
		妄想に伴う恐怖心は、入眠を妨げる		●陽性症状：統合失調症の急性期にみられる症状で、幻覚や妄想などがある。
領域5		知覚／認知		・幻覚とは、「対象なき知覚」といわれ、外的な刺激がないにもかかわらず知覚することをいう。
4．認　知	【混　乱】 ●入院前「人の話し声、天から指示される声が聞こえる。人影が見える。見られている感じが常にする」と発言 ●回数は減っているが「腹にムカデがいる」「黒い影が体から出てきた」と発言	●入院前も不眠 ●レンドルミン®を服用しても効くときと効かないときがある ●「家に帰ることを考えると心配」「そろそろ頑張らないといけない」と発言 ＜理　由＞ 睡眠周期の変動による身体的な疲労の蓄積は、精神機能に悪影響を与える	訴えの回数は減ってきているものの、現在も幻覚（幻聴、幻視、体感幻覚）と注察妄想があり、それらに伴う恐怖心があると考えられる。 就職や父親との関係性について など、現実に対する葛藤や不安が出始めてきている。このような現実に対する葛藤や不安は統合失調症の回復のサインでもあるが、葛藤や不安により睡眠周期が乱れている。葛藤や不安が強まると混乱に至る可能性がある。 以上より、仮診断は急性混乱リスク状態とする。	・妄想とは、誤った非現実的な考えで、反対の証拠をあげ、論理的に説得しても訂正不可能な考えである。 ・注察妄想：常に自分が誰かに見られているにちがいないという訂正できない意識をもってしまうこと。
領域6		自己知覚		
1．自己概念	【自己同一性】 ●入院前「天から指示される声が聞こえる」と発言 ●回数は減っているが「腹にムカデがいる」「黒い影が体から出てきた」と発言	●27歳 ●父親は、家具を製造する会社で職人として定年まで勤めた ●父親は、Aさんに「しっかりしろ」と頻繁に発言 ●母親は「苦労をさせることなく育てた」「親の言うことをよく聞く」「中学、高校と公立に行かせて、大学は落ちたので専門学校に入れた」と発言 ●中学時代、いじめにあっていたが両親には話さず我慢していた ●学生時代、親しい友人はいなかった ●高校卒業後は、母親の勧めでビジネス専門学校（3年間）を経て、商事会社に就職した ＜理　由＞ 自己同一性について検討するうえで、成長発達に関する情報は重要である	Aさんは27歳であり、エリクソン（Erikson EH）によると、他者との親密性を求める傾向が、孤立に向かう傾向に打ち克つことを課題とする初期成年期に位置する。 Aさんは職人気質で厳格な父親と、過保護な母親のもとで「苦労なく」育てられた。「親の言うことをよく聞く」ということからも、おそらく反抗期を経験せず、両親に自分の意志を表明することがなかったと思われる。 中学時代のいじめ、学生時代に親しい友人がおらず、集団のなかに溶け込めなかったため、Aさんは集団のなかで培われていく自尊心をもつことができず、劣等感が増していったものと考えられる。 アイデンティティを確立しないまま、母親が言うに従い就職したが、いじめによる退職、その後の度重なる転職は、Aさんをますます孤立させ、そのなかで病的防衛機制としての症状形成がなされたと考えられる。 以上より、仮診断は自己同一性混乱とする。	●アイデンティティ（自我同一性）[1]：自分自身が独自のものであるという自己概念のことで、内的不変性と連続性を維持する能力、感覚をいう。たとえば、「私は〇〇である」と名乗るとともに、「△病院の看護師」というように、帰属先や職業などからみた自分、また、他者や社会や歴史と相互にかかわりながら生きるなかで、自分を時や場所に応じて使い分け秩序づけている。同時に、一人の人間として多面的な自分を統合し、一貫した自分という存在を確認しながら生きる。アイデンティティは青年期に形成される。
領域7		役割関係		
2．家族関係	【家族機能】	●Aさんから看護師	両親はAさんをサポートする力とな	

16 病気や治療に対する理解が不十分な回復期前期の統合失調症患者の看護過程

クラス	情報	関連情報	アセスメント	基礎知識
	●中学時代、いじめにあっていたが両親には話さず我慢していた ●父親は、Aさんに「しっかりしろ」と頻繁に発言 ●Aさんが入院後は、父親は日曜日ごとに面会し、Aさんと外出するが、父親といるときのAさんの表情は硬い ●母親は、父親については何も言わない ●母親は、毎日面会に来て、「看護師さんにきちんと言いなさい」「ほら、顔をあげて話しなさい」と、やや過保護気味である ●母親が面会に来ると、Aさんは嬉しそう	に話しかけることはほとんどないが、隣の患者と話すことはある <理　由> 家族との関係のなかで、他者との関係のつくり方を学習する 家族間に葛藤がある場合、特に患者が他者との関係を築くことができているか否かは重要な情報である	りうるはずだが、Aさんの家族は葛藤を抱えており、十分な機能を果たしていない。 　Aさんは心理的な距離が父親とは遠すぎ、逆に母親とは近すぎている。 　母親と離れることへの不安もあって、これがAさんの自立、成長を妨げている可能性がある。 　以上より、仮診断は家族機能障害とする。	●コンプライアンスとアドヒアランス：統合失調症の治療・再発防止のためには服薬の継続が鍵となる。そのためには、医療者が決定し、患者は「言われたとおりに薬を飲む」という受動的服薬（コンプライアンス）ではなく、「患者が積極的に治療方針の決定に参加し、その決定に従って治療を実施、継続する」（アドヒアランス）という観点からの看護が必要である。
領域10	生活原理			
3．価値観/信念/行動の一致	【ノンコンプライアンス】 ●治療に対する本人の同意は得られなかったが、家族の同意を得て入院 ●服薬は「病気じゃないから飲まなくてもいいでしょう」と発言 ●看護師が「あなたのことを心配しているから」と勧めると、「そうですか」と言って服薬する ●集団精神療法は「疲れるから行きたくない」と参加しないことがある ●回数は減っているが「腹にムカデがいる」「黒い影が体から出てきた」と発言 ●昼間は自室のベッドで過ごすことが多い	●Aさんから看護師に話しかけることはほとんどないが、隣の患者と話すことはある ●学生時代、親しい友人はいなかった ●中学時代および職場でいじめにあった ●中学生のとき、いじめにあったことを両親に話さず、我慢していた ●父親といるときのAさんの表情は硬いが、母親には嬉しそう ●母親が父親について語ることはない <理　由> 病気や治療に対する理解を深めるうえで、医療従事者との関係性が鍵となるまた、家族、友人がAさんの支えとなる	病気や治療についての理解が不十分であり、薬物療法や集団精神療法についてのアドヒアランスを高める必要性がある。 　入院後も、体感幻覚や幻視による恐怖心からか、あるいはそれに左右された行動か、自閉傾向（昼間もベッドで過ごす）を認めている。 　治療を継続していくためには、医療従事者との関係性が鍵となるが、看護師との関係性は依然、希薄である。 　以上より、仮診断はノンコンプライアンスとする。	●医療保護入院：精神保健及び精神障害者福祉に関する法律（精神保健福祉法）に定められた入院形態の一つ。患者本人の同意が得られない場合、精神保健指定医の診察の結果、患者本人の判断能力がなく医療および保護のための入院が必要と認められる患者について、保護者（配偶者、親権を行う者など）の同意により行われる入院形態をいう。その他の入院形態としては、任意入院や措置入院などがある。 ・任意入院は、患者本人の同意による入院である。 ・措置入院は、2人以上の精神保健指定医の診察の結果、精神障害により自傷他害のおそれがあると判断された場合に本人および保護者の同意の有無にかかわらず入院させることができる制度である。
領域11	安全/防御			
3．暴　力	【自己傷害】 ●入院前「人の話し声、天から指示される声が聞こえる。人影が見える。見られている感じが常にする」と発言 ●交通事故を起こした際に、実際には同乗していないにもかかわらず、興奮して「車内に母が、車外に子どもがいた」と発言 ●回数は減っているが「腹にムカデがいる」「黒い影が体から出てきた」と	●中学時代、いじめにあっていたが両親には話さず我慢していた ●職場のいじめで退職した ●退職後は、アルバイトを転々としていた <理　由> ストレッサーに対す	交通事故を起こした際に幻視を訴えていた。現在も、幻聴に左右された言動、あるいは幻聴、幻視、注察妄想に対する恐怖心によると思われる自閉傾向（昼間もベッドで過ごす）を認める。 　現在、睡眠周期の乱れがあるが、不眠が続くと身体的疲労も重なって、精神機能不全はさらに進んでいくと推察される。	●自傷リスクのある患者への看護のポイント：①病棟にあるひも、刃物、瓶など自傷の手段に利用できる危険物を管理する、②患者と過ごす時間をもち、患者が安心できる患者−看護師関係を育

293

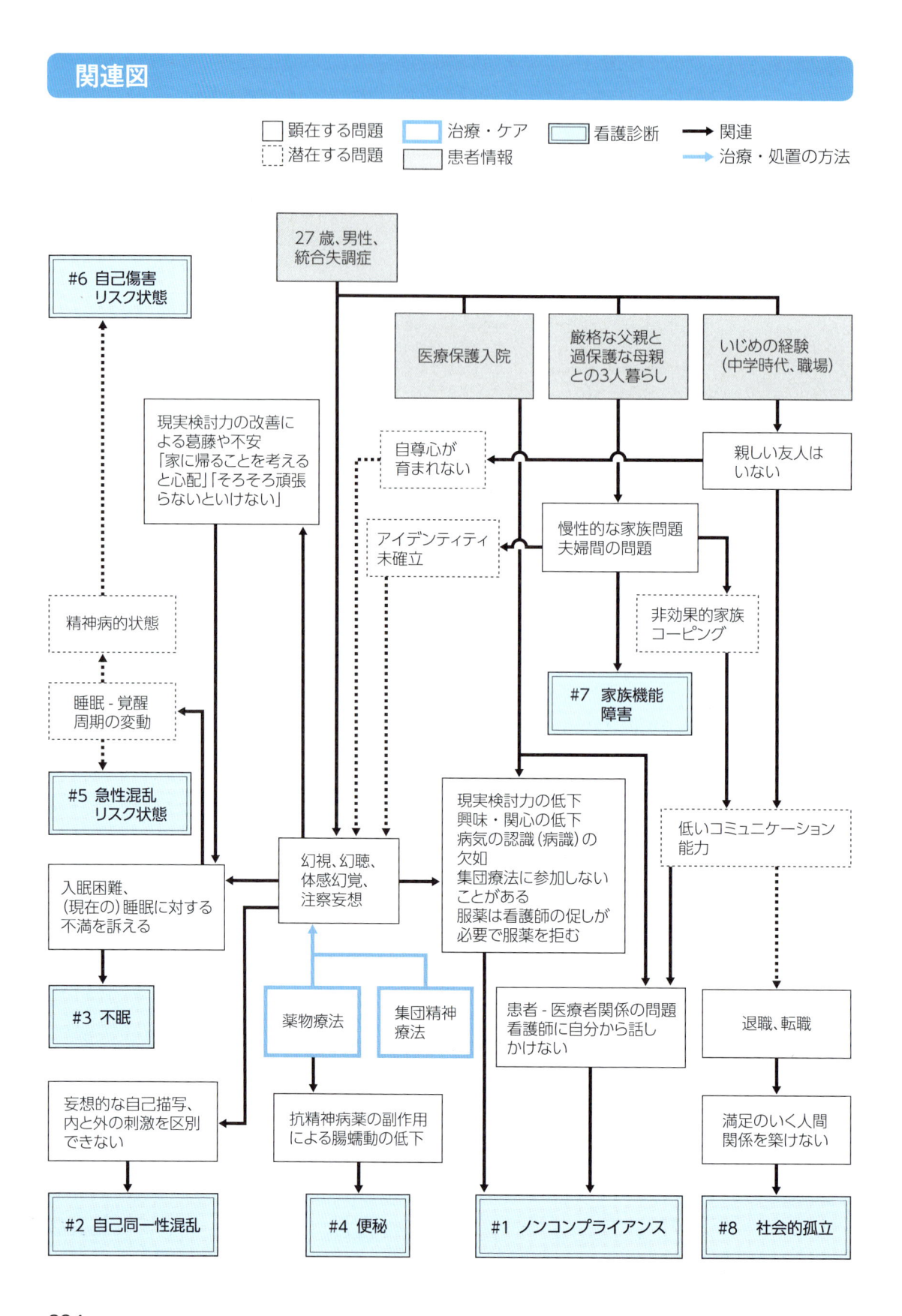

第Ⅲ章　事例をとおして学ぶ看護過程

関連図

凡例:
- □ 顕在する問題
- ┌╌┐ 潜在する問題
- □(青枠) 治療・ケア
- □(グレー) 患者情報
- □(水色) 看護診断
- → 関連
- → (水色) 治療・処置の方法

患者情報: 27歳、男性、統合失調症

関連する情報:
- 医療保護入院
- 厳格な父親と過保護な母親との3人暮らし
- いじめの経験（中学時代、職場）
- 親しい友人はいない
- 慢性的な家族問題、夫婦間の問題
- 自尊心が育まれない（潜在）
- アイデンティティ未確立（潜在）
- 非効果的家族コーピング（潜在）

#7 家族機能障害

- 現実検討力の改善による葛藤や不安「家に帰ることを考えると心配」「そろそろ頑張らないといけない」
- 精神病的状態（潜在）
- 睡眠-覚醒周期の変動

#6 自己傷害リスク状態

#5 急性混乱リスク状態

- 入眠困難、(現在の)睡眠に対する不満を訴える

#3 不眠

- 妄想的な自己描写、内と外の刺激を区別できない

#2 自己同一性混乱

- 幻視、幻聴、体感幻覚、注察妄想
- 薬物療法
- 集団精神療法
- 抗精神病薬の副作用による腸蠕動の低下

#4 便秘

- 現実検討力の低下、興味・関心の低下、病気の認識(病識)の欠如、集団療法に参加しないことがある、服薬は看護師の促しが必要で服薬を拒む
- 患者-医療者関係の問題、看護師に自分から話しかけない
- 低いコミュニケーション能力（潜在）
- 退職、転職
- 満足のいく人間関係を築けない

#1 ノンコンプライアンス

#8 社会的孤立

294

クラス	情報	関連情報	アセスメント	基礎知識
	発言 ●昼間は自室のベッドで過ごすことが多い ●レンドルミン®を服用しても効くときと効かないときがある ●「家に帰ることを考えると心配」「そろそろ頑張らないといけない」と発言	る対処方法として抑圧、回避を用いていたと思われる これまでAさんが用いてきた防衛機制（抑圧、回避）を把握しておくことは重要である	幻聴の内容に抗ったり、幻聴に対する恐怖を減じることができず、自己破壊的な行動を呈する可能性がある。 以上より、仮診断は自己傷害リスク状態とする。	ていくことをとおして、患者にとって安全で安心感が得られる環境を提供する。 ●陰性症状：主として統合失調症の慢性期にみられる症状で、無為、自閉、感情の平板化がある。 ・無為とは、社会的な活動や日常行動などのセルフケア行動に意欲的に取り組むことができず、何もしないで過ごす状態である。 ・自閉とは、幻覚や妄想などがあり、外部からの刺激を避けるために閉じこもる状態である。 ・感情の平板化とは、外的な刺激に対して、当然起こるべき感情が起こりにくくなったようにみえる状態である。
領域12	安 楽			
3．社会的安楽	【社会的孤立】 ●中学時代および職場でいじめにあった ●学生時代、親しい友人がいなかった ●Aさんから看護師に話しかけることはほとんどないが、隣の患者と話すことはある ●父親といるときのAさんの表情は硬いが、母親には嬉しそう ●退職後は、アルバイトを転々としていた	●父親は、Aさんに「しっかりしろ」と頻繁に発言 <理 由> 父親の発言によって、Aさんの自尊心は低下するものと考えられる 自尊心の低下は、社会的に孤立したとの思いをますます強める	心理的距離の近さはあるものの母親との結びつきがある。しかし、これまでのいじめや退職、転職による挫折体験、対人関係の希薄さから社会的孤立感情は小さくはないと推察される。 以上より、仮診断は社会的孤立とする。	

統合のアセスメント

　Aさんは、27歳の男性で、統合失調症と診断され医療保護入院となった。Aさんは厳格な父親と過保護な母親との3人暮らしである。父親はAさんに「しっかりしろ」と頻繁に言っていることや、Aさんは母親の面会時には嬉しそうな表情を浮かべるが、父親といるときの表情は硬いこと、母親も父親について語ることはないことから、家族間に葛藤があり、家族機能障害がみられる。家族からの適切なサポートが得られないことが考えられる。友人からのサポートも期待できず、Aさんが精神的健康を増進・維持するうえで困難がある。また、母親がAさんを「親の言うことをよく聞く」と話していることから、Aさんはおそらく反抗期を経験せず、両親に自分の意志を表明することがなかったと推察される。

　中学時代にいじめにあい集団に溶け込めなかったため、Aさんは集団のなかで培われていく自尊心をもつことができず、劣等感が増していったものと考えられる。アイデンティティを確立しないまま、母親が言うに従い就職したことなどから、自己同一性混乱があった。しかし、いじめによる退職、その後の度重なる転職はAさんをますます社会的孤立にさせたと考えられる。未確立なアイデンティティ、自尊心の低さは精神症状発現の契機になったものと推察される。

　現在Aさんは、統合された自己認識を維持できないため、薬物療法と集団精神療法が開始となっている。服薬には看護師の促しが必要で、時に服薬を拒む発言がみられ、集団精神療法に参加しないことがあり、治療計画を遵守できないノンコンプライアンスの状況である。

抗精神病薬の副作用と考えられる便秘がみられているが、副作用は服薬に対するアドヒアランスをさらに低下させる可能性がある。

幻覚や妄想などの精神症状は改善傾向にある。「家に帰ることを考えると心配」「そろそろ頑張らないといけない」といった発言から、現実に対する葛藤や不安が生じていると考えられるが、不眠があることから、それらにうまく対処できていない状況にある。不眠が続くと、身体的疲労の蓄積も重なり、精神機能のさらなる悪化をきたすと推察される。幻聴の内容に抗ったり、幻聴に対する恐怖を減じることができなかったりした場合には急性混乱リスク状態、自己傷害リスク状態となる。

以上、Aさんには、病気や治療の必要性を理解するための援助、精神症状や現実に対する葛藤や不安を和らげるための援助が優先されると考えられる。

看護診断リスト

#	月日	健康問題（看護診断）	E：関連因子、リスク因子 S：診断指標（症状や徴候）
1		ノンコンプライアンス	E：薬物療法や集団精神療法の必要性を理解できていない S：服薬は看護師の促しが必要で、時に服薬を拒む。集団精神療法に参加しないことがある
2		自己同一性混乱	E：幻覚や注察妄想、それらの恐怖心に起因する行動、あるいは現実に対する葛藤や不安に起因する行動 S：「腹にムカデがいる」「黒い影が体から出てきた」、昼間もベッドで過ごすことが多い、レンドルミン®を服用しても効くときと効かないときがある、「家に帰ることを考えると心配」「そろそろ頑張らないといけない」
3		不眠	E：環境の変化、幻覚や注察妄想、それらの恐怖心に起因する睡眠困難 S：レンドルミン®を服用しても効くときと効かないときがある、昼間もベッドで過ごすことが多い、「疲れるから」と集団精神療法に参加しない
4		便秘	E：抗精神病薬の副作用に起因した便秘 S：排便回数が1回/1～3日であり、プルゼニド®を服用
5		急性混乱リスク状態	E：幻覚や注察妄想といった精神症状、または現実に対する葛藤や不安による睡眠周期の変調 S：「腹にムカデがいる」「黒い影が体から出てきた」、昼間もベッドで過ごすことが多い、レンドルミン®を服用しても効くときと効かないときがある、「家に帰ることを考えると心配」「そろそろ頑張らないといけない」
6		自己傷害リスク状態	E：不眠による身体疲労の蓄積から精神症状の悪化をきたした場合には幻覚に抗う行動がとれない S：交通事故の際の幻視の訴え
7		家族機能障害	E：家族間に葛藤があると考えられ、適切なサポートを受けることが難しい S：父親の「しっかりしろ」という発言、父親といるときの表情が硬い、母親は父親のことを語らない、母親は過保護で、母親が面会に来ると嬉しそう

8	社会的孤立	E：いじめや退職、転職による挫折体験、対人関係の希薄さによる孤立感情 S：中学時代および職場でいじめにあう、いじめによる退職、アルバイトを転々とした、親しい友人はいない

看護計画

「#1　ノンコンプライアンス」の看護診断に対する看護計画を示す。

看護診断

P：ノンコンプライアンス
E：薬物療法や集団精神療法の必要性を理解できていない
S：服薬は看護師の促しが必要で、時に服薬を拒む。集団精神療法に参加しないことがある

期待される結果 / 達成予定日

＜長期目標＞
病気について理解できるようになり、納得して治療を受け入れることができる。

＜短期目標＞
1）服薬や集団精神療法についての思いを表出できる。
2）服薬してもよいと思えるようになる。
3）集団精神療法に続けて参加できる。

介　入

OP
①服薬時の患者の様子や、薬についての患者の発言。
②集団精神療法に参加することについての患者の発言、集団精神療法時の患者の様子やその場での発言内容。

TP
①バイタルサイン測定、処置などの業務以外で、患者の部屋を訪室して、患者とかかわる時間を毎日設ける（長い時間でなくてもよい）。
②患者の生活の様子を観察して、病棟でどのように過ごしているのかを知る。
③服薬の際は、しばらく付き添い、服薬の感想を尋ねる。集団精神療法の後で、それをテーマにして患者とコミュニケーションを図る。
④拒薬の場合、まずはその思いをしっかりと傾聴する。そのうえで、服薬の必要性について丁寧に説明する。
⑤必要性を話してもなお患者が服薬を拒否した場合、時間をおく、場所を変える、人を代えるなどして服薬の工夫をする。
⑥患者を説得しようとするのではなく、患者のことを心配していることが伝わるよう言葉や態度を工夫する。
⑦治療で改善した症状をテーマに患者とコミュニケーションを図り、症状の改善が実感できるように働きかける。
⑧家族の面会があった際は、必ず家族に声をかけ、家族の思いを傾聴する。
⑨家族と、患者の改善した症状をテーマにしてコミュニケーションを図る。

EP
①医師や薬剤師と連携して、病気や治療についての患者教育（心理教育）を行う。
②家族に、患者の病気や治療のプロセスについて説明する。

「#2　自己同一性混乱」の看護診断に対する看護計画を示す。

看護診断
P：自己同一性混乱 E：幻覚や注察妄想、それらの恐怖心に起因する行動、あるいは現実に対する葛藤や不安に起因する行動 S：「腹にムカデがいる」「黒い影が体から出てきた」、昼間もベッドで過ごすことが多い、レンドルミン®を服用しても効くときと効かないときがある、「家に帰ることを考えると心配」「そろそろ頑張らないといけない」

期待される結果	達成予定日
＜長期目標＞ 1）幻覚や妄想がなくなる。 2）現実に対する不安や葛藤が軽減する。 3）睡眠の質と量が改善する。	
＜短期目標＞ 1）幻覚や妄想について、自分が抱いている不安を看護師に表出できる。 2）回復につれて思い出されてきた現実の生活に対する不安や葛藤を看護師に表出できる。 3）休息がとれ、以前より眠れるようになる。	

介　　入
OP ①幻覚や注察妄想の訴えの内容、頻度。 ②幻覚や妄想に左右された行動の有無。 ③幻覚や妄想に伴う不安の有無と訴え方（話の内容とともに表情、姿勢、声のトーン、話すスピードなどを観察する）。 ④現実の出来事が思い起こされるようになったかどうか、現実的な内容について不安や葛藤があるかどうか。 ⑤睡眠時間と熟睡感の有無。 ⑥頓服薬の使用の有無と、睡眠薬を使用した後の睡眠状態。 ⑦昼間の過ごし方。 **TP** ①患者が安心感や安全感を得られるようにかかわる。 　・幻覚や妄想の訴えがあるときは、内容そのものにこだわるよりも、その背景にある思いに焦点をあてて話を傾聴する。 　・幻覚や妄想に対する不安があると思われる場合は、声をかけ、話を傾聴するとともに、落ち着くまで付き添う。 　・患者が興奮しているときは、看護師は声のトーンを落とすなど、患者の気持ちを和らげるようにする。 　・退院要求があった場合は、その思いを十分に聴いたうえで、入院治療の必要性を説明する（幻覚をなくすためには治療が必要であること、ここは病院で安心できる場所であることなどを伝える）。 　・現実に対する不安や葛藤を傾聴し、患者の気持ちを支える。 ②睡眠が確保できるようにかかわる。 　・不眠時は、すぐに頓服薬を勧めるのではなくて、何が理由であると思うか、患者と話をする（思いを傾聴する）。 　・足浴やリラクセーション法（呼吸法）を紹介し、希望があれば実施する。 　・それでも入眠が得られないときは、頓服薬を投与する。 **EP** ①医師や薬剤師と連携して、病気、治療についての患者教育（心理教育）を行う。

学習の課題

1. 統合失調症患者に対する看護において、患者が安心感、安全感を得られるように援助するのはどうしてか、考えてみよう。
2. 自己同一性の混乱とは具体的にはどのようなことを指すのか、考えてみよう。
3. ノンコンプライアンスを改善するためにはどのような援助が必要か、考えてみよう。

● 文 献

1) 服部祥子:生涯人間発達論―人間への深い理解と愛情を育むために,医学書院,2000.
2) 中井久夫・山口直彦:看護のための精神医学,第2版,医学書院,2004.
3) 山﨑智子監:精神看護学,第2版＜明解看護学双書3＞,金芳堂,2002.

17 外泊に伴い抑うつ症状が再燃した回復期のうつ病患者に対する看護過程

学習のポイント

1. うつ病患者の自尊感情を高めることを目指した看護援助

2. 不眠に対する看護援助

＊看護診断【自尊感情慢性的低下】【不眠】に関するアセスメントと看護計画を立案する。

事例紹介

　Aさんは57歳、女性。夫と2人暮らしである。3人姉妹の長女で、性格は潔癖、几帳面である。32歳で結婚し、夫が経営する会社で事務職に従事していた。夫婦共に子どもを望んだが、子どもはいない。45歳のときに夫の浮気を知ったが、夫からの謝罪はなかった。次第に食欲が低下して受診し、心因性の食思不振と診断された。抗うつ薬と抗不安薬の内服を開始したが、約1か月間通院し、症状が改善したため自己判断で治療を中断した。

　最近、不景気のため仕事が減り、社員とのいざこざがあり、気分の落ち込みや食欲低下などの症状が出現したため受診し、うつ病と診断された。任意入院となり、薬物療法が開始となった（表17-1）。

　入院時、身長155cm、体重45.0kgであったが、普段の体重は50.0kgである。Aさんは入院について、「夫のために何かしたいがやる気が出ない。はがゆい」「早く治したいから入院した」と話している。入院後、徐々に食欲は改善して間食も摂るようになり、レクリエーションにも参加するようになった。

　入院から1か月目で体重は47.0kgへと増加した。しかし、眠前にサイレース®を内服するが寝つけず、不眠時の頓服薬（レンドルミン®とサイレース®）を服用することが多い。睡眠については、「眠れたという感じはない」「潜在意識があるとだめ。寝つきも悪い」と疲れた表情で話す。午前中は、ラジオ体操や検温などの日課が終わると、臥床していることが多く、表情も硬い。午後は、面会に来た妹と話したり、外出先で「銭湯を見つけた」と笑顔で話したり、花を生けたりすることがある。

　シーツ交換は、自分でしわを隅から隅まで伸ばし、丁寧に納得のいくまで行う。A

さんは「完璧にやりたくなる」と話す。

排便は、入院前は1回/日みられていたが、入院後は1回/3～4日で、適宜、頓服薬（ラキソベロン®）を服用している。

回復傾向にあり、外泊が開始となった。帰院後に「外泊中はしんどくて何もできなかった。夫のために何かしたいがやる気が出ない」「治らないかも」「もう外泊はしたくない」と話す。食事に関心をほとんど示さず、食事量の減少がみられ、体重は46.0kgと減少傾向にあり、午後も臥床がちで過ごすことがある。一方で、「週末に帰りたい」「今だったら家事ができそう」「退院したら家事がしたい」と、やや強い語気、早い口調で話すこともある。適宜、不安時の頓服薬（ソラナックス®）を服用している。

夫の話をするときのAさんの口調はあっさりと冷めた様子であり、夫の浮気について「もう12年も前のことで……」と言葉をにごす。その一方で、夫が発熱したときは、あわてて支度をして家に帰ることがあった。夫はAさんに対して、「何でうつになったんだ」「家で何もしない」「看護師さんから言ってやってください」などと話している。Aさんは「以前は死にたいと思っていたが、今はそうは思わない。早く治したい」と話している。

表17-1 薬物療法

定期薬	ロフラゼプ（メイラックス®）1mg　1T（夕食後） パロキセチン（パキシル®）10mg　1T　分1（夕食後） フルニトラゼパム（サイレース®）1mg　1T　分1（眠前） クエチアピン（セロクエル®）25mg　1T　分1（眠前） センノシド（プルゼニド®）12mg　2T　分1（眠前）
頓服薬	不眠時：ブロチゾラム（レンドルミン®）0.25mg　1T/回 　　　　フルニトラゼパム（サイレース®）1mg　1T/回 不安時：アルプラゾラム（ソラナックス®）0.4mg　1T/回 便秘時：ピコスルファートナトリウム（ラキソベロン®）10滴

アセスメント

クラス／領域2	情報	関連情報	アセスメント	基礎知識
1．摂取	【栄養】 ●45歳時、心因性の食思不振で通院歴 ●入院前に食欲低下があった ●入院後、徐々に食欲は改善し間食も摂れるようになった ●入院時、身長155cm、45kg（普段は50.0kg） ●入院から1か月の体重47kg、外泊開始以降、食事に関心をほとんど示さず、体重46kg	●入院後、レクリエーションに参加 ●午前中は、ラジオ体操や検温などの日課が終わると、臥床していることが多く、表情が硬い ●午後は、面会に来た妹と話したり、外出先で「銭湯を見つけた」と笑顔で話したり、花を生けたりする ●外泊から帰院後に「外泊中はしんどくて何もできなかった。	入院前に認めた食欲低下により、入院時、体重は5.0kg減り、45.0kg、BMI18.7であった。 　入院後、薬物療法により食欲は徐々に改善傾向にあり、体重増加も認めた（体重47.0kg、BMI19.5）。 　外泊に伴って抑うつ気分が再燃しており、食事に関心をほとんど示さず再び食欲の低下、体重減少（46.0kg、BMI19.1）を認めている。 　以上より、仮診断は<u>栄養摂取消費バランス異常：必要量以下</u>とする。	●うつ病と身体症状：本事例では入院前に食欲低下および体重減少が現れているが、その他、口渇、便秘、肩こり、緊張性頭痛（頭重感）などの身体症状がみられることがある。

第Ⅲ章　事例をとおして学ぶ看護過程

クラス	情　報	関連情報	アセスメント	基礎知識
		夫のために何かしたいがやる気が出ない」「治らないかも」「もう外泊はしたくない」と発言 ●食事量の減少 <理　由> 抑うつ気分、活動量の低下は食欲に影響を及ぼす		
領域3		排泄と交換		
2．消化器系機能	【便　秘】 ●排便は、入院前は1回/日、入院後は1回/3〜4日 ●適宜、ラキソベロン®を内服 ●定期薬でプルセニド®を内服 ●便秘時にラキソベロン®服用の指示	●パキシル®、セロクエル®を内服 ●午前中は、臥床していることが多い ●外泊から帰院後に「外泊中はしんどくて何もできなかった。夫のために何かしたいがやる気が出ない」「治らないかも」「もう外泊はしたくない」と発言 ●午後も臥床がちで過ごす <理　由> 抗うつ病薬に加えて、抗精神病薬も服用している 抗精神病薬の副作用で便秘を生じることがある	うつ病の治療のために抗精神病薬（抗うつ病薬と抗精神病薬）を服用している。うつ病による気分の日内変動があり、午前中臥床がちであること、外泊に伴う抑うつ気分の再燃により、活動性が低下することがある。 　入院後に排便パターンの変化がみられ、1回/3〜4日と不規則であり、ラキソベロン®を服用している。 　以上より、仮診断は便秘とする。	●選択的セロトニン再取り込み阻害薬（selective serotonin reuptake inhibitors：SSRI）：選択的に神経終末のセロトニントランスポーターに結合し、放出されたセロトニンの再取り込みを阻害するため、シナプス間隙のセロトニンが増加する。 ・フルボキサン（ルボックス®）、パロキセチン（パキシル®）、セルトラリン（ジェイゾロフト®）などがある。 ●睡眠障害：睡眠障害には以下のようなものがある。 ・入眠障害：就床してから眠りにつくまでに時間がかかる。 ・中途覚醒：入眠後、起床時に覚醒するまでの間に途中で目が覚める。 ・早朝覚醒：朝早く目覚め、その後再入眠できない。 ・熟眠感欠如：睡眠が浅く十分に眠った感じがしない。 ●日内変動：うつ病に特徴的な抑制症状（行動が遅い、口数が減る、普段できる活動ができない、決断できない、食欲がないなど）は、日内変動があり、寝起きから午前中にかけて悪いが、夕方から夜にかけて改善することが多い。
領域4		活動/休息		
1．睡眠/休息	【不　眠】 ●睡眠については「眠れたという感じはない」 ●「潜在意識があるとだめ。寝つきも悪い」と発言 ●午前中は、ラジオ体操や検温などの日課が終わると、臥床していることが多く、表情が硬い ●眠前にサイレース®を内服するが寝つけず、不眠時の頓服薬（レンドルミン®とサイレース®）を服用することが多い	●食欲は改善して間食も摂れるようになり、レクリエーションにも徐々に参加するようになった ●午後は、面会に来た妹と話したり、外出先で「銭湯を見つけた」と笑顔で話したり、花を生けたりする ●午後も臥床がちで過ごす <理　由> うつ症状（抑うつ気分、食欲不振、意欲の低下など）の再燃によって、睡眠パターンの変調をきたすことがある	入院後に食欲と活動性は改善傾向にあるものの、睡眠の改善は十分ではない。 　入眠障害があり、頓服薬を服用することが多いが、それでも熟眠感は得られていない。 　うつの症状の一つである日内変動の影響もあり、午前中に臥床していることが多く、生活リズムが乱れがちである。 　以上より、仮診断は不眠とする。	

17　外泊に伴い抑うつ症状が再燃した回復期のうつ病患者に対する看護過程

クラス	情報	関連情報	アセスメント	基礎知識
領域6		自己知覚		
2．自己尊重	【自己尊重】 ●入院について、「夫のために何かしたいがやる気が出ない。はがゆい」と発言 ●外泊から帰院後に「外泊中はしんどくて何もできなかった。夫のために何かしたいがやる気が出ない」「治らないかも」「もう外泊はしたくない」と発言 ●食事量の減少、午後も臥床がちで過ごす ●「週末に帰りたい」「今だったら家事ができそう」「退院したら家事がしたい」と、やや強い語気、早い口調で話す ●夫が発熱したときは、あわてて家に帰った ●夫は「何でうつになったんだ」「家で何もしない」「看護師さんから言ってやってください」と発言 ●Aさんは「以前は死にたいと思っていたが、今はそう思わない。早く治したい」と話す	●夫婦共に子どもを望んでいたが、子どもはいない ●45歳時、夫が浮気をした。浮気について夫からの謝罪はない。夫の話をするときのAさんの口調は冷めた様子で、夫の浮気について「もう12年も前のこと」と言葉をにごす ●最近、不景気のため仕事が減り、社員とのいざこざがあった ＜理　由＞ ライフイベントにおける失敗体験が自己価値を下げる可能性がある	発言のなかで「夫のために」という言葉が見受けられ、Aさんは「妻として夫を支える」という点に自らの価値を見出していると思われる。 　Aさんは、妊娠しなかったこと、夫の浮気、事務職として支えてきた夫の会社の経営悪化など、ライフイベント上で自らの価値を下げるような数々の経験をした。特に夫の浮気については現在も気にしている様子である。 　夫の話をするときは冷めた口調になる一方で、外泊中家事ができなかったことを思い悩んだり、夫の病気であわてて家に帰ったりと、複雑な思いがあると推察される。 　現在は否定しているが、以前は自殺念慮があった。 　夫は「何でうつになったんだ」「家で何もしない」「看護師さんから言ってやってください」など、うつ病に対する理解がなく、Aさんに対する思いやりもないようである。 　家事が思うようにできず、夫から辛らつな言葉を浴びせられ続け、Aさんはますます自分に対する自己価値を下げてしまうと考えられる。 　以上より、仮診断は<u>自尊感情慢性的低下</u>とする。	●うつ病と妄想：自己尊重の低下は、微小妄想につながり、自分は何もできないだめな人間だと思い込む。その他、うつ病と関連の深い妄想としては、財産がなくなったという「貧困妄想」、病気になってしまったという「心気妄想」、重大な過失をおかしてしまったという「罪業妄想」がある。 ●うつ病と性格：努力型、責任感が強い、几帳面、律義といった性格の人がうつ病になりやすいといわれている。このような性格の型を、メランコリー親和型という。
領域9		コーピング／ストレス耐性		
2．コーピング反応	【不　安】 ●睡眠については「眠れたという感じはない」「潜在意識があるとだめ。寝つきも悪い」と疲れた表情で話す ●外泊から帰院後に「外泊中はしんどくて何もできなかった。夫のために何かしたいがやる気が出ない」「治らないかも」「もう外泊はしたくない」と話し、食事量の減少がみられたり、午後も臥床がちで過ごしたりする ●「週末に帰りたい」「今だったら家事ができそう」「退院したら家事がしたい」と、やや強い語気、早い口調で話すこともある ●回復への焦燥感に対して、適宜、不安時の頓服薬ソラナックス®を内服 ●夫が発熱したときは、あわてて家に帰った	●夫は、12年前の浮気について、Aさんに謝罪していない ●夫は「何でうつになったんだ」「家で何もしない」「看護師さんから言ってやってください」と発言 ＜理　由＞ 不安を軽減するためには周囲のサポートが必要である。Aさんの場合は夫がサポート源になりうるので、夫がAさんに対してどのような言動をしているかという情報は重要である	回復傾向にあるものの、うつ症状による抑うつ気分、意欲の低下、不眠がある。外泊中に家事ができなかったことでさらに気分が落ち込むといった悪循環をきたしている。 　「病気を治して夫のために何かしたい、外泊したい」という思いと、「病気は治らないかもしれない、やる気が出ない、外泊したくない」という思いの狭間で葛藤状態にある。 　外泊を希望するときのAさんの話し方や、夫が病気になったときのAさんの行動から、焦燥感がうかがえる。 　また「潜在意識があるとだめ。寝つきも悪い」という発言から、何か気がかりがあることがうかがえる。 　以上より、仮診断は<u>不安</u>とする。	●不安：はっきりとした対象のない漠然とした不快な感情である。具体的な対象がないという点で恐怖と区別される。適度な不安は注意力を高め、感覚を鋭敏にするので危険の回避に役立つが、不安が過度になると行動効率の低下をもたらすなど日常生活に支障をきたす。
領域11		安全／防御		
3．暴　力	【自　殺】 ●「以前は死にたいと思っていたが、今はそう思わない。早く治したい」と発言	●夫と2人暮らし ●3人姉妹の長女で、妹が面会に来ている	入院から1か月が経過し、不眠、気分の日内変動があるが、食欲、活動性は改善傾向にある。 　外泊が開始となったが、外泊に	●うつ病と自殺：うつ病では自殺念慮が必ずあると考えておく必要がある。特に回復期には注意を要する。回復

303

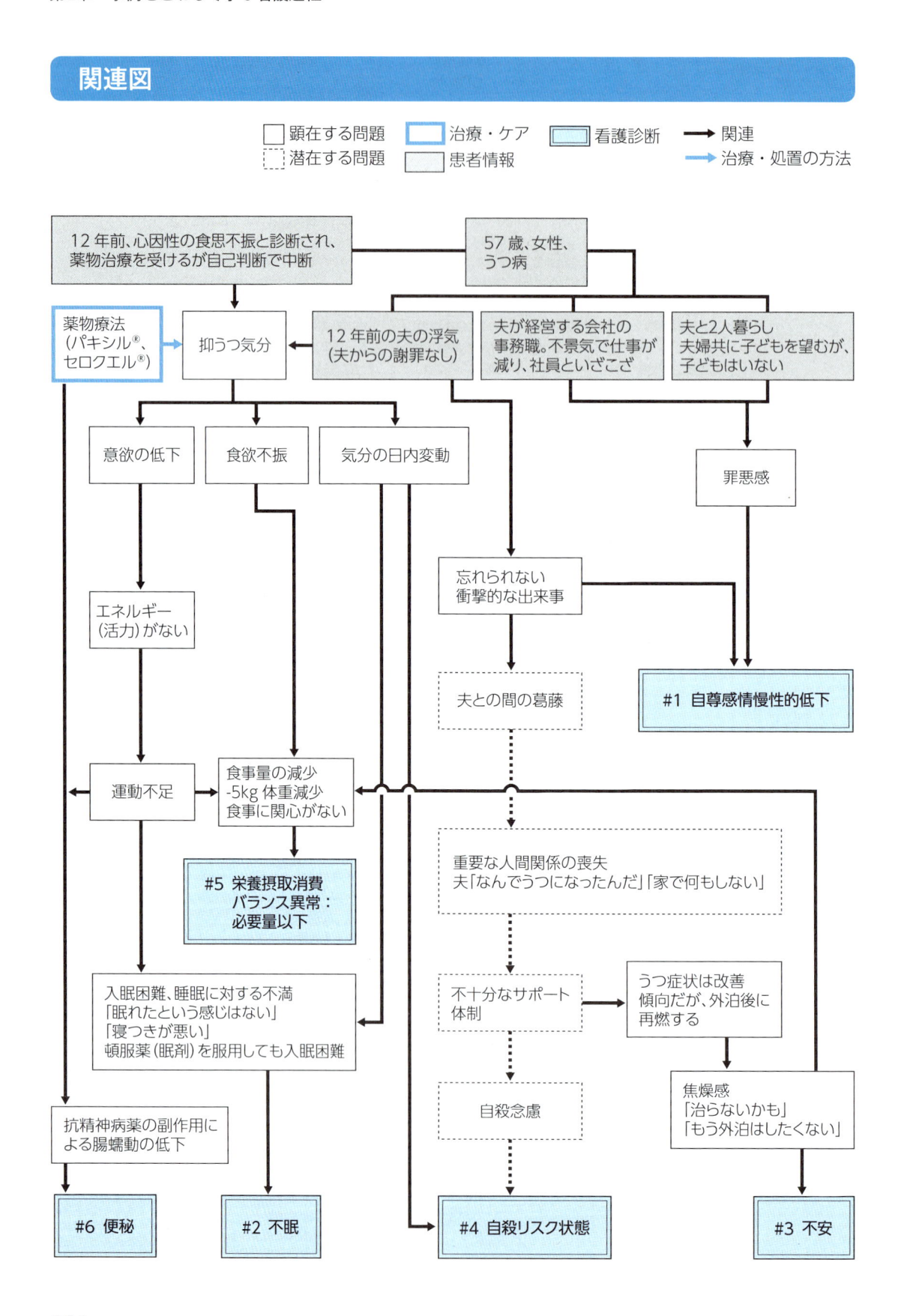

第Ⅲ章　事例をとおして学ぶ看護過程

関連図

凡例:
- □ 顕在する問題
- ┌┄┐ 潜在する問題
- □ 治療・ケア
- ■ 患者情報
- ■ 看護診断
- → 関連
- → 治療・処置の方法

患者情報
- 57歳、女性、うつ病
- 12年前、心因性の食思不振と診断され、薬物治療を受けるが自己判断で中断
- 12年前の夫の浮気（夫からの謝罪なし）
- 夫が経営する会社の事務職。不景気で仕事が減り、社員といざこざ
- 夫と2人暮らし　夫婦共に子どもを望むが、子どもはいない

治療・ケア
- 薬物療法（パキシル®、セロクエル®）

症状・状態の流れ

抑うつ気分 → 意欲の低下／食欲不振／気分の日内変動

- 意欲の低下 → エネルギー（活力）がない → 運動不足
- 食欲不振 → 食事量の減少／-5kg 体重減少／食事に関心がない → **#5 栄養摂取消費バランス異常：必要量以下**
- 入眠困難、睡眠に対する不満「眠れたという感じはない」「寝つきが悪い」頓服薬（眠剤）を服用しても入眠困難
- 抗精神病薬の副作用による腸蠕動の低下 → **#6 便秘**
- → **#2 不眠**

罪悪感 → 忘れられない衝撃的な出来事 → 夫との間の葛藤

#1 自尊感情慢性的低下

重要な人間関係の喪失
夫「なんでうつになったんだ」「家で何もしない」

不十分なサポート体制 → うつ症状は改善傾向だが、外泊後に再燃する → 焦燥感「治らないかも」「もう外泊はしたくない」 → **#3 不安**

自殺念慮 → **#4 自殺リスク状態**

304

17　外泊に伴い抑うつ症状が再燃した回復期のうつ病患者に対する看護過程

クラス	情　報	関連情報	アセスメント	基礎知識
	●入院から1か月が経過、外泊が開始された ●外泊から帰院後に「外泊中はしんどくて何もできなかった。夫のために何かしたいがやる気が出ない」「治らないかも」「もう外泊はしたくない」と発言 ●食事量の減少、午後も臥床がちで過ごす ●不安時の頓服薬（ソラナックス®）を内服	●夫は、12年前の浮気について、Aさんに謝罪していない ●夫は「何でうつになったんだ」「家で何もしない」「看護師さんから言ってやってください」と発言 ●45歳のとき、心因性の食思不振と診断され、抗うつ薬と抗不安薬の内服を開始したが、約1か月間通院後、症状が改善したため自己判断で治療を中断した ＜理　由＞ 自殺を予防するには、周囲のサポートが必要である。家族がサポート源になりうるかどうかについて考える必要がある既往歴などから患者の治療に対するアドヒアランスの程度を把握しておくことが重要である	伴ってうつ症状の再燃がみられ、焦燥感がうかがえる発言もある。 　以前自殺念慮があり、現在は否定しているが、回復が思うように進まないことに対する焦燥感、抑うつ気分から自殺念慮を抱き、企図に至る可能性がある。 　以上より、仮診断は自殺リスク状態とする。	期は悲哀感情がいくぶん消失し、患者は自分の身辺に注意や関心を向けることができるようになるが、なおも抑うつ気分が残っていることや回復への焦燥感などから、自殺念慮が突然行動化されることがある。患者に対しては、病気であること、治ること、死にたいという気持ちは本当は別のものであるかもしれないことを伝えたり、自殺を実行しない約束をすることが、自殺予防の決め手になる[1]。また、急性期、極期、回復期をとおして、うつ病の患者に対する励ましは禁物である。

統合のアセスメント

　Aさんは、57歳の女性である。うつ病と診断され、任意入院となった。性格は潔癖、几帳面である。32歳で結婚し、その後は夫が経営する会社の事務職に従事した。夫婦共に子どもを望んだが、子どもはおらず、2人暮らしである。45歳のときに夫の浮気を知ったが、夫からの謝罪はなかった。この頃、次第に食欲が低下して、心因性の食思不振と診断され、抗うつ薬と抗不安薬の内服を開始した。約1か月間通院し、症状が改善したため自己判断で治療を中断した。

　最近、不景気のため仕事が減り、社員とのいざこざもあり、気分の落ち込みや食欲低下などの症状が出現したため受診した。うつ病と診断され、任意入院となった。発病には、潔癖で几帳面な性格と、これまでのライフイベントから自尊感情慢性的低下が一因となった可能性がある。

　薬物療法が開始となり、1か月が経過し食欲不振、活動性は改善傾向にあったが、「外泊中はしんどくて何もできなかった。夫のために何かしたいがやる気が出ない」と話し、食事に関心をほとんど示さず、栄養摂取量が不十分な状態で、体重減少から栄養摂取消費バランス異常：必要量以下と思われる。また、活動性の低下を認めた。「治

305

らないかも」「もう外泊はしたくない」と話す一方で、「週末に帰りたい」「今だったら家事ができそう」「退院したら家事がしたい」などの発言から焦燥感がうかがえる。これに対しては、不安時の頓服薬（ソラナックス®）を服用して対応している。また「潜在意識があるとだめ。寝つきも悪い」という発言から何か気がかりがあり不安を感じていることがうかがえる。

「夫のために」「家事がしたい」の発言からは、夫を支える役割を果たしたいという思いが推察されるが、うつ症状のため思うように身体が動かない。

入院時から不眠を訴え、定期薬（サイレース®）に加えて、不眠時の頓服薬（レンドルミン®とサイレース®）を服用している。睡眠については、眠れたという感じはない」「寝つきも悪い」と疲れた表情で話し、入眠困難と熟眠感のなさを訴え、不眠の状態である。気分の日内変動があり、午前中は臥床していることが多い。

また、薬物療法の副作用の影響で排便パターンの変化があり、便秘状態のため下剤で対応している。

夫はAさんに対して「何でうつになったんだ」「家で何もしない」「看護師さんから言ってやってください」などと話している。AさんはAさんを支えたいという思いをもっている一方で、12年前の浮気についてわだかまりがあり、夫婦間に葛藤が存在すると考えられる。そのため、夫がAさんのサポートを十分に担うことは難しい。このように周囲からサポートが得られない状況にあり、外泊に伴い症状の再燃がみられ、以前自殺念慮を抱いていたこと、アドヒアランスの低さがうかがえることから、自殺リスク状態にあると考えられる。

現在、外泊に伴って、うつ症状の再燃があり、さらなる自尊感情慢性的低下を招く可能性があり、援助の優先度が高いと考えられる。

看護診断リスト

#	月日	健康問題（看護診断）	E：関連因子、リスク因子 S：診断指標（症状や徴候）
1		自尊感情慢性的低下	E：妻として夫を支えることができないはがゆさ S：「夫のために」「家事がしたい」、妊娠しなかったこと、夫の浮気、事務職として支えていた夫の会社の経営悪化など、ライフイベント上の経験
2		不　眠	E：うつ症状に起因する睡眠困難 S：「眠れたという感じはない」「寝つきも悪い」、眠前にサイレース®を内服するが寝つけず、不眠時の頓服薬（レンドルミン®とサイレース®）を服用することが多い、気分の日内変動があり午前中臥床がち
3		不　安	E：うつ症状に起因する抑うつ気分、回復への焦燥感に伴う不安 S：「潜在意識があるとだめ」「夫のために何かをしたい、外泊したい」との思いと、「病気は治らないかもしれない、外泊したくない」という思いとの葛藤、焦燥感
4		自殺リスク状態	E：外泊に伴ううつ症状の再燃による焦燥感 S：過去の自殺念慮、入院時に比較して活動性の増加

5	栄養摂取消費バランス異常：必要量以下	E：外泊に伴ううつ症状の再燃による食欲不振 S：身長155cm、入院時体重45.0kg（BMI18.7）、入院後体重47.0kg（BMI19.5）、外泊開始以降の体重46.0kg（BMI19.1）
6	便　秘	E：うつ病による活動性の低下、抗精神病薬の副作用に起因した便秘 S：排便は入院前1回/日みられていたが、入院後1回/3〜4日、プルゼニド®の定期薬に加えて頓服薬（ラキソベロン®）を内服

看護計画

「＃1　自尊感情慢性的低下」の看護診断に対する看護計画を示す。

看護診断

P：自尊感情慢性的低下
E：妻として夫を支えることができないはがゆさ
S：「夫のために」「家事がしたい」、妊娠しなかったこと、夫の浮気、事務職として支えていた夫の会社の経営悪化など、ライフイベント上の経験

期待される結果 / 達成予定日

＜長期目標＞
患者が自分自身に対して肯定的な評価をすることができる。

＜短期目標＞
1）医療従事者に対して、自分の気持ちを表出することができる。
2）自分の行動を振り返り、違った視点から自分をとらえることができる。
3）夫が、Aさんに対するネガティブな言動をしなくなる。

介　入

OP
①患者の言動。
　・うつ症状（抑うつ気分、食欲不振、不眠、活動性の低下、意欲の低下など）の有無と程度。
　・言語的表現および非言語的表現（表情、声のトーン、口調、姿勢など）。
　・一日の過ごし方。

TP
①うつ症状を観察し、疲労度を見きわめながら、バイタルサイン測定、処置などの業務以外で、訪室して患者とかかわる時間を毎日設ける。
②夫の面会の前後で、夫に対する思いを主題にしてかかわる。
③会話のなかで、患者が自分を卑下するような発言をしても、まずはしっかりとその思いを傾聴する。
④傾聴した後で、患者が「できている」側面を伝える。
⑤患者が話しにくそうであれば、時間をおく、場所を変える、人を代えるなど、かかわりの工夫をする。
⑥外泊前に、外泊に対する不安など、患者の思いを傾聴する
⑦外泊前に、無理のない外泊中の目標と行動計画を、患者と看護師とで一緒に立案する
⑧外泊後に、外泊中の様子を一緒に振り返る。
⑨夫の面会時、夫と看護師とで話す機会を設ける。
⑩夫の思いを傾聴する。
⑪夫とのかかわりのなかで、うつ病の症状、回復過程、Aさんの気持ち、Aさんにみられる回復の兆しなどを伝えていく。

⑫困ったこと、わからないことがあれば、いつでも相談にのる準備があることを夫に伝える。
⑬Aさんとの面会後に、夫にAさんと面会してどうだったか、思いを聴く。
⑭場合によっては、Aさん、夫、看護師で面会する機会を設ける。

「#2 不眠」の看護診断に対する看護計画を示す。

看護診断
P：不眠 E：うつ症状に起因する睡眠困難 S：「眠れたという感じはない」「寝つきも悪い」、眠前にサイレース®を内服するが寝つけず、不眠時の頓服薬（レンドルミン®とサイレース®）を服用することが多い、気分の日内変動があり午前中臥床がち

期待される結果	達成予定日
＜長期目標＞ 入眠困難と熟睡感のなさが改善し、患者が睡眠に関して満足したと言える。	
＜短期目標＞ 1）睡眠に対する思いについて看護師に表出できる。 2）日中の活動性が増す。	

介　入
OP ①睡眠についての患者の言動（言語的表現および非言語的表現：表情、姿勢、声のトーン、口調など）。 ②睡眠状況（入眠困難、中途覚醒、早朝覚醒の有無と程度、熟睡感の有無）。 ③睡眠薬や抗不安薬（定期薬と頓服薬）の服用時間や効果など。 ④うつ症状（抑うつ気分、食欲不振、不眠、活動性の低下、意欲の低下など）の有無と程度。 ⑤昼間の過ごし方（活動と休息のバランス）。 TP ①患者が自分の気持ちを表出できるよう、患者の思いに焦点をあて、感情などを表す患者の言葉を反射してコミュニケーションを図る。 ②言葉だけでなく、非言語的表現（声のトーン、姿勢、視線など）に配慮してかかわる。 ③不安が強いときは声をかけ、話を傾聴するとともに、落ち着くまで付き添う。 ④なおも不安が強いときは、頓服薬（ソラナックス®）を使用する。 ⑤患者の状態を観察しながら、無理のない範囲でレクリエーションへの参加を促す。 ⑥患者が関心を示している生け花や、外出ができるよう環境を整える。 ⑦不眠時、すぐに頓服薬を勧めるのではなくて、何が理由であると思うか、患者と話をする（思いを傾聴する）。 ⑧足浴やリラクセーション法（呼吸法）を紹介し、希望があれば実施する。 ⑨なかなか入眠できないときは、頓服薬（レンドルミン®とサイレース®）服用を促す。

> 📝 **学習の課題**
>
> 1．うつ病患者の看護における観察点について考えてみよう。
> 2．うつ病の回復期に自殺のリスクが高まるのはどうしてか考えてみよう。
> 3．うつ病患者の外泊前後の看護において、留意すべき点について考えてみよう。

●文 献
1）中井久夫・山口直彦：看護のための精神医学，第2版，医学書院，2004.
2）山﨑智子監：精神看護学，第2版＜明解看護学双書3＞，金芳堂，2002.

看護過程展開の自己評価　第Ⅳ章

1 学習過程における自己評価

学習のポイント

1. 看護実践を向上させるリフレクション

2. 学習過程の評価と自己評価

1. 評価とは

1）看護実践力の向上のためのリフレクション

　看護実践の振り返りとは、自分の行った看護実践の意味づけを行うことであり、専門職にとって欠かせない。行った実践が患者にとって意味のあるものであったのか、患者の意思を尊重できていたか、方法は適切であったか、援助の目的は達成できたのか、様々な視点で振り返りを行う。昨今、リフレクションという言葉をよく耳にするが、これは哲学者であるショーン（Schön DA）が提唱した言葉である[1]。ショーンによると、リフレクションとは、実践的専門家の思考様式の特徴を示す概念で、反省、内省、省察と訳される。実践的専門家は、実践過程において2つのリフレクションを展開している。1つは"行為のなかのリフレクション"で、これは刻々と変化する状況のただなかで、状況との対話をとおして、その実践状況に応じた行為を遂行しつつ、次にどのように行為するかを思考し判断を下し、行っている実践内容をより良いものにしようとする行為である。もう1つは"行為についてのリフレクション"で、これは実践後に自分自身の行った実践やその時々の思考について振り返り、意味づけを行うことである。実践のなかにおいても、その後においても、自己の実践を振り返ることが実践家には求められるのである。そのどちらにも共通する理念は、実践の向上である。

　看護師は、実践の振り返りとして、看護記録のなかに実践内容を書き記し、その後の実践内容を吟味し、またカンファレンスなどにおいて様々な角度から患者の状況を見つめ直し、その患者に最適な実践をしようと試みている。また、他の専門職と連携をとりつつ、患者にとっての最適なケアを追求し、自分自身の行ったケアを見つめる

という作業を繰り返しているのである。

2）看護実践を評価する

"評価"はこうした振り返りに基づいて成り立っているが、評価という言葉には、どのような意味があるのだろうか。「成績を評価する」「他人から厳しく評価される」「あの人は評価が甘い」「公平に評価する」「なかなか評価されない」など日常生活でもよく使用される言葉であるが、人の行動の結果を客観的に見つめる作業といえる。リフレクションとの関係でいうと、リフレクションの結果として評価が現れるといえる。

3）看護倫理的な側面から評価する

評価には「善悪や美醜、優劣などの価値を定める」といった意味もある。フライ(Fry ST)の述べる看護倫理にとって重要な原則の一つである「善行と無害の原則」に相当する考えである[2]。行った看護実践が患者にとって善であったのか、害にならなかったのか、つまり有益な看護実践であったのかを問うことになる。すなわち、看護実践を評価することは、倫理的な側面での評価も当然ながら含めて考えなければならない。看護実践に対しての評価は、その効果を意味づけるためにも必要不可欠な作業である。このように、実践の結果を客観的に評価するために、多くの評価ツールが開発されている。

看護実践を評価するということは、看護過程のあらゆる一連の段階を評価することにつながる。アセスメント（情報収集、分析、統合）の段階、看護診断の段階、看護計画立案の段階、実施の段階において、それぞれを評価することによって看護過程の一連の展開が効果的なものになる。

看護の目的を達成するために、つまり患者が健康を回復、維持・増進、時には安らかな死を迎えることができるよう、その人らしい生活を送ることを支え、より質の高い看護を目指すために、看護過程のプロセスは機能しなければならない。

2．学習過程における評価の意味

本書で取り上げた17事例のうち5事例については、急性期や回復期など、経過別に看護過程が展開できるように構成されている。これらの事例は、計画立案までの段階を学ぶことになり、看護実践については、本書を活用しながら、目の前の患者に合わせて活用していただきたい。

事例学習において、学習者が学習過程や学習結果を振り返ることは、学習者のニーズを満たし、自分の目指す方向性を明らかにするのに役立つ。学習内容が看護実践と直結する看護過程であれば、その学習過程を振り返ることはより質の高い看護実践を実現することにつながる。本書の読者は、学習過程においてその過程を振り返り評価するということを、これまでも体験してきたと考える。ここでは、学習における評価について述べる。

評価とは、学習状況や目標達成度、教育プログラムの質に関する判断に向けて情報を獲得する過程である[3]。つまり評価の目的は、学習者の成長具合を吟味し、今後の学習者の学習方針を明確にするものである。

第Ⅳ章　看護過程展開の自己評価

　　教育評価は、管理目的、指導目的、学習目的、研究目的の4つの側面をもつ[4]。本書での評価の目的は、学習者の学習状況や目標達成度の評価であり、4つの側面でいうなら学習目的に相当する。

　　本書は、看護過程を学ぶ学生や臨床看護師が自らのペースで学習を進めていき、臨床における実践力を高めることを目的としている。学習の開始前、学習途上、実施後に自己評価を行うことで、自分の変化を客観的にとらえ、学習への動機を高め、士気の持続につながることを期待している。加えて、教員が学生に対して、教育担当者が新人看護師の学習を支援する際にも役立てることができると考えている。4つの側面でいう指導目的ももっている。

　　以上、学習における評価の意味について述べてきた。次に学習における自己評価について述べる。

3．成人学習者に求められる自己評価

　　看護学を学ぶ学生の多くは青年期にあり、臨床看護師を含め、看護過程展開プロセスを学ぶ学習者は成人学習者といえる。成人学習において、この振り返りのプロセスを意識的かつ体系的に行うことが重要であると指摘されている。自己評価とは意識的な振り返りといえ[5]、前述したリフレクションの意味合いをもっている。

　　舟島らは、成人学習者は他者から教えを受けるという依存的な態度ではなく、自らの学習活動を自己管理し、自発的に学習していく存在であり、かつ、適切な自己評価が行えれば、そこから自己の学習課題を見出すことができ、自ら学習への動機づけを高めていける存在であるとしている[6]。梶田も、教育ということが究極的には一人ひとりの学習者に自己教育力の力と構えを育てあげるものであるとするならば、評価も当然、学習者の内面に位置づくものでなければならないと述べている[7]。つまり、学習者が看護過程の学習をとおして、自己内省のきっかけをもち、自らの現状を吟味し、自己課題を自らが設定できるような自己評価が必要となるのである。

　　本書では、その一助として、看護過程の方法論のみを評価の対象とするのではなく、そこに向かう姿勢をも評価の対象とし、学習者がリフレクションできるような評価項目を設けている。本書をとおして、看護過程展開プロセスのみならず自己評価力も向上できるよう期待している。

　　佐藤は、"学び"というものは、モノ（教材、あるいは対象世界）と対話し、他者の考えや意見と対話し、自分自身の考えや意見と対話する実践であると定義している[8]。看護過程展開の学習をこの"学び"の視点で考えると、一つひとつの事例が教材になり、その教材には人生の一過程で病に苦しむ患者の世界が描き出されている。本書を読み進めるなかで、学習者には様々な感情が生まれ、患者の気持ちに思いを馳せながら専門職として何ができるのかという思いを抱くであろう。このような心の動きがモノとの対話になるといえる。他者の考えや意見との対話についても、事例に登場する患者やその家族、医療者との対話が起こってくるであろう。患者の理解を推し進めるために、治療、症状、薬剤、検査値、社会・心理などの患者を取り巻く様々な

出来事に目を向け、参考図書や雑誌、インターネットなどで知識を得ていくことになる。これらは他者の考えや意見との対話といえる。これらをとおして、自分の意見や考えを吟味しながら、臨床的な判断を導いていくことになる。同僚と事例についてのディスカッションなどを行えば、これも他者との対話といえる。加えて、臨地実習や臨床での看護体験が、事例の患者、家族の心理的な反応を理解する一助になるであろう。学習者が本書と臨床を行き来することによって、知識が生きたものになってくる。似たような事例はいくつもあるが、あくまでも、その事例はただ一つである。そのただ一つの事例にとっての最適を目指すことが、本書の大きな狙いである。

以上のようなプロセスをとおして、一つひとつの事例に向き合い、患者にとって適切な援助計画が確立されていく。実践的な看護過程の展開能力を培いたいという願いは、看護師なら誰しももつであろう。これは、専門職者としての自己実現のニーズの一つであり、その願いは自立的に学習を進め、自己評価するために必要なことである。一言に自己評価といっても、それが独りよがりにならないためには、現実的で、ある程度の水準を担保しなければならない。本書ではその水準を具体的に示しており、その水準をあらかじめ学習者が把握することによって、目指す目標が現実的なものになると考える。

次節で具体的な目標水準を示しながら自己評価について述べる。

●文　献

1）Schön DA著，佐藤　学・秋田喜代美訳：専門家の知恵―反省的実践家は行為しながら考える，ゆみる出版，2001.
2）Fry ST著，片田範子・山本あい子訳：看護実践の倫理―倫理的意思決定のためのガイド，日本看護協会出版会，1998，p.23-24.
3）Oermann MH, Gaberson KB著，舟島なをみ訳：看護学教育における講義・演習・実習の評価，医学書院，2001，p.1.
4）東洋・芝祐順・梅本堯夫・梶田叡一編：現代教育評価事典，金子書房，1988，p.520.
5）Cranton PA著，入江直子・豊田千代子・三輪建二訳：おとなの学びを拓く―自己決定と意識変容をめざして，鳳書房，1993.
6）前掲書4），p.19-20.
7）梶田叡一：自己教育への教育，明治図書出版，1985，p.101.
8）佐藤　学：学びの身体技法，太郎次郎社，1997，p.90.

2 看護過程展開能力の自己評価

学習のポイント

1. 看護過程の構成要素に沿った自己評価
2. 自己評価をとおした自己成長の可視化

　本書で示す自己評価表の使用方法について説明する。学生であっても、臨床看護師であっても、それぞれが看護過程の学習の途上にある。学習を始める前に、この水準に基づいて自己評価をすることにより、学習者が個々のレディネスを把握し学習を進めることができる。自己評価をすることによって、看護過程の各段階そのものの意味を再認識することができる。さらに、学習途上や学習終了後に学習者の学びが臨床場面にいかに発揮されているのかをとらえることもできる。学習前、学習途上、学習終了後と経時的に推移を確認することで、成長度を可視化でき、学習者の強みや弱みなどの傾向を把握することができる。

1. 看護過程展開能力の評価項目

　本書で扱う看護過程展開能力の評価は、第Ⅰ章で述べた看護過程の構成要素についての評価である。詳細を表2-1[1]に示す。

　具体的には109項目の評価内容をもっている。情報収集15項目、看護実践に必要な知識5項目、アセスメント11項目、問題の明確化9項目、計画立案24項目、実践32項目、評価13項目である。この109項目の看護過程能力の評価は、たとえばプリセプターがプリセプティの他者評価に用いることもでき、学習者自身の自己評価に用いることもできる。この評価内容は109項目と多く、一見大変そうに思われるが、各々の視点は看護実践上必要不可欠であり、読み進めていくなかで、納得できるであろう。

　評価項目の性質は3つに大別できる。1つ目は知識として理解しているかどうかということ、2つ目は、その知識が患者に照らして理解できるということ、3つ目はそれを実践できるかどうかということである。それでは、表2-1に基づき段階ごとに評

2 看護過程展開能力の自己評価

表2-1 看護過程展開能力

項目	番号	質問内容	かなりそう思う	少しそう思う	どちらともいえない	あまりそう思わない	まったくそう思わない
情報収集	1	一般的な基礎知識をもとに、人間の身体的側面を中心にとらえられる	5	4	3	2	1
	2	情報収集の方法がわかる(観察、測定、インタビュー)	5	4	3	2	1
	3	患者のプライバシーを守りながら情報収集できる	5	4	3	2	1
	4	一定の時間内で情報収集できる	5	4	3	2	1
	5	受け持ち患者について看護記録用紙のフォームに沿って情報収集ができる	5	4	3	2	1
	6	心理的、社会的側面についてもひととおりとらえられる	5	4	3	2	1
	7	患者の状況を判断し、意図的に情報収集できる	5	4	3	2	1
	8	患者のリラックスを図りながら情報収集できる	5	4	3	2	1
	9	看護記録以外の記録が活用できる	5	4	3	2	1
	10	経験的な知識と理論的な知識を踏まえて、人間をホリスティック(全人的)にとらえられる	5	4	3	2	1
	11	家族や社会的な問題も含めて、構造的に情報収集できる	5	4	3	2	1
	12	患者の思考や感情の表現を助けながら情報収集できる	5	4	3	2	1
	13	確実性が高く優先度を判断した情報を収集できる	5	4	3	2	1
	14	医療チームと患者の相互関係を認識して、効率的に情報収集ができる	5	4	3	2	1
	15	看護チームメンバーの情報収集の方法について指導できる	5	4	3	2	1
看護実践に必要な知識	16	基本的な知識を学ぶ姿勢をもつ	5	4	3	2	1
	17	看護実践に必要な専門知識をもつ	5	4	3	2	1
	18	患者教育に必要な知識をもつ	5	4	3	2	1
	19	専門領域の知識を実践に結びつける	5	4	3	2	1
	20	実践的知識、理論的知識を深め、患者・家族に教えることができる	5	4	3	2	1
アセスメント	21	一般的な基礎知識を活用できる	5	4	3	2	1
	22	看護に活用できる既存の理論を知っている	5	4	3	2	1
	23	正常(症状および検査値)からの逸脱がわかる	5	4	3	2	1
	24	病態生理を理解し、部分的にフィジカルアセスメントできる	5	4	3	2	1
	25	一定の時間内でアセスメントできる	5	4	3	2	1
	26	専門領域の知識を活用できる	5	4	3	2	1
	27	全体的にフィジカルアセスメントできる	5	4	3	2	1
	28	心理、社会的側面についてもひととおりアセスメントできる	5	4	3	2	1
	29	既存の理論および経験的知識を活用できる	5	4	3	2	1
	30	心理、社会的側面についても理論を使ってアセスメントできる	5	4	3	2	1
	31	身体、心理、社会的側面を統合してアセスメントできる	5	4	3	2	1
問題の明確化	32	問題の種類がわかる(顕在、潜在、可能性)	5	4	3	2	1
	33	問題の関連性がわかる	5	4	3	2	1
	34	指導を受けて問題をあげることができる	5	4	3	2	1
	35	問題のみでなく、患者のもっている能力がわかり活用できる	5	4	3	2	1
	36	情報に基づいてアセスメントし、看護の問題を明らかにすることができる	5	4	3	2	1
	37	的確に問題をあげ、潜在する問題を予測できる	5	4	3	2	1
	38	問題の優先順位を短期間に導き出せる	5	4	3	2	1
	39	問題を医療チームメンバーに伝達できる	5	4	3	2	1

第Ⅳ章 看護過程展開の自己評価

表2-1 看護過程展開能力（つづき）

項目	番号	質問内容	かなりそう思う	少しそう思う	どちらともいえない	あまりそう思わない	まったくそう思わない
	40	問題を看護チームメンバーと共有できる	5	4	3	2	1
計画立案	41	医療や看護に活用できる社会資源がわかる	5	4	3	2	1
	42	標準看護計画に沿って計画を立てられる	5	4	3	2	1
	43	計画の根拠や意図を表現できる	5	4	3	2	1
	44	短期の目標がわかる	5	4	3	2	1
	45	長期の目標がわかる	5	4	3	2	1
	46	計画や目標を患者および家族と共有できる	5	4	3	2	1
	47	一定の時間内で計画が立てられる	5	4	3	2	1
	48	指導を受けて短期目標が設定できる	5	4	3	2	1
	49	指導を受けて長期目標が設定できる	5	4	3	2	1
	50	指導を受けて問題別の目標が設定できる	5	4	3	2	1
	51	指導を受けて問題別の解決策が立てられる	5	4	3	2	1
	52	指導を受けて看護計画を立案できる	5	4	3	2	1
	53	受け持ち患者に必要な社会資源がわかる	5	4	3	2	1
	54	自分の立てた計画について他のスタッフに説明し、相互理解できる	5	4	3	2	1
	55	個別的でより具体的な計画が立案できる	5	4	3	2	1
	56	自分で短期の目標が設定できる	5	4	3	2	1
	57	自分で長期の目標が設定できる	5	4	3	2	1
	58	自分で問題別の目標が設定できる	5	4	3	2	1
	59	自分で問題別の解決策が立てられる	5	4	3	2	1
	60	問題の優先度、緊急度を判断できる	5	4	3	2	1
	61	潜在している問題や予測的問題について対策が立てられる	5	4	3	2	1
	62	患者・家族指導のプログラムを立案できる	5	4	3	2	1
	63	必要時、医療チームメンバーの力を活用できる	5	4	3	2	1
	64	受け持ち患者に必要な社会資源の活用が計画できる	5	4	3	2	1
実践	65	患者、家族に思いやり（共感）をもった態度で接する	5	4	3	2	1
	66	基礎的な技術を活用して援助できる	5	4	3	2	1
	67	患者の尊厳を守りながら援助できる	5	4	3	2	1
	68	緊急事態がわかる	5	4	3	2	1
	69	割り当てられた患者の計画に沿って観察ができる	5	4	3	2	1
	70	実施した結果を経過記録に記録できる	5	4	3	2	1
	71	指導を受けて患者に対して教育的な支援ができる	5	4	3	2	1
	72	指導された日常業務を遂行できる	5	4	3	2	1
	73	指導を受けて個別的な看護計画に基づき実践できる	5	4	3	2	1
	74	看護手順を参考に正確に実施できる	5	4	3	2	1
	75	看護手順を参考に安全に実施できる	5	4	3	2	1
	76	専門領域の技術を活用して援助できる	5	4	3	2	1
	77	患者の反応を見ながら援助できる	5	4	3	2	1
	78	患者のセルフケア能力を活用して援助できる	5	4	3	2	1
	79	患者に対して教育的な機能を発揮して援助できる	5	4	3	2	1

表2-1 看護過程展開能力（つづき）

項目	番号	質問内容	かなりそう思う	少しそう思う	どちらともいえない	あまりそう思わない	まったくそう思わない
実践	80	緊急事態に対応できる	5	4	3	2	1
	81	症状と反応を観察し、異常を判断できる	5	4	3	2	1
	82	計画された解決策が実施できる	5	4	3	2	1
	83	必要時、解決策を修正し実施できる	5	4	3	2	1
	84	一定の時間内にケアを完了させることができる	5	4	3	2	1
	85	緊急時、指導を受けて行動できる	5	4	3	2	1
	86	問題の優先度、緊急性を判断し、看護実践できる	5	4	3	2	1
	87	患者の状況に応じて援助できる	5	4	3	2	1
	88	起こりうる事態を予測し、観察できる	5	4	3	2	1
	89	熟練した看護技術をもって患者のニーズに応じたケアが実施できる	5	4	3	2	1
	90	患者、家族指導のプログラムに沿って実施できる	5	4	3	2	1
	91	受け持ち看護師としての自覚をもち、入院から退院まで患者にかかわる	5	4	3	2	1
	92	科学的根拠に基づいて看護実践ができる	5	4	3	2	1
	93	緊急事態を予測した行動がとれる	5	4	3	2	1
	94	社会資源を活用し、効果的に実践できる	5	4	3	2	1
	95	医療チームメンバーの力を最大限に発揮できるよう調整、指導ができる	5	4	3	2	1
	96	患者の退院に向けて継続ケアの必要性を理解し、外来や地域への働きかけができる	5	4	3	2	1
評価	97	行ったケアについて正確に報告し、疑問点を明らかにすることができる	5	4	3	2	1
	98	日常業務について自己評価できる	5	4	3	2	1
	99	指導を受けて目標の達成度を評価できる	5	4	3	2	1
	100	看護目標に沿った看護実践ができているか評価できる	5	4	3	2	1
	101	評価の視点と方法がわかる(安全、安楽、自立、患者の満足度)	5	4	3	2	1
	102	必要時ケアをアセスメントし、修正できる	5	4	3	2	1
	103	看護のプロセスを評価しフィードバックできる	5	4	3	2	1
	104	受け持ち患者の退院サマリーを記録し、看護を振り返ることができる	5	4	3	2	1
	105	評価の視点に沿って自分の行った看護を評価できる	5	4	3	2	1
	106	受け持ち患者のケアについて適切であるかを評価できる	5	4	3	2	1
	107	患者・家族への教育の効果を評価できる	5	4	3	2	1
	108	医療チームメンバーと協力し、患者の経過をアセスメントできる	5	4	3	2	1
	109	ケアの評価(人・物・経済性・効率)ができ、結果をフィードバックできる	5	4	3	2	1

岡﨑美智子：療養型医療施設における看護・介護職の実践能力を向上するケア評価システムの開発（2007）より引用

価内容を概観していく。なお、文の末尾の（番号）は、表中の評価番号を示している。

2．情報収集の評価

　まず、身体的側面についての情報収集を掲げている（1）。しかし人間は心と身体が分かれて存在するのではなく、全体的な統一体として存在している。つまり、身体的側面をとおして心理・社会的側面を、心理・社会的側面をとおして身体的側面を理解

していくのである。「経験的な知識と理論的な知識を踏まえて、人間をホリスティックにとらえられる」(10) がこの意図を表している。

15項目中、何を情報収集するのかというのは2項目のみである。あとの13項目は、どのように情報収集をすればよいのかといった、臨床現場に即した方法論が評価項目として網羅されている。いわゆる臨床での"コツ"を含む評価内容になっており、そのような点からも学習者は自己評価しながら、臨床現場での経験知を学ぶ機会をもつことができる。

患者のプライバシーを守る（3）、リラックスを図る（8）、一定の時間内で行う（4）、患者の思考や感情の表現を助ける（12）、などの項目は、情報収集するなかでの患者に対する配慮の部分であり、双方向的なコミュニケーションの重要性を示している。

経験的な知識を活用する（10）、看護記録用紙のフォームを用いる（5）ということは、単にこちらのもつ視点でのみ情報収集するのではなく、これまでの経験や患者の状況に応じて（7）、看護師の直感をも活用しながら情報収集することの必要性を踏まえている。看護師の直感や経験知は、臨床経験によって能力に差があるため、看護チームのメンバーに情報収集の方法について指導できる（15）といった評価項目もあり、チーム全体の情報収集能力の向上を期待することにもなる。

3. 看護実践に必要な知識の評価

求められるべき知識を評価の対象とし、自己評価者つまり学習者が備えるべき知識の種類の評価を通じてそれらを理解することを目指している。

まず知識をもつ姿勢を問い（16）、どのような知識が必要かを述べている。専門的な知識（17）は看護実践の基本になるものであり、看護過程を展開するにあたって必要不可欠なものである。

人間は共通性も相違性ももつことから、それらを踏まえた人間についての理解が求められる。看護は人間の健康についての視点において、その人がその人らしく生活できることを目指すことから、健康についての知識も必要である。疾患や症状、検査や治療など様々な知識が必要であるが、"学び"について前述したように、一つひとつの事例のなかで、対話を深めるためにも知識は必要なものとなる。事例で遭遇した知識を実践の場で状況に応じて変化させながら用いていくことも、この評価項目のなかに盛り込まれている（19）。患者自身が自分の意思力をもちセルフケア能力を向上させるために、患者教育についての知識（18）や必要な知識を患者・家族に教える（20）という評価項目もある。

情報収集をした内容をアセスメントするために知識は不可欠である。次に述べるアセスメントの評価項目にもいくつか知識に関する評価項目が掲げられている。

4．アセスメントの評価

　11項目中7項目が知識と関連づけられたアセスメントの項目になっている。つまり、知識や理論を活用してアセスメントをすることの重要性を示している。知識に基づいたアセスメントは、導き出された問題の根拠ともいえ、問題の妥当性を高めるものになる。一般的知識（21）、既存の理論（22）、正常な状態の知識（23）、病態生理の知識（24）、専門領域の知識（26）、経験的知識（29）、心理・社会面に関する知識（30）など7項目にわたって知識の種類が述べられ、それぞれの視点でのアセスメントの必要性が問われている。どれを欠いても、全体的な人間を理解するためのアセスメントにはなりにくく、これらの知識を一つひとつ確認しながら、患者に起こっていることをつぶさにみていくことが大切である。

　本書のような事例学習では、じっくり時間をかけてアセスメントを行うことができるが、実習や臨床現場においては、患者の状態は刻一刻と変化しており、一定の時間でアセスメントできるようにしなければならず（25）、最終的に一つひとつの情報を統合しなければならない。1つの情報を把握する際には、その情報にのみとらわれず、情報同士の関連をみながら、状況の概観と情報の詳細を行き来し思考している。たとえば、食欲がないという情報があれば、排泄状態はどうか、痛みはないか、不安はないかなど、情報同士の関連性を見出そうとする。最終的には、1人の人間に何が起こっているのかという視点で、身体・心理・社会的側面を統合することを目指していくのである（31）。

　ニューマン（Newman MA）は「物事を部分に分けるのは便利であるが、結局はそのことは単なる思考方法を超え、それ自体が現実となる」[2]と述べているが、情報を細分化してみていくことで学習者が陥りやすい人間の全体性を見逃すことへの警鐘を鳴らしている。本書の理念でもあった、パッチワークにならない看護診断を目指すには、この部分の統合が最重要になるといえる。

　これらの段階を経て、問題の明確化の評価に進んでいく。

5．問題の明確化の評価

　ここでは"問題"と表現しているが、本書で扱っている「看護診断」と解釈していただくとよい。

　問題の種類として、現時点で起こっている顕在的問題、今後起こりうる潜在的問題と可能性、問題のタイプを明確にできているかを評価する（32）。この違いの理解は緊急度の理解につながる。

　前述の情報間の関連がわかるように、ここでは問題同士の関連がわかるかどうかを評価している（33）。患者のもつ強みである"患者のもっている能力"を理解し、活用できることも大切である（35）。

　問題というとネガティブな印象を受けるが、病気や障害のなかにあっても、人間の強みの部分に目を向け、それを資源にできるようなかかわりも重要である。学習者が

第Ⅳ章　看護過程展開の自己評価

他者のサポートを受けて問題を明確にできる（34）ということも評価項目にあり、他者からの助言で問題について指導を受けることでアセスメントまでさかのぼって妥当性を見直すことも可能になる。また、チームで看護を行うのであるから、チームに問題を伝達し（39）、チームで問題を共有する（40）ことで、メンバー間で問題をチェックし、その患者にとって妥当なものかどうかを判断することが可能になる。アセスメント同様、優先順位を短期間で導き出すことも重要となってくる（38）。優先度が明確になることで、早急に取り組むべき問題が明確になっていく。

6．計画立案の評価

計画立案は24の評価項目があり、看護実践に次いで多い。まず看護計画に活用できる一般的な社会資源がわかる（41）ということと、その患者に即して社会資源がわかり（53）、活用できる（64）ことを評価項目に設定している。これは、患者を取り巻く社会資源を有効に活用できることで、計画がより具体的で実現可能なものになるからである。標準看護計画を手がかりにしながら、患者に適した計画になっているか考える（42）。看護計画の根拠や意図を、アセスメントを踏まえて説明できる（43）ことも重要である。標準看護計画を参考にしながらも、患者の状態に合致したものでなければ、その看護計画は意味がない。知識として標準看護計画がわかり活用できることが求められる。

短期・長期の目標がわかり（44）（45）、設定できる（48）（49）こと、問題別の目標・解決策を立てる（50）（51）ことを掲げているが、評価項目では、自分でできる（56）（57）レベルか、指導を受けてできる（52）レベルかを区別している。目指すのは、自分で目標が設定できるレベルであるから、これは経時的に変化していくものである。問題別の目標設定・解決に関しても同様である（58）（59）。指導を受ける段階から、一人でできる段階への変化を評価することが必要となる。

一定の時間内で計画が立てられる（47）というのは、アセスメントの項目にもあった。その理由は、臨床の患者の状況は刻一刻と変化しているためリアルタイムでの計画立案が必要となるからである。その過程で、患者や家族と看護師が立案した計画や目標を共有しているかを評価する（46）。医療者の意思を患者にわかりやすく伝えることも大切である。目標や計画は患者のものであるから、共有することで協力も得られやすくなり、実現可能なものとなりうる。患者・家族だけでなく、他のスタッフにも説明できなければ、スタッフの協力も得られない。連携をとりながら看護を行うため、チームで相互理解できているかどうかも評価する（54）。

さらに、個別的で具体的な計画の立案かどうかを評価する（55）。標準計画に基づいて計画を立て、患者に適合しているか、変化・修正・追加しなければならない部分がどこかをしっかりと吟味し、個別性に富んだ計画を目指すことが大切である。

評価内容は、問題の優先度や緊急度にも言及しており（60）、アセスメントの的確性を反映している。潜在的問題についても対策が立てられるかどうかも重要である（61）。潜在的問題は、顕在的問題に移行する可能性があり、顕在化しないようにす

2 看護過程展開能力の自己評価

ることが大切だからである。

患者・家族への指導プログラムを立案し、患者・家族のセルフケア能力を高めるような働きかけも求められる（62）。患者・家族への指導的な働きかけは様々な看護場面で必要であるが、あえて評価項目に明記することで、より意識化される。必要時に医療チームメンバーの力を借りる（63）というのは、看護職だけの範疇では解決しにくい問題も多くあり、他職種の専門性を結集させてより患者に沿った問題解決に向かうことが重要となる。

7．実践の評価

実践については、最も多い32の評価項目を設定している。評価項目においては、計画を遂行する際の原理原則、倫理的な考え方、実施時には欠かせない細かな要素を盛り込んでいる。学習者が自己評価をとおして、実践への構えを学ぶ契機となりうる。看護実践をどのように行っているかについて、自問自答する際に、これらの評価項目は、その指標を丁寧に示すといえる。

看護師としての態度については、共感的態度（65）および患者の尊厳を守る（67）など、実施のあらゆる過程で必要な要素を評価する。これらの態度は、看護実践の倫理的な側面を表明している。技術に関しては、看護手順を参考にしながら正確で安全に実施できている（75）、専門領域の技術が活用できている（76）などを評価する。看護手順はいわゆるマニュアルともいえるが、原理・原則の担保は確実にできることから、学生や新人看護師にとって、まずはこの評価項目を達成するところから始まる。

実践において配慮する点として、割り当ての計画に沿って観察する（69）、個別的な看護計画に基づき（73）、計画された解決策を実施できる（82）、問題の優先度や緊急性を判断して実施する（86）、科学的根拠に基づいて実施する（92）、患者の反応（77）や症状（81）をみる、緊急事態がわかり（68）、緊急時に指導を受けるなどして対応できる（80）（85）、緊急事態を予測した行動をとれる（93）、必要時解決策を修正し実施できる（83）など、観察を密にしながら、緊急事態に対応できるような行動を評価していく。対応力は、看護師の経験に応じて差が出ると思われるが、それを踏まえて、あえて「指導を受けて」と能力の程度を表す言葉を盛り込んだ内容にしているものもある。

さらに技術については、基礎的な技術（66）や専門領域の技術を活用して（76）、熟練した看護技術をもって（89）というように、看護師の経験に応じて段階的に評価項目を設定している。また、一定の時間内にケアが完了できる（84）ことは患者への負担を考慮すれば当然のことである。チームで連携することは一定時間内でケアを終了することには欠かせない。看護師の個々の実践力に応じた調整も必要となってくる。計画立案の項でも述べたが、患者・家族のセルフケア能力向上のため、プログラムの実施に関しては、教育的機能を評価する（71）（79）（90）。

ケアの実施については、正確に記録することも評価の対象にしている（70）。これは、その後のケアにつながっていくように記録にとどめケアの継続性を保つために必

要である。継続性を保持するには、入院から退院までを受け持ちとしてかかわること（91）、医療チームとしての連携を図ること（95）、病棟内の看護だけでなく、外来や地域にまで働きかけること（96）などが求められる。そのためにも社会資源の知識を用いて効果的に活用できることが大切である（94）。

8．評価の評価

　看護過程の評価は、個々の看護過程の要素すべてにおいて、評価しフィードバックするのが通常である。しかし、臨床現場においては、確定された看護診断に対して実践を行った場合でも、そう簡単に目標達成できるとはかぎらない。特に、目標が達成されなかった場合、看護過程の諸段階にまでさかのぼって、一つひとつの要素を省みることが必要となる（103）。

　ケアについて正確に報告できる（97）、目標の達成度（99）や目標に沿った看護実践であるか（100）、ケアがその患者に適切であるか（106）が評価できる、ケアのアセスメントと修正ができる（102）、患者の安全、安楽、自立、満足度の視点および方法がわかり（101）評価ができたか（105）などが、実施に関する評価内容である。評価の視点を明確にもつことで、実践の反省的な評価ができる。

　また、患者・家族への教育の効果を評価できる（107）を項目においている。これまでも患者・家族のセルフケア能力を向上させるためのプログラムの計画を評価項目としてきた。健康レベルを問わず、患者のセルフケア能力が、患者の生活の質を左右することから、教育プランの実践の評価は重要である。医療チームとの協力によって、患者の経過をアセスメントできる（108）ことも評価の対象とした。さらに、看護における評価本来の目的はケアの質の改善であるため、評価結果を今後のケアにフィードバックすることが求められている（109）。

　以上109項目の評価について述べたが、それぞれの評価が機械的な作業になるのではなく、一つひとつの評価項目と向き合うことによって看護過程の構成要素との対話が生まれ、自己評価をとおして自己成長につながることを願っている。

●文　献

1）岡﨑美智子：療養型医療施設における看護・看護職の実践能力を向上するケア評価システムの開発，2007．
2）Newman MA著，手島　恵訳：マーガレット・ニューマン看護論―拡張する意識としての健康，医学書院，1995，p.5．

索引

数・欧

BEE　38
BMI　185
GVHD　167
IDR　258
NANDA　23
NANDA-I　23
NANDA-I分類法Ⅱ　24
NANDA-NOC-NICのリンケージ
　　34
NIC　31
NNN看護実践分類　31
NOC　33
PBC　156
POS　9
PTCA　222
S状結腸がん　87
SE　96
SpO_2　67
SSRI　302
TNM分類　185

あ

アイデンティティ　292
アセスメント　4
アドヒアランス　293
安全／防御　26
安楽　27
安楽障害　55

い

胃がん　184
意思決定葛藤　155
移乗能力障害　124
移植片対宿主病　167
胃全摘術　204
イダルビシン　258
医療保護入院　293
イレウス　96, 291
イン・アウトバランス　200
インスリン用量　242
陰性症状　295

陰性徴候　276
インターフェロン療法　57

う

うつ病　301

え

栄養　25
栄養摂取消費バランス異常：必要量
　　以下　36, 210
栄養評価　38, 66, 199, 253
栄養モニタリング　50
栄養療法　51
エネルギー摂取量　78
エネルギー平衡　25
嚥下障害　262

お

黄疸　161
悪心　183, 191
オン・オフ現象　264

か

カーボカウント　77
介護役割　26
外皮系機能　25
活動／運動　25
化学療法　251
学習理論　15
ガス交換　189
家族アセスメント　256
家族関係　26
価値観／信念／行動の一致　26
活動／休息　25
肝移植　157
感覚／知覚　25
肝機能障害リスク状態　166
環境的安楽　27
看護介入分類　31
看護過程　2
　──展開能力　317

看護計画　5
看護実践　3
看護診断　4, 22
看護成果分類　33
看護の定義　2
感情の平板化　295
肝性脳症　158
感染　26
感染リスク状態　175, 197
関連因子　29

き

機械的イレウス　96
危険因子　29
危険環境　26
基礎エネルギー消費量　38
機能的イレウス　96
吸収　25
吸収熱　202
急性　28
急性骨髄性白血病　64, 251
急性混乱　117
急性心筋梗塞　219
急性疼痛　94, 197, 219
球麻痺　272
局所麻酔　202
起立負荷試験　79
筋萎縮性側索硬化症　271

く

クリティカルシンキング　11

け

経皮的冠動脈形成術　222
幻覚　292
健康管理　25
健康自覚　25
言語的コミュニケーション障害
　　131
見当識　25
原発性胆汁性肝硬変　156

索 引

こ

高体温　64
絞扼性イレウス　96
コーピング　69
コーピング／ストレス耐性　26
コーピング反応　26
呼吸器系機能　25
呼吸不全　67
骨盤底筋体操　149
コミュニケーション　26
コンプライアンス　293

さ

サードスペース　201
罪業妄想　303
酸素飽和度　67

し

自我同一性　292
持効型溶解インスイリン　78
自己概念　26，255
自己血輸血　143
自己健康管理促進準備状態
　　175
自己尊重　68
自己知覚　26
自己同一性混乱　290
自己評価　314
自殺　303
自傷　293
自尊感情　26
自尊感情慢性的低下　300
実在型看護診断　27
自閉　295
社会的安楽　27
社会的孤立　141
シャルコー関節　242
シャント　233
循環／呼吸反応　25
熟眠感欠如　302
出血リスク状態　155
術後合併症　198

術後せん妄　119
腫瘍崩壊症候群　254
消化　25
消化器系機能　25
焦点的アセスメント　38
消耗性疲労　228
自律神経障害　79
心気妄想　303
心筋梗塞　222
神経因性膀胱　39，264
神経行動ストレス　26
人工骨頭置換術　118
心臓リハビリテーション　220
身体活動量　78
身体可動性障害　110
身体損傷　26
身体の安楽　27
身体的／心的外傷後反応　26
診断状態　28
診断焦点　28
診断対象　28
シンドローム　27
信念　26
心拍出量減少　219

す

水化　25
随時血糖値　78
睡眠／休息　25
睡眠障害　254，302
ステント　222
ストーマ　87
　――造設　87
　――の合併症　99

せ

生活原理　26
生殖　26
生体肝移植　157
成長　27
成長／発達　27
性的機能　26
性的機能障害　148

性同一性　26
セクシュアリティ　26
摂取　25
セルフケア　25
全身麻酔　202
選択的セロトニン再取り込み阻害薬
　　302
せん妄　68
前立腺　132
前立腺がん　133
前立腺摘除術　142

そ

早期離床　200
双孔式ストーマ　96
早朝覚醒　302
瘙痒感　161
措置入院　293

た

体液量平衡異常リスク状態
　　166，228
体温調節　26
代謝　25，185
大腿骨頸部骨折　111
多尿　231
単孔式ストーマ　96
ダンピング症候群　199

ち

知覚／認知　25
知識不足　75，240
注意　25
注察妄想　292
中途覚醒　302
腸液　106
超速効型インスリン　78

て

転倒　69
転倒転落リスク状態　262

と

統合失調症　290
疼痛　71, 99, 143
疼痛閾値　204
糖尿病　75
糖尿病足病変　83
糖尿病神経障害　78
糖尿病腎症　80, 241

に

日内変動　302
尿毒症症状　232
尿閉　131, 134
任意入院　293
認知　25

の

脳死肝移植　157
ノンコンプライアンス　290

は

パーキンソン病　262
肺がん　280
排泄と交換　25
排尿障害　133
廃用症候群　39, 119
バクテリアルトランスロケーション　41
白血球分画　253
発達　27
パニック　191
ハルトマン手術　88

ひ

非効果的呼吸パターン　271, 280
非効果的自己健康管理　210
非効果的抵抗力　251
左前下行枝　222
悲嘆　271

──のプロセス　80
泌尿器系機能　25
皮膚統合性障害リスク状態　280
肥満度　77
評価　313
標準体重　78
貧困妄想　303

ふ

不安　87, 183, 256, 303
フィンクの危機モデル　104
腹圧性尿失禁　148
浮腫　38, 126, 231
不眠　300
ブリンクマン指数　282
ブリンクマン分類　189

へ

閉塞性イレウス　96
ヘルスプロモーション　25, 211
ヘルスプロモーション型看護診断　27
便秘　87, 291
便秘下痢交代症　88

ほ

包括的アセスメント　37
防御機能　26
膀胱造影　149
放射線食道炎　281
乏尿　231
暴力　26
ボールマン分類　186
ホーン・ヤールの重症度分類　263
保健信念モデル　66
ボディイメージ　26
ボディイメージ混乱　102

ま

麻酔の合併症　202
末梢神経障害　78
慢性　28
慢性腎臓病　232
慢性腎不全　230

む

無為　295
無尿　231
無力性膀胱　242

め

メランコリー親和型　303

も

妄想　292, 303
問題解決技法　6

や

役割関係　26
役割遂行　26

ゆ

ユニタリーマン　23

よ

陽性症状　292

り

リスク型看護診断　27
リフレクション　312

看護診断のアセスメント力をつける　−臨床判断力をみがく看護過程−

2013年5月30日　第1版第1刷発行	定価（本体3,600円＋税）
2019年3月12日　第1版第4刷発行	

編　著　　岡﨑美智子・道重文子 ©　　　　　　　　　　　　　　　＜検印省略＞

発行者　　小倉啓史

発行所　　株式会社メヂカルフレンド社

〒102-0073　東京都千代田区九段北3丁目2番4号
麹町郵便局私書箱48号　電話(03)3264-6611　振替00100-0-114708
http://www.medical-friend.co.jp

Printed in Japan　落丁・乱丁本はお取り替えいたします　　印刷／(株)広英社　製本／(有)井上製本所
ISBN978-4-8392-1569-9　C3047　　　　　　　　　　　　　　　　　　　　　　　107095-167

> 本書の無断複写は，著作権法上での例外を除き，禁じられています．
> 本書の複写に関する許諾権は，㈱メヂカルフレンド社が保有していますので，複写される場合はそのつど事前に小社（編集部直通 TEL 03-3264-6615）の許諾を得てください．